MALADIES DES YEUX

Traité pratique de massage et de gymnastique médicale, par le Dr SCHREIBER, ancien professeur libre à l'Université de Vienne, membre des Sociétés d'hygiène et d'hydrologie de Paris. 1 vol. de 350 pages, avec 117 figures dans le texte . . . . 7 fr.

Manuel d'hydrothérapie, par le Dr Paul DELMAS, inspecteur du service hydrothérapique de l'hôpital Saint-André de Bordeaux. 1 vol. de 600 pages, avec 39 figures, 9 tableaux graphiques et 60 tracés . . . . 6 fr.

Manuel pratique de médecine thermale, par le Dr H. CANDELLÉ, ancien interne des hôpitaux de Paris, membre de la Société d'hydrologie médicale. 1 volume de 450 pages. . . . . 6 fr.

Guide thérapeutique aux eaux minérales et aux bains de mer, par le Dr CAMPARDON, avec une préface de M. DUJARDIN-BEAUMETZ. 1 vol. de 300 pages. . . 5 fr.

Des vers chez les enfants et des maladies vermineuses, par le Dr Élie GOUBERT. Ouvrage couronné (médaille d'or) par la Société protectrice de l'enfance. 1 vol. de 180 pages, avec 60 figures dans le texte . . . . . . 4 fr.

Manuel de dissection des régions et des nerfs, par le Dr Charles AUFFRET, professeur d'anatomie et de physiologie à l'École navale de médecine de Brest. 1 vol. de 471 p., avec 60 figures originales dans le texte, exécutées pour la plupart d'après les préparations de l'auteur. . . . . 7 fr.

Nouveaux éléments d'histologie, par R. KLEIN, professeur-adjoint d'anatomie et de physiologie à l'École médicale de Saint-Bartolomew's hôpital de Londres, traduit de l'anglais et augmenté de nombreuses notes par le Dr G. VARIOT, chef de clinique des Enfants-Assistés et préparateur des travaux d'histologie de la Faculté de médecine de Paris, et précédé d'une préface du professeur Ch. ROBIN. 1 vol. de 510 pages, avec 183 fig. dans le texte, 2e éd. 8 fr.

Nouveaux éléments de petite chirurgie (*pansements, bandages et appareils*), par le Dr CHAVASSE, professeur agrégé au Val-de-Grâce. 2e édition revue et augmentée. 1 vol. de 900 pages, avec 527 figures. . . . . 9 fr.

Nouveaux éléments de chirurgie opératoire, par le Dr CHALOT, professeur à la Faculté de médecine de Montpellier. 1 vol. de 750 pages, avec 450 figures . . . . 8 fr.

Manuel d'embryologie humaine et comparée, par le Dr Ch. DEBIERRE, professeur à la Faculté de médecine de Lille, chef des travaux anatomiques. 1 vol. de 800 pages, avec 321 fig. dans le texte, et 8 pl. en couleur hors texte. 8 fr.

Manuel pratique de microbiologie, comprenant *les fermentations, la physiologie, la technique histologique, la culture des bactéries et l'étude des principales maladies d'origine bactérienne*, par le Dr H. DUBIEF, ancien interne des hôpitaux de Paris. 1 vol. de 600 pages, avec 162 figures et 8 planches en couleur hors texte. . . 8 fr.

Manuel pratique de médecine militaire, par le Dr AUDET, médecin-major à l'École spéciale militaire de Saint-Cyr. 1 vol. de 300 p. avec planches hors texte. 5 fr.

MANUEL PRATIQUE

DES'

MALADIES DES YEUX

IMP. GEORGES JACOB, — ORLÉANS.

MANUEL PRATIQUE

DES

MALADIES DES YEUX

PAR

Le Dr Louis VACHER

Membre de la Société française d'ophtalmologie
Membre correspondant
de la Société d'ophtalmologie de Paris

———————

Avec 120 figures dans le texte

———————

PARIS

OCTAVE DOIN, ÉDITEUR

8, PLACE DE L'ODÉON, 8

—

1890

AVANT-PROPOS

———

En écrivant ce Manuel, j'ai eu pour but de mettre entre les mains des étudiants un guide pratique aussi clair, aussi exact que possible, entre les mains des praticiens non familiarisés avec l'ophtalmoscope les moyens de traiter avec succès le plus grand nombre des affections oculaires, tout en donnant à ceux qui sont habiles à faire l'examen du fond de l'œil un résumé facile à consulter et suffisamment complet.

Pour y parvenir, j'ai mis à contribution les ouvrages français les plus récents et les plus estimés, parmi lesquels je citerai : ceux d'Abadie, où j'ai puisé le plus grand nombre des figures de mon petit livre, et que je ne saurais trop remercier à ce sujet ; ceux de Chauvel, Perrin, Poncet, mes premiers maîtres en ophtalmologie ; ceux de Charpentier, Daguenet, Galezowski, Gayet, Javal, Landolt, Masselon, Meyer, Panas, Parent, Terrier, Valude, de Wecker, etc.

Joignant à cela les résultats de mes observations personnelles, je me suis efforcé d'exposer, aussi brièvement que possible, ce qu'il est utile de savoir, de donner sur les points en discussion les opinions les plus acceptées ; mais j'ai dû passer sous silence les théories scientifiques et les notes bibliographiques qui n'auraient pu trouver place dans le cadre restreint qui m'était imposé.

Ce Manuel, dont les éléments ont été puisés aux meilleures sources, contient donc, groupées méthodiquement, les connaissances nécessaires à l'étude des maladies de l'œil et de ses annexes. Il contient, en outre, les principales notions sur la réfraction, l'accommodation et le choix des verres de lunettes.

Avant d'entrer dans la description des maladies de l'œil, j'ai cru devoir donner un certain développement à l'examen de cet organe. J'expose ensuite, sommairement, la manière de se servir de l'ophtalmoscope, l'examen à l'image droite et à l'image renversée et la dioptroscopie, dont j'ai, sans le savoir, emprunté le nom à Galezowski.

On doit ce procédé au Dr Cuignet, qui l'a nommé kératoscopie ; mais le nom de dioptroscopie ou dioptrométrie me paraît préférable, car il rend compte de la méthode tout entière, qui permet à tout médecin de connaître, après quelques instants d'apprentissage, l'état dioptrique d'un œil, et d'éviter, en prescrivant des verres, des erreurs aussi grossières que nuisibles.

Toutes les fois que cela m'a paru nécessaire, j'ai décrit pour chaque maladie l'aspect ophtalmologique du fond de l'œil, et fait une large part au diagnostic différentiel, au pronostic, aux complications et au traitement. J'ai mis tous mes efforts à rendre facile la lecture de ce livre, à en écarter toutes les questions ardues, et je m'estimerai heureux si j'ai pu contribuer pour ma part à l'étude et à la vulgarisation de l'ophtalmologie, dont les applications sont si fécondes, si nombreuses et si bienfaisantes.

Dr Louis VACHER.

Orléans, 15 juillet 1889.

MANUEL PRATIQUE

DES

MALADIES DES YEUX

CHAPITRE PREMIER

EXAMEN DE L'ŒIL ET DE SES ANNEXES

Avant d'entrer dans la description des maladies de l'œil, il nous a semblé nécessaire d'exposer en détail la meilleure manière d'examiner cet organe, afin que, dès le début, prenant l'habitude de toujours faire une exploration méthodique, l'élève ou le praticien arrive plus vite à une sûreté de coup d'œil, à une précision de diagnostic, indispensables et dont souvent dépendra le succès du traitement.

Les symptômes à étudier sont de deux sortes : ceux qui sont palpables ou visibles, tels que la forme, la couleur, la dureté, le volume, etc., et ceux que fournit l'examen de la fonction de l'organe, tels que la vision, la douleur et les autres sensations que viennent compléter les renseignements donnés par le malade lui-même, lorsqu'il est possible de se fier à sa bonne foi.

Notre manière de procéder doit varier suivant que nous avons devant nous un enfant ou une grande personne, mais, règle générale, nous devons toujours suivre le même ordre dans l'examen des différentes parties de l'œil ou de ses annexes en procédant des parties superficielles aux parties profondes sans en omettre une seule. Dans beaucoup de cas, cette précaution paraîtra superflue, mais elle conduira à un diagnostic précis qui nous dédommagera de la longueur de notre examen. Du reste, il n'y a pas d'autres moyens pour arriver à une connaissance sérieuse du fonctionnement normal et des maladies de cet organe si délicat.

L'examen se compose de trois parties : 1° l'examen des parties accessibles à l'œil nu ou à la loupe : paupières, cornée, conjonctive, chambre antérieure, iris, cristalloïde antérieure, première couche du cristallin ; 2° l'examen, à l'aide de l'ophtalmoscope, qui, seul, permet d'étudier l'état normal et les modifications anatomo-pathologiques des membranes profondes : cristallin, cristalloïde postérieure, vitreum, rétine, choroïde ; 3° l'examen du fonctionnement de toutes les parties de l'organe de l'œil : réfraction, accommodation, sens chromatique.

I. — Examen des parties externes.

Il faut passer en revue les sourcils, le rebord orbitaire, les paupières, et donner une attention toute particulière à la région du sac lacrymal et aux points lacrymaux. L'examinateur devra, autant que possible, tourner le dos au jour ou le recevoir sur le côté, afin que le sujet à examiner soit parfaitement éclairé. Si c'est un enfant âgé de moins de deux ou trois ans, malgré toute la douceur et toute l'habileté possibles, il sera difficile d'obtenir de lui qu'il se laisse, je ne dis pas toucher ou examiner, mais regarder les yeux. Aussi vaut-il mieux employer de suite un moyen qui permet un examen facile et complet sans douleur et sans danger pour l'enfant. Le médecin, recevant le jour de droite ou de gauche, se placera sur une chaise un peu élevée, les pieds sur un tabouret ; un aide, en face de lui, tiendra l'enfant de manière à présenter au médecin la tête, tout en maintenant les mains et les pieds. Après avoir fixé solidement la tête entre ses jambes, le médecin écartera les paupières, soit avec les doigts, soit avec de petits écarteurs à manches. (Ne jamais négliger d'explorer comparativement les deux yeux, de rechercher la dureté du globe oculaire.) Si l'examen à la lumière naturelle et à la loupe ne suffit pas, il faut avoir recours à la lumière artificielle dans une chambre rendue obscure à cet effet.

Cet examen sera fait avec beaucoup de prudence

et de légèreté de main, en ayant soin que les écarteurs ne s'appuient pas sur le globe oculaire. Les paupières écartées, la tête solidement maintenue, on examinera attentivement la cornée, le limbe scléro-cornéen, la conjonctive, en se servant de l'éclairage latéral, que je vais décrire, toutes les fois que cela sera possible. Cet éclairage latéral permettra d'explorer la chambre antérieure, l'iris, la cristalloïde antérieure et le cristallin. Chez les tout petits enfants, il est très difficile de faire un examen plus approfondi et de se servir de l'ophtalmoscope, ce qu'il faudra tenter cependant lorsque le diagnostic n'aura pu être fixé par le reste de l'examen.

Éclairage latéral. — Ayez une bonne lampe à huile, à pétrole, ou un bec de gaz placé à la hauteur des yeux et sur le côté du malade à examiner, à une distance de 30 à 50 centimètres, puis, avec une lentille convexe ordinaire de 12 à 20 dioptries, faites converger les rayons de la lampe sur les parties que vous voulez examiner en ayant soin de tenir la lentille perpendiculairement aux rayons de la lampe dans la direction du point à éclairer, de manière à ce que l'œil, la lentille et le foyer lumineux soient sur la même ligne. Un exercice très court est suffisant pour se familiariser avec ce mode d'examen, dont l'importance n'échappera à personne.

En éloignant ou en rapprochant la lentille de l'œil, il sera facile de mettre cet organe à son foyer et d'amener sur chaque partie le plus de lumière en la déplaçant soit en avant, soit en arrière, soit en haut, soit en bas. Dans certains cas, on pourra, préalablement à cet examen, instiller un peu de cocaïne dans l'œil pour obtenir une dilatation pupillaire. sans nuire à l'accommodation; cette dilatation permettra d'explorer le cristallin et la couche antérieure du vitreum. Je reviendrai sur les détails de cet examen à propos de chaque maladie en indiquant les caractères qui leur sont propres.

Lorsqu'on a affaire à un malade raisonnable, on examine avec soin les deux yeux ouverts, de manière à se rendre compte de la direction, de la situation, de la mobilité et de la tension de chaque globe. Faites regarder alternativement en haut, en bas, à gauche, à droite, pour juger de l'étendue et de la concordance des mouvements conjugués; puis, pour juger de la tension, examen d'une importance capitale, dont l'oubli est cause de si graves erreurs, faites regarder le malade à ses pieds et portez sur chaque œil alternativement l'extrémité de la pulpe des deux index comme pour rechercher la fluctuation. Cette pression, par suite de la direction du regard en bas, se fera sur la partie postérieure de l'œil, en arrière du corps ciliaire. Très modérée, pour ne donner lieu à aucune douleur, elle rendra compte du degré d'hypertonie ou d'hypotonie de l'organe.

Ces renseignements obtenus, il faut examiner la partie interne des paupières, la conjonctive palpébrale et ses culs-de-sacs particulièrement.

Pour la paupière inférieure, rien de plus simple : il suffit de la porter en bas avec la face interne du pouce. Elle se renverse facilement et permet d'apercevoir sa couleur, sa souplesse ou ses adhérences, son aspect lisse ou granuleux.

Pour la paupière supérieure, il faut que le malade regarde fortement en bas pendant tout le temps de l'examen. De la main droite, pour l'œil droit, et de la gauche, pour l'œil gauche, on saisit les cils, s'ils existent, ou, à leur défaut, le rebord palpébral avec le pouce et l'index ; puis, avec l'autre main armée d'un stylet mousse, d'une allumette, de l'extrémité d'une tige quelconque, on prend un léger point d'appui sur le globe oculaire à la hauteur de l'extrémité supérieure du cartilage tarse. Un petit mouvement en haut de la main qui tient la paupière ou les cils fait basculer ce cartilage autour de la tige tenue de l'autre main, et la paupière est retournée. Il faut que le malade continue à regarder toujours en bas, sans cela il serait très difficile de maintenir cette paupière renversée ; on l'examinera encore plus attentivement que la paupière inférieure, car, bien souvent, elle est le siège des granulations ou porte fixés sur elle les corps étrangers si douloureux dont le séjour peut amener de sérieux désordres.

La conjonctive bulbaire, le limbe scléro-cornéen, la cornée, seront examinés avec le plus grand soin. On remarquera si les conjonctives palpébrales et bulbaires ont contracté des adhérences, si la vascularisation est augmentée, si de petits abcès ou

de petites ulcérations ne siègent pas sur leur bord,
si des vaisseaux de nouvelle formation ne rampent pas sur la cornée (*pannus tenuis*). C'est à
ce moment de l'examen que l'éclairage latéral
devient absolument nécessaire. Avec lui rien
n'échappe : la cornée, la chambre antérieure, les
cristalloïdes et le cristallin, étant absolument transparents, la moindre altération est révélée, la
moindre opacité, le plus petit corps étranger, nous
apparaissent sur le trajet des rayons lumineux
concentrés par la loupe. On examinera si l'iris est
mobile, s'il se dilate et se contracte circulairement,
s'il n'existe aucune synéchie antérieure ou postérieure, aucune déchirure, aucune altération de
forme ou de couleur, etc. On s'assurera que la
cristalloïde antérieure n'est recouverte d'aucun
exsudat, que le cristallin a l'aspect noir et qu'il ne
bombe pas trop en avant, ce qui indiquerait une
diminution de la chambre antérieure, résultat pro-
bable d'une augmentation de tension dans la
chambre postérieure de l'œil.

II. — Examen des parties profondes accessibles seule- ment avec l'aide de l'ophtalmoscope. — De l'ophtal- moscope.

Pour examiner les parties profondes de l'œil,
l'examen direct et l'examen par l'éclairage latéral
sont absolument insuffisants; ce n'est qu'avec
l'ophtalmoscope qu'il est possible d'établir un diagnostic vraiment scientifique.

Ce n'est pas ici le lieu de parler en détail de l'immortelle découverte d'Helmholtz, en 1851, ni de décrire les nombreux ophtalmoscopes qui se disputent les faveurs des oculistes. Le meilleur est celui qu'on a le plus longtemps et le plus souvent manié, et, pour mes lecteurs, le plus simple me paraît préférable, celui qui se compose d'un miroir concave percé d'un trou à son centre et fixé sur un manche, et d'une lentille convergente modèle. Cusco, Panas, Follin, etc. On se sert tantôt du miroir seul, tantôt de la loupe et du miroir. Un véritable et sérieux apprentissage est nécessaire si l'on veut acquérir une sûreté de main suffisante et une promptitude de coup d'œil indispensable.

I. — *Comment doit-on se servir du miroir?*

Le miroir sera tenu de la main droite si c'est l'œil droit qu'on examine, et de la main gauche si c'est le contraire, légèrement appuyé sur le sourcil, la petite ouverture en face du centre papillaire.

II. — *Position du malade et du médecin.*

Le malade et l'examinateur seront assis tous les deux, le foyer lumineux se trouvant à la hauteur de l'œil à examiner sur le côté externe, plutôt en arrière qu'en avant. Le malade interposera sa main entre la lumière et son œil, de manière à le laisser complètement dans l'ombre sans gêner l'observateur. Cette main sera l'écran le

plus simple et le plus commode. Le médecin,
assis en face du malade, s'habituera à éclairer
l'œil au moyen du miroir sans se préoccuper

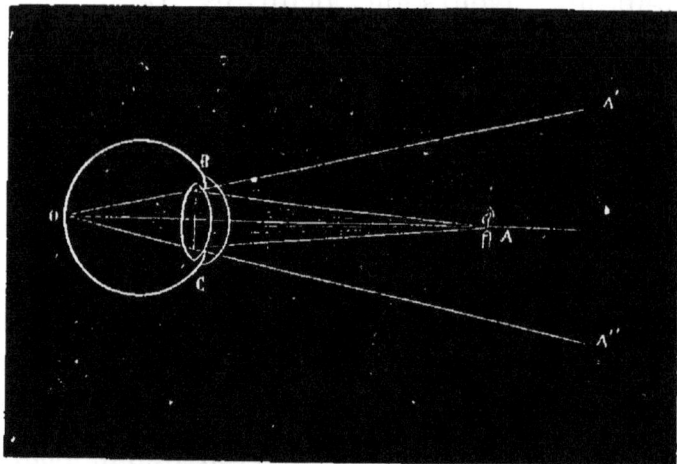

Fig. 1. — Marche des rayons lumineux à leur sortie de l'œil.
(Abadie.)

Les rayons partis d'un point lumineux A se réunissent en foyer sur la
rétine au point O. Une partie de ces rayons est absorbée, une partie ré-
fléchie. Ceux qui sont réfléchis suivent pour sortir de l'œil la même
direction que pour y entrer, et reviennent en A sur l'axe optique A O.
Pour apercevoir le point O, il faudra donc que l'œil de l'observateur se
trouve sur la même ligne O A et en arrière du foyer lumineux. C'est ce
qui a lieu lorsque l'œil se trouve derrière le miroir de l'ophtalmoscope,
et regarde par le petit trou.

dans le principe de la lentille. A ce moment,
l'examiné devra regarder dans la direction de
l'oreille droite de l'examinateur, si c'est son œil
droit qu'on examine et inversement l'oreille
gauche, si c'est l'œil gauche qui est l'objet de
l'examen. Ces préceptes étant bien observés, les
rayons lumineux, partis du miroir, se trouveront
directement projetés sur la papille et l'examinateur apercevra la teinte rouge du fond de l'œil.

1.

Lorsqu'après de nombreux essais, l'élève saura facilement éclairer le fond de l'œil, il devra faire exécuter au malade les mouvements suivants : regardez en face dans le trou du miroir (la région de la *macula* se présentera en face de lui) ; regardez en haut, en bas, à droite, à gauche. Il devra s'habituer à éclairer le fond de l'œil dans toutes ces positions et à rechercher s'il aperçoit des parties opaques, des vaisseaux, des corps mobiles, etc., ou si l'œil est le siège d'un tremblotement rapide à chaque mouvement du globe, ce qui indiquerait très probablement un décollement de la rétine, ou du corps vitré.

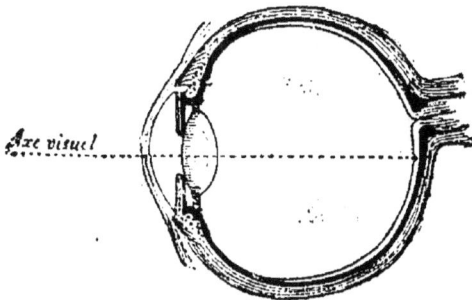

Fig. 2. — (Charpentier.)

Le centre de la rétine est occupé par la *macula lutea,* qui est la région la plus sensible de la rétine. Une ligne fictive passant par le centre du globe tombe au centre de la macula sur le point appelé *fovea centralis.* Cette ligne a reçu le nom d'*axe visuel.* L'*axe optique* et l'*axe visuel* se confondent à peu de chose près.

Familiarisé avec le miroir, on abordera l'examen avec la lentille et le miroir, auquel on parviendra bien plus vite et bien plus sûrement ; vouloir de prime abord se servir des deux me paraît présomptueux et inutile. Du reste, tout examen avec l'ophtalmoscope doit commencer par l'examen au miroir seulement.

Prenant un point d'appui sur le front de l'examiné avec le petit doigt, tenant entre le pouce et l'index la lentille bi-convexe, on cherchera à amener son centre en face de la pupille perpendiculairement à la direction des rayons lumineux envoyés par le miroir. Rapprochant alors ou éloignant la lentille de l'œil, on ne tardera pas à amener à son foyer les vaisseaux rétiniens ou la papille.

.Ce résultat obtenu, de légers mouvements imprimés à la lentille en haut, en bas, à droite, à gauche, en la maintenant toujours dans le même plan, permettront, grâce au déplacement parallactique, de suivre les vaisseaux jusqu'à la papille ou d'examiner toutes les parties de cette dernière et même la macula sans faire changer la direction du regard de l'examiné.

Le malade devra regarder ensuite en haut, en bas, à gauche, à droite, pendant que l'observateur explorera attentivement toutes les régions correspondantes aussi près que possible de l'équateur de l'œil et de la région ciliaire.

Ce n'est pas sans de nombreux essais, sans persévérance, sans méthode, qu'on parviendra à voir le fond de l'œil et à saisir les variétés normales de couleur, de forme, de grandeur, de la papille, de la choroïde, de la rétine ou des vaisseaux. Il sera donc nécessaire de faire de nombreux examens sur des yeux sains, afin de se familiariser avec ces variétés sans nombre qui dépendent des races, des familles, des localités, de la couleur des cheveux, de la constitution, etc. L'étude des altérations anatomo-pathologiques sera faite ensuite avec beaucoup plus de profit. *En un mot, avant de vouloir faire le diagnostic d'une affection du fond de l'œil, il faut savoir reconnaître lorsqu'il est sain.* C'est pourquoi je conseille de procéder toujours à l'examen du fonctionnement de l'organe, c'est-à-dire de la réfraction, de l'accommodation et du sens chromatique, avant de faire l'examen ophtalmoscopique. Renseigné sur la force dioptrique, sur l'acuité visuelle et chromatique, sur les altérations ou les lacunes du champ du regard, l'examen ophtalmoscopique ne dépassera pas la portée et l'étendue de son application; il viendra, par ses renseignements anatomo-pathologiques, renforcer, compléter et déterminer sûrement le diagnostic.

L'examen de l'œil se compose donc de trois parties distinctes qui forment une trilogie inséparable dont il n'est pas permis de se désintéresser sous peine de commettre de regrettables erreurs.

C'est pourquoi, à l'inverse de la plupart des ouvrages sur les maladies des yeux, je veux, avant d'aborder la pathologie de l'œil et de ses annexes, parler de la troisième partie de ces études, le fonctionnement de cet organe, c'est-à-dire la réfraction, l'accommodation, le sens chromatique, et le champ visuel.

CHAPITRE II

RÉFRACTION ET ACCOMMODATION

I. — Réfraction. — Emmétropie.

Le cadre restreint de ce manuel ne me permet pas de m'étendre longuement sur la partie physique. On devra, pour plus de détails, consulter des ouvrages d'optique physiologique ; comme je m'adresse surtout aux élèves et aux médecins praticiens, je vais exposer aussi clairement que possible les notions indispensables et les plus usuelles.

L'œil humain est une chambre obscure dont la rétine est l'écran. C'est par l'ouverture pupillaire que les rayons lumineux, après avoir traversé les membranes et les milieux de l'œil, viennent frapper la rétine, écran d'une sensibilité exquise qui les recueille et les transmet au cerveau.

Le grand physicien Kepler a le premier reconnu que l'image des objets extérieurs se peint sur la rétine, que cette image est toujours renversée, comme dans la chambre noire, et qu'il faut absolument, pour que la vision soit distincte, que la rétine se trouve au foyer principal du *système dioptrique* de l'œil.

Le système dioptrique de l'œil se compose des différents milieux que les rayons sont obligés de traverser avant d'arriver à l'écran rétinien : la cornée, l'humeur aqueuse, le cristallin, le vitreum. Ces milieux, tous plus denses que l'air, font éprouver à ces rayons des déviations semblables à celles d'un système de lentilles bi-convexes. On appelle *Réfraction* cette déviation. Les rayons se rapprochent de la *normale* quand ils passent d'un milieu moins dense dans un milieu plus dense ; ils s'en éloignent dans le cas contraire. Tous les rayons parallèles, après avoir été réfractés par une lentille bi-convexe, convergent au *foyer principal* de cette lentille, qui, pour le verre ordinaire dans l'air, se confond sensiblement avec son centre de courbure.

Les points lumineux situés entre l'infini et le centre de courbure d'une lentille et l'endroit où les rayons de ces points se réunissent après avoir traversé la lentille s'appellent *foyers conjugués*. Les foyers conjugués sont des *foyers réels*. Leur relation est très importante à connaître et à bien retenir : le foyer et le point lumineux sont réciproquement le foyer l'un de l'autre. En d'autres termes, on peut indifféremment remplacer l'objet par l'image et l'image par l'objet, puisque les rayons qui proviennent de l'objet suivent le même chemin que ceux qui proviennent de son image. Cette notion très remarquable nous permettra de comprendre facilement le mécanisme de l'examen **du fond de l'œil à l'image droite, et de nous rendre**

compte des différents états de son système dioptrique.

Les rayons sont considérés comme parallèles
lorsqu'ils viennent d'une source éloignée; pour
l'œil, cette distance est située au delà de 5 mètres.
Lorsque la source se rapproche, le foyer de la lentille s'éloigne pour disparaître si la source lumineuse atteint le centre de courbure, et les rayons
sortent parallèles de la lentille. Si la source se
place entre le foyer et la lentille, les rayons de-

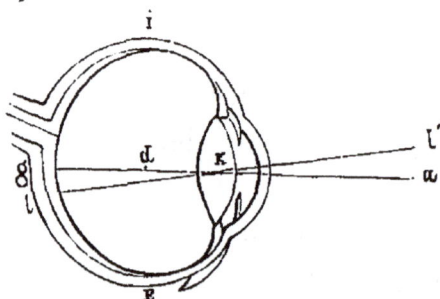

Fig. 3. — Œil emmétrope. (Abadie.)

a K, axe visuel; *l'* K, axe optique.

viennent divergents, ne se réunissent pas, et on
admet qu'ils forment un *foyer virtuel* en se réunissant par leur prolongement en avant de la lentille.

Dans l'œil normal *regardant sans aucun effort
et au loin*, les rayons parallèles, c'est-à-dire provenant d'une distance de cinq mètres et au delà,
traversent la cornée et le cristallin, lentilles convergentes, et vont faire leur foyer exactement sur
la rétine. Cet état de l'œil au repos a reçu le nom
d'**emmétropie**, et l'œil est dit *emmétrope.* Mais
si l'écran se trouve **en avant ou en arrière de ce**

foyer, l'œil est dit *amétrope*. Le premier de ces états amétropiques a reçu le nom d'*hypermétropie :* l'œil est *hypermétrope*. Le second se nomme improprement *myopie*, l'œil est *myope*. Il est, en réalité, *hypométrope* ou *brachymétrope*. Dans le premier cas, la puissance réfringente de l'œil n'est pas assez grande, elle l'est trop dans le second : en d'autres termes, la distance qui sépare la rétine de la lentille convergente (le cristallin) est trop petite ou trop grande (fig. 4 et 5).

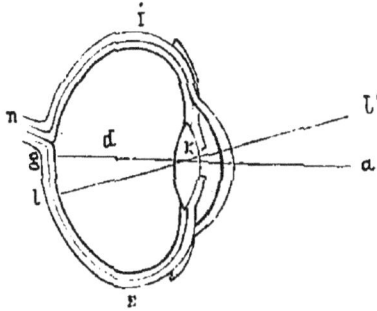

Fig. 4. — Œil hypermétrope. (Abadie.)

Puisque, pour que la vision soit distincte, il faut que les rayons émanant des objets se réunissent exactement sur la rétine, il faudrait, dans les deux cas qui nous occupent, ou déplacer en avant ou en arrière la lentille pour amener son foyer sur la rétine, chose impossible à pratiquer sur l'œil humain, ou modifier, par une lentille extérieure positive ou négative, la puissance réfringente du cristallin. C'est à Kepler que revient encore cette belle découverte, et c'est de là que datent la théorie et l'usage des lunettes, dont les services immenses ne sont pas à signaler.

Un troisième état d'amétropie de l'œil est constitué par l'*astigmatisme*. L'œil astigmate est celui
qui présente des longueurs différentes dans ses
diamètres principaux. Cet œil est myope dans un
diamètre et hypermétrope dans l'autre : en un mot,
il représente un globe ellipsoïde au lieu d'un globe

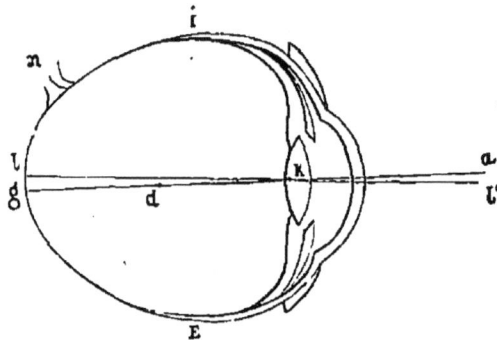

Fig. 5. — Œil myope. (Abadie.)

sphérique. Nous étudierons plus loin en détail
chacune de ces anomalies de réfraction ou de courbure.

II. — Accommodation.

L'œil n'est pas toujours à l'état de repos. Dès
qu'il regarde à une distance de moins de cinq
mètres, il fait un certain effort qui augmente
avec le rapprochement de l'objet regardé. Cet
effort complexe, qui a été diversement expliqué,
se traduit par une *augmentation de courbure du
cristallin* et, par suite, de la réfringence de l'œil
(fig. 6) proportionnée à la distance et à la peti-
tesse de l'objet. Cet effort a reçu le nom d'*ac-*

commodation, et l'étendue possible de cet effort, *amplitude d'accommodation*. L'amplitude d'accommodation, ou puissance accommodative de l'œil, est sous la dépendance de l'élasticité de la lentille cristallinienne et de la force du muscle ciliaire. Essentiellement modifiée par l'âge, elle l'est encore

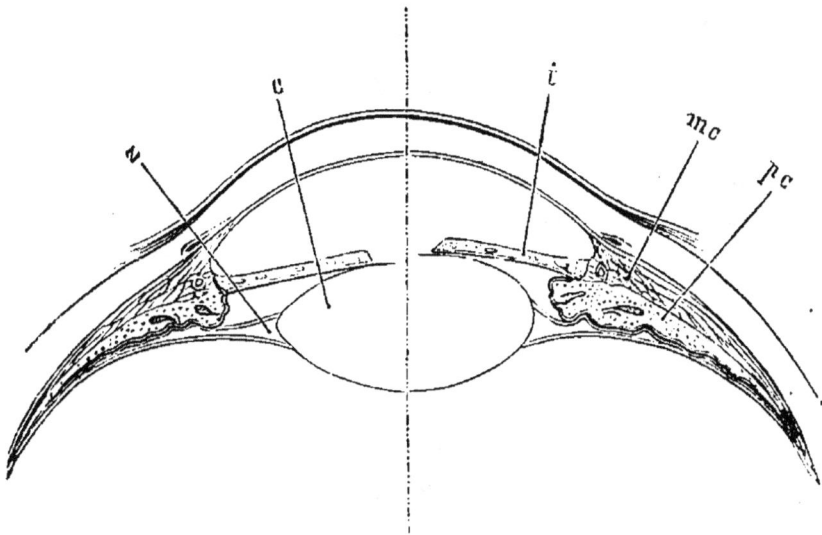

Fig. 6. — Changement de courbure du cristallin pendant l'accommodation. (Abadie.)

Dans la moitié droite, le cristallin a augmenté de courbure sous l'influence de la contraction du muscle ciliaire. — *m c*, muscle ciliaire ; *p c*, procès ciliaires ; *i*, iris ; *c*, cristallin ; *z*, zone de Zinn.

par la forme du globe et différents états morbides que nous étudierons plus tard.

Le point le plus éloigné de la vision distincte est à l'infini pour l'œil emmétrope ; on le nomme *punctum remotum* R. On appelle de même *punctum proximum* P le point le plus rapproché de l'œil où se fait encore la vision distincte, l'œil mettant en jeu toute sa force accommodative. La distance qui sépare l'œil du *punctum proximum* est désignée par p, et celle du *punctum remotum* par r. La distance qui sépare le point R, *punctum remotum*, du point P, *punctum proximum*, représente *le parcours de l'accommodation*. Cette distance est désignée par a.

On peut la comparer à l'effet d'une lentille qui viendrait s'ajouter au cristallin. L'amplitude d'accommodation étant représentée par la formule $\dfrac{1}{A}$,

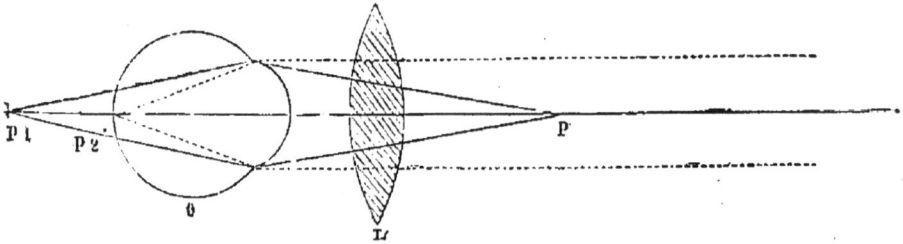

Fig. 7. — Lentille biconvexe, représentant l'amplitude d'accommodation. (Abadie.)

Les rayons partant du point P iraient converger au point p^1 sans le secours de la lentille L, qui, augmentant la force réfringente de l'œil, fait converger les rayons sur la rétine en p^2.

la force de cette lentille sera calculée en soustrayant du *punctum proximum* P le *punctum remotum* R, soit

$$\frac{1}{A} = \frac{1}{P} - \frac{1}{R}, \text{ ou } a = p - r.$$

Chez l'emmétrope, le point R étant à l'infini, puisqu'il ne reçoit que des rayons parallèles, nous aurons

$$\frac{1}{A} = \frac{1}{P} - \frac{1}{\infty} \text{ ou } = \frac{1}{P}; \; a = p,$$

ce qui équivaut à dire que l'amplitude accommodative de l'œil emmétrope est égale à son *punctum proximum.*

Quelques mots d'explication. Je suppose qu'un œil emmétrope arrive à distinguer un objet à 10 centimètres de distance ; cet effort pourra être représenté par une lentille ayant 10 centimètres de foyer, ou $\dfrac{1}{0,10}$, puisqu'une lentille de ce foyer rend parallèles les rayons venant de 10 centimètres de distance.

Dioptrie. — On est convenu d'appeler une dioptrie D la force réfringente d'une lentille ayant 1 mètre de foyer. La force d'une lentille de 10 centimètres de foyer sera donc dix fois plus grande ou de 10 dioptries. Si l'œil emmétrope a son *punctum proximum* à 20 centimètres, son amplitude d'accommodation sera seulement de $\dfrac{1}{0,20}$ ou de 5 dioptries et sera moitié moins grande que celle de notre premier exemple. Il est très important de se familiariser avec ce petit calcul pour se rendre facilement compte des amétropies. Exemple : chez l'hypermétrope dont le cristallin, à l'état de repos, n'est pas assez fort pour faire converger les rayons parallèles sur la rétine, mais seulement les rayons convergents, dont le *punctum remotum* est négatif, c'est-à-dire situé en arrière de la rétine, nous aurons pour amplitude d'accommodation la somme de deux lentilles représentant les deux *punctum,* la première représentant l'effort nécessaire pour rendre parallèles les rayons venant de

l'infini, la seconde permettant de voir distinctement au *punctum proximum;* en effet la formule

$$\frac{1}{A} = \frac{1}{P} - \frac{1}{R}, \text{ devient } \frac{1}{A} = \frac{1}{P} - \left(-\frac{1}{R}\right)$$

$$\text{ou } \frac{1}{P} + \frac{1}{R}, \text{ ou } a = p + r.$$

L'amplitude d'accommodation est donc plus considérable que le *punctum proximum.* Exemple :

$$\text{Si } P = 0,25^{cm} \text{ et } - R = 0,10^{cm} \frac{1}{A} = \frac{1}{0,25} + \frac{1}{0,10}$$
$$= 4\,D + 10\,D = 14\,D.$$

Chez le myope, au contraire, le *punctum remotum*
se trouve en deçà de l'infini, à une distance finie,
$\frac{1}{A}$ sera plus petit que $\frac{1}{P}$. En effet, si $p = 0,10$ et
$r = 0,50$, nous aurons :

$$\frac{1}{A} = \frac{1}{0,10} - \frac{1}{0,50} = 10\,D - 2\,D = 8\,D.$$

Accommodation binoculaire. — Le point le
plus éloigné de la vision distincte est le même à
l'état normal pour les deux yeux. Mais il n'en est
pas de même pour le point le plus rapproché, un
œil pouvant voir plus près que les deux à la fois,
surtout si l'objet est très rapproché et réclame,
par conséquent, une grande convergence des deux
globes. La convergence augmentant avec l'effort
d'accommodation, il arrive un moment où elles
se limitent l'une l'autre. Si, à ce moment, on inter-
cepte un des deux yeux par un écran, l'effort de

convergence cesse, l'autre œil ne peut maintenir son effort d'accommodation, et son *punctum proximum* s'éloigne. L'amplitude d'accommodation binoculaire peut donc différer sensiblement de l'autre.

Amplitude relative d'accommodation. — On appelle amplitude relative de l'accommodation celle qui correspond à un effort de convergence donné, car il a été prouvé qu'il y a une relation fonctionnelle entre les contractions du muscle ciliaire et celles des muscles droits internes.

Cette amplitude relative d'accommodation comprend deux parties distinctes, l'une positive, l'autre négative.

La partie négative est celle qui a été utilisée pour voir un objet distinctement à une distance déterminée en deçà et voisine du *punctum remotum*. Elle est représentée par le verre convexe le plus fort qui permette encore la vision distincte à cette distance. Ce verre, en effet, est égal à l'augmentation de courbure qu'avait subie le cristallin pour arriver à cette vue distincte. La force positive est celle que l'œil tient en réserve et qui permet, soit de voir distinctement un objet plus rapproché, soit de continuer un certain temps l'effort d'accommodation. Cette force positive est représentée par la lentille concave la plus forte qui permette encore la vision distincte de l'objet cité plus haut, car, pour neutraliser l'effet de cette lentille concave, l'œil est obligé de dépenser toute la force d'accommodation dont il peut encore disposer. Plus elle sera considérable, plus l'œil sera capable de voir longtemps à la même distance; et la vision binoculaire rapprochée ne peut exister facilement que si cette force positive est notablement supérieure à la force négative. Ce point est important à saisir et à retenir. Car on conçoit facilement que, pour les objets voisins du *punctum remotum*, la vision binoculaire se fasse sans fatigue, la force positive n'entrant presque pas en jeu. Mais plus les objets se rapprochent, plus la force négative augmente. Il arrive un instant où elle devient égale à la force positive; à ce moment, la vision binoculaire devient impossible, après avoir été de plus en plus difficile et pénible.

Détermination du punctum proximum et remotum. — J'ai parlé plus haut du *punctum remotum*, du *punctum proximum*. Il faut savoir les déterminer pour mesurer l'amplitude d'accommodation. Voici le moyen le plus simple. Placez le sujet à examiner à 5 mètres de distance d'un tableau sur lequel on aura tracé des caractères de plus en plus fins, ou devant une échelle typographique; l'œil sera emmétrope et aura, par conséquent, son *punctum remotum* à l'infini, si en plaçant devant lui de faibles verres convexes ou concaves, l'acuité visuelle est diminuée. Si l'œil est hypermétrope, le verre convexe qui donnera la meilleure acuité visuelle sera la mesure de l'hypermétropie ou du *punctum remotum* négatif situé en arrière de la rétine. Si l'œil, au contraire, est myope, son *punctum remotum* se rapproche; les rayons, pour se réunir sur la rétine, doivent être divergents. Le verre concave qui donnera la meilleure acuité visuelle sera donc la mesure du *punctum remotum*, puisque cette lentille est égale à la force de convergence que l'œil possède en excès et qui empêche les rayons parallèles de faire leur foyer sur la rétine.

Le *punctum proximum* se détermine facilement en approchant de l'œil à examiner des caractères très fins d'imprimerie ou une carte portant des

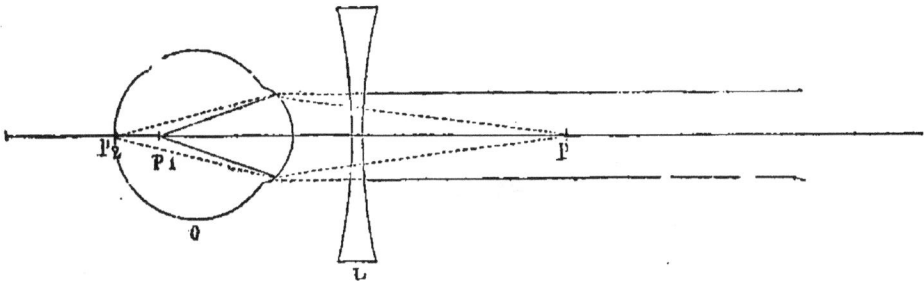

Fig. 8. — Lentille biconcave, détruisant l'excès de convergence des rayons dans un œil myope. (Abadie.)

Les rayons partis du point P feraient leur foyer en p^1 en avant de la rétine sans l'action de la lentille, qui reporte le foyer en p^2.

traits rectilignes très rapprochés. Dès que ces lignes ou ces caractères sont vus troubles, l'accommodation étant en jeu, on a atteint très approximativement la distance du *punctum proximum*.

III. — Hypermétropie.

La force réfringente de l'œil hypermétrope est trop faible. En d'autres termes, son cristallin à l'état de repos, soit par sa position, soit par sa forme, soit par aplatissement de la cornée, est impuissant à faire converger les rayons parallèles sur la rétine. Il ne peut donc voir distinctement à aucune distance sans le secours de l'accommodation ou d'une lentille convexe qui donnera aux rayons parallèles une convergence suffisante pour qu'ils aillent se réunir sur la rétine. Cette lentille sera la mesure exacte de l'hypermétropie. Si un œil a besoin, pour voir distinctement au loin, d'une

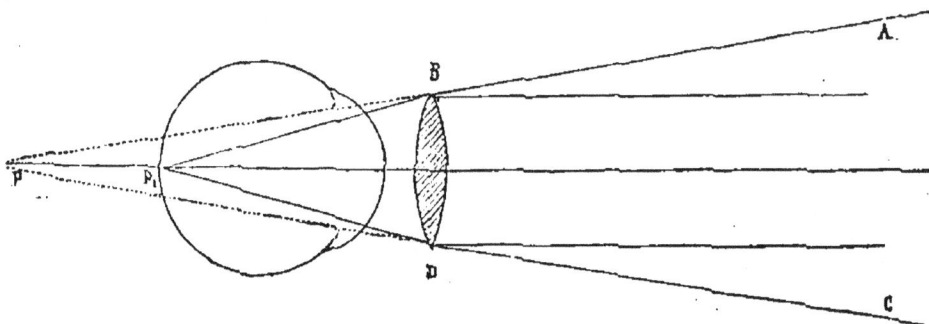

Fig. 9. — Action d'une lentille biconvexe devant un œil hypermétrope. (Abadie.)

Les rayons A B et C D, rendus plus convergents, viennent faire leur foyer en P¹ sur la rétine, au lieu de le faire en D en arrière de la rétine.

lentille convexe de 25 centimètres de foyer ou de 4 dioptries, cet œil sera atteint d'une hypermétropie de 4 dioptries. S'il ne lui faut qu'une lentille de 50 centimètres de foyer, l'hypermétropie ne sera que de 2 dioptries. Pour mesurer l'hypermétropie, il faut donc placer l'œil à plus de 5 mètres de distance d'une échelle de caractères d'imprimerie dont la grosseur est graduée à cet effet, et placer successivement devant cet œil des verres convexes de plus en plus forts jusqu'à ce qu'on obtienne l'acuité visuelle la meilleure; un seul verre est capable d'atteindre ce résultat, car un verre légèrement plus faible laisserait subsister un peu d'hypermétropie, tandis qu'un légèrement plus fort ferait converger les rayons en avant de la rétine, rendant l'œil légèrement myope.

Formes de l'hypermétropie. — L'hypermétropie est dite *latente, manifeste* ou *absolue*.

Elle est *latente* lorsqu'elle est masquée par un effort constant d'accommodation ; dans ce cas, elle passe inaperçue en grande partie si l'œil jouit d'une amplitude d'accommodation suffisante et si les travaux qu'on exige de lui ne sont pas trop longtemps soutenus. Elle est *manifeste* lorsque les efforts de l'accommodation n'arrivent pas à la neutraliser ou ne le permettent que pendant un temps très court.

L'hypermétropie est *absolue* lorsque, malgré le plus grand effort d'accommodation, l'œil ne peut arriver à voir distinctement ; cet œil a toujours besoin d'un verre convexe.

En instillant de l'atropine, on paralyse l'accommodation ; on obtient alors l'hypermétropie *totale*, qui est la somme des autres.

Causes de l'hypermétropie. — On nomme hypermétropie de courbure celle qui provient d'une diminution de la puissante réfringente de l'œil, causée soit par un aplatissement de la cornée ou du cristallin, soit par l'absence de ce dernier ou son déplacement en arrière. Ces modifications proviennent de kératites ulcéreuses ou suppuratives, de l'âge, qui amène un certain degré

d'aplatissement du cristallin (hypermétropie sénile), ou de l'extraction du cristallin dans l'opération de la cataracte, qui donne lieu à un très fort
degré d'hypermétropie.

On nomme hypermétropie axile celle qui est
congénitale et provient du défaut de longueur
dans l'axe antéro-postérieur. Ces yeux sont plus
courts, plus arrondis. Ils paraissent avoir subi un
retard dans leur développement.

Asthénopie accommodative. — L'hypermétropie
s'accompagne très fréquemment de symptômes
particuliers : de fatigue, de douleurs qui apparaissent chaque fois que l'œil fait des efforts considérables d'accommodation pour la vision rapprochée : lecture, écriture, travaux minutieux. Ces
symptômes, qui sont le résultat d'une fatigue
exagérée du muscle ciliaire et des muscles droits
internes, ont reçu le nom d'asthénopie accommodative. Ces troubles fonctionnels apparaissent
dès que les yeux font un travail appliquant et
obligent à l'interrompre fréquemment. Ils cessent
pendant cette interruption pour reparaître aussitôt, si le malade veut persister ; l'œil s'injecte
alors, devient rouge, larmoyant, sensible ; des
douleurs orbitaires et frontales prennent naissance, pour disparaître dès que l'effort a cessé.
Si l'hypermétropie n'est pas très considérable,
la force accommodative étant très forte chez un
sujet jeune, il n'y a pas asthénopie ; mais quand
il devient plus âgé, avec la souplesse du cristallin
et la puissance du muscle ciliaire qui diminuent

apparaissent les premiers symptômes d'asthénopie, surtout le soir à l'éclairage artificiel. Il va
sans dire que le traitement de l'asthénopie se
confond avec celui de l'hypermétropie. Cependant,
dans certains cas, il est nécessaire d'instiller
préalablement quelques gouttes d'atropine pour
faire cesser le spasme qui vient souvent compliquer ces phénomènes.

Traitement de l'hypermétropie. — Ce vice de
réfraction ne se guérit pas; il se neutralise par
l'emploi de verres convexes qui viennent ajouter
au cristallin la force convergente qui lui fait
défaut. La force de ces verres doit varier suivant
le degré de l'anomalie. Chez les enfants, tant que
l'hypermétropie est complètement latente et ne se
révèle ni par de l'asthénopie ni par un strabisme
interne intermittent, inutile de chercher à la
neutraliser, l'élasticité cristallinienne y suffit. Chez
les autres sujets, il faut rechercher le verre qui
corrige l'hypermétropie manifeste, c'est-à-dire
celui qui donne à distance la meilleure acuité visuelle; s'il n'est pas suffisant pour faire cesser les
douleurs asthénopiques, il faudra donner un verre
légèrement plus fort. On les augmentera ensuite
progressivement lorsque cela sera nécessaire.
Dans les faibles degrés d'hypermétropie, tant qu'il
n'y a pas d'hypermétropie sénile ou presbytie,
il est inutile de donner des verres pour la vision
éloignée, excepté dans le cas d'hypermétropie
totale ou d'aphakie, car les malades atteints de ces
affections sont incapables, sans le secours de

verres convexes, d'avoir la vue distincte à n'importe quelle distance.

Règle générale. — Il vaut mieux donner des verres trop faibles et les augmenter au bout de quelques semaines que de donner des verres corrigeant d'emblée toute l'hypermétropie, car on s'expose ainsi à dépasser le but, diminuer le jeu et la puissance du muscle ciliaire et à faire augmenter plus rapidement l'insuffisance du cristallin.

Y a-t-il une liaison entre le strabisme convergent et l'hypermétropie? Oui; ce fait, affirmé par Donders, est incontestable. Nous avons vu, en effet, que pour voir un objet rapproché les deux yeux convergent pour ramener leur axe visuel dans la direction de l'objet, et qu'ils augmentent en même temps leur effort d'accommodation pour voir distinctement cet objet; si les yeux sont hypermétropes, ils feront naturellement un effort beaucoup plus considérable que s'ils sont emmétropes. Cette contraction plus forte du muscle ciliaire entraînera une convergence plus prononcée qui donne lieu le plus souvent à un entrecroisement des axes visuels amenant la diplopie. Or, cette diplopie étant très gênante, le malade finit par s'en débarrasser en supprimant la vision binoculaire et ne se sert que de son œil le meilleur. Pour y parvenir, il fait subir à l'autre œil une déviation plus prononcée en dedans. D'abord intermittente, cette déviation finit par devenir permanente à cause de la prédominance que prend le droit interne, et le strabisme interne devient, lui aussi, permanent.

Il resterait, pour terminer ces données rapides sur l'hypermétropie, à parler du choix des verres dans l'aphakie; nous traiterons ce sujet à propos des suites de l'opération de la cataracte. Qu'il me suffise de dire simplement ici que l'œil privé de cristallin est ordinairement atteint d'une forte hypermétropie, et qu'il faudra en tenir compte dans le choix des verres, car, le cristallin ayant en moyenne une force convergente égale à une lentille convexe de 11 dioptries, si l'œil était déjà hypermétrope de 4 dioptries avant l'opération, il lui faudra une lentille de $11\ D + 4\ D = 15\ D$; s'il était myope de 6 dioptries, il lui faudra une lentille de $11\ D - 6\ D = 5\ D$.

IV. — Myopie.

L'œil myope est celui dans lequel la rétine se trouve au delà du foyer du système dioptrique. Pour qu'il voie réellement, il faut que l'objet se rapproche; il est donc adapté pour un point situé à une distance finie en avant de lui. Le nom de brachymétropie, qui indique cette amétropie, a été proposé par Donders; il est regrettable qu'il n'ait pas prévalu, puisque le nom hypermétropie, qui indique l'état inverse, a été définitivement adopté. Le nom hypométropie serait excellent, mais il commence aussi par un H, et, dans les formules, **on pourrait confondre avec l'hypermétropie. En**

effet, H, M, E, As, A, sont les symboles d'hypermétropie, myopie, emmétropie, astigmatisme, accommodation.

La myopie, ou brachymétropie, revêt plusieurs
formes. Elle peut être *axile*, s'il y a excès de longueur de l'axe oculaire. Elle peut être due à un
excès de courbure des surfaces réfringentes : myopie de courbure, ou produite par un changement
dans l'indice de réfraction du cristallin ou du corps
vitré. Mais ces deux derniers cas sont plus rares.

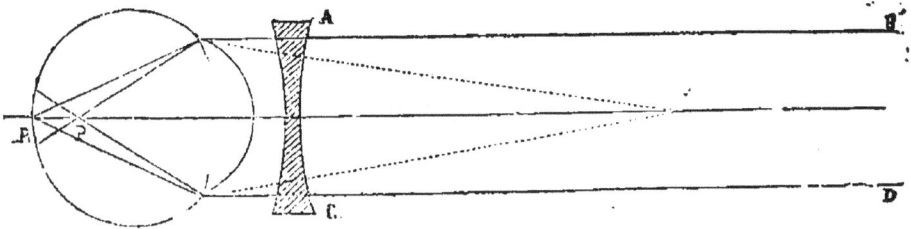

Fig. 10. — Action d'une lentille biconcave placée devant
un œil myope. (Abadie.)

Les rayons A B et C D, rendus divergents, vont faire leur foyer sur la
rétine en P au lieu de le faire en avant.

Il est donc plus simple de ne parler que de la myopie axile et d'envisager l'œil myope comme un œil
emmétrope dont l'axe antéro-postérieur serait trop
long. Plus la distance qui sépare le cristallin de la
rétine est grande, ou, en d'autres termes, plus le
punctum remotum est rapproché de l'œil, plus grand
est le degré de la myopie. Pour diagnostiquer la
myopie, il faudra donc placer le sujet à une distance de plus de 5 mètres d'une échelle dioptrique
et voir si, avec un verre concave, on augmente
l'acuité visuelle.

La myopie en elle-même ne constitue pas une anomalie fâcheuse de l'œil si elle permet le travail à la distance ordinaire. L'hypermétropie représente, nous l'avons vu, un arrêt de développement de l'organe dont l'axe optique est trop court. La myopie, au contraire, pourrait être considérée comme un excès de développement dû au travail intellectuel. La disposition à la myopie est d'autant plus grande que la race est plus civilisée.

Le degré de la myopie est très variable. Très faible, 0,50 à 1 dioptrie, elle passe presque inaperçue.

Les myopes de degré moyen ne peuvent se passer de lunettes dans la vie habituelle. Mais ils ont généralement une acuité visuelle parfaite.

La vision rapprochée de ces myopes est même meilleure que celle des hypermétropes, parce que les images rétiniennes sont plus grandes, et parce que, l'effort d'accommodation étant moindre pour la même distance, ils fatiguent moins leur muscle ciliaire. Mais, au point de vue de la convergence, le myope éprouve de sérieux inconvénients d'une autre nature que l'hypermétrope.

Pour tous les yeux, la convergence dépend de l'écartement de l'objet. Elle est donc la même pour le myope que pour l'emmétrope. Nous savons, d'autre part, qu'il y a un rapport constant entre l'accommodation et la convergence, et qu'elles sont toujours sensiblement les mêmes ; il en résulte que le myope éprouve une difficulté d'autant plus grande que son amétropie est plus prononcée à **faire converger ses deux yeux sur un objet très**

rapproché, alors qu'il n'a pas besoin, pour le voir
distinctement, d'augmenter en proportion son effort
d'accommodation. L'hypermétrope, au contraire, a
besoin d'un effort d'accommodation qui doit dépasser la convergence ; la difficulté qu'il éprouve est
donc en sens inverse. Chez l'hypermétrope, il y a
excès de convergence ; chez le myope, au contraire,
tendance à la divergence. Cette tendance devient
de plus en plus difficile à vaincre. D'abord latente,
elle devient bientôt absolue, et le strabisme divergent s'établit. *Pour vous en rendre compte, faites*
regarder à un myope un objet assez rapproché, in-
terposez ensuite une carte alternativement entre
un de ses yeux et l'objet : l'œil masqué par l'écran
déviera immédiatement en dehors. Plus la myopie
est élevée, plus ce phénomène est prononcé, et
s'accompagne d'une véritable *insuffisance des droits*
internes.

Les phénomènes d'asthénopie proviennent de
cette insuffisance ; les yeux se fatiguent vite dans
la vision rapprochée ; des douleurs de tête, des
vertiges compliqués de diplopie, s'opposent au
travail de près et forcent quelquefois à interrompre
absolument les études. *Si le strabisme divergent*
s'établit de bonne heure, ces phénomènes cessent,
car il n'y a plus de vision binoculaire.

Voici les inconvénients des myopes moyens. Pour
les myopes élevés, les verres concaves sont indispensables, même pour les petites distances : lecture, écriture, musique, dessin, etc. La vision binoculaire est très rare, le strabisme divergent très

fréquent. Mais ces cas de forte myopie s'accompagnent le plus souvent d'altérations profondes et
multiples de l'organe; la myopie prend alors le
nom de *maligne et progressive*.

La papille optique du côté temporal est augmentée d'un croissant blanc formé quelquefois de zones
concentriques de nuances différentes, indiquant
les poussées successives du mal. La papille peut
être rouge et congestionnée. Le contour de la papille peut devenir indistinct. Des altérations nota-
bles se font dans la choroïde, dont le pigment disparaît par place ; cette partie du fond de l'œil
devient blanche et laisse apercevoir les vaisseaux.
La région postérieure du fond de l'œil s'ectasie, et
le staphylôme postérieur prend naissance. Le corps
vitré est plus ou moins liquéfié. La choroïdite se
communique au nerf optique et à la rétine ; les exsudats et les hémorrhagies qui se produisent sous
la rétine, dans la rétine et le corps vitré, donnent
lieu à des troubles visuels de toutes espèces : au
décollement de la rétine, à la liquéfation du corps
vitré, à la scléro-choroïdite postérieure.

Étiologie de la myopie. — La myopie simple,
aussi bien que la myopie maligne ou progressive,
est rarement congénitale. Elle ne se manifeste
presque jamais au-dessous de sept ans et se développe principalement de douze à dix-huit ans. Plus
on s'élève dans les classes, plus la myopie est fréquente, plus ses degrés sont élevés. Ces observations résultent des statistiques nombreuses qui ont
été faites dans tous les pays. On a acquis aussi la

certitude que la réfraction statique de l'œil augmente pendant un certain nombre d'années, pour devenir ensuite stationnaire. C'est, en effet, entre douze et dix-huit ans qu'on voit diminuer le nombre des hypermétropes et augmenter le nombre des myopes et le degré de leur myopie.

Causes. — La myopie reconnait des causes prédisposantes et des causes déterminantes. Dans les premières, nous trouvons tout ce qui peut diminuer la résistance de la sclérotique ou augmenter la tension intra-oculaire, ou favoriser la compression du globe : mauvaise nutrition, constitution lymphatique, scrofule, les efforts de convergence, qui seront d'autant plus grands que les yeux seront plus écartés, les troubles de nutrition des membranes de l'œil, la conformation du crâne, causes souvent héréditaires.

Dans les secondes, nous remarquons en première ligne le travail à courte distance, par la convergence qu'il nécessite, et la compression musculaire que celle-ci produit (droits internes et externes) ; vient ensuite l'accommodation. La plupart des myopes sont atteints d'un spasme d'accommodation important à noter sur des yeux dont la réfraction est déjà trop forte. La position de la tête et du corps tout entier a aussi son influence ; car, trop courbé et penché en avant, elle produit une gêne dans la circulation. Citons encore la finesse trop grande des objets fixés, le manque de netteté de l'objet, le mauvais éclairage, et tout ce qui peut favoriser une congestion de la tête.

Troubles de la vue. — Dans la myopie grave, les troubles visuels sont considérables ; les phénomènes d'asthénopie sont très fréquents, accompagnés de troubles intenses, pouvant revêtir la forme névralgique, avec laquelle ils sont confondus fréquemment. Le malade se plaint aussi de mouches volantes. Si la pigmentation de la macula augmente, elle donne lieu à des *scotômes*. Les hémorrhagies sous-rétiniennes produisent le décollement de la rétine, auquel les yeux très myopes sont surtout exposés. Apparaît ensuite une *cataracte polaire* à marche très lente, dont on doit redouter l'extraction à cause de la liquéfaction du corps vitré, du peu de résistance de l'hyaloïde, de la zone de Zinn, et surtout du mauvais état du fond de l'œil.

La myopie maligne expose aussi pour le moindre effort, le moindre travail prolongé, à des irritations des membranes du fond de l'œil, qu'on ne saurait prévoir, et dont la crainte tient les malades dans une cruelle perplexité.

Il n'est donc pas exagéré de dire que la myopie maligne ou compliquée est une maladie redoutable, qui réclame les soins les plus minutieux et les plus intelligents.

Diagnostic de la myopie maligne. — *Il est difficile*, car les deux myopies débutent de même, et ce n'est que par des examens répétés, à des intervalles plus ou moins longs, que l'on constatera les lésions propres à la myopie progressive, et qu'on pourra lutter avec quelque avantage contre ces redoutables complications.

Traitement de la myopie. — Le traitement de la myopie ne guérit pas cette anomalie de réfraction, il y remédie. Il comprend : 1° les moyens propres à empêcher les progrès de la myopie ou ses complications, surtout chez les enfants de douze à dix-huit ans; 2° l'emploi des verres concaves qui corrigent le vice de réfraction; 3° les précautions à prendre pour éviter ou diminuer l'asthénopie musculaire; 4° en dernier lieu, le traitement des complications de la myopie maligne.

I. — **Prophylaxie.** — Tout ce qui contribue à augmenter l'effort d'accommodation doit être évité avec le plus grand soin : la position inclinée de la tête, qui, comme nous l'avons vu, augmente la pression intra-oculaire, et le trop grand rapprochement des objets regardés, qui oblige à un plus grand effort de convergence.

Règle absolue. — Le myope ne doit jamais travailler à une distance plus rapprochée que 25 à 30 centimètres. Il doit toujours avoir un bon *éclairage*. Cette distance observée permettra de lui donner des verres d'une certaine force qui deviendraient nuisibles et même très dangereux s'il en faisait usage à une distance plus courte. Pour y arriver, voici le moyen que je conseille à tous mes malades, ainsi que dans les maisons d'éducation où je suis appelé à donner des soins : je fais donner aux myopes des règles d'une longueur de 30 à 33 centimètres que l'élève doit interposer de temps en temps entre le livre et le front pendant la lecture. L'éclairage doit être bon sans être trop

fort et lui arriver par sa gauche. Je n'hésite pas à
employer l'atropine *pendant longtemps* si, malgré
ces précautions, la myopie suit une marche progressive. Dans ce cas, il faut encore exiger que le
travail soit fréquemment interrompu, que les
livres soient imprimés en caractères moyens ou
gros, que les travaux à l'aiguille soient très courts
et pas minutieux, et surveiller les fonctions diges-
tives, ainsi que la circulation aux extrémités, etc.

II. — *Le choix des verres correcteurs* dans la
myopie est très difficile; il demande un examen
approfondi, raisonné, de l'œil malade, car il peut
avoir de graves conséquences s'il est fait sans
discernement.

Dans les myopies faibles atteignant au plus
3 dioptries, on peut, si l'acuité visuelle est normale,
si le fond de l'œil est sain, donner des verres corrigeant presque toute l'amétropie (— 2,50 dioptries au plus). Le malade pourra s'en servir indistinctement de près, de loin, à la condition d'*observer absolument* la règle énoncée plus haut pour
la distance du travail. Il se trouvera dans les conditions d'un emmétrope, et, le plus souvent, sa
myopie n'augmentera pas. Ces verres lui serviront
jusqu'à plus de quarante ans, époque à laquelle
apparaît la presbytie, qui permettra de les diminuer un peu pour la vision éloignée, et de les
supprimer vers cinquante ou cinquante-cinq pour
la vision rapprochée. Mais si l'on a affaire à un
malade peu raisonnable, on devra plutôt supprimer les verres pour la vision de près que de

s'exposer à le voir s'en servir pour des distances inférieures à 33 centimètres.

Dans les myopies moyennes, c'est-à-dire dépassant 3 dioptries, ou fortes, dépassant 6 dioptries, il faut savoir si on a affaire à des yeux exempts ou non d'altérations profondes. Pour les premiers, on prescrira des verres corrigeant presque la myopie pour la vision éloignée, et d'autres moins forts pour la vision rapprochée, des verres permettant la lecture entre 25 et 30 centimètres.

Lorsque l'acuité visuelle est diminuée et que l'œil porte des traces de staphylome postérieur, il ne faut pas donner des verres concaves pour lire et pour écrire, ou les donner très faibles, à moins que l'insuffisance musculaire n'ait rendu la vision binoculaire impossible, ce qui permettra de donner des verres qui, sans neutraliser l'amétropie, rendront la vision meilleure. On n'oubliera pas d'indiquer au malade la distance minima à laquelle il pourra travailler, de proscrire absolument les travaux minutieux. De même, si la profession du malade réclame la vision distincte à 50 centimètres ou à 1 mètre, il faudra donner des verres permettant cette vision. Une personne qui a son *punctum remotum* à 20 centimètres, ou, en d'autres termes, qui est myope de 5 dioptries et qui désire voir à 50 centimètres, devra porter des verres

$$\text{de } 5 - \left(\frac{1}{0,50} \text{ ou } 2 \right) = 3 \text{ dioptries concaves formulées} - 3\,D.$$

On pourra, de même, donner à ces myopes deux lorgnons corrigeant ensemble leur amétropie. Ils en porteront un continuellement et n'ajouteront le second que momentanément pour la vision éloignée.

La presbytie se fait sentir sur les yeux qui ont moins de 4 D de myopie. Ces yeux auront besoin de verres convexes à un moment donné pour la vision rapprochée. Pour les choisir, on devra tenir compte de la diminution de la force accommodative et de l'effet prismatique des lentilles biconcaves. En effet, si les lignes du regard passent en dehors de leur centre, elles augmentent l'effort de convergence et le diminuent si c'est le contraire. Il faudra donc, si on veut se servir de cette propriété pour diminuer les efforts de convergence du myope, se procurer des verres décentrés, de manière à les faire agir comme des prismes à sommet dirigé vers les tempes.

Traitement du spasme de l'accommodation. — Quand on redoutera chez un myope un spasme d'accommodation, on devra toujours le soumettre à une cure d'atropine, puis lui prescrire les verres concaves suffisants pour lui permettre la lecture à 30 centimètres. Au bout de quelque temps, on pourra supprimer le mydriatique et surveiller le malade pour le lui prescrire de nouveau si la myopie reprenait sa marche progressive.

V. — Asthénopie musculaire.

On désigne sous ce nom la réunion des symptômes gênants ou douloureux dont se plaignent souvent les myopes : travail impossible avec les deux yeux, douleur à l'angle interne de l'œil, diplopie, etc. Ces symptômes sont dus à l'insuffisance des droits internes, insuffisance causée par l'augmentation forcée des efforts de convergence. Cette asthénopie diffère un peu de celle des hypermétropes, qui est causée par des efforts d'accommodation. On s'en assure en faisant fixer un doigt à une distance de 40 à 50 centimètres et en le rapprochant des yeux graduellement. Les yeux suivent pendant un certain temps, mais, arrivés à une distance plus rapprochée, l'un des deux reste en arrière ou dévie absolument en dehors.

Pour reconnaître avec précision le degré de l'insuffisance, on se sert de verres prismatiques dont on place la base vers la tempe. Le prisme le plus fort avec lequel le malade peut encore voir simple indique la force du muscle droit interne. On peut chercher de même la force du muscle droit externe en plaçant la base vers le nez.

VI. — Traitement de l'insuffisance des droits internes.

Comme l'insuffisance musculaire contribue à la marche progressive de la myopie, son traitement est très important. Il consistera d'abord dans l'emploi de verres concaves permettant le travail de 25 à 30 centimètres, comme nous l'avons dit plus haut. En décentrant ces mêmes verres, ils agiront aussi comme prismes et soulageront encore les muscles droits internes. Pour l'hypermétrope, au contraire, on décentrera ses verres convexes en sens inverse ; on obtiendra le même résultat.

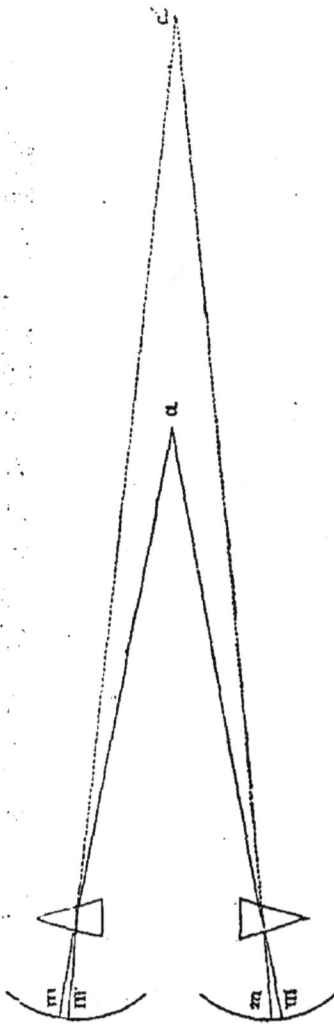

Fig. 11. — (Abadie.)

Les rayons émanés d'un point *a*, au lieu d'aller former leur image en *m* sur la *macula*, vont se réunir en *m'* en dedans de la *macula* ; dès lors, pour éviter la diplopie, les droits externes se contractent, et amènent de chaque côté la *macula* de *m* en *m'*, et le point lumineux est vu absolument comme s'il se trouvait en *a'*.

Si l'insuffisance est considérable, il faut combiner les prismes avec les verres concaves ou se résoudre à la ténotomie des droits externes, que l'on ne doit pratiquer qu'avec prudence lorsque l'insuffisance est mesurée par un prisme de 10 degrés au moins, et de manière à ne pas produire un strabisme convergent. Le résultat immédiat de l'opération sera satisfaisant si le malade, regardant une bougie à deux ou trois mètres de distance, placée un peu en dedans de l'œil opéré, la voit simple, — et la voit double, les deux images exactement l'une au-dessous de l'autre, si on place devant cet œil un prisme à base supérieure ou inférieure. Nous verrons à l'article strabisme et ténotomie les moyens de diminuer ou d'augmenter l'effet d'une ténotomie. Disons cependant que, dans certains cas, malgré la ténotomie des droits externes, la divergence des yeux pour la vision rapprochée nécessitera encore l'emploi de verres prismatiques et concaves combinés. A l'article scléro-choroïdite postérieure, nous étudierons les autres complications de la myopie maligne.

VII. — Examen à l'image droite et à l'image renversée.

Nous avons vu précédemment, page 8, comment on se sert du miroir de l'ophtalmoscope et de la lentille. Nous avons examiné, ensuite, les différents états dioptriques de l'œil : emmétropie, hypermétropie, myopie. Avant d'aborder l'étude de l'astigmatisme, il est nécessaire de connaitre l'examen de l'œil à l'image droite et à l'image renversée, qu'on pratique, le premier à l'aide du

miroir seul, le second à l'aide du miroir et de la
lentille.

Examen à l'image droite.

PREMIER CAS : *Observateur et observé emmétropes.*
— La loi des foyers conjugués étant bien présente
à notre esprit, supposons que l'œil de l'observateur et l'œil de l'observé soient *emmétropes, et leur
accommodation complètement au repos.*

Les rayons qui font leur foyer sur leur rétine
sont parallèles, ou, inversement, les rayons qui

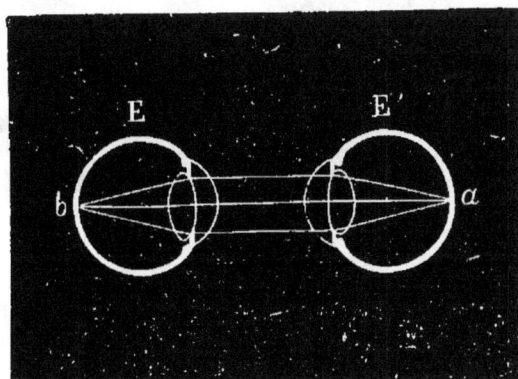

Fig. 12. — Marche des rayons dans les yeux emmétropes.
(Landolt.)

Les rayons partis du point *b* de l'œil emmétrope E sortent parallèles,
et vont converger au point *a* de l'œil emmétrope E', ou réciproquement.

proviennent de leur rétine sont parallèles, puisque, d'après la loi des foyers conjugués, les
rayons qui se dirigent vers un point ont la même
direction que ceux qui en proviennent. Donc, un
emmétrope qui éclaire avec le miroir un œil emmétrope voit nettement le fond de cet œil. La
figure 12 rend compte de la marche des rayons.

L'image de l'œil examiné sera dans sa position naturelle, comme tous les objets qu'on regarde avec une loupe : l'œil sera vu en image droite.

DEUXIÈME CAS : *Observateur emmétrope, observé hypermétrope.* — Si l'œil de l'examiné est hypermétrope, c'est-à-dire apte à recevoir sur sa rétine seulement les rayons convergents, les rayons provenant de cet œil seront divergents à leur sortie, comme s'ils provenaient du point R en arrière

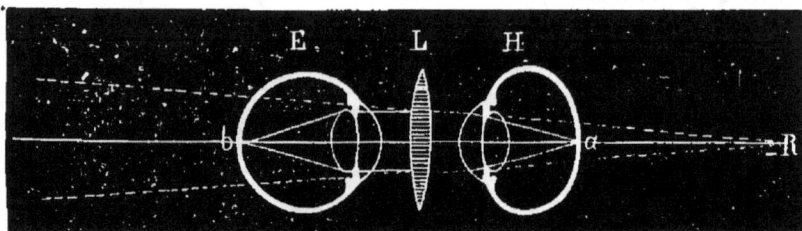

Fig. 13. — Marche des rayons d'un œil emmétrope vers un œil hypermétrope.

Les rayons partis du point *b* de l'œil E iraient faire leur foyer en R au delà de l'œil H sans le secours de la lentille convexe L, qui les rend convergents au point *a*. De même, les rayons partis de *a* sortiraient en divergeant sans l'action de la lentille qui les rend parallèles.

de la rétine (fig. 13). L'examinateur emmétrope ne pourra les recevoir que s'il fait un effort d'accommodation ou rend emmétrope l'œil examiné. En effet, en faisant un effort d'accommodation, il rend son œil myope et, par conséquent, apte à recevoir des rayons divergents. De même, en rendant l'œil examiné emmétrope, il percevra, comme dans le premier cas, une image nette et droite du fond de cet œil. Pour cela, il faudra rendre parallèles les rayons divergents provenant de l'œil hypermé-

3.

trope par l'interposition d'une lentille convexe entre lui et l'observateur. Il va sans dire que l'effort
d'accommodation de l'emmétrope, ou la lentille
convexe, seront proportionnés au degré de l'hypermétropie. En effet, cette lentille donnera la mesure
du *punctum remotum* de l'hypermétrope, qui est
négatif ou virtuel, c'est-à-dire situé en arrière de
la rétine. On la placera indifféremment soit en
avant de l'œil examiné comme une lunette ordinaire, soit immédiatement derrière le trou du miroir, puisqu'on peut indifféremment se rendre
myope ou rendre emmétrope l'œil examiné. Dans
cette dernière position, la lentille gênera moins
l'examen, car, placée devant l'œil examiné, elle
donne lieu à des reflets lumineux toujours très
désagréables.

TROISIÈME CAS : *Observateur emmétrope, observé
myope.* — L'œil myope possède un pouvoir réfringent trop grand. Il ne réunit, sur sa rétine, que
des rayons divergents, et les rayons qui reviennent de sa rétine sont à leur sortie convergents.
Un œil emmétrope ne peut les recevoir sur sa rétine sans les rendre, au préalable, parallèles à l'aide
d'une lentille concave, d'autant plus forte que le
degré de myopie sera plus élevé. Comme pour
l'hypermétrope, le foyer de cette lentille devra
coïncider avec le point vers lequel convergent les
rayons de l'œil myope. Ce point est le *punctum
remotum* de l'œil examiné, et la lentille sera en
même temps la mesure de l'amétropie. L'examinateur emmétrope pourra donc voir nettement, en

image droite, le fond d'un œil myope, en interposant entre son œil et l'œil examiné, soit en avant soit en arrière du miroir, une lentille concave égale au degré de myopie de l'œil examiné.

QUATRIÈME CAS : *Observateur et observé amétropes.* — Dans les trois cas précédents nous avons admis que l'observateur était emmétrope et ne faisait pas usage de son accommodation. Si l'œil qui observe est amétrope, il est de toute nécessité qu'il

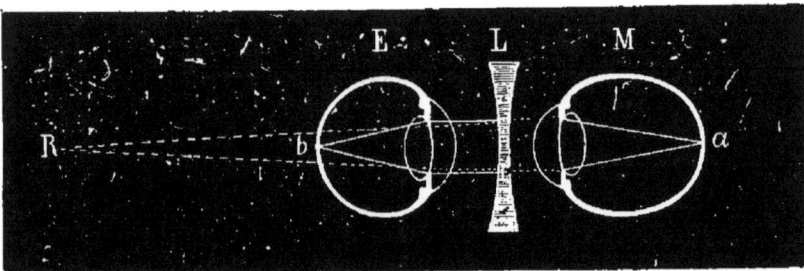

Fig. 14. — Marche des rayons d'un œil myope à un œil emmétrope. (Landolt.)

Les rayons provenant du point R *punctum remotum* sont réunis sur la rétine au point *a*. Donc, les rayons partis du point *a* de l'œil myope iraient se réunir au point R, et l'œil emmétrope ne pourrait les recevoir sans le secours de la lentille concave L, qui détruit leur convergence et les rend parallèles.

corrige son défaut de réfraction. Dès lors, il devient emmétrope, et tout se passe comme dans les exemples précédents.

Cependant, il est inutile, dans certains cas, de corriger son amétropie. En effet, l'œil myope est adapté pour les rayons divergents. Il verra nettement le fond d'un œil hypermétrope, à la condition de faire coïncider son *punctum remotum* avec celui de l'hypermétrope, qui est négatif et situé en arrière de sa rétine. De même, un hypermétrope verra nettement, en image droite, le fond d'un œil myope, car l'H est adapté pour les rayons divergents et les rayons qui sortent d'un œil myope sont, en effet, divergents. Suivant la loi des foyers conjugués, ces deux yeux devront faire coïncider leur *punctum remotum*.

En retournant le miroir sans changer de position, le myope et l'hypermétrope pourront voir mutuellement le fond de leur œil, les rayons émanents d'un œil venant se peindre sur la rétine de l'autre et réciproquement.

L'examen de l'*œil astigmate* à l'image droite se pratique de la même manière. Seulement, au lieu de lentilles convexes ou concaves, on interpose des cylindres convexes ou concaves dont on fait varier l'inclinaison jusqu'à ce qu'on ait obtenu une image nette du fond de l'œil. (Voir astigmatisme.)

Examen à l'image renversée.

Nous savons que les rayons qui sortent d'un œil myope convergent à son *punctum proximum*, où ils s'entrecroisent formant une image renversée du fond de l'œil. Cette image est naturellement d'autant plus rapprochée de l'œil que le degré de myopie est plus élevé. Pour un myope de quatre dioptries, elle se formera à 25 centimètres en avant de l'œil, puisqu'une lentille convexe de quatre dioptries fait son foyer à 25 centimètres. Pour un myope de dix dioptries, elle sera à 10 centimètres.

L'examinateur, placé à une distance de 40 à

50 centimètres, verra donc une image renversée du fond de cet œil myope, en l'éclairant simplement avec le miroir, et sans le secours de la lentille.

Mais les rayons qui sortent de l'œil emmétrope étant parallèles, et ceux qui sortent de l'œil hypermétrope étant divergents, ne peuvent former d'image. Pour les voir, il faudra donc placer en avant d'eux une forte lentille convexe, afin de les rendre myopes et d'obtenir ainsi, comme dans le premier cas, une image renversée qui se fera au foyer de la lentille convexe interposée. Il va sans dire que, pour voir nettement cette image, l'observateur devra faire un effort d'accommodation pour adapter son œil à la distance exacte où se formera cette image. Exemple : on interpose une lentille convexe de vingt dioptries devant un œil emmétrope, l'image renversée de cet œil se fera à 5 centimètres en avant de la lentille. L'œil examinateur, placé, je suppose, à 40 centimètres, devra accommoder pour une distance de 40-5 ou 35 centimètres, pour voir cette image dans toute sa netteté.

Nous avons vu que, pour les myopes d'un degré élevé, l'image renversée de leur œil se forme à une courte distance, et qu'il n'est pas besoin de lentille pour la voir nettement. On comprendra facilement que, pour les faibles degrés de myopie, il soit nécessaire de faire usage de la lentille. En effet, l'image renversée d'un œil myope de trois dioptries apparaît dans l'air à 33 centimètres de cet œil. C'est à peu près à cette distance que se tient l'observateur. Il lui serait impossible de faire un effort d'accommodation suffisant pour percevoir nettement cette image, située à quelques centimètres de lui. L'interposition d'une lentille convexe de dix dioptries, par exemple, ramènera l'image à une distance d'environ 8 centimètres de l'œil observé, et permettra de voir très facilement son image nette et renversée.

Pour les praticiens peu familiarisés avec l'ophtalmoscope, l'examen à l'image renversée est plus facile que l'examen à l'image droite, qui demande un relâchement complet de l'accommodation. Il est bon de savoir, en outre, que l'image droite de l'œil est de dix-huit à vingt fois plus grande que nature, tandis que l'image renversée ne l'est que quatre ou cinq fois seulement.

Ce serait, ici, la place de parler des ophtalmoscopes à réfraction, qui permettent de mesurer en quelques instants l'amétropie d'un œil et de prescrire des verres correcteurs. Ces ophtalmoscopes sont basés sur le principe de l'examen à l'image droite. Au moyen de petites roues qui portent des lentilles convexes, concaves ou cylindriques, formant des séries croissantes, on fait passer devant l'œil observé successivement plusieurs verres jusqu'à ce qu'on en trouve un qui permette de voir nettement le fond de l'œil en image droite. Ce verre est la mesure de l'amétropie. Un des meilleurs ophtalmoscopes à réfraction et des plus pratiques est celui de Parent. (Voir, pour plus de détails, les traités d'ophtalmologie.)

« La papille se présente sous la forme d'un

disque (fig. 15), quelquefois circulaire, plus souvent ovale, à grand axe vertical. La couleur est
rose clair; un anneau blanc (*t*) entoure générale-

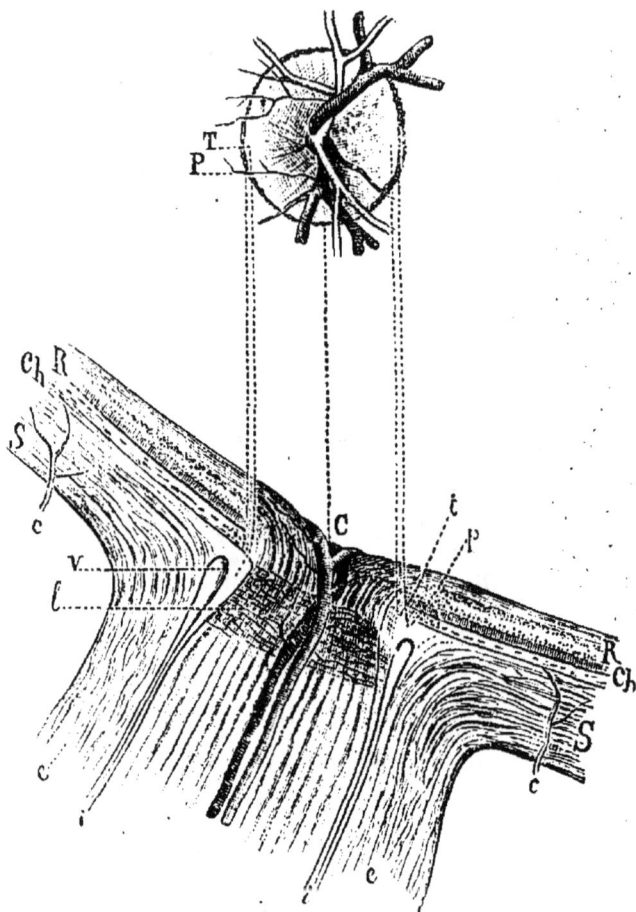

Fig. 15. — Aspect du fond de l'œil. (Landolt.)

ment la papille. C'est l'anneau sclérotical, limité à
son tour par une ligne foncée brune ou noire,
l'anneau choroïdien (*pp*). Le centre de la papille
est légèrement excavé et forme une espèce d'entonnoir au fond duquel on voit les vaisseaux cen-

traux (*C*), l'artère et la veine entrer dans l'œil.
Chacun des deux vaisseaux se bifurque à peu près
au niveau de la rétine. Ces vaisseaux se dessinent
très nettement sur le fond clair de la rétine et se
dirigent du côté externe de l'œil en distribuant
leurs ramifications dans toute l'étendue de la
rétine. Le nerf optique est enveloppé de deux
gaines : la gaine interne (*ii*), qui n'est autre chose
que la continuation de la pie mère ; la gaine
externe (*éé*) correspond à la dure mère. Au niveau
du globe oculaire la gaine externe se sépare de la
gaine interne et forme la couche externe de la
sclérotique (*SS*). (*Ch*) choroïde ; (*l*) lame criblée,
(*RR*) rétine. » (Landolt.)

VIII. — Dioptroscopie ou Dioptrométrie.

C'est en 1874 que Cuignet (de Lille) a décrit ce
procédé, qui est certainement le plus exact pour le
diagnostic et la détermination de la réfraction
oculaire (Parent). Il est le plus facile de tous, car,
avec lui, il n'est même pas nécessaire de savoir
examiner l'œil ni à l'image droite ni à l'image renversée ; il serait donc désirable qu'il fût connu de
tous les médecins, qui ne seraient plus exposés à
commettre de grossières erreurs, quelquefois très
nuisibles à leurs malades.

Ce procédé, que j'appellerai **dioptroscopie** ou
dioptrométrie, a reçu de son inventeur le nom de
kératoscopie ; d'autres auteurs l'ont appelé *pupil-
loscopie, rétinoschiascopie.* Le nom que je lui

donne me paraît exprimer plus clairement la méthode tout entière, qui permet, en effet, de connaître
la réfraction d'un seul coup d'œil. Elle consiste à se
placer à un mètre au moins de l'œil qu'on examine,
et, au moyen d'un simple miroir concave, ou plan,
à éclairer le fond de l'œil et à diagnostiquer de suite
l'état de sa réfraction, suivant que les ombres ou les
lueurs que produira l'éclairage se dirigeront dans
le même sens ou en sens inverse des mouvements
légers qu'on imprimera au miroir (*dioptroscopie*).

Mengin a beaucoup contribué à propager ce procédé. Mais c'est Parent qui a étudié la méthode à
fond, qui l'a exposée dans tous ses détails, et qui
en a augmenté considérablement la valeur en se
servant de verres correcteurs placés devant l'œil
du malade. Il arrive ainsi à déterminer le degré de
l'amétropie (*dioptrométrie*), et, par conséquent, la
lentille qui la corrige. C'est le procédé que j'emploie
le plus souvent, et j'avance qu'il laisse loin derrière
lui tous les autres, excepté celui de l'image droite,
qui est plus rapide, mais demande une pratique
que peu de médecins ont la possibilité d'acquérir.
Il serait trop long de donner ici une explication
théorique de la méthode. Je vais me borner à résumer la manière de s'en servir.

Avec un ophtalmoscope ordinaire de 33 centimètres de foyer environ, éclairons l'œil à examiner
en nous plaçant à un mètre au moins de distance,
1ᵐ 20 serait préférable.

On peut remplacer avec avantage le miroir
concave par un miroir plan, car l'éclairage que

donne le miroir plan est plus uniforme et plus fort
à la distance nécessaire, $1^m 20$ environ. Tout ce
que je vais dire pour le miroir concave peut
s'appliquer au miroir plan; il sera seulement nécessaire d'interpréter tous les symptômes en sens
contraire.

Donnons à notre miroir de petits mouvements
en le faisant pivoter légèrement autour de son axe
vertical : le cercle d'illumination et d'ombre, dans
l'œil, subit un déplacement horizontal, tantôt dans
le même sens, tantôt en sens inverse des mouvements du miroir. De même, si nous le faisons légèrement pivoter autour de son axe horizontal, les
déplacements lumineux et ombrés se feront verticalement, tantôt dans le même sens, tantôt en sens
inverse des mouvements imprimés au miroir. Pour
s'exercer à produire cet éclairage, il faut que le
patient regarde en face de lui et légèrement en dedans, c'est-à-dire à sa gauche si on examine son
œil droit, et à sa droite si c'est l'œil gauche.

Il est nécessaire de se mettre à plus d'un mètre
de distance, parce que, sans cela, on prendrait
pour emmétrope un œil atteint d'une myopie d'une
dioptrie, puisque cet œil a son *punctum remotum* à
un mètre.

Familiarisés avec la production des lueurs et des
ombres, voyons comment il faut les interpréter.

1ᵉʳ cas : dans les méridiens, vertical et horizontal,
les mouvements de notre miroir concave déterminent des clartés et des ombres marchant en sens
inverse du miroir. Nous savons que le miroir con-

cave rend convergents les rayons qu'il reçoit d'une lampe ou d'un foyer lumineux quelconque, que ces rayons s'entrecroisent au foyer du miroir : à 33 centimètres au-devant de notre œil pour le miroir que nous avons choisi pour exemple. D'autre part, la rétine éclairée renvoie des rayons qui sortent de l'œil, en parallélisme s'il est emmétrope, en convergence s'il est myope, en divergence s'il est hypermétrope. Il en résulte qu'avec un œil myope n'atteignant pas une dioptrie, avec un œil emmétrope et avec un œil hypermétrope, le cercle d'illumination et l'ombre qui l'entoure (due à la partie non éclairée de la rétine) marcheront comme ils marchent en réalité, c'est-à-dire en sens inverse du miroir concave.

Pour la myopie moyenne et forte, au contraire, par suite du renversement de l'image rétinienne, nous aurons les clartés et les ombres marchant en sens direct des mouvements du miroir.

2ᵉ cas : lorsque les mouvements verticaux et horizontaux déterminent des lueurs et des ombres marchant en sens direct du miroir, nous avons devant nous une myopie dépassant 1 dioptrie.

« Avec le miroir plan, qui donne des rayons directs sans entrecroisement préalable, le cercle d'illumination sur la rétine marche dans le même sens que le miroir ou dans le même sens que le disque de lumière projeté. Les phénomènes sont donc inverses : le jeu d'ombre et de lumière que l'on obtient avec un miroir plan chez un myope est, par suite, identique au jeu d'ombre et de lumière que l'on obtient avec un miroir concave chez un hypermétrope. En outre, et cette observation a son importance, car elle indique approximativement le degré de l'amétropie, l'ombre est d'autant plus foncée et sa marche d'autant plus lente que l'amétropie est plus prononcée. De ces deux caractères, le premier tient à ce que le grossissement de l'image virtuelle de l'H, ou de l'image réelle du M, est d'autant plus faible que l'hypermétropie ou la myopie atteignent un degré plus élevé. La même quantité d'ombre étant répartie sur une image de surface moindre, il en résulte que la partie ombrée est plus foncée. A cette raison s'en joint une autre, plus importante encore, et qui est due à ce que l'image de la source éclairante est plus ou moins nette ou diffuse sur la rétine, selon la réfraction de l'œil examiné. Quand l'image est nette, ou à peu près, elle éclaire à demi, par rayonnement, la partie environnante de la rétine, et elle n'est entourée que d'une pénombre. L'image diffuse, au contraire, éclaire peu les parties adjacentes de la rétine, qui se trouvent ainsi dans une ombre véritable. L'intensité de cette ombre est proportionnelle à la diffusion de l'image et par conséquent proportionnelle au degré d'amétropie. Quant à l'intensité lumineuse de la pupille, ou éclat pupillaire, elle suit forcément la proportion inverse. » (Parent.)

Le deuxième caractère est dû à ce que l'amplitude du déplacement de l'image est également d'autant plus faible que le degré d'amétropie est lui-même plus élevé.

Que l'on ait une image virtuelle d'hypermétropie forte ou une image réelle de myopie forte, le phénomène sera le même. C'est un fait bien connu pour le déplacement des vaisseaux ; il est donc vrai pour le cercle d'illumination et l'ombre qui le limite. (Parent.)

Ce jeu d'ombre et de lumière bien compris, voici comment on s'en sert pour déterminer la réfraction.

Emmétropie. — On reconnaît qu'un œil est emmétrope lorsqu'en plaçant dans une lunette d'essai un verre convexe très faible, 0,50 D, par exemple, les lueurs qui marchaient en sens *inverse des* mouvements du miroir marchent maintenant en sens direct. Ce qui indique qu'une demi-dioptrie convexe rend cet œil myope.

Myopie. — Les lueurs, dans tous les méridiens, marchent en sens direct. Pour mesurer le degré de myopie, il faut placer dans la lunette d'essai des verres concaves, jusqu'à ce qu'on en trouve un qui fasse marcher les lueurs en sens inverse. Ce verre aura rendu l'œil emmétrope et sera, par conséquent, la mesure de la myopie.

Hypermétropie. — Les lueurs, dans tous les méridiens, marchent en sens inverse. Il faudra dans la lunette d'essai placer des verres convexes, de plus en plus forts, jusqu'à ce qu'on ait trouvé celui qui rend directe la marche des rayons. Le verre immédiatement plus faible sera la mesure de l'hypermétropie et la corrigera.

Nous verrons plus loin, en traitant de l'astigmatisme, comment ce procédé de réfractoscopie permet de mesurer l'astigmatisme et d'en déterminer les verres correcteurs.

IX. — Numérotage des verres de lunettes.

Dans le Congrès ophtalmologique de Paris, en 1867, on a nommé une commission internationale pour arrêter d'une manière universelle le numérotage des verres, et, au dernier Congrès d'Heidelberg et de Bruxelles, en 1875, on a adopté à l'unanimité le nouveau système de numérotation qui consacre la dioptrie comme unité et base de la nouvelle échelle. C'est grâce aux efforts de Javal et de Monoyer que cet important résultat a été obtenu. Dans le système ancien, appelé notation duodécimale, les numéros des verres indiquaient en pouces les rayons de courbure des surfaces sphériques des lentilles. Le numéro 1 avait pour rayon de courbure un pouce ; 2, deux pouces; 36, trente-six pouces. Nous savons que la puissance réfringente d'une lentille est en raison inverse de sa longueur focale et que cette longueur focale est à peu près égale au rayon de courbure; il s'ensuit que les verres 2, 4, 8, etc., ont une puissance réfringente deux, quatre, huit fois plus faible que le verre n° 1 pris pour unité. Il existe donc une contradiction complète entre le numéro d'une lentille et sa force réfringente. Bien plus, la valeur du pouce n'est pas la même dans tous les pays, d'où résultait une différence de réfringence entre les mêmes numéros et la nécessité de calculs longs et ennuyeux pour les relations internationales.

La notation nouvellement adoptée supprime tous ces inconvénients. Basée sur le système métrique, elle a pour unité de mesure une lentille d'un mètre de distance focale, qui a reçu le nom de dioptrie et le symbole D. Sa force réfringente est donc représentée par la fraction $\frac{1}{1^m}$. La lentille 1 D étant prise pour unité, la lentille 2 D aura le double de puissance réfringente, et 0^m50 de distance focale ; sa formule sera $\frac{1}{0,50} = 2$; ainsi de suite, les lentilles 3, 4, auront une puissance triple, quadruple.

Pour obtenir un nombre suffisant de lentilles, on a intercalé des 1/4 et des 1/2 dioptries, qui se chiffrent 0,25 D, 0,50 D. La lentille 0,50 D est une lentille de 2 mètres de foyer, etc.

La puissance des lentilles s'additionnant et se soustrayant suivant qu'elles sont de même signe ou de signe contraire, rien de plus facile que de connaître maintenant l'effet de plusieurs lentilles superposées et de trouver la lentille unique qui peut exactement les remplacer :

$$+ 4\,D + 2,25\,D = + 6,25\,D$$
$$- 4,50\,D + 3,25\,D = - 1,25\,D.$$

Il suffit, comme on le voit, d'additionner ou de soustraire leurs numéros, suivant qu'elles sont de même signe ou de signe contraire.

De là, une grande simplification dans les calculs, une identité complète entre tous les verres de même numéro, une interprétation unique dans tous les pays de la même formule de lunettes. Bien que cette nouvelle numérotation soit universellement adoptée par les ophtalmologistes, et que, peu à peu, les fabriques de verres modifient leur outillage, il se passera malheureusement de nombreuses années encore avant que le public et les petits opticiens de province aient abandonné la numérotation en pouces et se soient familiarisés avec la numérotation métrique. Il est donc nécessaire d'indiquer ici le moyen de passer d'un système à l'autre.

D'après les travaux de Javal, la lentille de 40 pouces de rayon de courbure est celle qui se rapproche le plus de la lentille de 1 D. Mais d'autres oculistes et opticiens ont adopté les chiffres 36, 37, 39, ce qui donne des résultats quelque peu différents. Admettons le chiffre de 40 pouces, nous aurons l'ancien n° 40 = 1 D, l'ancien 20 = 2 D, l'ancien 10 = 4 D ; en d'autres termes, pour obtenir dans la série métrique l'équivalente d'une lentille numérotée en pouces, il faut diviser 40 par le nombre de pouces de cette lentille ; exemple : une lentille ancien n° 8 = 5 D. De même, en divisant 40 par le nombre de dioptries d'une lunette, on obtient sa numérotation en pouces ; une lentille de 3 D égale l'ancien n° 13 à très peu de chose près. Les verres cylindriques dont on fait usage pour la correction de l'astigmatisme sont aussi numérotés en dioptries, qui représentent leur force réfringente pour la direction perpendiculaire à l'axe ; ces verres,

dans le sens parallèle à l'axe, n'ont aucune réfringence. Mais il ne faut pas oublier que leur longueur
focale est égale au double de leur rayon de courbure.

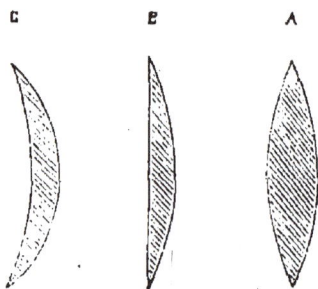

Fig. 16. — Lentilles convergentes. (Abadie.)
A, Lentille biconvexe. — B, Plan convexe. — C, Ménisque convergent.

Les verres convexes sont précédés du signe +,
les verres concaves du signe —, les cylindriques
des deux lettres *cy*, les prismes des lettres *pr*.

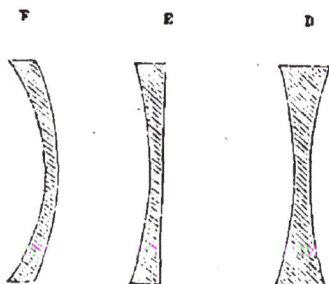

Fig. 17. — Lentilles divergentes. (Abadie.)
D, Lentille biconcave. — E, Plan concave. — F, Ménisque divergent.

Les verres prismatiques sont numérotés en degrés
qui représentent la valeur de l'angle du prisme.

Au dernier Congrès d'ophtalmologie, tenu à
Heidelberg, en août 1888, on a proposé de désigner

dorénavant les prismes par leur angle de déviation
minimum ; on sait que la déviation totale d'un
prisme est minima lorsque le rayon lumineux traverse le prisme perpendiculairement à la bissec-
trice de son angle réfringent. Cet angle serait déterminé par le fabricant et inscrit sur le prisme.
Exemple : un prisme nᵒ 5 dévierait les rayons sous
un angle de 5 degrés ; un strabisme de 5 degrés
serait corrigé par le prisme 5.

X. — Presbytie.

L'amplitude d'accommodation décroit avec l'âge
et le *punctum proximum* s'éloigne peu à peu. Cette
modification, qu'on nomme *presbytie*, se fait rarement sentir avant quarante ans, bien qu'elle commence beaucoup plus tôt, la force accommodative
n'étant déjà plus aussi grande à vingt-cinq ans
qu'à quinze. Les yeux emmétropes et amétropes
y sont soumis. Elle produit naturellement sur eux
des résultats différents.

La *presbytie* étant causée par l'aplatissement du
cristallin et par la diminution de son élasticité,
l'emmétrope deviendra donc légèrement hypermétrope. Tant que sa puissance accommodative
sera suffisante, il pourra se passer de verres convexes pour la vision éloignée, mais devra y avoir
recours pour la lecture ou le travail, afin de soulager son accommodation et d'éviter l'asthénopie.
L'hypermétrope déjà soumis aux verres convexes
devra les augmenter dans la mesure nécessaire,

soit pour la vision éloignée, soit pour le travail. Le myope, au contraire, verra sa vue s'améliorer. S'il est atteint d'une myopie ne dépassant pas 4 dioptries, il ne s'apercevra pas de la presbytie pour la vision rapprochée, puisqu'il verra toujours nettement de 25 à 30 centimètres, et, pour la vision éloignée, il pourra, pour la même raison, diminuer légèrement ses verres concaves, puisque la réfringence de son cristallin diminuera. Si sa myopie est inférieure à 4 dioptries, il s'apercevra plus tardivement de l'éloignement de son *punctum proximum*, mais finira, cependant, par prendre de légers verres convexes pour la vision rapprochée.

Choix des verres dans la presbytie. — Dès qu'on est obligé, pour voir distinctement, d'éloigner les objets au delà de 33 centimètres, il faut employer des verres convexes. On commencera par les verres convexes les plus faibles, 0,25 D ou 0,50 D par exemple, et on les augmentera à mesure qu'on les trouvera insuffisants, c'est-à-dire dès que, malgré leur aide, on sera forcé d'éloigner les objets pour les voir distinctement ou longtemps sans fatigue. Après de nombreuses recherches, Donders a dressé le tableau suivant, qui donne en moyenne le verre qui correspond à un âge déterminé pour un œil emmétrope :

48 ans, 0,50 D	60 ans, 2 D	75 ans, 4 D
50 — 0,75	62 — 2,75	78 — 4,50
55 — 1	65 — 3	80 — 5
58 — 1,25	70 — 3,5	

mais, règle générale, il faut toujours donner le

verre convexe le plus faible qui permet la lecture
à la distance convenable, 30 à 35 centimètres. Dans
certains cas, pour les hypermétropes d'un degré
élevé surtout, on conseillera des verres à doubles
foyers permettant, par leur moitié supérieure, la
vision éloignée, et la vision rapprochée par leur
moitié inférieure.

XI. — Astigmatisme.

Nous avons étudié l'œil emmétrope, dans lequel
les rayons parallèles ou venant de l'infini se réunissent sur la rétine ; l'œil hypermétrope, dans
lequel ils se réunissent au delà de la rétine ; l'œil
myope, dans lequel ils se réunissent en avant de la
rétine. Il nous reste à étudier encore un œil dans
lequel les rayons parallèles ne se réunissent jamais
sur un même point de la rétine, parce que la réfraction n'est pas égale dans tous les méridiens
de l'œil. Cet œil, au lieu d'être représenté par une
sphère, peut l'être, à la rigueur, par un œuf ayant
tantôt son grand axe horizontal, tantôt vertical,
tantôt incliné à droite ou à gauche dans des positions intermédiaires. Astigmatisme, qui vient de
α privatif et στιγμα point, veut dire état de l'œil qui
ne voit jamais un point sous la forme d'un point.
En effet, pour qu'un point fût vu sous la forme
d'un point, il faudrait que tous les rayons émanant de ce point vinssent faire leur foyer sur le
même point de la rétine ; mais, les méridiens de

l'œil étant inégaux,
l'image de ce point
sera tantôt une el-
lipse, tantôt un cercle,
tantôt une ligne, sui-
vant l'état de réfrac-
tion correspondant
aux différents méri-
diens et suivant que
cette image se fera au
foyer de tel ou tel
méridien.

« Soient : XX' (fig.
18) l'axe de l'œil, et
ABA'B' l'ouverture
circulaire très petite
de la pupille. — Il y
a deux plans passant
par l'axe XX', deux
méridiens de l'œil per-
pendiculaires l'un à
l'autre, et dont nous
apprendrons plus tard
à déterminer la posi-
tion réelle, qui jouis-
sent de propriétés
spéciales. Pour fixer
les idées, supposons
l'un de ces plans ver-
tical et l'autre ho-

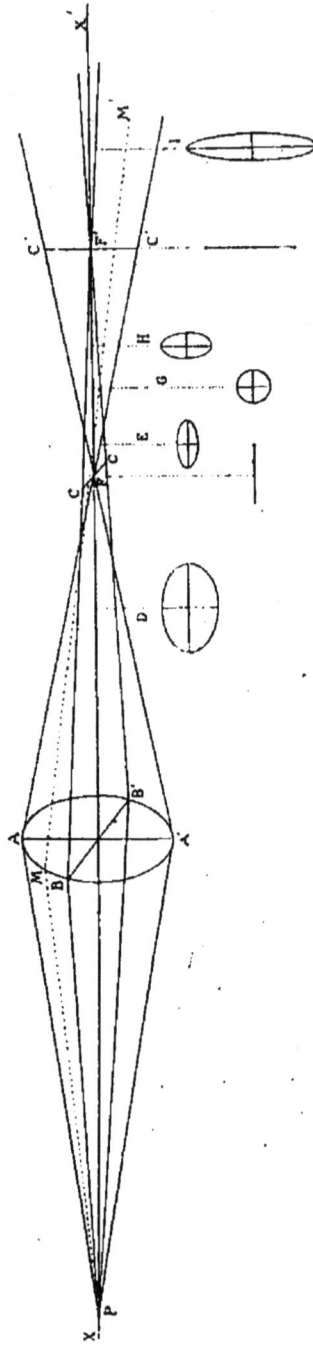

Fig. 18. — Image d'un point lumineux dans un œil astigmate.

rizontal; ils coupent l'ouverture pupillaire, le premier suivant son diamètre vertical AA′, le second suivant son diamètre horizontal BB′.

« Étant donné un point lumineux P, placé en avant de la cornée sur l'axe XX′, déterminons la forme du faisceau réfracté. — Tous les rayons incidents *compris dans le plan vertical* sont réfractés dans ce plan, et concourent en un point F de l'axe, qui est le *foyer* des rayons du plan vertical ; AF, A′F sont les rayons réfractés extrèmes compris dans ce plan. — Tous les rayons incidents *horizontaux* sont réfractés dans leur propre plan et concourent sur l'axe en un point F′, qui est le *foyer* des rayons horizontaux ; BF′, B′F′ sont les rayons extrèmes réfractés dans le plan horizontal. — La distance FF′ prend la dénomination d'*intervalle focal*.

« Par le point F, menons une horizontale CC parallèle au diamètre horizontal BB′ de la pupille, et prolongeons-la jusqu'à la rencontre des rayons réfractés extrèmes BF′, B′F′ ; cette ligne CC est la *ligne focale* antérieure. — Par le point F′, menons une verticale C′C′ terminée à sa rencontre avec les prolongements des rayons réfractés extrèmes AF, A′F ; C′C′ est la *ligne focale* postérieure. — Ces deux lignes focales CC, C′C′ sont nécessairement perpendiculaires entre elles et à l'axe de l'œil XX′. — Tout rayon incident émané du point lumineux P placé sur l'axe, et qui passe par un point quelconque M situé en dehors du plan vertical et du plan horizontal, dans l'intérieur ou sur le pourtour du cercle pupillaire, est réfracté suivant une droite MM' qui ne coupe pas l'axe XX', mais qui est assujettie à s'appuyer à la fois sur la ligne focale CC et sur la ligne focale C'C'.

« La section du faisceau réfracté par un plan perpendiculaire à l'axe varie évidemment avec la position du plan sécant. — En D, en avant de l'intervalle focal, cette section est une surface lumineuse elliptique à grand axe horizontal; à mesure que le plan sécant se rapproche de F, les deux axes de l'ellipse diminuent, le vertical plus vite que l'horizontal, et en F la section se réduit à une droite lumineuse horizontale qui est la ligne focale antérieure CC. — Pendant que le plan sécant se meut de F en F', l'axe horizontal de la section continue à décroître, et son axe vertical augmente. Cette section est : en E, une ellipse à grand axe *encore* horizontal; en un point déterminé G, un cercle de petit diamètre; en H, une petite ellipse à grand axe vertical; enfin, en F', une droite lumineuse verticale qui est la ligne focale postérieure C'C'. — Au delà de l'intervalle focal, la section est constamment une ellipse à grand axe vertical, et les deux axes de cette ellipse augmentent ensemble à mesure que le plan s'éloigne de F'. — D'ailleurs, ces taches de diffusion sont évidemment d'autant plus grandes que le plan sécant est plus éloigné du foyer F ou du foyer F'. Aux extrémités F, F' de l'intervalle focal, la section du faisceau réfracté se réduisant à une ligne, c'est en ces deux points que l'image du point lumineux a le *minimum* d'étendue et le *maximum* d'éclat.

« L'image d'un point lumineux placé sur l'axe de l'œil n'est donc jamais un point, mais une tache de diffusion dont la forme et l'étendue varient avec la position de la rétine dans l'intérieur ou en dehors de l'intervalle focal.

« Ce que nous avons dit de l'image d'un point lumineux situé sur l'axe de l'œil s'applique évidemment à l'image d'un point lumineux quelconque situé hors de l'axe, pourvu que les rayons incidents ne se présentent pas sous un angle trop considérable.

« Une ligne droite pouvant être considérée comme composée d'une série de points juxtaposés, il résulte du fait précédemment énoncé que :

« L'image d'une droite *verticale* sera *nette* lorsque la rétine sera placée au foyer des rayons horizontaux, à l'extrémité postérieure F' de l'intervalle focal. Nous savons, en effet, qu'en ce lieu l'image de chacun des points de la ligne objective est une droite verticale ; ces images partielles, empiétant les unes sur les autres dans le sens de leur longueur, constituent une image linéaire *nette* et verticale. — Pour toute autre position de la rétine, en avant ou en arrière de F', chaque point de la ligne objective donnant une image élargie transversalement, l'image totale est elle-même élargie dans le sens horizontal, et manque nécessairement de netteté.

« **Pour des raisons analogues, l'image d'une**

ligne droite *horizontale* et perpendiculaire à l'axe de l'œil ne peut être *nette*, c'est-à-dire dépourvue d'élargissement vertical, que si la rétine est placée au foyer des rayons compris dans le plan vertical, à l'extrémité antérieure F de l'intervalle focal, etc. » (Gavarret, article Astigmatisme, *Dictionnaire encyclopédique des Sciences médicales*.)

Les deux méridiens qui ont la plus grande différence de réfraction s'appellent *méridiens principaux ;* ils sont perpendiculaires ; l'un est vertical, l'autre horizontal, dans la grande majorité des cas. L'astigmatisme est dit *régulier* lorsque les méridiens, à maximum et à minimum de courbure, sont perpendiculaires entre eux et séparés par des méridiens intermédiaires dont la réfraction suit une progression croissante ou décroissante régulière. Il est toujours susceptible d'être corrigé.

L'astigmatisme est dit *irrégulier* lorsque le même méridien présente des inégalités de réfraction dans ses différentes parties, ou lorsque les méridiens intermédiaires ont une réfraction qui croît ou décroît irrégulièrement. Il est impossible de le corriger totalement.

Symptômes. — Dans l'astigmatisme, la vision ne peut jamais être parfaite, car, suivant la distance de l'objet, tantôt certaines de ses parties, les horizontales, par exemple, seront vues nettement, tantôt ce seront les verticales, et ce trouble persiste, quelle que soit la distance à laquelle cet œil regarde.

L'*attitude* de l'astigmate est caractéristique ; tantôt il incline la tête de façon à placer tel ou tel méridien dans une position favorable, tantôt il regarde de côté, cligne de l'œil pour transformer l'ouverture palpébrale en une fente sténopéique. Quelquefois, il tire sur la commissure externe des paupières, tord la monture de ses lunettes ou prend des attitudes bizarres, qui mettent presque toujours sur la voie du diagnostic.

A ce trouble perpétuel de la vision vient se joindre rapidement de l'asthénopie accommodative, à cause des efforts d'accommodation auxquels se livre le malade. Cette sensation pénible, et quelquefois très douloureuse, est souvent ressentie dans les points qui correspondent aux méridiens les plus emmétropes. Ce fait s'explique par la découverte qui a été faite de l'accommodation astigmatique du cristallin, accommodation souvent perpendiculaire au méridien le plus amétrope, qui vient naturellement corriger une partie de l'excès ou du manque de courbure de la cornée. Ces douleurs résulteraient de contractions exagérées dans les faisceaux correspondants du muscle ciliaire. D'abord inaperçues, quand le sujet est jeune et le cristallin très souple, elles apparaissent et augmentent avec l'âge, rendant de plus en plus manifeste et gênant l'astigmatisme, qu'elles corrigeaient dans le principe.

L'examen ophtalmoscopique d'un œil astigmate est très important ; il repose sur les variations de formes que présente la papille, suivant la distance à laquelle on l'examine, sur son déplacement paral-

lactique, par rapport à la lentille, sur la netteté
plus ou moins grande avec laquelle certains vaisseaux rétiniens sont aperçus et sur leurs déplacements apparents. Ainsi, dans un œil astigmate, la
papille paraît ovale, dans un certain sens, à l'image
renversée et ovale en sens opposé à l'image droite.
En outre, à l'image renversée (Javal), la papille
paraît ovale à grand axe correspondant au méridien le moins réfringent, lorsqu'une faible distance
sépare la lentille de l'œil; l'image devient exactement circulaire, quand cette distance est égale à la
longueur focale de la lentille; à une distance plus
grande, la direction du grand axe de l'ovale change
et devient perpendiculaire à la première direction.
Il faut, pour faire cet examen, une lentille de 10 à
12 dioptries tenue bien perpendiculairement à
l'axe de l'œil et que la prunelle soit dilatée par
l'atropine.

Le *procédé Bravais* repose sur ce fait que les déplacements de la papille, par rapport à une lentille
que l'on déplace devant l'œil, en la tenant perpendiculaire, varient d'amplitude avec la réfraction.
Si le méridien suivant lequel se fait le déplacement
est emmétrope, le déplacement égale celui de la
lentille; s'il est myope, le déplacement est moindre;
s'il est hypermétrope, il est plus considérable.

Je parlerai de l'éclairage direct et de la kératoscopie en traitant de ce dernier mode d'examen de
la réfraction.

Diagnostic. — Pour faire le diagnostic de l'astigmatisme, il faut rechercher si le trouble de

la vision dépend réellement de l'astigmatisme ;
2° quels sont les méridiens principaux ; 3° quelle
est la réfraction de ces méridiens.

Il est facile de se rendre compte si, oui ou non,
il y a astigmatisme, car un œil qui ne présente aucune affection profonde, et dont la vue est améliorée, soit par les verres convexes, soit par les verres
concaves, sans cependant arriver à la vue parfaite,
qui distingue mieux certaines lettres suivant leur
distance de l'œil, en un mot qui présente les symptômes que nous avons indiqués plus haut, est très
probablement astigmate. Il l'est sûrement s'il voit
mieux certaines lignes d'un cadran que d'autres ;
si la fente sténopéique placée dans une certaine
direction rend sa vision nette, et la laisse au contraire aussi confuse dans une direction perpendiculaire.

Si l'image d'un objet carré vu sur la cornée paraît
allongée dans un sens ou dans un autre, la direction de cette déformation correspond naturellement au méridien le moins réfringent, au minimum
de courbure de la cornée.

Pour déterminer les méridiens principaux, une
foule de procédés ont été mis en usage. J'indique-
rai ici les plus faciles et les plus employés.

Cadrans et verres sphériques. — Placez l'astigmate devant un cadran divisé de 15 en 15 degrés,
ou devant une figure étoilée quelconque et assez
éloignée de lui pour que les lignes commencent
à perdre de leur netteté, une seule de ces lignes
restera nette plus longtemps. La direction de

cette ligne est perpendiculaire à celle du méridien
à plus faible réfringence. Si elle est verticale, c'est
le méridien horizontal qui est le moins réfringent ;
si elle est horizontale, c'est le contraire ; car le
méridien défectueux est parallèle à la ligne qui est

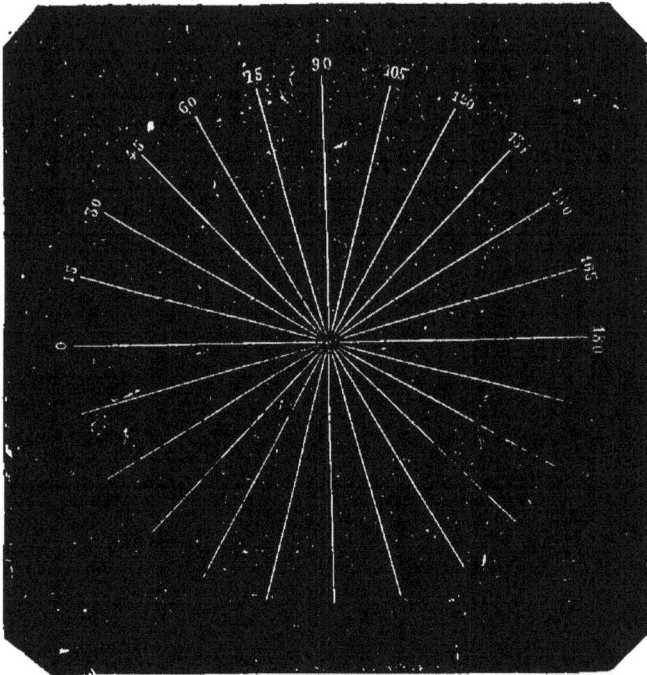

Fig. 19. (Abadie.)

Cadran divisé de 15 en 15 degrés pour la recherche de l'astigmatisme.

vue nettement, et le méridien emmétrope par
conséquent perpendiculaire à celle-ci.

Fente sténopéique. — L'astigmatisme et les
méridiens principaux étant déterminés, reste à
chercher l'état de réfraction de chacun de ces méridiens. On place devant l'œil une fente sténopéique
dans la direction d'un des méridiens trouvés ; si

l'acuité visuelle de l'œil ne se trouve améliorée ni par un verre convexe ni par un verre concave, on en conclut que l'œil est emmétrope dans ce méridien ; dans le cas contraire, on cherche de suite le verre concave ou convexe qui améliore le plus ce méridien.

On fait ensuite de même pour l'autre méridien. Le verre concave le plus faible pour un méridien reconnu myope, le verre convexe le plus fort pour un méridien reconnu hypermétrope, indiquera l'état de réfraction de chacun de ces deux méridiens principaux.

Donders a désigné les trois formes que peut revêtir l'astigmatisme par les noms :

1° Astigmatisme simple ; 2° astigmatisme composé ; 3° astigmatisme mixte. Dans l'astigmatisme simple, un des méridiens principaux est emmétrope, l'autre est myope ou hypermétrope. Dans l'astigmatisme composé, les deux méridiens sont myopes ou hypermétropes, mais à des degrés différents ; dans l'astigmatisme mixte un méridien est myope, l'autre hypermétrope.

Verres cylindriques. — Le sujet étant placé devant un cadran, on recherche quelle est la ligne qu'il voit très nette : la direction du méridien emmétrope lui est perpendiculaire. Il suffit de placer dans la lunette d'essai des verres cylindriques concaves ou convexes, leur axe parallèlement à ce méridien, jusqu'à ce que toutes lignes soient vues également noires.

Dans le cas où le sujet ne peut voir bien distinctement aucune des lignes de ce cadran, on lui choisit d'abord un verre convexe ou concave, qui lui permette de voir nettement un de ces méridiens,

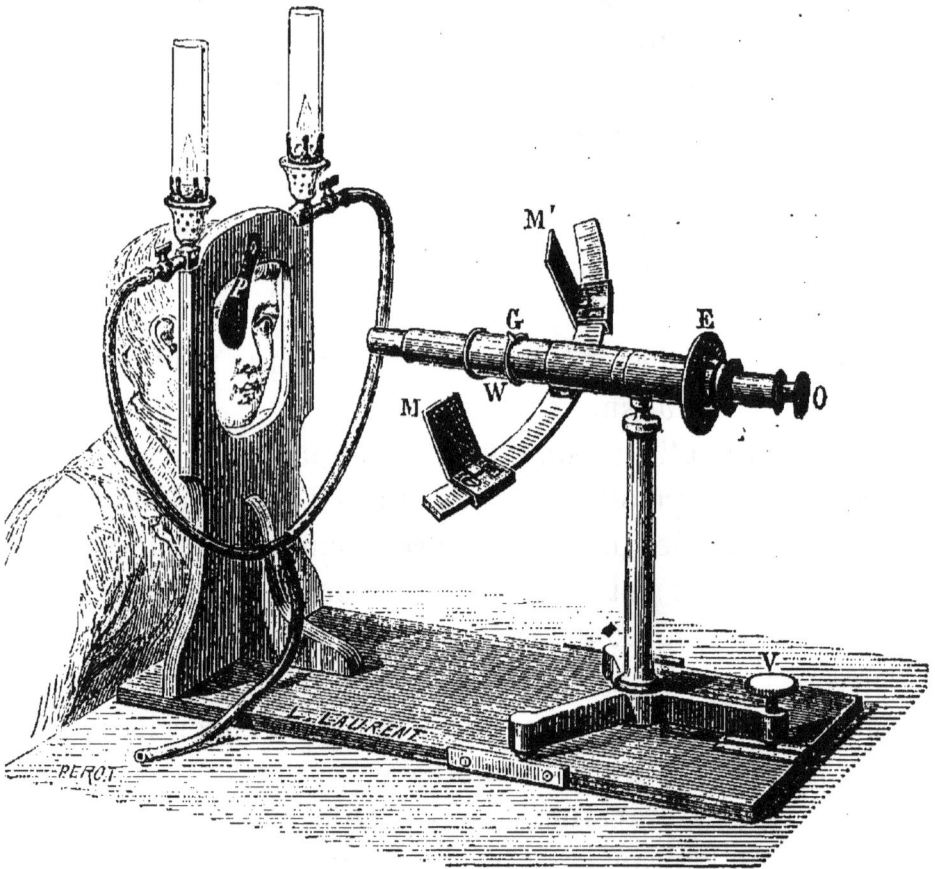

Fig. 20. — Ophtalmomètre de Javal et Schiotz.

La lunette O G étant dirigée vers l'œil de la personne à examiner, l'observateur regarde par le point O et voit sur la cornée l'image reflétée des deux cartons M M'. En imprimant un mouvement de rotation à ces cartons, leur image décrit sur la cornée de l'observé une circonférence ou une ellipse, suivant que l'œil est sphérique ou astigmate. En E se trouve un cadran qui donne la direction du méridien le plus réfrin-gent, etc.

puis on corrige comme précédemment le méridien perpendiculaire.

Astigmomètre. — Je ne dirai que quelques mots des astigmomètres, et en particulier de celui de Javal, qui est de beaucoup le plus parfait, et au moyen duquel, en quelques minutes, on a la mesure exacte de l'astigmatisme et sa direction, le cadre restreint de ce manuel ne permettant pas d'entrer dans les détails de ce remarquable instrument.

Dioptroscopie. — Parmi les procédés objectifs, celui de la dioptroscopie, qui est dû au docteur Cugnet, est le plus facile et le plus rapide. J'ai exposé, page 52, le procédé en détail; voici son application à l'astigmatisme.

Symptômes avec le miroir concave. — 1º *Astigmatisme myopique simple;* ombre légère et inverse dans le méridien emmétrope; ombre plus foncée et directe dans le méridien myope; on place dans la lunette d'essai des cylindres concaves de plus en plus forts, dont l'axe soit parallèle au méridien emmétrope, jusqu'à ce que l'ombre devienne inverse. Le premier verre qui donne ce résultat mesure l'astigmatisme et le corrige.

2º *Astigmatisme hypermétropique simple.* Même façon de procéder; seulement, ce sont des cylindres convexes qui agissent sur des ombres en sens inverse de celles de l'astigmatisme myopique.

3º *Astigmatisme composé, myopique ou hypermétropique.* Lorsqu'en présence d'ombres se déplaçant en sens direct dans les deux méridiens, ou en sens inverse, on a reconnu la présence d'un astigmatisme, il faut d'abord placer devant l'œil des verres sphériques concaves ou convexes, jusqu'à ce qu'on soit arrivé à changer la direction des ombres dans un méridien. L'astigmatisme se trouve alors transformé en un astigmatisme simple, pour lequel on procède comme précédemment.

L'*astigmatisme mixte* est caractérisé par un méridien myope et l'autre hypermétrope. La façon de procéder est toujours la même, seulement on peut employer pour le corriger un verre sphérique accouplé à un cylindre, ou deux cylindres, dont les axes seront perpendiculaires (verres bicylindriques).

Traitement. — Le traitement de l'astigmatisme consiste uniquement dans la prescription des verres qui ont été déterminés par les moyens donnés plus haut.

Il me reste à indiquer comment on doit formuler une prescription de verres cylindriques. Je n'ai pas à rappeler ici que les verres cylindriques n'agissent pas sur les rayons qui passent par un plan parallèle à leur axe, et que, par conséquent, ils peuvent corriger la réfringence des autres méridiens sans avoir d'action sur celui-là. Suivant que l'astigmatisme sera simple, composé ou mixte, nous aurons trois formules différentes de verres cylindriques à prescrire.

Notation de l'astigmatisme.

1° *Principes généraux.* — Pour déterminer la direction de l'axe du verre cylindrique, la monture des lunettes d'essai, qui présente la forme d'un

cercle ou d'un demi-cercle, est divisée en degrés de
0 à 180 ou de 0 à 90.

Il faut avoir bien soin de marquer la position du
zéro à partir duquel on compte les degrés qui indiquent la direction des verres cylindriques.

L'adoption d'une notation unique a été tentée
depuis plusieurs années par la Société française
d'ophtalmologie. La question n'est pas encore résolue, car plusieurs notations sont en présence et
sont fortement défendues par leurs partisans.
Voici l'exposé des deux principales :

1° **Notation identique.** — Elle consiste à compter les degrés pour chaque œil dans le sens direct
par rapport aux malades, c'est-à-dire dans le sens
suivi par les aiguilles d'une montre. La lunette
d'essai est graduée de manière à avoir le zéro à
droite du malade si la graduation est sur le demi-
cercle inférieur, et à sa gauche si la graduation est
sur le demi-cercle supérieur. On écrit d'abord la
lettre D ou S, qui indique l'œil, puis les degrés de
l'angle, ensuite le numéro du cylindre, et en dernier lieu le numéro du verre sphérique s'il y a
lieu. On peut écrire inversement : 1° la lettre
qui indique l'œil ; 2° le verre sphérique ; 3° le
cylindre ; 4° les degrés de l'angle, de manière à
ce que l'opticien sache que le numéro du cylindre
*est toujours celui qui est le plus rapproché du
nombre qui indique les degrés.* Exemple :

$$D. 30° — 2 — 1 \text{ ou } D. — 1 — 2. 30°,$$

ce qui veut dire : œil droit (*dextrum*), cylindre — 2

incliné à 30° et accouplé à un verre sphérique concave — 1.

2° **Notation symétrique.** — Cette notation part du méridien vertical pris pour zéro, et la division va des deux côtés jusqu'à 90°. On indique par les mots *nasal* ou *temporal*, ou par les petites lettres n ou t, le côté de l'inclinaison du cylindre pour chaque œil. Exemple :

S. 15° nasal $+ 2 + 3$ ou S. $+ 3 + 2$. 15° nasal,

ce qui veut dire : œil gauche (*sinistrum*) cylindre $+ 2$ incliné de 15 degrés du côté nasal, et accouplé au verre sphérique convexe $+ 3$.

Cette dernière notation, bien que plus simple au premier abord et rendant mieux compte d'un astigmatisme régulier et symétrique, me paraît moins scientifique, car on doit toujours mesurer les degrés du cercle dans le sens direct. Aussi, pour éviter les erreurs jusqu'à ce que tous les oculistes soient tombés d'accord, comme pour le numérotage des verres de lunettes, il vaut mieux écrire en toutes lettres la prescription des verres cylindriques, et faire au besoin un petit schéma indiquant la direction de l'axe du cylindre par rapport à l'horizontale ou à la verticale, suivant qu'on aura employé la notation identique ou la notation symétrique.

1° *Astigmatisme simple.* — L'axe du cylindre étant indiqué par deux petites raies tracées dans le verre à ses extrémités, il suffit de le faire tourner dans la lunette d'essai jusqu'à ce que cette petite raie arrive sur le chiffre des degrés correspondants. Exemple : supposons un œil dont le méridien emmétrope est incliné de 20 degrés sur l'horizontale, tandis que le méridien perpendiculaire est myope de 3 dioptries; ce méridien sera corrigé par un cylindre. concave de 3 dioptries, dont l'axe sera parallèle au méridien emmétrope, c'est-à-dire incliné à 20 degrés, et nous prescrirons :

$$\text{Cylindre } 20° - 3\,D$$

Si le méridien emmétrope est incliné à 55 degrés, tandis que le méridien perpendiculaire est hypermétrope de 2,25 dioptries, nous écrirons :

$$\text{Cylindre } 55'' + 2{,}25\,D$$

2° *Astigmatisme composé.* — Pour corriger l'astigmatisme composé, il faut combiner des verres sphériques avec des verres cylindriques. Ces verres sphéro-cylindriques sont taillés comme des verres sphériques sur une de leurs faces, comme des verres cylindriques sur l'autre. Supposons un œil myope de 3 dioptries, et porteur, en outre, d'un astigmatisme myopique de 2 dioptries; nous écrirons d'abord l'inclinaison du cylindre, puis la courbure du cylindre, puis, en troisième lieu, la courbure du verre sphérique, etc. :

$$45° \text{ cylindre } - 2\,D - 3\,D$$

3° *Astigmatisme mixte.* — Dans l'astigmatisme mixte, on a recours à deux verres cylindriques

superposés à angles droits. Supposons un méridien vertical myope de 2 dioptries, et un horizontal
hypermétrope de 1,50 D. ; nous écrirons :

0° cylindre — 2D unis à 90° cylindre + 1.50 D

Lorsqu'on connait les deux méridiens principaux
d'un œil astigmate, on peut corriger cet astigmatisme de deux manières : soit en corrigeant le
méridien le plus réfringent, soit en corrigeant le
méridien le moins réfringent. Ces deux cylindres
auront toujours leur direction perpendiculaire, et
l'on choisira de préférence le cylindre qui est le
plus facilement supporté, qui entraine les verres
les moins lourds. De même on recommandera de
placer du côté de l'œil la partie concave du verre
prescrit, lorsque le verre sera sphérique-concave
ou cylindrique-concave.

Astigmatisme irrégulier. — L'astigmatisme irrégulier ne peut être neutralisé par des verres,
puisqu'il résulte d'une différence de réfraction dans
les différents secteurs du même méridien. On vient
cependant de proposer pour sa correction l'emploi
de coques de verres sphériques, qui seraient
comme une cornée artificielle, facilement supportée par le globe oculaire, et rendraient de grands
services.

Les causes de l'astigmatisme irrégulier sont
nombreuses ; il provient de maladies anciennes de
la cornée, telles qu'ulcérations, taies, staphylômes,
kératocones, etc. La luxation du cristallin peut
aussi en être la cause, ainsi que les différentes opé-

rations que l'on pratique sur le globe oculaire. On peut obtenir une amélioration de cet état, qui amène une amblyopie très prononcée, par l'emploi de la fente sténopéique ou par des verres sphériques ou cylindriques combinés.

Nous ne devons pas ignorer que l'astigmatisme se rencontre presque sur tous les yeux, mais à un degré assez faible pour ne pas gêner la vision. Cet astigmatisme a reçu le nom de normal. Il ne devient anormal que lorsqu'il dépasse 0,50 dioptrie. Dans certains cas, l'asymétrie de la cornée ne correspond pas à l'astigmatisme de l'œil. Cette observation a conduit à la découverte de l'astigmatisme cristallinien, qui est le plus souvent perpendiculaire à celui de la cornée, qu'il tend à corriger.

Lorsqu'on veut connaître l'astigmatisme total d'un œil, il faut l'examiner avant et après atropinisation.

XII. — Parésie de l'accommodation.

On obtient la paralysie de l'accommodation par l'emploi des mydriatiques tels que : atropine, duboisine, homatropine, qui amènent en même temps la dilatation de la pupille ou mydriase. Mais ces phénomènes, que nous produisons à volonté pour pouvoir examiner plus facilement le fond de l'œil, ou dans un but thérapeutique, sont quelquefois le résultat d'une parésie accommodative des plus gênantes, qui, souvent, résiste aux traitements les plus énergiques. Lorsqu'elle survient chez un emmétrope, la vision, au delà de 5 mètres, reste parfaite, tandis qu'elle devient de plus en plus confuse à mesure que les objets se rapprochent de l'œil. Des verres convexes sont nécessaires pour remédier à cet inconvénient ; ils varient ordinairement de 3 à 5 dioptries convexes, qui représentent l'effort d'accommodation que fait l'œil pour voir de 5 mètres à 25 centimètres.

Chez le myope, la gêne est en raison inverse de la myopie, car le *punctum remotum* reste le même, et chez l'hypermétrope, au contraire, la vue distincte n'est possible ni de près ni de loin. Ils se trouvent réduits à l'état des personnes opérées de cataracte et doivent faire continuellement usage de deux verres convexes, l'un pour la vision au delà de 5 mètres, l'autre de 3 à 5 dioptries plus forts pour la vision rapprochée.

La parésie de l'accommodation peut être une véritable paralysie et dépendre du nerf moteur oculaire commun, ou prendre naissance à la suite de différentes affections, telles que les paralysies rhumatismales, la syphilis, les affections cérébrales (paralysie générale), etc.

Traitement. — Il faut déterminer autant que possible la cause, surtout si elle est d'origine centrale, localement employer les myosiques : ésérine, pilocarpine, strychnine, courants continus et gymnastique de l'accommodation. J'ai déjà dit qu'il faudra prescrire des verres dont la force dioptrique doit être en rapport avec l'état de réfraction de l'œil et la distance pour laquelle on désire l'adapter. Ces verres devront être moins forts à mesure que l'accommodation reparaîtra.

XIII. — Spasme de l'accommodation.

On obtient le spasme de l'accommodation par l'emploi des myosiques : ésérine, pilocarpine, etc., qui amènent en même temps le resserrement de la pupille ou myosis. Les phénomènes sont de même nature, mais de sens inverse, que pour la parésie accommodative ; les *punctum remotum* et *proximum* sont rapprochés de l'œil. L'emmétrope devient myope ; le myope voit augmenter sa myopie ; l'hypermétrope voit diminuer son anomalie, et, dans certains cas, il peut même devenir légèrement myope.

Le spasme de l'accommodation s'accompagne ordinairement de fortes douleurs orbitaires et oculaires. Il réclame le repos des yeux, l'emploi des mydriatiques, pendant un temps plus ou moins prolongé.

Comme ce traitement amène une parésie momentanée de l'accommodation, dont la durée peut être de plusieurs mois, on prescrira des verres convexes, pour permettre la vision rapprochée, si l'état de la rétine ne s'y oppose pas.

On devra surveiller avec soin la tonicité du globe et s'assurer de la cessation du spasme en interrompant momentanément l'usage des mydriatiques.

XIV. — Examen de la perception des couleurs. Achromatopsie, dyschromatopsie.

La faculté de distinguer les couleurs n'appartient pas également à tout le monde. Elle peut être troublée ou abolie par certaines affections d'origine cérébrale ou par un état congénital appelé **daltonisme**, du nom du physicien anglais qui l'a découvert, et qui en était lui-même atteint.

Pour compléter l'examen de l'œil, il faut toujours rechercher l'état du sens chromatique. A cet effet, on se sert le plus ordinairement de séries de laines de différentes couleurs, ou de morceaux de papier teinté. Les couleurs du spectre seront toujours préférées (violet, indigo, bleu, vert, jaune, orange, rouge). On place pêle-mêle plusieurs échantillons de toutes ces couleurs, et on invite la personne qu'on examine à les choisir et à les ranger par nuances. S'il y a daltonisme, la personne confondra les nuances ou les couleurs, suivant son degré de dyschromatopsie.

Le plus souvent, l'affection ne porte que sur une seule couleur fondamentale, mais cette lacune dans le sens chromatique amène des erreurs dans la détermination des couleurs composées qui renferment la couleur fondamentale non perçue. Il est très rare que la dyschromatopsie soit complète, ou qu'elle porte sur plus de deux couleurs.

Ordinairement, c'est par hasard que cette infirmité est découverte, mais il faut se rappeler que l'intensité de l'éclairage influe beaucoup sur le résultat de l'examen d'un œil atteint de dyschromatopsie.

Dans l'achromatopsie totale, toutes les couleurs paraissent blanches ou grises. Dans l'achromatopsie partielle, l'œil ne perçoit pas une couleur, ni sa couleur complémentaire. Dans la forme plus atténuée encore, l'œil perçoit les couleurs franches et bien éclairées, tandis qu'il les confond si les nuances changent ou si l'éclairage diminue.

Le rouge paraît gris foncé, la couleur complémentaire, le vert, paraît gris clair. Le vert paraît bleu ou gris, etc.

La dyschromatopsie peut être congénitale ou acquise. Lorsqu'elle est congénitale, elle est plus fréquente chez l'homme que chez la femme et souvent héréditaire. Elle porte principalement sur la confusion du rouge avec le vert.

Lorsqu'elle est acquise, ce qu'on observe assez fréquemment, elle succède tantôt à des traumatismes, tantôt à une fatigue excessive, à l'anémie, au surmenage intellectuel, aux grandes émotions, etc. On l'a trouvée dans la commotion, la congestion cérébrale et dans l'ataxie locomotrice. Elle existe presque constamment au début de l'atrophie du nerf optique. Elle est fréquente dans les rétinites albuminurique, glycosurique et pigmentaire, dans la chorio-rétinite syphilitique, dans l'intoxication nicotinique ou alcoolique et dans l'héméralopie. L'hystérie s'accompagne presque toujours de troubles de la vision, l'épilepsie quelquefois.

Certaines substances peuvent provoquer une achromatopsie passagère : la santonine, par exemple, qui donne la cécité pour le violet, et, aux objets éclairés, la teinte jaune-verdâtre.

Certaines professions sont incompatibles avec le daltonisme. Mais il en est d'autres qui doivent être absolument interdites aux individus qui n'ont pas le sens chromatique bien développé ; en première ligne, la marine et les chemins de fer. En effet, dans les services de la marine et des chemins de fer, l'emploi des signaux colorés est constant ; une erreur dans leur interprétation pourrait avoir les plus graves conséquences, surtout s'il s'agit du vert et du rouge, qui, justement, sont celles le plus souvent confondues.

De ce qui précède, il sera facile de conclure que l'examen du sens chromatique a une grande importance, qu'il doit être fait avec soin, bien que, dans la vie ordinaire, la dyschromatopsie n'ait aucun inconvénient sérieux.

Cependant, le pronostic en est toujours assez grave, car il ne peut se corriger s'il est congénital, et, s'il est acquis, il indique une affection grave du fond de l'œil.

XV. — Examen du champ visuel.

La détermination du champ visuel est d'une grande importance, car ses limites peuvent être restreintes, soit dans tous ses méridiens, soit seulement dans quelques-uns.

Il est facile de déterminer le champ visuel normal ; on a sur ce sujet les données les plus posi-
tives. Par conséquent, on doit pouvoir se rendre
compte des lacunes que la maladie peut y produire,
et, d'après leur position, juger des parties altérées
de la rétine.

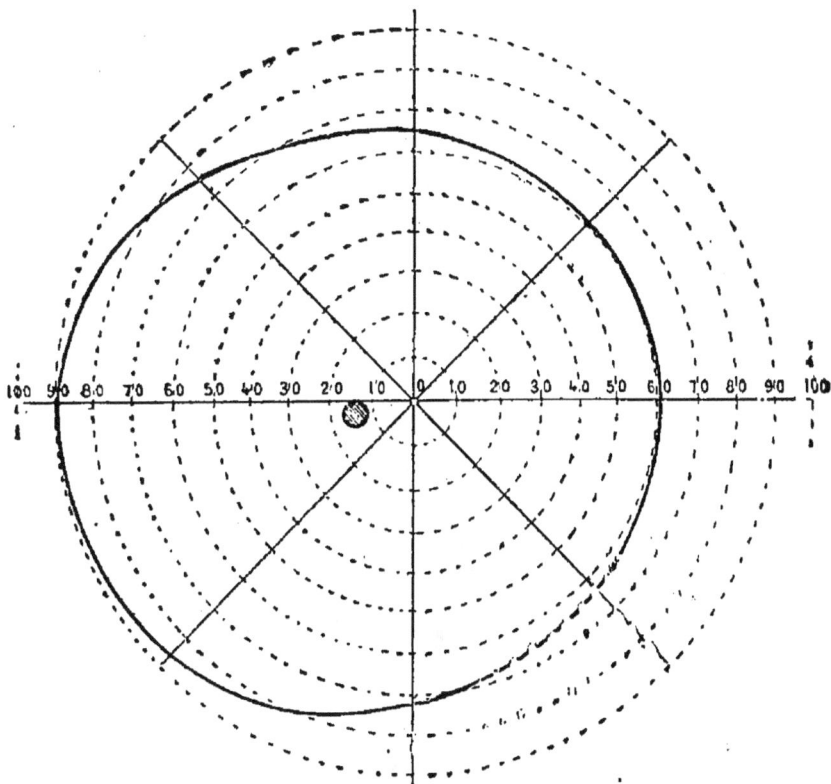

Fig. 21. — Champ visuel et *punctum cœcum*. (Charpentier.)

L'exploration du champ visuel doit donc comprendre la détermination des limites périphériques
et l'examen attentif de l'espace qu'elles circons-
crivent.

Le moyen le plus simple, d'après Charpentier,
est de figurer un point sur une grande feuille de

papier ou un tableau noir. Ce point sera le zéro.
L'œil sera situé en face de ce point et le regardera
fixement. On trace par ce point une ligne horizontale, qu'on divisera en longueurs égales à droite et
à gauche, qui correspondront à des angles visuels
égaux, de 10 en 10°, par exemple. Par le zéro, on
trace de même une ligne verticale, puis deux

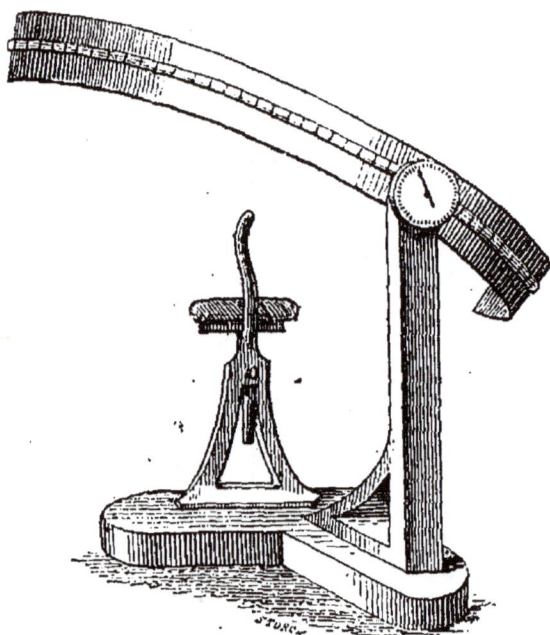

Fig. 22. — Périmètre de Landolt. (Charpentier.)

lignes intermédiaires entre les méridiens vertical
et horizontal. On possède ainsi huit points de
repère (fig. 21).

Après avoir fait couvrir l'autre œil par un écran,
on remarque sur chacun des huit rayons tracés la
place où l'œil qui fixe le zéro commence à apercevoir un petit point, noir ou blanc suivant le cas,

qu'on promène de la périphérie vers le centre.
Lorsqu'on a de la sorte déterminé ces huit points,
on les réunit par une ligne plus ou moins courbe.

La figure 21 représente un schéma construit
d'après ces données et sur lequel est tracée la
courbe correspondant aux limites normales ordinaires du champ visuel. Cette méthode ne donne
que les limites approximatives du champ visuel.
Une étude approfondie réclame l'emploi d'un *périmètre* (instrument imaginé par Aubert, perfec-
tionné et utilisé surtout par Landolt, auquel on
doit à peu près tout dans cette question).

« Le périmètre (fig. 22) a pour organe principal
une lame noire courbée en arc. Cet arc embrasse
l'étendue d'une demi-circonférence, avec un rayon
de 30 centimètres environ. Au sommet de cet arc,
c'est-à-dire à la moitié de sa longueur, est tracé du
côté concave un petit point blanc que l'œil doit
fixer.

« Il correspond au zéro de la graduation, et
derrière cet arc, c'est-à-dire du côté convexe, sont
tracées, de part et d'autre du zéro, des divisions
équivalentes correspondant chacune à 5 ou 10° ;
le nombre des degrés indiqués sur une division
désigne l'écartement angulaire que forment les
lignes de direction menées au centre de l'œil, d'une
part du point zéro, d'autre part de la division
quand l'œil est placé au centre de l'arc ; comme
cet arc, ou plutôt cette demi-circonférence a un
rayon de 30 centimètres, l'œil doit être placé à
30 centimètres du point de fixation et doit être

à la même distance de toutes les divisions de l'arc.

« Ce centre de l'arc périmétrique est indiqué par l'extrémité supérieure d'une tige métallique verticale fixée au pied de l'instrument ; le sommet de cette tige doit être appuyé contre le rebord inférieur de l'orbite pour que l'œil soit sensiblement au centre de l'instrument ; un appui en velours, qui peut se relever ou s'abaisser de quelques centimètres, suivant la longueur du visage, sert à supporter le menton.

« On invite le sujet à examiner le point blanc correspondant au zéro et à maintenir son œil immobile pendant la durée de chaque exploration. C'est là le point capital de tous les examens périmétriques.

« L'œil du sujet fixant le zéro de l'instrument, le médecin fait avancer de la périphérie vers ce point un curseur qui peut glisser sur l'arc. Ce curseur est noir, sauf le centre, qui forme un petit cercle blanc d'un diamètre de un centimètre ou un centimètre et demi. Dès que ce cercle blanc pénètre dans le champ visuel, le sujet indique qu'il voit un objet clair. A ce moment, un index fixé au curseur est en regard d'une certaine division de l'arc. Cette division est la limite du champ visuel dans la direction explorée. (Charpentier.)

« On recommence l'opération en sens inverse dans la direction contraire, et on obtient les deux limites du champ visuel dans ce méridien de l'arc. »

Cet arc étant mobile, on incline son plan dans

plusieurs autres directions perpendiculaires ou intermédiaires que l'on peut mesurer exactement,
grâce à un cadran fixe, sur lequel une aiguille se

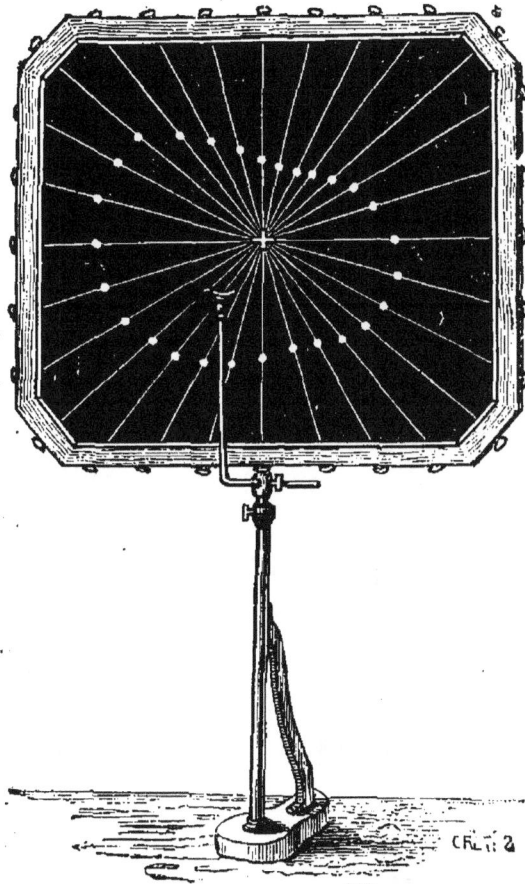

Fig. 23. — Campimètre du Dr de Wecker.

déplace indiquant à chaque instant la direction
méridienne de l'arc.

Dans les cas ordinaires, il suffit d'explorer le
méridien horizontal, le méridien vertical et les
deux intermédiaires. Pour déterminer les scotomes,

quand il en existe, on procède de la même manière ; seulement, on promène le curseur d'un bout à l'autre du méridien. S'il reste un scotome, l'objet disparaît au moment où il entre dans la lacune du champ visuel, pour reparaître dès qu'il l'a franchie. On recommence l'opération dans les diamètres voisins ; on détermine ensuite la situation et les limites du scotome en réunissant les divers points par une ligne plus ou moins courbe.

A l'état normal, on observe un scotome qui correspond à la *papille du nerf* optique et constitue la *tache aveugle* de Mariotte, ou *punctum cœcum*. Ce scotome physiologique se trouve dans le méridien horizontal du côté externe. Son centre correspond ordinairement au cinquième degré. Il peut embrasser 4 à 5 degrés, mais devenir plus large dans certains cas d'œdème et d'inflammation optique. (Fig. 21.)

Sensibilité chromatique. — L'examen du champ visuel ne serait pas complet si on recherchait uniquement la sensibilité lumineuse ; il faut toujours se rendre compte de la sensibilité de la rétine à percevoir les différentes couleurs à divers degrés de saturation. Une couleur est dite saturée quand elle est aussi simple et aussi pure que possible. Cette sensibilité chromatique de la rétine est d'autant plus importante à connaître qu'elle est très souvent modifiée par les affections des centres nerveux encéphaliques (intoxications diverses : alcooliques, saturniques, nicotiniques ; diabète, albuminurie, etc.).

L'œil distingue facilement quatre couleurs principales, le rouge, le jaune, le vert et le bleu. Les autres nuances sont mélangées de deux de ces sensations ou davantage, soit entre elles, soit avec la sensation de blanc. Nous devons donc déterminer la sensibilité de l'œil pour chacune de ces quatre couleurs (Charpentier).

On procédera comme dans l'examen du champ visuel en remplaçant l'objet blanc par un objet coloré. En général, plus la vision est indirecte, plus la sensibilité chromatique diminue, tandis que la sensibilité lumineuse reste la même dans toute l'étendue de la rétine. Voici, d'après Charpentier, les résultats qu'on obtient lorsqu'on se sert, pour l'examen de la sensibilité chromatique, d'objets colorés, d'étendue uniforme, de couleur franche et de couleur mate.

1° Les limites du champ visuel où les couleurs sont perçues sont toujours moins étendues que les limites du champ visuel général ;

2° Dans l'état normal, les limites du champ visuel de chaque couleur sont concentriques à celles du champ visuel général.

3° Toutes les couleurs font l'impression d'objets éclairés (plus ou moins grisâtres) jusqu'aux limites extrêmes du champ visuel.

4° Les limites de perception du bleu sont les plus étendues, puis viennent celles du jaune, et ensuite, à peu près sur la même ligne, celles du rouge et celles du vert ; ordinairement, le rouge est perçu plus loin.

5° L'étendue des champs visuels des diverses couleurs varie suivant l'éclairage ambiant; ces limites sont moins étendues quand l'éclairage diminue.

6° Il y a, du reste, pour les limites de chaque cou-

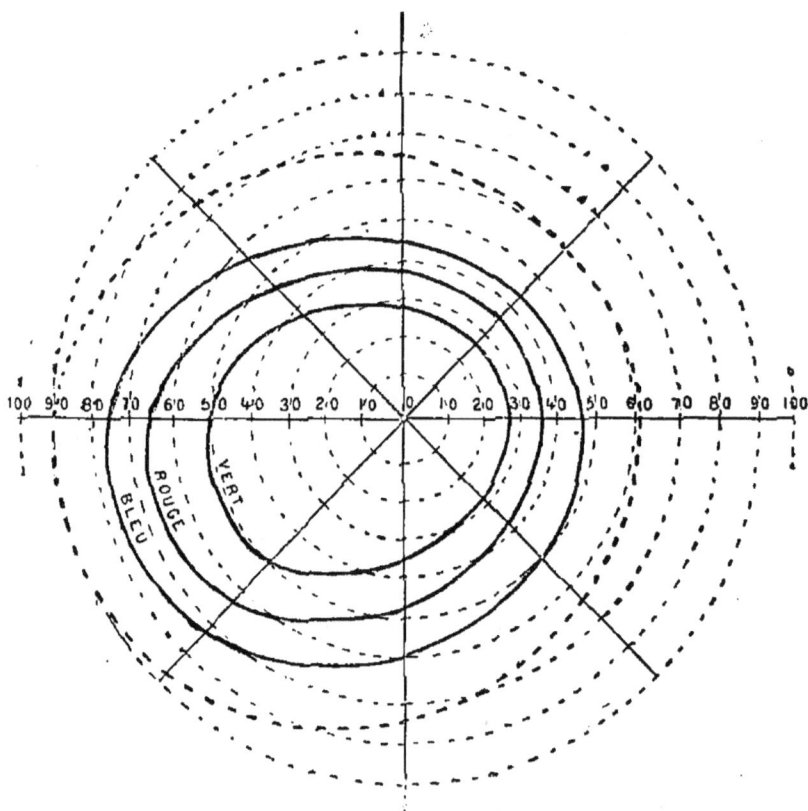

Fig. 14. — Champ visuel des couleurs. (Charpentier.)

leur, des variations individuelles nombreuses. C'est pour cela qu'il ne faut pas attribuer au champ visuel des couleurs une valeur exagérée.

Dans cette exploration, il ne faut pas négliger de rechercher la présence et l'étendue des scotomes ou des lacunes du champ visuel, qui portent souvent sur la vision centrale et peuvent se borner à une seule couleur.

Je terminerai là ces données générales sur la réfraction, l'accommodation, le sens chromatique et le champ visuel. Il est impossible de s'occuper des maladies des yeux si on n'a pas étudié sérieusement tout ce qui précède, et je renvoie aux principaux traités d'ophtalmologie pour les détails qui ne pourraient trouver place dans le cadre de ce manuel.

CHAPITRE III

MALADIES DES PAUPIÈRES

I. — Blépharite.

La plus fréquente des maladies des paupières est la blépharite ciliaire, qui se divise en simple et en ulcéreuse ou glandulaire.

Blépharite simple.

Étiologie. — Les principales causes sont : la scrofule et le lymphatisme, les mauvaises conditions hygiéniques, certaines professions qui exposent les yeux à des poussières irritantes, le manque de soin, de propreté, etc. On a signalé l'hypermétropie et les efforts trop prolongés d'accommodation, l'oblitération ou le catarrhe chronique des voies lacrymales, dont on doit toujours vérifier l'état en présence d'une affection de ce genre.

Diagnostic. — Gêne dans les paupières, sensations de brûlure, de picotement, qui augmente au froid et à la grande lumière, photophobie, clignement, blépharospasme, lecture ou travail difficile, quelquefois impossible, mucosité à la base des cils, rougeur limitée au bord ciliaire ; souvent, la conjonctive participe à la maladie, qui devient une blépharo-conjonctivite, et les paupières sont agglutinées au réveil.

Traitement. — Lotions chaudes avec des tampons d'ouate boriquée ou phéniquée, trempée dans des infusions de houblon ou de camomille très chaudes, plusieurs fois par jour ; friction du bord ciliaire avec de la pommade au bi-oxyde jaune d'hydrargyre : 15 à 30 centigrammes pour 10 grammes de vaseline.

Toniques sous toutes les formes à l'intérieur : quinquina, huile de foie de morue, arséniate de soude, etc.; exercice au grand air et repos de la vue ; verres coquilles fumées au besoin. Correction des anomalies de réfraction ; suppression du tabac, des veilles, etc.

Blépharite ulcéreuse ou glandulaire.

Symptômes. — Les mêmes, mais plus accusés ; bords des paupières rouges et boursouflés, recouverts de croûtes jaunâtres, sous lesquelles on trouve des ulcérations qui atteignent quelquefois les bulbes pileux. Si la maladie est ancienne, les cils ont disparu ; le bord des paupières est épaissi, déformé ; il se renverse en dehors, donnant lieu à de l'ectropion accompagné de larmoiement, etc.

Traitement. — Il doit être très énergique si on veut éviter des lésions profondes. Le premier soin consiste à débarrasser les cils des croûtes qui les **envahissent par des *cataplasmes* ou des *lotions*** *émollientes*. On cautérisera les ulcérations au nitrate d'argent ou au galvano-cautère, et on pansera avec de la vaséline boriquée ou une pommade au bi-oxyde rouge de mercure.

Le traitement interne et les prescriptions hygiéniques seront surveillés avec le plus grand soin. Le repos de l'organe sera complet, etc.

Orgeolet, furoncle, anthrax.

L'**orgeolet** est une petit tumeur développée sur le bord libre des paupières et due à l'inflammation d'une des glandes sébacées de la région. Plusieurs orgeolets peuvent se montrer en même temps, et certaines personnes y sont très sujettes. On voit d'abord une petite tumeur inflammatoire ; au bout de deux ou trois jours, un petit point jaunâtre au sommet. Le gonflement des paupières est quelquefois très grand, il y a même du chémosis ; on pourrait croire au début d'une ophtalmie purulente ; mais un examen attentif des conjonctives et du bord palpébral écartera cette erreur.

Traitement. — Ouvrir le plus tôt possible le petit abcès, appliquer des compresses émollientes et des cataplasmes de fécule et, pour prévenir les récidives, faire usage de lotions à l'eau blanche et d'eau de goudron à l'intérieur.

Le **furoncle** et l'**anthrax** des paupières ne sont que les degrés plus élevés de la maladie qui nous occupe. Il faut, comme traitement, débrider aussi rapidement que possible, faire des lotions antiseptiques, ou des pulvérisations phéniquées. Les pansements seront renouvelés trois ou quatre fois par jour.

Érysipèle.

Étiologie. — Résulte le plus souvent d'une affection de voisinage ou d'une lésion traumatique.

Diagnostic. — Paupières gonflées et luisantes, impossibilité de les ouvrir ; injection et chémosis de la conjonctive ; grande chaleur des parties œdématiées.

Marche et terminaison. — Se termine par résolution ou suppuration, qui donne naissance à un phlegmon de la paupière. Quelquefois, l'inflammation envahit les tissus profonds de l'orbite et donne lieu aux plus graves accidents.

Traitement. — Révulsifs intestinaux, éméto-cartartiques, collodion, ouate. S'il y a formation d'abcès, ouvrir le plus tôt possible et panser avec des injections antiseptiques et des émollients.

Phlegmon des paupières.

Étiologie. — Contusion, traumatisme ou propagation de voisinage.

Diagnostic. — Paupière rouge et tuméfiée, conjonctive injectée, chémosis, douleur violente, céphalalgie et fièvre, sensation de fluctuation ou de point dur, qui se ramollit bientôt.

Traitement. — Compresses chaudes imbibées de

solution antiseptique non irritante (acide borique de préférence) ; ouvrir largement, parallèlement aux paupières, et appliquer un léger bandeau compressif.

Eczéma.

L'eczéma des paupières est fréquent, surtout chez les enfants. On remarque de petites vésicules qui sécrètent un liquide séreux ou visqueux, et qui se dessèchent en formant de larges croûtes.

Traitement. — Contre l'état général, huile de foie de morue, amers, toniques de toutes sortes. Localement, lotions astringentes, sulfate de zinc, sous-acétate de plomb, vaséline boriquée et poudres absorbantes, calomel, sous-nitrate de bismuth et acide borique en poudre impalpable.

Zona ophtalmique.

Variété de zona qui se développe sur les paupières, le front et la moitié de la tête, et qui s'accompagne souvent de troubles oculaires. Cette maladie débute généralement par une névralgie violente sur le parcours du nerf frontal et la région péri-orbitaire. Bientôt on constate une éruption de vésicules, qui se fait par poussées successives et donne lieu à de la cuisson ou de la brûlure. Ces vésicules n'existent jamais que sur un seul côté et laissent des cicatrices indélébiles. La région affectée est atteinte d'anesthésie et de névralgies

intenses. Les troubles oculaires atteignent la conjonctive, la cornée et l'iris. La conjonctive est le
siège d'une inflammation vive et persistante, qui
ressemble beaucoup à une conjonctivite catarrhale.
Sur la cornée, on remarque une kératite herpétique, qui revêt souvent la forme ulcéreuse ou interstitielle localisée. Enfin, il y a fréquemment de
l'iritis. On a signalé quelquefois l'irido-choroïdite,
la névrite optique et l'atrophie de la papille ; mais,
en général, les troubles oculaires ne présentent pas
une grande gravité.

Traitement. — Cataplasmes et poudre d'amidon
sur les vésicules ; la conjonctivite, la kératite et
l'iritis réclament les moyens ordinaires : lotions
et compresses chaudes, instillation plusieurs fois
par jour de quelques gouttes de solution de salicylate d'atropine à 1/400 ; bandeau compressif, s'il
y a ulcération de la cornée.

Contre les douleurs névralgiques violentes, injections de morphine, chloral, quinine, etc.

La guérison obtenue, si les névralgies persistent,
on pourra, à l'exemple de Bowmann, pratiquer la
section du nerf sus-orbitaire, ou employer les courants continus et le chlorure de méthyle en applications localisées sur le trajet du nerf.

Chromhydrose.

Cette affection est caractérisée par la sécrétion
d'une matière noire ou bleu foncé sur la peau des
paupières ou à leur voisinage, mais plus particu-

lièrement au bord libre. Si on essuie ces taches avec de l'huile et un linge sec, on constate que la peau possède en dessous sa coloration normale. Ces taches se reproduisent après un temps variable. Cette maladie, moins fréquente chez les hommes que chez les femmes, surtout celles atteintes de dysménorrhée, est très rebelle, bien qu'elle disparaisse parfois spontanément.

Traitement. — Les lotions astringentes sont quelquefois efficaces.

Lésions syphilitiques.

On rencontre sur les paupières le chancre induré, les ulcérations syphilitiques et quelquefois des gommes. Ces lésions offrent les mêmes caractères que dans les autres régions et réclament les mêmes soins ; on y joindra localement des cautérisations au nitrate d'argent, des pansements à l'iodoforme, au calomel et des lotions au sublimé.

TUMEURS DES PAUPIÈRES

I. — Chalazion.

Petite tumeur développée dans le cartilage tarse, résultant des produits de sécrétion accumulés dans une ou plusieurs glandes de Meibomius, dont le conduit sécréteur est oblitéré ou insuffisant. Rarement aussi grosse qu'un pois, cette petite tumeur contient du pus ou de la matière sébacée. Elle proémine tantôt en dehors, tantôt en dedans de la paupière, suivant son siège. Elle se développe très lentement, reste ordinairement indolente et se borne à produire une légère hypérémie conjonctivale, une gêne dans le mouvement de la paupière, et quelquefois du larmoiement, par déviation en dehors du point lacrymal.

Traitement. — Le chalazion reste souvent stationnaire et peut disparaître spontanément ; il ne réclame de traitement que lorsqu'il s'enflamme, augmente de volume et entretient une inflammation de la paupière. Le mieux, en pareil cas, est

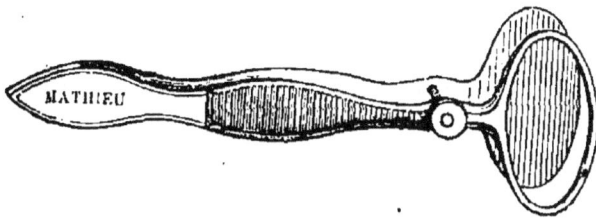

Fig. 25. — Pince de Desmarres.

d'en faire l'ablation, soit par cautérisation au galvano-cautère par la partie interne de la paupière, soit par excision ou incision et raclage avec une curette tranchante. On doit toujours se servir, pour immobiliser la petite tumeur et éviter de perforer la paupière, de la pince de Desmarres, dont la branche fenêtrée sera placée sur la partie interne ou externe de la paupière, suivant qu'on voudra pratiquer cette petite opération par la conjonctive ou la peau. Il faut faire ensuite des lavages antiseptiques. Les suites de cette intervention sont des plus simples.

II. — Kystes dermoïdes.

Très fréquents, plus spécialement dans la moitié externe des paupières, vers la queue du sourcil, ou dans l'angle interne. Ils adhèrent souvent aux parois osseuses de l'orbite, qu'ils dépriment plus ou moins. Leur volume varie d'une noisette à un œuf de pigeon; ils contiennent de la matière sébacée ou graisseuse et des poils.

D'après Verneuil, l'origine de ces kystes est toujours congénitale, et serait due à l'emprisonnement d'un pli cutané entre les os, pendant la vie fœtale.

Le seul *traitement* consiste dans l'extirpation totale, l'évacuation du contenu seul donnant lieu à une récidive.

III. — Tumeurs érectiles ou nœvi.

Ces tumeurs sont fréquentes, surtout à la paupière supérieure, et revêtent les mêmes caractères que sur les autres parties du corps. Différents modes de *traitement* ont été employés. Il faut avoir soin de réduire au minimum la surface de cicatrisation et d'éviter le plus possible les rétractions cicatricielles; pour cela, on emploiera, de préférence aux cautérisations au nitrate d'argent, à l'acide azotique, lactique, chlorydrique, à la ligature, aux injections de perchlorure de fer, on emploiera, dis-je, de petites cautérisations au galvano-cautère et l'électrolyse, avec lesquelles on n'a pas à redouter de difformités cicatricielles.

IV. — Xanthelasma.

Taches jaunes ou nodosités légères occupant les paupières, la supérieure de préférence. Bien qu'on ait prétendu qu'elles étaient liées à la présence d'affections du foie, leur cause n'est pas déterminée. Le *traitement* consiste à en faire l'excision et à réunir les bords de la plaie par quelques sutures.

V. — Épithélioma.

Il débute par un petit bouton, comme une verrue, et reste stationnaire plusieurs années. Arrivé à la période d'ulcération, il augmente rapidement d'étendue. Dès que les ganglions voisins sont atteints, on observe un retentissement sur la santé générale, à mesure que les ulcérations bourgeonnantes gagnent en profondeur, et l'on voit apparaître les phénomènes de cachexie cancéreuse.

Rare avant quarante ans, l'épithélioma marche d'abord lentement, mais plus vite dès qu'il a atteint la conjonctive.

Pronostic. — Grave malgré les opérations, car les récidives sont fréquentes.

Traitement. — Cette tumeur, le *noli tangere* des anciens, réclame l'extirpation large avec le bistouri, ou la destruction avec les caustiques. Il faut avoir soin de dépasser le néoplasme et de tailler dans le tissu sain. La cautérisation, de même, doit dépasser les limites du mal. On emploiera la pâte de Canquoin ou le thermo-cautère.

Mentionnons également le traitement de Bergeron par le chlorate de potasse *intus* et *extra* et l'emploi de l'acide acétique en injections dans l'épaisseur de la tumeur et en badigeonnages à sa surface.

Les autres tumeurs qui peuvent prendre naissance sur les paupières ne nous arrêteront pas, car elles ne présentent aucune différence importante avec les tumeurs analogues des autres régions.

Lésions traumatiques des paupières.

Ces lésions varient de gravité suivant leur siège, leur profondeur, leur étendue, l'objet qui les a produites.

Les **plaies** verticales ne présentent aucun danger, à moins qu'elles n'aient intéressé toute l'épaisseur des tissus et sectionné le cartilage tarse. Les plaies horizontales peuvent faire craindre le ptosis, si le releveur de la paupière a été sectionné ou détaché. La suppuration des plaies contuses des paupières peut amener une difformité choquante et nécessiter la blépharoplastie.

Le *traitement* exige de minutieuses précautions : lavage complet et prolongé avec un liquide antiseptique. La plaie parfaitement propre et débarrassée de corps étrangers, il faut tenter la réunion par des points de suture, et appliquer un léger bandeau compressif, au moyen de gaze iodoformée ou boriquée et d'un gâteau d'ouate antiseptique qu'on maintiendra humide. Le pansement sera renouvelé une ou plusieurs fois par jour, s'il y a suppuration.

Les **piqûres** des paupières produisent quelquefois un œdème considérable ; il faudra user de compresses d'eau blanche aussi froides que possible.

Les **brûlures** des paupières sont toujours sérieuses à cause de la perte de substance cutanée qui oblige souvent à faire la suture momentanée du bord libre et à pratiquer des greffes cutanées pour lutter contre la rétraction cicatricielle.

Blépharospasme.

Description, étiologie et causes. — Le blépharospasme est la contraction involontaire et spasmodique du muscle orbiculaire. Le plus souvent, cette affection est associée à une photophobie intense dans le début et persiste après elle. On la remarque aussi dans les affections des voies lacrymales, qui s'accompagnent de larmoiement ; c'est alors un *clignement* exagéré.

Dans le blépharospasme lié à la photophobie, la contracture des paupières est permanente. Le malade ne peut ouvrir l'œil ; le moindre rayon lumineux, même à travers l'épaisseur de la paupière, produit une douleur violente. Par suite de la contraction des paupières, les cils finissent par se dévier, viennent frotter contre la cornée, et l'entretiennent dans une dangereuse irritation. Les lésions superficielles de la cornée, érosions, piqûres, déchirures, vésicules, corps étrangers, ulcères, s'ac-

compagnent toujours de photophobie intense. Ces
phénomènes trouvent leur explication dans l'irritation des nerfs sensitifs que l'œil reçoit de deux
origines : les uns pénétrant dans le globe oculaire
après avoir traversé le ganglion ophtalmique, les
autres venant directement du nasal. La conjonctive
ne reçoit que les derniers, tandis que la cornée et
l'iris en reçoivent des deux sources. En effet, le
blépharospasme cesse quelquefois complètement
par la compression de certains points d'émergence
nerveuse dans le territoire du trijumeau : émergence du facial entre l'angle du maxillaire inférieur
et l'apophyse mastoïde, des nerfs sous ou sus-
orbitaires ou dentaires inférieurs.

Le blépharospasme est donc presque toujours
un phénomène d'ordre réflexe. L'œil sera examiné
avec le plus grand soin ; on trouvera fréquemment
une affection des voies lacrymales, un corps étranger de la cornée, une ulcération de la commissure
externe des paupières, une affection scrofuleuse
de la cornée ; citons aussi l'hystérie et la présence
de vers intestinaux dans le tube digestif.

Les caries dentaires, les ulcères de la bouche,
les cicatrices du front ou du cuir chevelu, certaines
tumeurs du cou, certaines lésions de l'utérus et de
l'intestin, ont été aussi mises en avant comme causes
du blépharospasme.

Traitement. — Les cas les plus faciles à guérir
sont ceux causés par une affection oculaire. Contre
les affections cornéennes de nature strumeuse, on
luttera par les instillations de cocaïne ou d'atro-

pine, la pommade au bi-oxyde jaune, les lotions chaudes et les médicaments destinés à combattre l'état général. Dans certains cas, où les contractions sont si violentes qu'elles peuvent faire craindre de graves désordres du côté de la cornée, on pratiquera le débridement de la commissure externe. Le bromure de potassium a été employé presque sans succès ; les injections de morphine ont donné des améliorations, mais passagères ; des compresses froides sur la région, le plongement de la tête tout entière dans un baquet d'eau froide, le massage de l'orbiculaire, les courants continus sur le trajet du sympathique au cou, etc., tous ces moyens ont donné des succès. Mais, lorsqu'ils échouent, il faut en arriver aux sections nerveuses, surtout si on parvient à déterminer, au moyen de compressions successives, quel est le nerf cause du désordre. Le plus fréquemment, c'est le sus-orbitaire qu'on sectionne. La même opération a été tentée sur le sous-orbitaire, le malaire, etc.   •

Pour les détails de cette opération, je renvoie aux traités de chirurgie opératoire. On applique ensuite un léger bandeau compressif, et la cicatrice se fait très rapidement.

Ptosis.

Le ptosis est la chute plus ou moins complète de la paupière supérieure.

On distingue : 1° le *ptosis congénital*, qui est simple ou double, souvent héréditaire pendant plusieurs générations, et qui résulte d'un arrêt de développement du muscle releveur ; 2° le *ptosis paralytique*, toujours lié à la paralysie de la troisième paire, et qui s'accompagne de strabisme, de mydriase et de diplopie ; il peut être aussi le résultat d'une lésion siphilitique et réclamer un traitement spécifique ; 3° le *ptosis organique*, ou par excès de poids de la paupière.

Cette augmentation du tissu palpébral provient du gonflement inflammatoire des granulations chroniques ou des tumeurs dont la paupière est le siège.

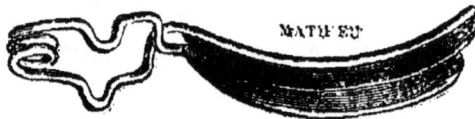

Fig. 26. — Pince à ptosis.

Traitement. — Variable, suivant les causes qui l'ont produit, il peut être médical ou chirurgical. Si le ptosis survient à la suite d'une lésion traumatique de la paupière ou d'une affection ayant donné lieu à un blépharospasme prolongé, les frictions à la teinture de noix vomiques et au baume de Fioraventi, les courants électriques, seront employés avec succès. Contre le ptosis paralytique, on pourra donc employer la pince à ptosis (fig. 26), qui procure quelque soulagement, bien qu'elle soit difficilement supportée.

Le traitement chirurgical est le meilleur ; il consiste, suivant le procédé de Dransart et Pagenste-

cher, modifié par de Wecker, à relever la paupière
supérieure au moyen du muscle frontal. Pour cela,
on établit un cordon cicatriel sous-cutané entre le
bord de la paupière et le dessus de l'arcade sour-
cilière.

On se sert d'un fil muni de deux aiguilles courbes.
A deux millimètres environ du bord palpébral,
on enfonce une aiguille, puis on la fait cheminer

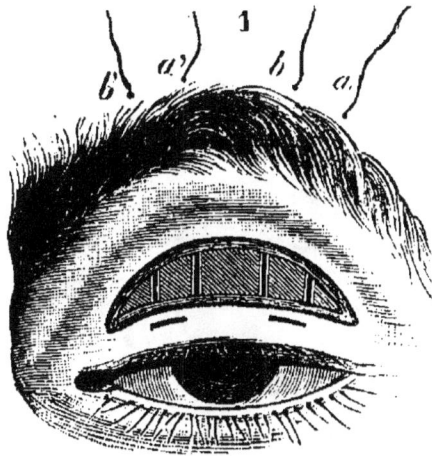

Fig. 27. — Procédé de de Wecker. — Placement des fils après
l'incision ovalaire de la peau et de l'orbiculaire.

entre le muscle et le tissu cellulaire, pour ressortir
perpendiculairement au bord palpébral, à un centimètre environ au-dessus des sourcils. La seconde
aiguille est ensuite introduite par le même orifice
que la première, chemine d'abord parallèlement au
bord palpébral, pendant 5 à 6 millimètres, ressort
pour remonter ensuite parallèlement à la première,
afin que tout le trajet du fil soit sous-cutané. On
noue ensuite les deux chefs au-dessus du sourcil,

sur un morceau de soude en gomme ou un doigt de gant roulé. Cette anse, qu'on doit resserrer chaque jour, finit par sectionner tout le tissu qui se trouve entre ses deux extrémités et détermine ainsi une bride cicatricielle solide, au moyen de laquelle les contractions du frontal relèvent la paupière supérieure. De Wecker pratique, avant de poser la ligature, une incision horizontale et une excision ovalaire de la peau et de l'orbiculaire. La

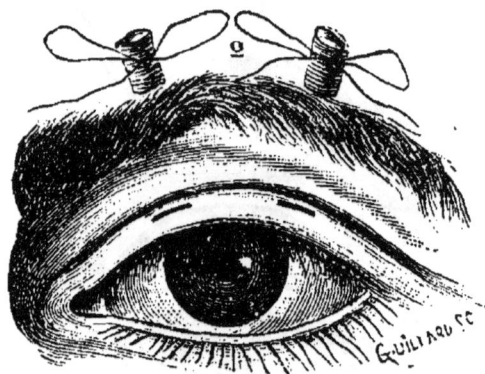

Fig. 28. — Procédé de de Wecker. — Ligature des fils et relèvement de la paupière.

figure ci-contre permet de se rendre très bien compte du manuel opératoire (fig. 27).

Trichiasis, distichiasis.

Le *trichiasis* est constitué par le renversement des cils en dedans. Il est partiel ou complet.

Causes. — Nombreuses. Les principales sont les blépharites aiguës et chroniques, les granulations conjonctivales anciennes ou le blépharospasme an-

cien, des cicatrices ou une déformation du cartilage tarse. Ces déviations occasionnent une irritation perpétuelle de la conjonctive bulbaire, ainsi
que des altérations très graves de la cornée, et
peuvent entraîner la perte complète de l'œil.

Traitement. — Divers modes de traitement ont
été mis en usage. L'épilation doit être rejetée,
car elle est infidèle et n'est qu'un moyen palliatif.

Contre le trichiasis partiel, on emploie avec succès les sutures de Gaillard. Au voisinage des cils
déviés, on traverse, avec une aiguille munie d'un
fil de soie solide, un pli de la paupière de 5 à 6 millimètres, comprenant les parties molles jusqu'au
tarse, puis on noue les extrémités du fil en serrant
fortement. Les cils se redressent aussitôt, et la
peau, bientôt sectionnée par le fil, forme une cicatrice linéaire qui maintient le redressement des
cils.

Une foule de procédés ont été mis en usage pour
obtenir la transplantation de la partie sur laquelle
les cils sont implantés. Il serait trop long de les
énumérer, car ils se confondent avec ceux de l'entropion. En un mot, ils consistent à tailler dans
l'épaisseur du bord ciliaire une étroite bandelette
de peau comprenant les cils, et qui ne reste adhérente que par ses extrémités. Au-dessus d'elle on
enlève complètement un lambeau de paupière de
2 à 3 millimètres de hauteur et on suture la bandelette à la partie supérieure de manière à écarter
la racine des cils de 2 ou 3 millimètres du bord
palpébral. **Les cils se trouvent ainsi redressés.**

La **Distichiasis** est produit par une ou plusieurs rangées de cils supplémentaires. Le meilleur moyen d'en obtenir la guérison est de détruire chaque bulbe par une cautérisation avec une aiguille rougie ou le galvano-cautère.

Entropion.

L'entropion est un degré plus élevé de trichiasis en ce sens que le bord de la paupière est lui-même renversé en dedans. Il peut être partiel, mais il est le plus souvent total et à des degrés bien différents. Il est monoculaire ou bioculaire, et provient soit de la contraction spasmodique de l'orbiculaire, soit de la rétraction de la conjonctive et de la déformation du tarse ; d'où *entropion spasmodique et entropion organique*.

Le premier, plus fréquent à la paupière inférieure, est constitué par le simple enroulement de la paupière sous l'influence de la contraction des fibres de l'orbiculaire. Cette contraction s'observe fréquemment dans les violentes inflammations de l'œil accompagnées de photophobie, après l'usage prolongé du bandeau compressif, dans les cas d'atrophie du globe ou de relâchement des tissus dans la vieillesse. Le second est souvent la conséquence des granulations, des blépharites chroniques, ou succède à des altérations profondes du cartilage tarse et du tissu palpébral. En tirant sur la paupière, on ne peut le faire cesser, tandis que le premier cède au moindre effort ; il est aussi le résultat des ulcérations, des brûlures ou des traumatismes. Il frappe indistinctement l'une ou l'autre paupière, souvent les deux à la fois.

L'entropion organique s'accompagne de larmoiement, de photophobie, de blépharospasme. Il est une des causes les plus fréquentes des kératites,

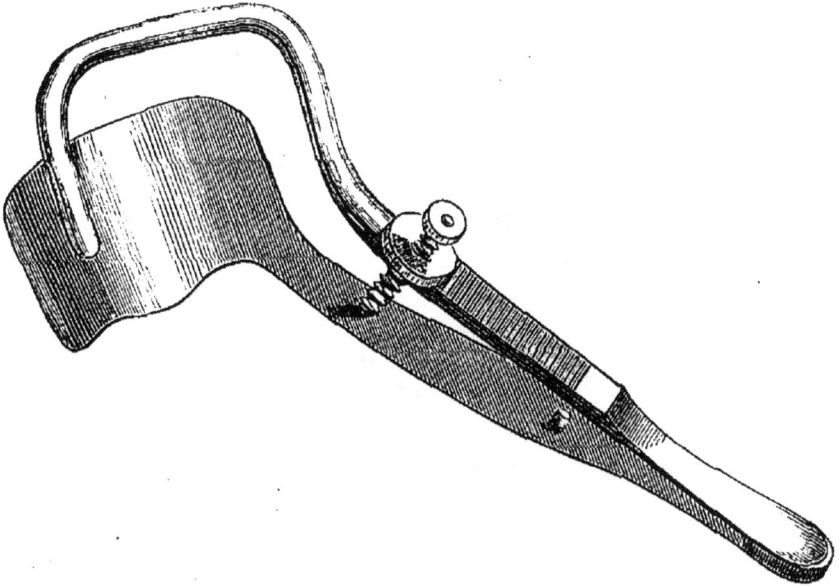

Fig. 29. — Pince de Snellen.

des pannus et des troubles les plus graves de la vision.

Traitement. — Le traitement varie selon la variété et le degré de l'affection.

Dans les cas légers, il suffit de faire cesser la cause et d'amener le redressement de la paupière, soit par des applications de couches de collodion, soit par des bandelettes de baudruche gommées ou quelques sutures de Gaillard auxquelles on joindra la cantoplastie, ou débridement de la commissure externe si l'entropion s'accompagne de blépharophimosis.

Dans l'entropion organique, tous ces moyens sont insuffisants. Il faut attaquer jusqu'au cartilage tarse et provoquer son redressement par une perte de substance angulaire en forme de coin. Ce procédé, dû à Streatfield, se pratique ainsi : à 3 millimètres du bord libre, on fait une incision dans

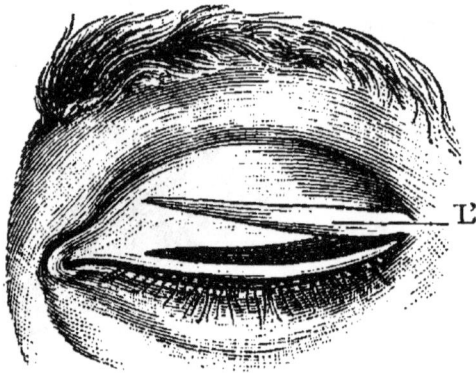

Fig. 30. — Section du lambeau palpébral, qui doit être suturé en dessous du sol ciliaire. (Abadie.)

toute la longueur de la paupière, on dissèque la peau pour mettre à nu l'orbiculaire, dont on excise une bandelette de 2 millimètres. Le tarse est ensuite incisé deux fois, de manière à ce que les deux incisions, séparées à la périphérie par un millimètre, se réunissent et déterminent une perte de substance en forme de V ; puis on place trois ou quatre sutures qui comprennent le tarse et les parties molles. La réunion et la cicatrisation amènent le redressement du cartilage.

7.

Un autre procédé, très bon, très simple et très employé dans les pays chauds, consiste à cautériser profondément au thermo-cautère la paupière à 3 millimètres environ du bord libre. Le fer rouge doit entamer le tarse sans le perforer cependant. L'escarre éliminée, la cicatrisation amène le redressement du tarse. Ce procédé. que j'ai employé très souvent, m'a toujours réussi.

Le procédé de Gayet consiste à détacher le long

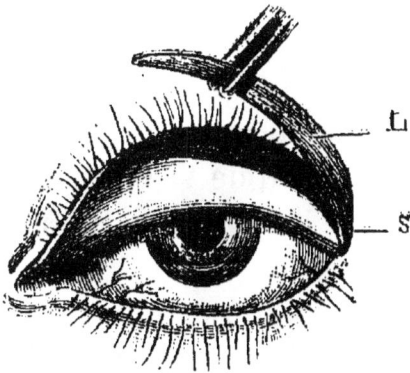

Fig. 31. — Mise en place du lambeau palpébral, qui devient le bord libre. (Abadie.)

du bord ciliaire un petit lambeau de paupière, à fixer à sa place ce bord, et à replacer en dessous ce lambeau, qui devient le bord libre. Le sol ciliaire se trouve ainsi déplacé de 2 ou 3 millimètres. (Voyez figures 30 et 31.)

Ectropion.

L'ectropion est le renversement de la paupière en dehors. Il est *partiel* ou *total, inflammatoire,* *paralytique* ou *cicatriciel*. Les causes les plus diverses lui donnent naissance ; il occupe le plus souvent la paupière inférieure.

L'ectropion inflammatoire se rencontre à l'état aigu et à l'état chronique ; il survient dans les conjonctivites graves, accompagnées d'un chémosis considérable qui est la cause directe du renversement de la paupière. Ce renversement donne lieu à des contractions spasmodiques de la partie ciliaire du muscle orbiculaire qui s'oppose au retour en place du bord palpébral. Dans la forme chronique, la conjonctive épaissie écarte d'une manière permanente le bord palpébral. Le cartilage se ramollit, perd de sa consistance et contribue, lui aussi, à la formation et à l'entretien du renversement.

L'ectropion paralytique résulte de la paralysie de l'orbiculaire, qui est innervé par un rameau du facial. Cette affection peut n'être que passagère, et disparaître avec la cause qui l'a occasionnée.

L'ectropion cicatriciel est dû aux rétractions cicatricielles des parties voisines de la paupière. Ces cicatrices sont le résultat d'une plaie, d'une brûlure, d'un abcès, d'un ulcère et fréquemment d'une pustule maligne ou d'une carie du bord orbitaire.

Conséquences. — Sa première conséquence, surtout lorsqu'il se trouve à la paupière inférieure, est le larmoiement, puis viennent les altérations de la conjonctive, qui est sèche et vascularisée par suite de son exposition perpétuelle au contact de l'air. La cornée, mal protégée aussi contre l'air et les agents extérieurs, ne tarde pas à souffrir et à devenir le siège d'ulcérations plus ou moins profondes qui compromettent son existence et sont, dans tous les cas, nuisibles à la vision.

Traitement. — Il varie avec les causes de la maladie ; il suffit quelquefois de rétablir le cours des larmes pour voir disparaître un ectropion léger, récent et non cicatriciel.

Contre l'*ectropion paralytique*, on emploiera les courants électriques, les vésicatoires volants, les frictions au baume de Fioraventi additionné de sulfate de strychnine ou de teinture de noix vomique, enfin un traitement général approprié. On ne devra songer à une opération que lorsque la paralysie sera définitive.

Contre l'*ectropion inflammatoire aigu* on aura recours aux scarifications de la conjonctive, à la cantoplastie, à l'application d'un bandeau compressif, après avoir enlevé un lambeau de conjonctive dans le cul-de-sac et placé des points de suture très serrés qui donnent lieu à des traînées cicatricielles dont la rétraction maintient le redressement de la paupière. Le bandeau légèrement compressif devra être continué pendant un certain temps. Dans la forme chronique et dans l'ectropion cicatriciel, il faut avoir recours à une opération chirurgicale.

Les procédés les plus nombreux ont été proposés ; voici les meilleurs, avec des figures qui en rendent l'intelligence très facile.

Procédé de Warton Jones. — On fait à la peau

deux incisions en V circonscrivant la cicatrice. Le

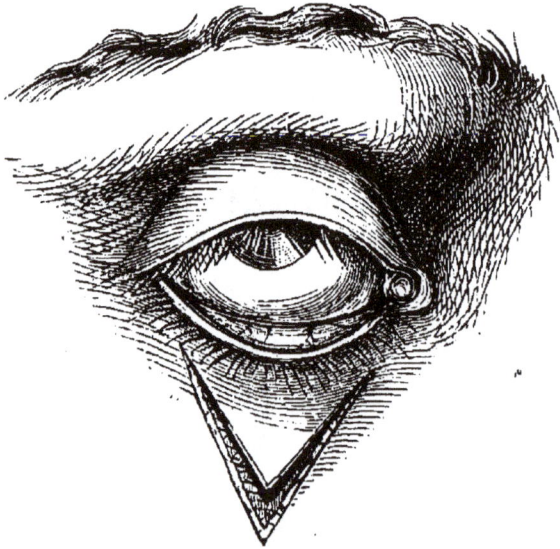

Fig. 32. — Tracé et dissection du lambeau.

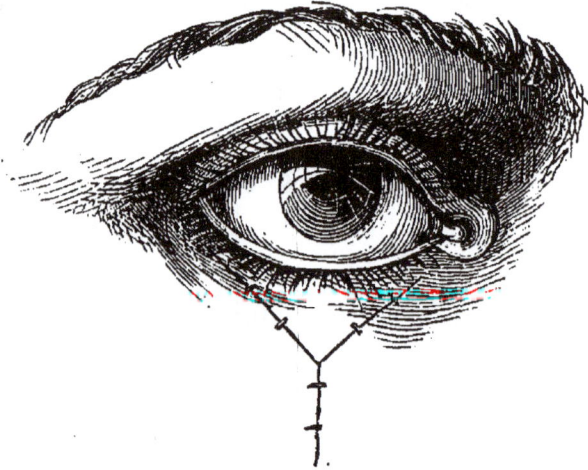

Fig. 33. — Le lambeau est remonté et fixé par des sutures.

lambeau triangulaire est disséqué du sommet à la base et se rétracte de bas en haut. On dissèque

aussi légèrement les bords de la plaie triangulaire
qu'on vient de produire. Les deux lèvres sont
rapprochées sur la ligne médiane par des points
de suture en commençant par l'angle inférieur.
Les incisions doivent être faites de manière à ce
que la base du lambeau réponde à la partie ectro-
piée ; cette opération est surtout utile pour la pau-

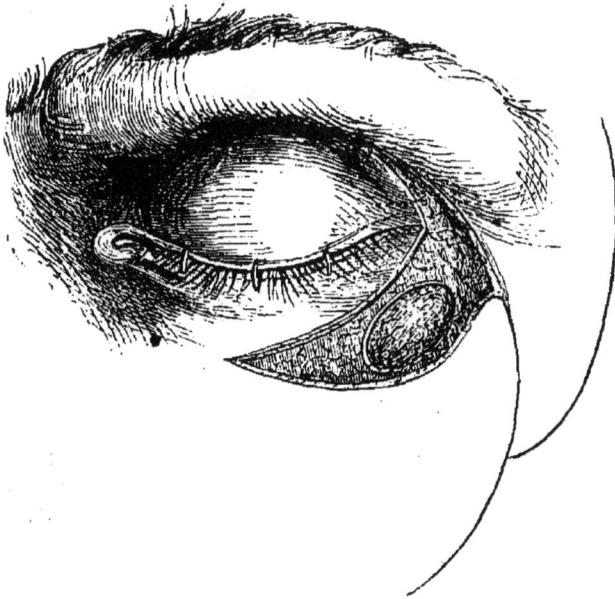

Fig. 34. — Procédé Richet. — Tracé et dissection des lambeaux.
(Abadie.)

pière inférieure ; mais si on veut en retirer tout
l'effet désirable, il sera bon d'y joindre la tarsorraphie ou suture des bords palpébraux.

Lorsque le mal siège à la commissure externe,
par suite d'affections traumatiques ou inflammatoires de l'os malaire, il faut employer le procédé
de Richet.

Procédé de Richet. — Premier temps, enlever la cicatrice et suturer les paupières ; deuxième temps, au moyen de deux incisions curvilignes, on délimite deux lambeaux triangulaires qui sont disséqués du sommet à la base et rendus mobiles ; troisième temps, on ramène sous la paupière inférieure le lambeau supérieur, qui, par sa rétraction, la soutiendra, tout en reconstituant le bord ex-

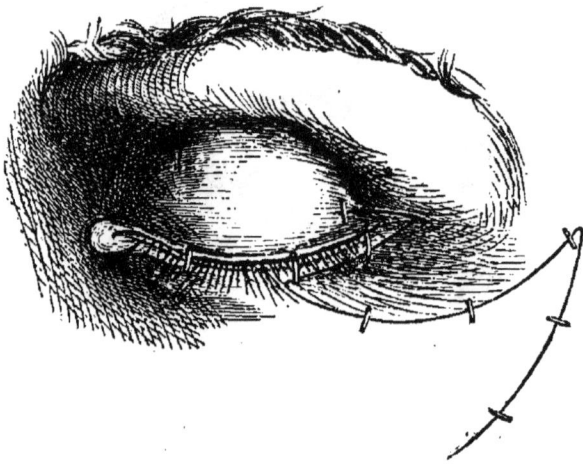

Fig. 35. — Procédé Richet. — Lambeaux mis en place et suturés. (Abadie.)

terne et la commissure. Le lambeau inférieur est remonté pour combler la perte de substance. Les deux sont maintenus en place par un nombre suffisant de sutures. La rétraction cicatricielle se produisant en sens inverse dans les deux lambeaux, le résultat définitif est très satisfaisant.

Procédé d'Alph. Guérin. — Lorsque l'ectropion est complet, Alph. Guérin pratique une double

incision de Warton Jones. Il dissèque les deux
lambeaux cutanés ; les deux triangles formés au-

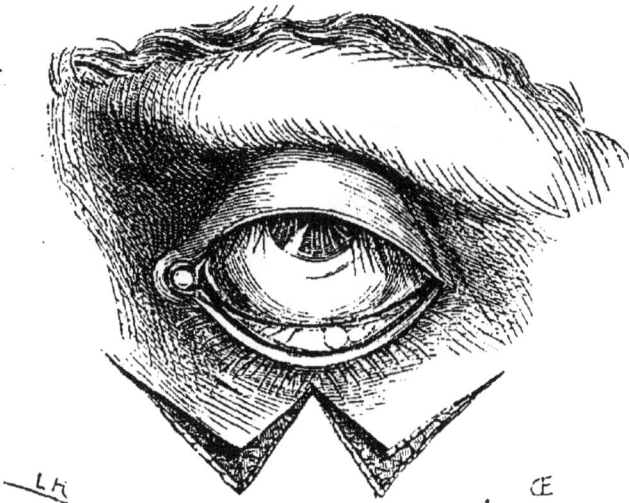

Fig. 36. — Procédé Alph. Guérin. — Tracé des lambeaux.
(Abadie.)

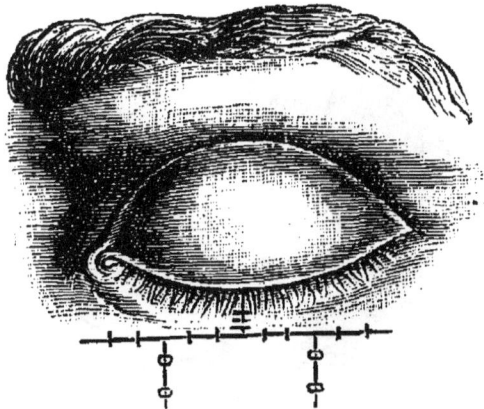

Fig. 37. — Procédé Alph. Guérin. — Suture des lambeaux.
(Abadie.)

dessous des lambeaux sont ensuite comblés par le
détachement et la réunion de leurs bords. La

tarsorraphie sera faite pour quelques semaines pour obtenir le résultat le plus complet.

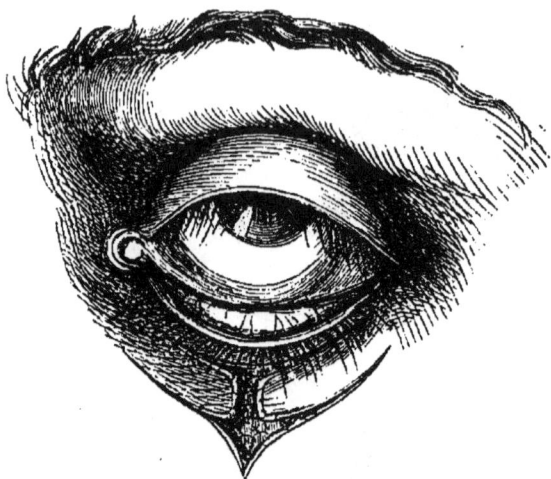

Fig. 38. — Procédé Richet. — Tracé et dissection des lambeaux. (Abadie.)

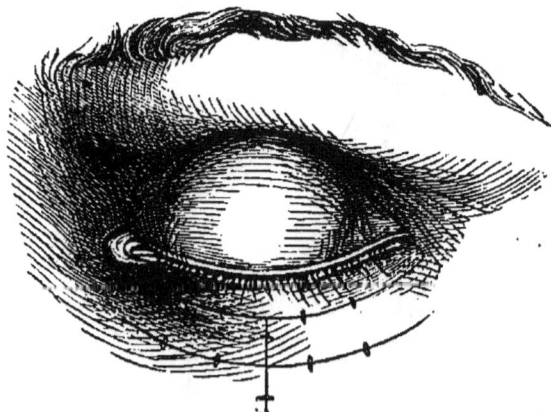

Fig. 39. — Procédé Richet. — Suture des lambeaux. (Abadie.)

Procédé de Richet. — Ce procédé consiste à faire glisser un lambeau cutané entre la cicatrice et le bord palpébral. On pratique une première incision parallèle au bord ciliaire et à 2 millimètres en dessous. On la prolonge d'un angle de la paupière à l'autre. Une seconde incision parallèle à la première est faite à un centimètre plus bas. Le bord libre de la paupière inférieure est alors suturé avec celui de la paupière supérieure (tarsorraphie), puis on dissèque le pont formé par les

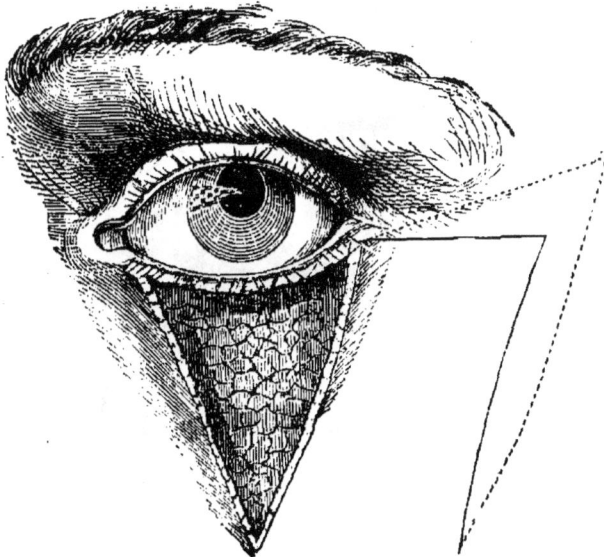

Fig. 40. — Procédé Richet. — Tracé et dissection des lambeaux.
(Abadie.)

deux incisions ; on en résèque au besoin une partie et on le fixe par quelques points de suture à la partie supérieure. En dernier lieu, pour amener un relèvement plus considérable, on enlève une portion triangulaire au-dessous du lambeau, et on rapproche les bords de ce petit triangle, le tout bien maintenu en place par les sutures et un pansement légèrement compressif.

Blépharoplastie.

Lorsqu'une paupière est détruite en tout ou en partie par accident, brûlure, gangrène, tumeur, etc., il faut la restaurer le mieux possible, soit par la greffe d'un lambeau non pédiculé, soit

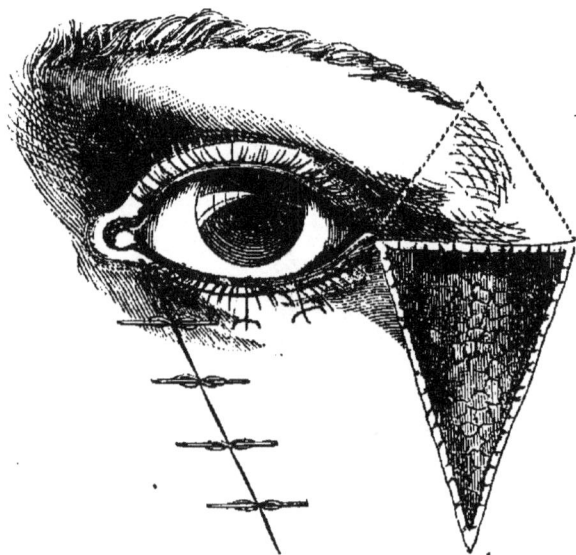

Fig. 41. — Procédé Richet. — Lambeau en place et suture.
(Abadie.)

par le glissement d'un lambeau emprunté au voisinage. Chaque cas particulier doit faire modifier le procédé ; mais il ne faut pas oublier que le muscle orbiculaire, la conjonctive, le bord ciliaire, doivent être ménagés avec le plus grand soin. Il faut en outre tenir compte de la rétraction certaine des lambeaux et l'utiliser suivant le précepte de Richet pour corriger la difformité que le lambeau

doit combattre. La méthode *par glissement* est
celle que je viens d'exposer pour l'ectropion,
appropriée à des cas particuliers que les figures
ci-jointes feront comprendre suffisamment.

Dans les procédés de Fricke et de Denonvilliers,
on **prend** sur la joue et à la tempe des lambeaux

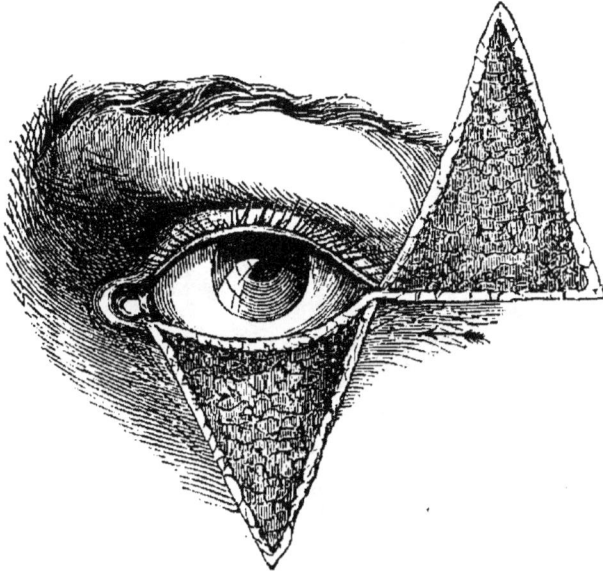

Fig. 42. — Procédé Burow. — Tracé et dissection
des lambeaux. (Abadie.)

pédiculés. Ce pédicule est tordu sur son axe et
doit être coupé un tiers plus grand au moins que
la perte de substance à combler. Il faut veiller à
ce que le pédicule soit suffisant pour permettre la
nourriture du lambeau jusqu'à ce qu'il ait contracté des adhérences suffisantes dans sa position
nouvelle et qu'il soit possible de sectionner le
pédicule.

Lorsqu'il faut restaurer l'angle interne ou l'angle externe des paupières, il faudra modifier l'emplacement des lambeaux et la direction des incisions. Pour l'angle interne, on prend le lambeau sur les faces latérales du nez et de la joue.

Pour l'angle externe, on taille deux lambeaux, l'un supérieur, à base externe et à sommet in-

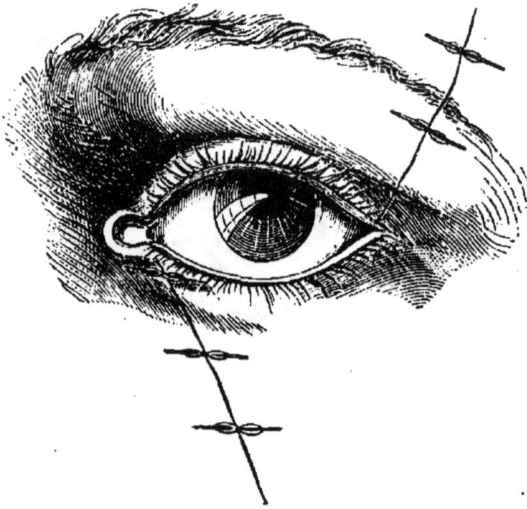

Fig. 43. — Procédé Burow. — Lambeau en place et suture.
(Abadie.)

terne ; l'autre inférieur, à base interne et à sommet externe. Disséqués et mobilisés, ils sont attirés, le supérieur en bas et en dedans pour constituer le bord libre de la paupière supérieure, le lambeau inférieur en haut et en dehors pour constituer le bord libre de la paupière inférieure. On applique des points de sutures et on mobilise au besoin la peau des régions voisines pour combler

les vides et obtenir une bonne coaptation sans
rétraction cicatricielle.

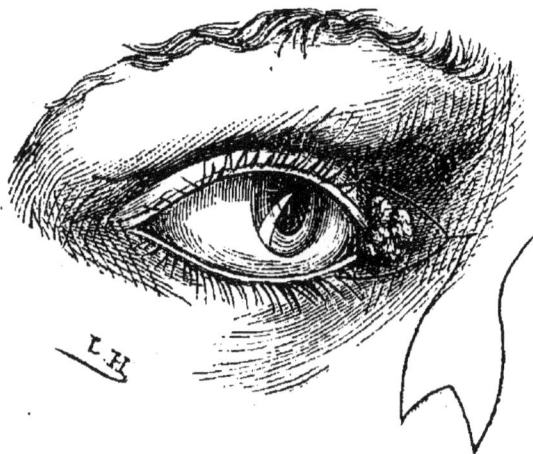

Fig. 44. — Restauration de l'angle interne. (Abadie.)

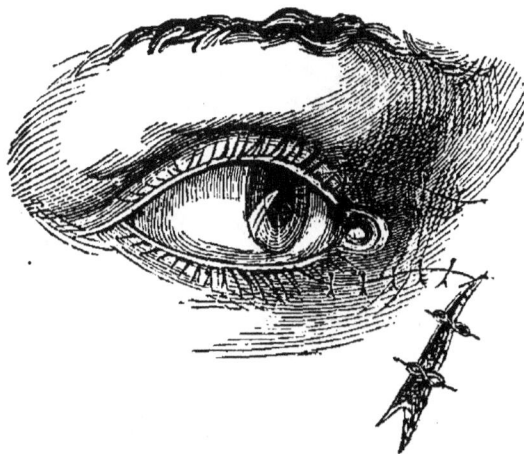

Fig. 45. — Restauration de l'angle interne. (Abadie.)

Mais le procédé qui, à mon avis, est le meilleur,
est celui qui consiste à pratiquer la greffe d'un
lambeau non pédiculé, pris dans la peau du bras

ou de l'avant-bras, suivant le procédé de Lefort, qui, le premier, en a fait usage en 1870. Cette méthode me paraît destinée à remplacer tous les autres procédés de blépharoplastie ; car elle permet une bonne restauration, même lorsque toute la peau des paupières ou de leur voisinage est altérée ou absente. Elle évite les cicatrices du front, de la

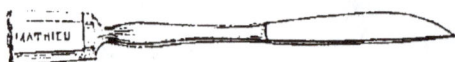

Fig. 46. — Couteau à tarsorraphie.

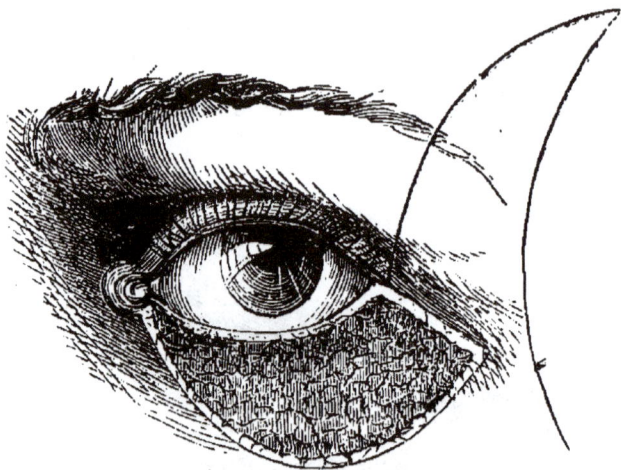

Fig. 47. — Procédé Denonvilliers. — Tracé et dissection du lambeau. (Abadie.)

face et du nez. Son insuccès n'entraîne aucune aggravation, au contraire ; elle peut être renouvelée sans inconvénient, tandis que la transplantation d'un lambeau de voisinage aggrave toujours la situation si la tentative est suivie d'insuccès.

Description du procédé de Lefort. — Ménager la

plus grande partie de la paupière, surtout de son
bord libre, la région ciliaire et la muqueuse, suturer le bord libre des paupières, si cela est possible
ou nécessaire (tarsorraphie); mesurer exactement
la grandeur et la forme de la perte de substance à
combler, puis tailler à la partie interne du bras,
ou même de l'avant-bras, un lambeau cutané de
la même forme, *mais plus grand d'un tiers;* ce

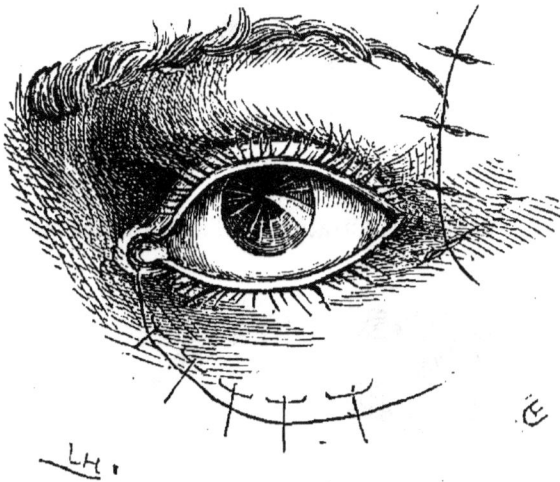

Fig. 48. — Procédé Denonvilliers. — Lambeau mis en place
et suturé.

lambeau détaché, le débarrasser complètement des
tissus cellulo-adipeux et graisseux, afin de le réduire à la simple épaisseur du derme et l'appliquer
le plus vite possible sur la plaie bien débarrassée
des caillots sanguins. Des points de sutures seront
placés en nombre suffisant et avec beaucoup de
soins pour que l'affrontement des parties soit aussi
parfait que possible. Il n'y a pas d'inconvénient à

ce que le lambeau soit un peu plissé ; la moindre
tension au contraire serait une cause d'insuccès.
Le pansement sera fait avec de la gaze enduite

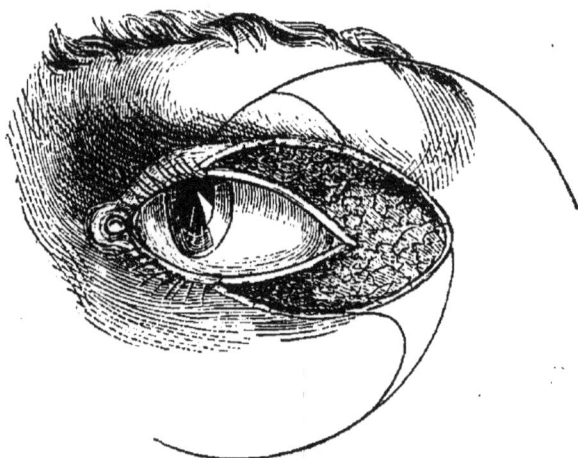

Fig. 49. — Restauration de l'angle externe.

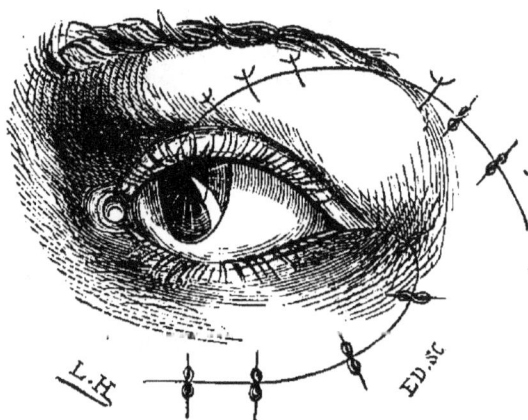

Fig. 50. — Restauration de l'angle externe.

d'une forte couche de vaseline boriquée recouverte
d'une moelleuse couche d'ouate antiseptique et
d'une bande de flanelle légèrement compressive.
Ce pansement, suivant les cas, sera changé tous

les jours ou seulement le cinquième. On prendra la précaution de fixer la gaze boriquée pour ne pas arracher le lambeau cutané ; les sutures seront enlevées partiellement dès le cinquième jour, les dernières le huitième.

Ankyloblépharon. — Symblépharon. — Blépharophimosis.

L'adhérence des bords libres des paupières dans une longueur plus ou moins grande constitue l'ankyloblépharon. Il est congénital ou reconnaît pour cause une lésion traumatique, une brûlure, une inflammation. On l'observe le plus souvent associé au **symblépharon**, qui est l'adhérence de la conjonctive palpébrale avec celle du globe oculaire. Le symblépharon peut être partiel ou total ; il succède aussi aux traumatismes, aux brûlures, aux ophtalmies graves, purulentes, granuleuses ou diphtéritiques. Le seul *traitement* de ces deux affections consiste à détruire autant que possible ces adhérences et à prévenir leur reproduction. Pour l'ankyloblépharon, on fait la section sur une sonde canulée afin de protéger la cornée. On écarte le plus possible les deux paupières pour s'assurer qu'il n'y a pas de symblépharon, et dans certains cas, pour éviter la reproduction des adhérences, surtout dans l'angle externe de l'œil, on pratique le glissement de la conjonctive palpébrale, qui est ensuite fixée à la peau de la paupière par quelques points de suture.

Lorsque le symblépharon est incomplet et ne s'étend pas jusqu'au fond du cul-de-sac, il suffit de sectionner la bride cicatricielle au ras de la conjonctive bulbaire et de rapprocher les bords de la plaie par de fines sutures.

Dans le symblépharon complet, il faut avoir recours à la transplantation de la conjonctive, car cette affection est très difficile à guérir et particulièrement sujette à récidive.

Le meilleur procédé est celui de Teale, qui consiste à prendre deux lambeaux dans la conjonctive bulbaire, l'un en dedans, l'autre en dehors de la cornée, ou à remplacer les deux lambeaux par une bande unique en forme de pont prise au-dessus de la cornée dans la partie libre de la conjonctive.

Après avoir libéré les adhérences du symblépharon, on détache les deux lambeaux, qui sont tordus sur leur partie adhérente pour venir s'entrecroiser dans la perte de substance. Ces lambeaux, dont la délimitation, la section et la mise en place sont autant d'opérations très délicates et réclament des mains exercées, sont maintenues par de fines sutures dont on surveillera l'action deux fois par jour.

Si on préfère un seul pont conjonctival, on le prend dans la partie opposée à la lésion, et pour plus de facilité on le traverse par quatre fils avant de le disséquer; ainsi fixé par deux points à son bord supérieur et par deux à son bord inférieur, on le soulève, le fait passer au-devant de la cornée,

et les quatre fils sont mis en place avec beaucoup
plus de facilité. Ne pas craindre le nombre des
sutures, afin que la coaptation soit aussi parfaite
que possible. Faire surtout des pansements réitérés,
très légèrement, pour ne pas détruire les nouvelles
adhérences et pour en prévenir de nuisibles.

Le **blépharophimosis** est le rétrécissement de la
fente palpébrale par suite de rétraction cicatricielle produite par les blépharites chroniques, les
conjonctives granuleuses ou diphtéritiques. Cette
difformité peut avoir les résultats les plus graves ;
elle empêche d'abord la guérison de la maladie
qui l'a produite, entretient l'irritation cornéenne,
provoque l'apparition ou la marche en avant des
pannus granuleux, etc. On remédie au blépharophimosis par la *cantoplastie*, ou élongation de la
fente palpébrale, opération pratiquée en même
temps par Richet et Pagenstœcher.

Cantoplastie. — Au niveau de la commissure
externe et dans son prolongement, on fait une
incision comprenant toute l'épaisseur des parties
molles et plus ou moins prolongée, suivant le
degré du rétrécissement. Cette section se fait au
bistouri ou simplement avec des ciseaux dont une
des branches est introduite sous la commissure
externe. La peau doit être sectionnée plus que la
conjonctive. On écarte ensuite verticalement les
bords de la plaie, dont le fond et le bord interne
sont occupés par la conjonctive.

Un premier point de suture est alors placé au
centre de la plaie dans la direction de la commis-

sure entre la conjonctive et la peau, puis d'autres, successivement, pour souder la conjonctive aux bords de la nouvelle plaie, empêcher la réunion immédiate et assurer un élargissement définitif de la fente palpébrale. Lorsque les culs-de-sacs sont hypertrophiés, dans les cas de conjonctivité granuleuse ancienne, il sera bon d'enlever un petit lambeau de peau triangulaire à sommet temporal et de pratiquer près de la cornée une incision verticale libératrice qui permettra de faire glisser la conjonctive plus facilement vers la partie la plus externe de la commissure.

Coloboma et Epicanthus.

Le **Coloboma** est une fente des paupières tantôt congénitale, tantôt traumatique, et qui siège sur une paupière ou sur les deux.

La guérison s'obtient par l'avivement et la suture des bords. L'opérateur aura soin d'assurer l'affleurement des deux parties du bord libre en donnant aux incisions une forme plus ou moins rectiligne, sans jamais toucher au sol ciliaire.

L'**Epicanthus** est produit par un pli de la peau recouvrant l'angle interne de la paupière. Il est souvent compliqué d'un aplatissement des os propres du nez qui fait paraître plus grand l'espace qui sépare les grands angles des yeux.

Cette difformité est corrigée par la *rhinorraphie d'Ammon*, qu'on ne doit pas pratiquer dans les premières années de l'enfance, car cette affection diminue le plus souvent avec l'âge à mesure que le nez se développe.

Pour pratiquer l'opération d'Ammon, on enlève, par deux incisions courbes au niveau de la racine du nez et sur la ligne médiane, un lambeau vertical ovalaire ; on doit circonscrire à l'avance le lambeau par un petit trait à l'encre, et, pour déterminer sa grandeur, on saisit avec les doigts ou avec une pince un pli de peau assez grand pour faire disparaître l'épicanthus. Les bords de la plaie sont ensuite parfaitement affrontés et réunis par des sutures.

CHAPITRE IV

MALADIES DES VOIES LACRYMALES

Inflammation ou dacryadénite. — Hypertrophie et tumeurs de la glande lacrymale.

L'inflammation de la glande lacrymale est excessivement rare. On l'observe à l'état aigu ou chronique. La forme aiguë produit un gonflement considérable, avec rougeur de la paupière supérieure, hyperhémie conjonctivale et même chémosis. La tuméfaction de la glande peut déplacer l'œil en bas et en dedans. Les douleurs sont vives, surtout à la pression, et s'accompagnent de fièvre et d'inappétence.

Faute de soin, la **dacryadénite** se termine ordinairement par suppuration ou passe à l'état chronique.

Si l'abcès s'ouvre du côté externe, il donne lieu à une fistule de la glande lacrymale ; dans le cas contraire, la conjonctive perforée donne passage aux larmes.

Traitement. — L'*état aigu* sera combattu énergiquement par des sangsues, des lotions et compresses chaudes, des cataplasmes, des dérivatifs sur le tube intestinal. S'il y a formation d'abcès, on lui donnera issue du côté de la conjonctive, pour éviter une fistule cutanée.

L'*état chronique* nécessitera l'emploi de badigeonnages de teinture d'iode, les frictions à l'onguent hydrargirique belladoné, ou à l'iodure de plomb.

L'*hypertrophie* de la glande lacrymale lui donne l'aspect d'une tumeur circonscrite, lobulée, assez dure, mais élastique, qui peut prendre des proportions considérables. Sa cause est inconnue ; on la voit chez des enfants, même chez des nouveaunés. Lorsque cette tumeur devient une gène pour les mouvements de l'œil ou de la paupière supérieure, le seul *traitement* applicable est l'extirpation, opération facile, et dont les suites sont très simples lorsqu'on a soin de prendre les précautions antiseptiques de rigueur.

Les **tumeurs** de la glande lacrymale sont de diverses natures. On a observé des *adénomes*, des *fibromes*, des *sarcomes*, des *kystes hydatiques*, qui, toutes, nécessitent un traitement radical, l'enlèvement de toute la glande.

Le **dacryops**, qui est formé par l'accumulation des larmes, est le résultat d'une oblitération du conduit excréteur. On le fait disparaître par une incision qui permet l'écoulement des larmes, et par un séton qui empêche le trajet de se refermer.

Déviation, rétrécissement et oblitération des points lacrymaux.

La **déviation** en dedans ou en dehors des points lacrymaux empêche le fonctionnement de ces organes, entraîne le larmoiement et souvent l'irritation de la conjonctive. Elle provient des mêmes causes que l'ectropion ou l'entropion : inflammations, brûlures, traumatismes. Le **rétrécissement** et l'**oblitération** des mêmes points résultent de leur déviation ou des ulcérations, suite de maladies

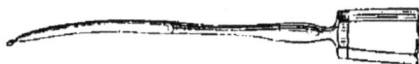

Fig. 51. — Couteau de Weber.

inflammatoires de la conjonctive ou d'opérations pratiquées dans le voisinage.

Traitement. — Inciser le point et le canalicule dans une longueur suffisante pour que les larmes puissent pénétrer facilement dans le sac, et, pendant quelques jours, pratiquer le sondage pour empêcher la petite plaie de se refermer. Lorsqu'on peut retrouver le point lacrymal, il me paraît préférable de le dilater au moyen d'un stylet conique et de pratiquer le sondage sans inciser le canalicule. S'il est nécessaire de faire cette incision, on se servira du petit couteau boutonné de Weber (fig. 51).

Le **rétrécissement** *ou l'*oblitération *des canali-*

cules lacrymaux proviennent des mêmes causes et demandent un traitement analogue : la dilatation, s'il y a simplement rétrécissement, l'incision du con-

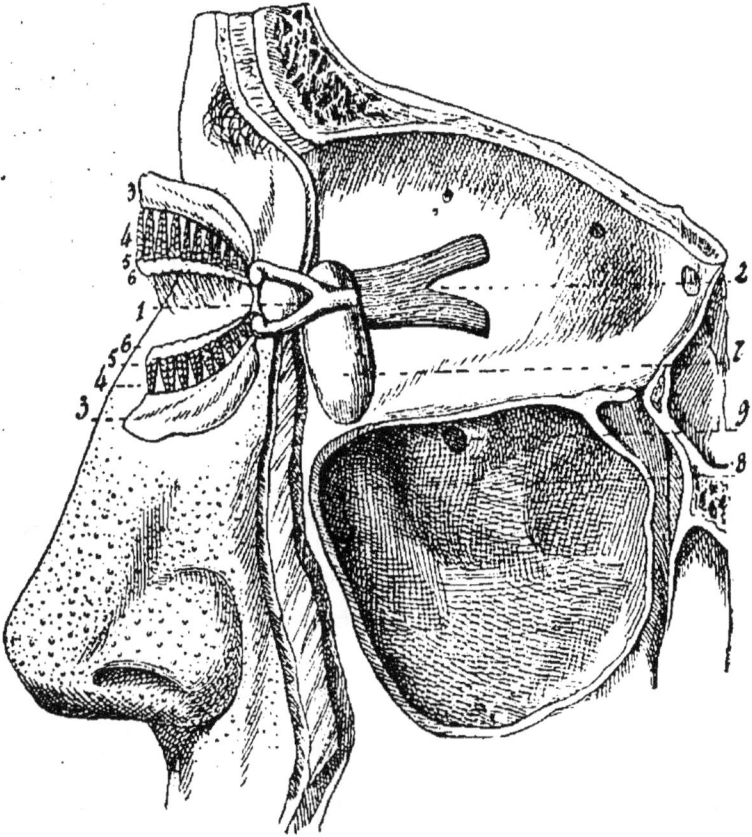

Fig. 52.

1, Portion commune des conduits lacrymaux. — 2, Muscle de Horner. — 3, Conjonctive. — 4, Cartilage, torse et glandes de Meibomius. — 5, Bord libre des paupières. — 6, Cils. — 7, Sac lacrymal. — 8, Saillie du canal nasal dans le sinus maxillaire. — 9, Communication du sinus maxillaire avec le méat moyen. (Sous.)

duit, si le point lacrymal est oblitéré. Il faut que la fente obtenue par cette incision soit tournée autant que possible en dedans, pour favoriser l'écoulement des larmes. Si, malgré cette précaution, l'ouverture persistait à être renversée en dehors, il faudrait saisir une partie de la portion postérieure du canal et l'exciser d'un coup de ciseau et s'assurer qu'une sonde entre facilement jusque dans le sac. Si l'extrémité du conduit se trouvait rétrécie, on en ferait le catéthérisme pendant un certain temps. S'il etait oblitéré, au moyen d'un fin trocart ou d'une pointe de bistouri très fin, on ponctionnerait la partie qui empêche l'introduction de la sonde dans le sac. Les sondes doivent être introduites avec précaution, et leur emploi doit être suivi d'injection détersive, antiseptique, astringente, poussée légèrement, après avoir eu soin de faire pencher la tête du malade en avant ; car l'injection, s'écoulant par la narine, prouvera que tout le conduit lacrymal est perméable.

Ces injections doivent toujours être **poussées** doucement, après s'être bien assuré qu'on est dans le canal et non dans une fausse route ; car le liquide passerait dans le tissu cellulaire et provoquerait une tuméfaction considérable de la région, un véritable phlegmon, dans certains cas, lorsque le liquide de l'injection est une solution caustique.

Rétrécissement du sac lacrymal et du canal nasal.

Cette affection se développe lentement et d'une manière insidieuse. Le malade se plaint d'abord d'un larmoiement, qui augmente au grand air et au froid, qui devient ensuite permanent, même à l'intérieur de l'appartement, et surtout par le travail.

Bientôt apparaît une blépharite, une conjonctivite plus ou moins intense (conjonctivite lacrymale
de Galezowski) et de la sécheresse de la narine
correspondante. En exerçant une pression sur la
région du sac, on fait sourdre, dans l'angle interne
de l'œil ou dans la narine, un liquide muqueux ou
muco-purulent ; si on pratique une injection exploratrice par un des points lacrymaux, le liquide
refoulé passe par l'autre point ou forme une tumeur en distendant le sac lacrymal.

Ce catarrhe du sac peut durer longtemps sans
autres désordres. Mais qu'une érosion cornéenne
vienne à se produire, nous pouvons voir apparaître
un ulcère infectant par suite de l'infection de cette
petite plaie cornéenne. J'ai vu le cas se produire
fréquemment et aboutir même au phlegmon de
l'œil malgré les traitements antiseptiques les plus
énergiques.

Tumeur lacrymale. — Si les produits de sécrétion du sac augmentent et que le canal nasal participe à l'inflammation, il ne pourra bientôt plus
leur livrer passage, et cette accumulation déter-
minera une *tumeur lacrymale* plus ou moins sail-
lante, qui disparaît le plus souvent par une pression qui force son contenu à s'échapper, soit par
le canal nasal, soit par les points lacrymaux, surtout le supérieur. Mais, à un degré plus avancé de
la maladie, le rétrécissement du canal nasal causé
par l'inflammation chronique ne permet plus à
cette tumeur, qu'on nomme aussi *mucocèle*, de se
vider par la narine. Elle devient alors volumineuse,

tendue, beaucoup moins dépressible ; le sac tout entier s'enflamme, et la maladie passe à l'état aigu.

Dacryocystite aiguë, ou phlegmon du sac. — La rougeur et le gonflement se propagent aux paupières ; il y a conjonctivite intense, chémosis, de violentes douleurs dans l'angle interne de l'œil. Pour ne pas confondre cet état avec un phlegmon diffus de cette région, il faudra s'enquérir de l'état des voies lacrymales avant l'apparition de l'inflammation aiguë.

Étiologie. — Le phlegmon du sac succède généralement à la dacryocystite chronique, à la suite d'un refroidissement, d'une affection aiguë de la conjonctive ou d'un traitement des voies lacrymales mal dirigé.

Terminaison. — L'inflammation du sac se termine presque toujours par suppuration, après avoir rompu les parois du sac ; le pus se répand d'abord dans le tissu cellulaire et finit par perforer la peau, ce qui amène un grand soulagement pour le malade. Il se forme une fistule lacrymale. Au bout de quelques jours, l'inflammation disparaît presque complètement, et la fistule se referme. Dans certains cas plus graves, il se produit des trajets fistuleux dont

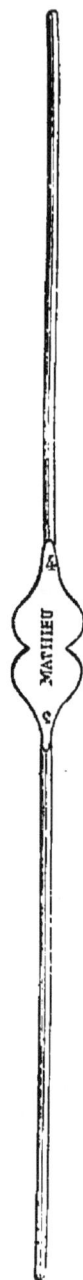

Fig. 53.
Sonde de
Bowmann.

l'ouverture cutanée est plus ou moins fongueuse.

Avec un stylet, on peut facilement, par l'orifice de la fistule, pénétrer dans le sac, se rendre compte des décollements et faire provisoirement le cathétérisme du canal nasal.

Traitement. — Tout le traitement consiste à rétablir le cours des larmes, à reformer de nouvelles voies si elles sont rétrécies ou obstruées, en désespoir de cause, à détruire l'appareil lacrymal lui-même. De nombreux procédés ont été imagi-

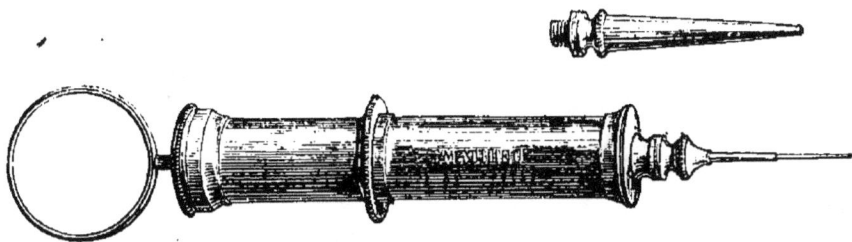

Fig. 54. — Seringue d'Anel.

nés ; nous ne parlerons ici que de ceux qui donnent les meilleurs résultats.

Le rétablissement du cours des larmes est la plus ancienne méthode et la meilleure.

Si le mal est au début, il suffira de pratiquer des injections détersives et modificatives avec la seringue d'Anel. On introduit la fine extrémité de la canule par le point lacrymal inférieur ou supérieur, et, lorsqu'on a pénétré dans le sac, on pousse l'injection légèrement. L'injection seule sera suffisante si le liquide s'écoule facilement par la narine, **la tête étant penchée en avant.**

Si l'injection est refoulée, produit une petite tumeur, ou ressort par le point lacrymal supérieur, il faudra immédiatement pratiquer le catéthérisme du canal nasal avec les sondes de Bowmann.

Je conseille de dilater le point lacrymal, au lieu

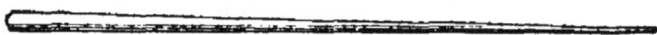

Fig. 55. — Stylet pour la dilatation des points lacrymaux.

de l'inciser, et de pratiquer le catéthérisme plutôt par le point supérieur, quand on a vérifié le bon état du canalicule inférieur. On emploiera de préférence les sondes 2, 3 et 4. Le numéro 1, très fin,

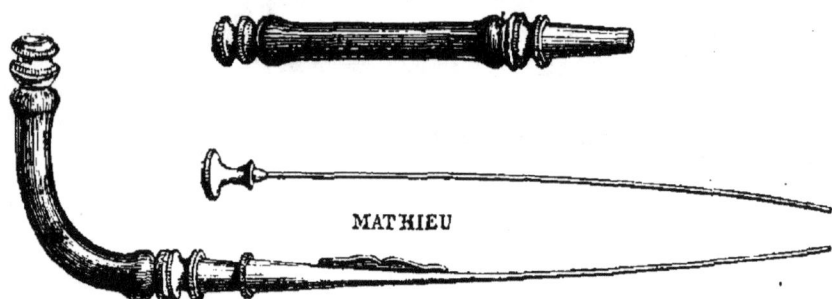

MATHIEU

Fig. 56. — Sonde de Bowmann creuse, et mandrin pouvant s'adapter à la seringue d'Anel.

expose aux fausses routes ; les numéros 5 et 6 me paraissent le plus souvent inutiles.

Mode opératoire. — Le point dilaté avec le stylet, ou incisé légèrement si on ne peut faire autrement, on introduit la sonde horizontalement, en ayant soin de tirer sur le bord externe de la paupière, afin de rendre le trajet du canalicule rectiligne. On sent une certaine résistance, vaincue au moment où la sonde pénètre dans le sac ; puis la sonde vient butter sur une paroi dure, osseuse, ce qui indique qu'on est arrivé sur la paroi nasale du sac. L'extrémité de la sonde étant maintenue en contact avec cette paroi, on fera décrire à l'autre extrémité un quart de cercle, jusqu'à ce qu'elle soit perpendiculaire et en contact avec le rebord orbitaire ; une pression modérée la fera pénétrer au fond du sac, et, de là, dans le canal nasal. Tous ces mouvements devront être faits sans secousses et sans trop de violence. On s'exposerait, sans cela, à perforer le sac, à faire une fausse route ou à fracturer la paroi osseuse du canal nasal. Si, malgré ces précautions, on n'arrive pas dès le premier jour, il ne faut pas renouveler les tentatives trop souvent dans la même séance, mais faire des injections antiseptiques et remettre le catéthérisme à quelques jours. La sonde doit rester en place de quinze à trente minutes. La durée du traitement est longue, bien que l'amélioration ne tarde pas à se produire, mais, si on l'interrompt trop tôt, lorsqu'il y a encore trace de larmoiement, l'affection récidive très vite.

Le traitement devra donc être continué plusieurs mois, et chaque sondage sera suivi d'injections antiseptiques, modificatrices ou astringentes. Pour abréger le traitement, Weber a conseillé la dilatation forcée au moyen d'une sonde conique graduée. La manière de procéder est la même ; seulement, **une fois engagée dans le canal nasal, on la pousse** fortement, sans s'inquiéter de la résistance qu'on rencontre. Après elle, on passe facilement les sondes 5 ou 6 de Bowmann.

Stiling incise le rétrécissement avec un petit couteau qui porte son nom et fait ensuite le catéthérisme.

Dans certains cas graves de fistule lacrymale, il faut détruire le sac ou les trajets fistuleux avec un caustique : fer rouge, galvano-caustique, nitrate d'argent, pâte de canquoin.

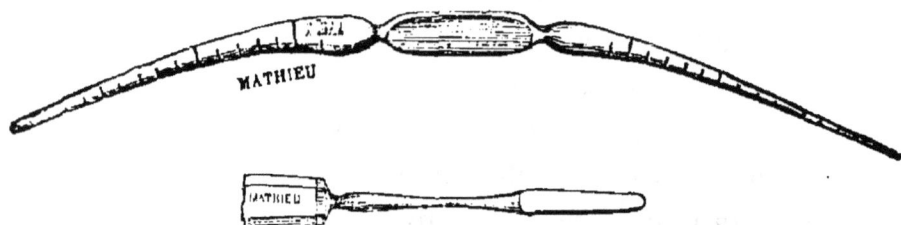

Fig. 57. — Sonde de Weber et couteau de Stiling.

L'escarre éliminée, on fera sur la plaie un pansement compressif, et, chaque jour, le catéthérisme par les voies naturelles.

En résumé, bien que la destruction du sac par les caustiques ait été employée quelquefois, je crois qu'il est presque toujours possible d'obtenir la guérison par les moyens que je viens de décrire, si on a bien soin : 1° de respecter autant que possible les points lacrymaux ; 2° de ne pas faire de fausses routes ; 3° de pratiquer le catéthérisme pendant plusieurs mois, tant qu'il restera la moindre trace de larmoiement ou d'irritation con-

jonctivale, et de le faire suivre d'injections détersives, émollientes, antiseptiques, astringentes ou
légèrement caustiques, jusqu'à ce qu'on ait la
preuve que les voies lacrymales ne sont plus le
siège de sécrétions muco-purulentes.

Je n'ai pas parlé de *l'extirpation* de la glande
lacrymale, moyen extrême auquel on doit avoir
recours uniquement lorsque tous les autres traitements ont échoué.

CHAPITRE V

MALADIES DE L'ORBITE

Je passerai très rapidement en vue les maladies de l'orbite qui me paraissent du domaine de la pathologie chirurgicale générale plutôt que de la pathologie oculaire.

Blessures de l'orbite. — Leurs causes, les objets qui les produisent, sont trop multiples pour les décrire. Elles sont graves par les inflammations consécutives du tissu orbitaire qui peuvent se propager à la capsule de Ténon et même au globe oculaire. La présence de corps étrangers ou la rupture du corps vulnérant, dont une portion peut rester dans les parties rétro-oculaires après avoir intéressé le périoste ou le nerf optique, sont autant de faits qui viennent ajouter à la gravité de la lésion. Lorsque l'œil, grâce à sa mobilité et à sa forme arrondie, a échappé à de sérieuses atteintes, il n'est pas toujours possible de parer au phlegmon de l'orbite malgré le traitement le mieux dirigé. Il va sans dire que lorsque le corps vulnérant a lésé les parois osseuses du fond de l'orbite et pénétré jusqu'aux enveloppes du cerveau, il arrive le plus

souvent que le malade succombe à des complications méningées, etc.

Traitement. — Laver la plaie avec le plus grand
soin, s'assurer de la nature de l'objet vulnérant, et
l'extraire aussitôt si sa présence peut être constatée, et, pour cela, élargir au besoin la plaie en
évitant soigneusement toute lésion de l'œil ou de
ses annexes. Appliquer ensuite des compresses
froides qui se composeront de gâteau d'ouate trempée dans un liquide antiseptique. Ces compresses
seront renouvelées très souvent et maintenues
aussi froides que possible. On ordonnera un dérivatif intestinal et des sangsues ou des ventouses
Heurteloup aux tempes. Si un traumatisme de l'orbite s'accompagne d'*emphysème,* on se bornera à
l'application d'un bandage compressif.

Les *épanchements sanguins,* qui peuvent être
considérables au point de gêner les mouvements
de l'œil et de produire même de l'exophtalmie, réclament simplement l'usage de compresses froides
souvent renouvelées et l'application d'un bandeau
compressif. Du reste, ils se résorbent en général
facilement.

Phlegmon de l'orbite.

Symptômes et marche. — Le phlegmon de l'orbite
a les allures d'une inflammation très violente. Dès
le début apparaît l'exophtalmie, qui devient bientôt
considérable. Les paupières se gonflent; leur peau
devient dure et luisante. La conjonctive s'infiltre

et devient rouge violacé ; un violent chémosis recouvre la cornée presque tout entière. Toutes les
régions voisines participent à l'inflammation générale. Les douleurs, sourdes dès le début, deviennent
intolérables. L'insomnie, l'agitation, le délire, la
fièvre, viennent compléter le tableau. L'œil est im-
mobilisé entre les paupières, la conjonctive œdématiée fait hernie, la pupille est dilatée, la vision
presque abolie ; l'examen du fond de l'œil à l'ophtalmoscope est presque impossible.

Terminaison. — Exceptionnellement par résolution, presque toujours par suppuration. La tuméfaction se localise en un point et on ne tarde pas à
constater de la fluctuation. A ce moment la vision
court de grands dangers par suite de la propagation
de l'inflammation aux membranes profondes. Les
troubles de la circulation peuvent amener une névrite rétro-bulbaire, et avoir pour conséquences
une atrophie du nerf optique, etc.

Causes. — Rarement spontané, le phlegmon du
tissu cellulaire de l'orbite provient de lésions traumatiques accidentelles ou chirurgicales : contusions,
blessures, corps étrangers, ablations de tumeurs
ou énucléation du globe, périostite du rebord orbitaire, etc. On le voit survenir aussi à la fin des
fièvres éruptives : rougeole, variole, scarlatine,
érysipèle de la face, et sa gravité est d'autant plus
grande que l'état général du malade est moins
bon.

Traitement. — Au début, il faut tenter d'enrayer
les symptômes inflammatoires ; on prescrira :

9.

sangsues, préparations mercurielles, frictions mercurielles belladonées et compresses d'eau glacée,
tout cela après avoir fait l'examen le plus complet
de la plaie ou de la région pour faire cesser la cause
si elle persiste. Mais dès que les frissons et les douleurs pulsatives auront annoncé la formation du
pus, il faut lui donner issue le plus promptement
possible et prescrire les émollients sous toutes les
formes.

S'il est encore impossible de trouver une collection purulente, il faudra quand même débrider
dans les points les plus distendus de la conjonctive,
en ayant soin de se rapprocher le plus près possible
de l'orbite pour ménager le globe oculaire. L'abcès
vidé, il faut *éviter les injections* qui, pénétrant dans
le tissu cellulaire, pourraient augmenter l'inflammation et la suppuration. Avec un stylet on explorera, prudemment, le périoste pour l'inciser immédiatement si l'on craint, derrière lui, une collection
purulente, et l'on placera un petit drain en caoutchouc ou une mèche de gaze antiseptique dans le
fond de la plaie. Si le pus était de mauvaise nature,
on ferait de légères injections antiseptiques en diminuant le drain peu à peu afin d'obtenir la cicatrisation par le fond de la plaie. On luttera contre
l'exophtalmie par l'emploi d'un bandeau compressif.

Périostite, carie, nécrose de l'orbite.

La **périostite** est *aiguë* ou *chronique*. La forme aiguë est rare ; ses caractères sont ceux du phlegmon, mais à un degré moindre. L'œil est plutôt déjeté latéralement, surtout si la périostite occupe le pourtour de l'arcade orbitaire. En explorant le pourtour de l'orbite, on trouve un point où la pression détermine une violente douleur et révèle le foyer du mal. Bientôt se produit un abcès qui décolle le périoste et provoque la nécrose ou la carie des parois osseuses, qui peut amener la propagation du mal aux méninges.

La forme chronique, plus commune, marche très lentement ; la douleur est moindre, ainsi que le gonflement des parties. Si la suppuration s'établit, elle reste localisée ou détermine la formation d'un abcès froid qui s'ouvre par la peau et donne lieu à un trajet fistuleux. Au fond de ce trajet, on trouve l'os carié ou nécrosé, mais on doit faire cette exploration, surtout du côté de la voûte orbitaire, avec les plus grandes précautions.

Causes. — A l'état aigu on l'observe après les plaies contuses de la région orbitaire ; à l'état chronique, chez les enfants, elle reconnaît pour cause la scrofule, et chez les adultes, presque toujours, la siphilis.

Traitement. — Le même que dans le phlegmon de l'orbite ; ouvrir le plus tôt possible la collection purulente. Traiter la carie osseuse et administrer les toniques sous toutes les formes. Pour la forme chronique, insister sur l'iodure de potassium et les arsenicaux.

Goitre exophtalmique.

Symptômes. — Palpitation de cœur, goître et exophtalmie : voilà trois symptômes qui, d'après Trousseau, ne manquent jamais. Cette maladie sort du cadre de ce travail. Je me bornerai à énumérer les phénomènes qui la constituent.

L'*exophtalmie* est ordinairement double dès le début, tantôt peu appréciable, tantôt assez prononcée pour que la paupière ne puisse recouvrir l'œil. En pressant sur le globe, on le refoule facilement, mais il revient toujours à sa place comme s'il reposait sur une base élastique. Les cas moyens sont les plus fréquents et cet état peut apparaître ou disparaître en quelques heures sans cause appréciable.

On l'a attribuée à une hyperhémie, à une hypertrophie du tissu cellulaire de l'orbite, ou à des troubles d'innervation. Elle est très remarquable sur la paupière supérieure, qui ne peut plus s'abaisser et laisse visible une partie de la sclérotique au-dessus de la cornée.

Palpitations. — Elles montent jusqu'à près de deux cents pulsations par minute, d'abord sans lésion cardiaque, puis, ensuite, on observe de l'hypertrophie et de la dilatation du ventricule gauche.

Goître. — Il n'existe pas toujours, mais provient

d'une grande turgescence de vaisseaux de la glande thyroïde. Au bout d'un certain temps il devient définitif et résulte d'une véritable induration fibreuse du corps thyroïde.

Il faut joindre à cela une anémie profonde. L'ophtalmoscope ne révèle aucune altération du fond de l'œil; la vision reste normale, mais des troubles sérieux de nutrition peuvent se manifester du côté de la cornée, lorsque la paupière ne la protège plus suffisamment. On voit alors se développer une ulcération de la cornée, une véritable kératite neuro-paralytique, et l'œil est rapidement détruit, à moins d'intervention pour protéger la cornée.

Pronostic. — Plus fréquente chez les femmes, cette affection est presque toujours de longue durée, et plus grave chez les hommes, dont elle entraîne souvent la mort.

Traitement. — Toniques sous toutes les formes : arsenic, fer, quinquina, hydrothérapie, changement d'air. Localement on emploiera pendant la nuit un bandeau légèrement compressif, la glace au besoin, les courants continus, pôle positif sur les yeux, pôle négatif à la région cervicale. Dans les cas extrêmes, on est obligé de pratiquer la suture des paupières.

Tumeurs de l'orbite.

Les tumeurs de l'orbite prennent naissance tantôt dans l'œil, tantôt dans la cavité orbitaire, tantôt

dans les régions voisines. Elles ont un certain
nombre de caractères communs qui proviennent de
la compression qu'elles exercent sur les organes
qui les avoisinent. On remarque souvent de l'exophtalmie, qui indique ordinairement de quel côté se
développe la tumeur. Le globe oculaire, repoussé
et déplacé, change de forme. Son axe antéro-postérieur diminue; s'il est comprimé d'arrière en avant,
on observe de l'hypermétropie. Il devient plus long
s'il est comprimé latéralement, et de la myopie
prend naissance.

Lorsque la tumeur progresse lentement et qu'elle
ne comprime pas directement le nerf optique, la
vue est conservée jusqu'à ce que l'irritation ou la
distention du nerf optique entraîne une névrite ou
l'atrophie papillaire, mais il y a presque toujours
diplopie par suite d'un strabisme provenant de
compressions nerveuses ou de gêne dans les mouvements conjugués des yeux.

Si la tumeur siège sur les parties latérales, le
pronostic est moins grave.

Dès que les vaisseaux de l'orbite sont atteints
par la compression, on voit apparaître l'œdème
des paupières, la dilatation des veines sous-cutanées, l'injection de la conjonctive et du chémosis.

Lorsque, par suite de l'exophtalmie croissante,
les paupières ne peuvent plus recouvrir le globe
oculaire, la cornée devient le siège d'une inflammation croissante, qui aboutit à sa destruction complète et à l'évacuation du contenu de l'œil.

Diagnostic. — Les signes que nous avons énumérés plus haut serviront au diagnostic, car l'examen direct des tumeurs de l'orbite n'est pas possible à leur début, surtout si elles siègent profondément. L'exophtalmie est le caractère le plus important. Cependant elle n'indique pas toujours une tumeur, car elle existe : dans le phlegmon de l'œil, dans les épanchements de sang de l'orbite (blessure de l'orbite), dans la maladie de Basdow, dans l'emphysème de l'orbite, et dans la thrombose des sinus caverneux. La présence d'une tumeur étant mise hors de doute, il faudra rechercher *sa nature*, chose très difficile. Son origine vasculaire sera révélée par des bruits de souffle et des pulsations. La recherche des antécédents fera connaître si on est en présence d'une manifestation siphilitique ; à une période plus avancée, on cherchera à l'atteindre en introduisant le petit doigt dans le cul-de-sac conjonctival pour explorer le pourtour du globe. On pourra même faire une ponction exploratrice. Les fosses nasales, le tissu maxillaire, seront méthodiquement explorés. L'attention se portera de même sur les troubles de l'intelligence, de la sensibilité, de la mobilité, qui indiqueront la prolifération de la tumeur du côté de la cavité crânienne.

Traitement. — Le traitement médical ne donne aucun résultat si ce n'est dans le cas de tumeur siphilitique. C'est toujours à l'ablation de la tumeur qu'il faut avoir recours, et le procédé dépendra naturellement de l'étendue, du siège et de la nature du néoplasme. Dans les tumeurs latérales il est possible de préserver le globe et de conserver la vision. Mais lorsqu'elles siègent dans le fond de l'orbite ou sont de mauvaise nature, il faut pratiquer l'évidement complet de l'orbite, opération grave, malgré toutes les précautions antiseptiques, et qui ne met pas à l'abri des récidives, surtout si le périoste est atteint. En cas d'hémorrhagie, il faudra recourir au tamponnement de la cavité orbitaire, au lieu de se servir d'hémostatiques, fer rouge ou perchlorure de fer, par crainte de méningite consécutive.

CHAPITRE VI

MALADIES DE LA CONJONCTIVE

———

I. — Hyperhémie de la conjonctive ou catarrhe sec.

Cette maladie est plutôt un symptôme qu'une entité morbide. Cependant, nous la décrivons à part et en premier lieu, parce que son importance est réelle et que sa présence est une ressource précieuse dans certains cas de diagnostic.

Elle consiste en une injection plus ou moins intense donnant lieu à l'apparition d'un réseau vasculaire plus ou moins serré, suivant qu'on le considère au voisinage de la cornée, du limbe scléro-cornéen ou à la périphérie du globe vers les culs-de-sacs.

Cette congestion des petits vaisseaux qui rayonnent au pourtour de la cornée ne s'accompagne d'aucune sécrétion muco-purulente ou purulente, d'où le nom de catarrhe sec. Les larmes seules sont plus abondantes et donnent une sensation de cuisson et de brûlure dont les malades ne manquent pas de se plaindre. Ils accusent en outre la sensation de grains de sable, de picotement, la lourdeur ou la sécheresse des paupières qui gêne l'ouverture des yeux, surtout dans les premiers instants qui suivent le réveil.

Causes. — Ce sont : la présence d'un corps étranger, les insomnies, les veilles ou travaux prolongés, surtout dans les amétropies, les anisométropies et les spasmes de l'accommodation. D'autres fois, ce sont les membranes profondes de l'œil (iris, corps ciliaire, choroïde) qui sont atteintes.

Marche. — Aiguë ou chronique liée à la cause qui l'a produite.

Traitement. — Il ne doit pas être entrepris à la légère, mais succéder à un diagnostic sérieusement établi. Il faut examiner avec soin, à l'éclairage latéral, la conjonctive, les culs-de-sacs, la cornée et l'iris ; puis, à l'ophtalmoscope, les membranes profondes ; en dernier lieu, l'état dioptrique des deux yeux, s'enquérir des habitudes du malade, de sa profession, etc.

Dans les cas légers, une bonne hygiène oculaire et des lunettes appropriées, si besoin est, auront rapidement raison du mal. Si cela ne suffit pas, on fera usage de douches froides légères, de compresses astringentes ou d'instillations de même nature, en solutions peu concentrées.

II. — Conjonctivite catarrhale aiguë et chronique.

Étiologie. — Très fréquente, cette maladie provient de causes multiples : impression du froid, poussières ou vapeurs irritantes, traumatismes, blessures, brûlures, infection provenant des parties voisines : paupières ou appareil lacrymal, ou succédant à diverses fièvres éruptives : scarlatine, rougeole, érysipèle, etc. Les causes qui entretiennent l'hyperhémie conjonctivale peuvent aussi provoquer sa naissance, ainsi que la misère ou l'encombrement, qui lui impriment un caractère véritablement épidémique.

Symptômes et diagnostic. — Hyperhémie et sécrétion muco-purulente avec rougeur et gonflement plus ou moins marqué, suivant le degré d'acuité de la maladie. Quelquefois, l'inflammation est à peine visible sur le globe oculaire. Dans les cas plus sérieux, au contraire, l'infection catarrhale est intense, quoique plus prononcée vers les culs-de-sacs et surtout superficielle, ce qui permet de la distinguer de celle qui accompagne l'iritis, la kératite et l'épisclérite. Le cercle périkératique est plus intense dans l'iritis, plus profond et irrégulier dans l'épisclérite.

La sécrétion muco-purulente est souvent très abondante, agglutine les cils, surtout au réveil, s'oppose à l'ouverture des paupières, dont le bord est quelquefois le siège de véritables ulcérations.

Dans les cas très légers, les malades n'éprouvent pas de douleur, mais simplement une gêne qui augmente à la lumière artificielle, au froid, etc. Si la conjonctivite progresse, on voit apparaître des troubles de la vue qui s'accompagnent de sensations de graviers, de picotements, de brûlures, qui augmentent par le travail soutenu ou la lecture à

la lumière. Les douleurs deviennent-elles plus
vives, la photophobie plus intense, il faut redouter
des complications cornéennes, qui sont cependant
peu fréquentes.

Marche, *durée*. — Cette maladie n'est souvent
que le début d'autres affections des conjonctives
ou de la cornée, telles que la conjonctivite granuleuse ou la kérato-conjonctivite phlycténulaire.
Lorsqu'elle est simple, il est rare qu'elle dure plus
de dix à quinze jours. Elle se termine d'elle-même
ou passe à l'état chronique si un traitement hygiénique ou modificateur de la muqueuse n'est pas
institué.

Traitement. — Les plus grands soins de propreté sont nécessaires. Ils consistent en lavage
toutes les deux ou trois heures avec un peu
d'ouate antiseptique phéniquée, boriquée, sali-
cylée, etc., trempée dans des infusions très chaudes
de houblon, de camomille ou de thé. On y joindra,
suivant les cas et l'état du bord palpébral ou ciliaire, des collyres astringents faibles de sulfate de
zinc, de cuivre, de sous-acétate de plomb, de
nitrate d'argent, à raison d'un décigramme de ces
sels pour 30 grammes d'eau. Si les paupières sont
sèches et douloureuses, on se trouvera bien de
les onctionner avec de la vaseline boriquée ou
d'appliquer des couches d'ouate antiseptique imbibées d'eau blanche pendant une demi-heure,
deux ou trois fois par jour. A mesure que décroîtra
la maladie, les instillations de collyre seront
espacées, pour être continuées, cependant, même

quelques jours après la guérison. Dans certains cas très aigus s'accompagnant de douleurs péri-orbitaires, de congestion très forte de la conjonctive bulbaire, il faudra prescrire un collyre à l'atropine très faible, 5 centigrammes pour 25 gr. d'eau distillée, en instillation matin et soir, mais en surveiller l'emploi et le faire cesser ou le remplacer par un collyre à la cocaïne dès que l'amélioration sera sensible.

Conjonctivite folliculaire. — Je mentionne pour mémoire seulement cette variété de conjonctivite catarrhale, qu'on observe fréquemment chez les personnes soumises à de mauvaises conditions hygiéniques, dans les écoles ou les prisons. Il ne faut pas la confondre avec la conjonctivite granuleuse, affection grave et contagieuse très fréquente dans certains pays, que nous étudierons en détail. La conjonctivite folliculaire réclame avant tout un traitement hygiénique et l'application sur les conjonctives palbébrales, surtout vers les culs-de-sac, au moyen d'un pinceau, d'un collyre au sous-acétate de plomb ou au sulfate de cuivre, dont on enlèvera l'excédent par un lavage avec de l'eau pure. On ne devra pas oublier le traitement interne, qui comprendra, suivant l'âge des malades : huile de foie de morue, sirop iodophosphato-tannique, arséniate de soude quinquina, lotions salées, exercice au grand air, etc.

III. — Conjonctivites purulentes.

On décrit sous ce nom plusieurs variétés de conjonctivites ayant des symptômes communs, mais des causes et des conséquences bien différentes : l'ophtalmie des nouveau-nés, l'ophtalmie blennorrhagique et l'ophtalmie leucorrhéique. Si on n'admettait pas un principe purulent particulier dans ces conjonctivites, il serait très difficile de les différencier de certaines formes graves de la conjonctivite catarrhale aiguë, de celle, par exemple, qu'on observe chez les enfants strumeux privés de soins.

Symptômes communs aux conjonctivites purulentes. — Injection de la muqueuse, qui débute par la région la plus accessible aux produits de la contagion : caroncule lacrymale, pli semi-lunaire et parties voisines; le réseau vasculaire de la muqueuse est très développé; celle-ci devient turgescente et rapidement le siège d'une infiltration séreuse qui amène la tuméfaction des paupières; la conjonctive bulbaire est prise simultanément, se laisse plus facilement encore envahir par l'œdème, parce qu'elle n'est point bridée par le cartilage tarse et ne tarde pas à s'élever en épais bourrelet tout autour de la cornée. Ce soulèvement de la muqueuse se nomme *chémosis* et s'accompagne de troubles profonds dans la nutrition de la cornée.

Au liquide séreux jaune citrin, qui s'écoulait

entre les paupières pendant les premières heures
de l'invasion, succède bientôt une sécrétion jaunâtre et purulente qui s'écoule sur la joue ou reste
accumulée sous les paupières gonflées et agglutinées. Il faut alors prendre de grandes précautions pour écarter les paupières, afin de juger de
l'état de la cornée, car ce pus éminemment contagieux pourrait être projeté dans l'œil de l'examinateur et donner lieu à une ophtalmie purulente
de même nature.

Au début, le malade éprouve des douleurs
modérées, des sensations de brûlure, de picotement, de sable, etc., puis surviennent des douleurs ciliaires quelquefois très violentes. La vue
devient plus ou moins confuse, et si la maladie est
abandonnée à elle-même, la cornée est bientôt le
siège des plus graves altérations.

Complications cornéennes. — A l'éclairage oblique, on constate une infiltration grisâtre, d'abord périphérique, qui s'avance vers le centre, ou, contrairement, marche du centre à la périphérie. Tantôt
cette infiltration débute en anneau, tantôt par
points séparés. Elle ne tarde pas à devenir franchement purulente et porte un trouble si profond
dans la nutrition de cette membrane, que, le plus
souvent, elle entraîne sa nécrose complète. La cornée se détache entièrement, et l'œil se vide par cette
ouverture restée béante.

Les lésions de la cornée sont quelquefois différentes et commencent par de petites érosions épithéliales, qui gagnent en profondeur, se réunissent

et forment des ulcères plus ou moins larges, qui conduisent à la perforation de l'organe et entraînent à leur suite, soit des opacités permanentes, soit des déformations staphylomateuses, soit même la destruction complète de l'œil.

Ces graves altérations expliquent les grands dangers de l'ophtalmie purulente, qui, cependant, est rarement accompagnée d'hypopyon ou d'iritis; car, pour moi, ces deux lésions n'ont pas le temps de se produire, ou se manifestent dans des cas qui passent à l'état chronique et sont moins défavorables.

Les *causes* qui déterminent ces lésions cornéennes doivent être attribuées non seulement à l'obstacle apporté à la nutrition de la cornée par la compression qu'exercent sur ses nerfs le chémosis et l'induration du tissu épiscléral, mais encore par le gonflement, la tuméfaction considérable des paupières, qui deviennent énormes et donnent au malade un aspect caractéristique.

Étiologie. — Le plus souvent, l'ophtalmie purulente est produite par *inoculation directe*, comme dans la blennorrhagie, l'ophtalmie des nouveaunés, à la suite des affections du sac lacrymal, du canal nasal ou du nez. Elle se développe aussi simultanément chez un grand nombre d'individus soumis aux mêmes influences, tels que militaires, écoliers, prisonniers, et le contage a lieu, dans ce cas, soit par contact direct, soit par l'air ambiant. De même les divers cas ne se reproduisent pas avec la même gravité.

Diagnostic différentiel. — Il est facile de reconnaître une conjonctivite purulente ; le gonflement énorme des paupières et la sécrétion purulente suffisent. Mais on peut la confondre : 1° à son début, avec une conjonctivite catarrhale aiguë très intense ; on ne tarde pas, cependant, à s'apercevoir qu'un seul œil est atteint, et qu'il se produit des complications cornéennes, ce qui est rare dans la conjonctivite catarrhale ; 2° avec une conjonctivite diphtéritique ; mais ici la muqueuse est tendue, raide, couverte de membranes jaunâtres, sans traces de vaisseaux ; les douleurs violentes, une forte température des paupières, des ecchymoses et une suppuration mal liée dans laquelle on trouve des membranes diphtéritiques, éclaireront le diagnostic, ainsi que sa rareté extrême chez les enfants nouveau-nés ; 3° avec une conjonctivite granuleuse aiguë, mais il me paraît facile d'éviter cette erreur. La conjonctivite granuleuse n'est aiguë que par poussées, car elle est essentiellement chronique par sa nature. Ces poussées ont lieu sur des yeux déjà malades, affectés pour la plupart de *pannus* de la cornée, et sur lesquels on trouve, en retournant la paupière supérieure, des granulations d'une couleur gris-jaunâtre caractéristique, surtout vers les culs-de-sacs.

Marche et terminaison. — En quinze jours à trois semaines, la guérison est complète, si l'issue doit être favorable. Quelquefois, la maladie passe à l'état chronique ; les papilles restent longtemps hypertrophiées, et l'on observe de véritables pous-

sées de conjonctivite purulente. Dans les cas malheureux, la marche de la maladie est vraiment
foudroyante.

Quelques jours suffisent pour produire dans la
cornée des ravages irrémédiables, qui aboutissent
soit à des leucomes étendus, soit à des staphylômes opaques, soit à la fonte complète de l'organe.

Pronostic. — Il est donc toujours très sérieux,
en raison des complications cornéennes, malgré
le traitement le plus actif et le mieux ordonné.

Traitement. — Une erreur pouvant être fatale
dès le début, il importe d'examiner l'œil avec le
plus grand soin avant d'instituer un traitement.
Le diagnostic étant précis, il faut se hâter de cautériser les conjonctives palpébrales, surtout dans
la région des culs-de-sac, avec une solution de nitrate d'argent au 20ᵉ ou au 50ᵉ ou avec un crayon
mitigé (une partie de nitrate d'argent pour deux
d'azotate de potasse), et d'enlever de suite l'excédent du caustique avec une solution de sel marin.
Il faut proscrire absolument l'emploi du crayon de
nitrate d'argent pur. Son action est trop violente,
trop profonde et peut altérer la cornée. Ces cautérisations ne seront pas faites plus de deux fois par
jour, une fois toutes les douze heures environ.

Dans l'intervalle, des compresses trempées dans
de l'eau antiseptique glacée, ou aussi froide que
possible, seront maintenues en permanence et renouvelées toutes les fois qu'elles se réchaufferont,
— dix minutes environ. En même temps, avec un

peu d'ouate antiseptique, on fera, entre les paupières, de petits lavages pour entraîner le pus et
maintenir l'œil très propre. On préservera l'autre
œil de la contagion par un bandeau occlusif. Le
médecin ou les personnes qui soigneront le malade
devront prendre aussi toutes les précautions nécessaires pour éviter une contagion directe, si
facile et si redoutable.

Si la conjonctive est très congestionnée ou tuméfiée, il faudra pratiquer, avec le scarificateur de
Desmares, de petites incisions peu profondes, parallèles au bord cornéen, de manière à provoquer
une petite émission sanguine sans avoir à redouter de cicatrisation ou d'adhérences vicieuses. Si le
chémosis devenait plus volumineux encore, il faudrait l'inciser dans le même sens et non l'exciser,
comme le font certains opérateurs, et puis, avec
un fin stylet introduit sous la conjonctive, favoriser
la sortie du liquide épanché dans le tissu sous-conjonctival.

Bien que nous devions étudier les complications
cornéennes au chapitre des kératites, je tiens à
dire ici que, malgré l'apparition de lésions cornéennes, il faut se garder d'interrompre les cautérisations, qui, seules, pourront conjurer le péril.
Au contraire, il faut faire dans les culs-de-sac de
fréquentes injections antiseptiques et continuer
sans relâche les applications froides. On se trouvera
bien d'alterner les instillations d'atropine avec
celles d'ésérine ou de pilocarpine et de faire une
ponction de la chambre antérieure, s'il y avait hy-

pertonie considérable ou crainte de perforation
spontanée.

Les affections des conduits lacrymaux seront,
dès le début, ou dès que cela sera possible, l'objet
d'un traitement complet, car elles peuvent provoquer ou entretenir la conjonctivite purulente.

Conjonctivite blennorrhagique.

Elle est le résultat du contact du pus blennorrhagique sur la conjonctive oculaire et palpébrale.
Le doigt ou les pièces de pansement sont le plus
souvent les intermédiaires. Il ne faut pas la confondre avec la conjontivite rhumatismale blennorrhagique, qui coïncide toujours avec la blennorrhagie ou avec des accidents articulaires et revêt
une gravité beaucoup moins sérieuse.

Symptômes. — Les mêmes que ceux de la conjonctivite purulente, mais beaucoup plus rapides.
Vingt-quatre à quarante-huit heures suffisent pour
la destruction de la cornée. Les douleurs sont très
vives et s'accompagnent de photophobie intense. Le
diagnostic différentiel doit être fait dès le début,
surtout avec la conjonctivite diphtéritique, qui
peut résulter aussi du contact du pus avec la conjonctive. Cette forme de conjonctivite étant de la
dernière gravité, le *traitement* sera commencé de
suite ; il devra être très rigoureux et très persévé-
rant, et comprendra : occlusion absolue de l'œil
encore sain, irrigations antiseptiques très fréquentes, compresses glacées, cautérisation toutes

les douze heures, révulsifs sur le tube intestinal, dérivatif aux tempes, etc.

Conjonctivite purulente ou ophtalmie purulente des nouveau-nés.

Affection très grave et entrainant souvent la perte de la vision lorsque le traitement est tardif, incomplet ou pas assez énergique ; relativement bénigne dans le cas contraire.

Étiologie. — Elle débute du troisième au cinquième jour après la naissance, a pour cause ordinaire une infection au moment du passage, si la mère est atteinte de sécrétion muco-purulente, urétrale ou vaginale. Mais elle peut encore se produire par contagion, par les langes ou les éponges dans les hospices ou les maternités, par manque de soins de propreté chez les pauvres, ou succéder rapidement à une conjonctivite catarrhale sous l'influence du manque de soins, d'un mauvais état général ou de la malpropreté.

Les symptômes sont les mêmes que pour l'ophtalmie purulente des adultes : violente congestion de la muqueuse palpébrale et des culs-de-sac ; sécrétion d'abord liquide, puis muco-purulente et bientôt purulente, jaune et épaisse ; gonflement considérable des paupières, larmoiement, photophobie, etc.

Diagnostic. — Ne pas la confondre avec la conjonctivite catarrhale simple, comme certains médecins, qui trouvent partout de l'ophtalmie purulente.

10.

Pour ne pas tomber dans l'excès contraire, surveiller très attentivement les yeux atteints de sécrétion muco-purulente, dans les huit ou quinze jours après la naissance, car cette affection, très légère, revêtirait bientôt, faute de soins, des caractères très graves. Ne pas oublier qu'on rencontre aussi chez les nouveau-nés l'ophtalmie pseudo-membraneuse et l'ophtalmie diphtéritique, que nous étudierons plus loin.

La *marche*, le *pronostic* et le *traitement*, sont les mêmes que pour l'ophtalmie purulente en général.

Prophylaxie. — Conseiller à toutes les femmes des injections vaginales antiseptiques pendant les derniers jours qui précèdent leurs couches. Les répéter au besoin plusieurs fois, le jour même de l'accouchement. Et, dès sa naissance, procéder à la toilette la plus complète des yeux de l'enfant, avec de l'ouate antiseptique trempée dans de l'eau chaude ou une solution boriquée à saturation.

Conjonctivite phlycténulaire ou pustuleuse.

Encore appelée *strumeuse*, *lymphatique*, cette affection est très commune chez les enfants de trois à douze ans et coïncide presque toujours avec d'autres manifestations de la scrofule : impétigo, eczéma de la face et du nez, hypertrophie des amygdales, etc. Elle est caractérisée par une ou plusieurs petites vésicules siégeant sur la conjonctivite bul-

baire, quelquefois empiétant sur le tissu cornéen
(kérato-conjonctivite phlycténulaire), le plus souvent aux extrémités du diamètre horizontal. Ces
vésicules, ou pustules, sont remplies d'un liquide
gris-jaunâtre. La muqueuse voisine est injectée et
gonflée légèrement ; autour, on observe des vaisseaux qui offrent l'aspect d'un faisceau triangulaire,
qui fait saillie sur les parties voisines. La sécrétion
de ces pustules est peu considérable ; les paupières
sont à peine agglutinées, et les *troubles fonctionnels* sont très légers, tant que la cornée reste intacte. Les petits malades ne se plaignent que d'un
peu de gêne et de la sensation de sable dans les
yeux, qui leur fait cligner fréquemment les paupières.

Mais si les pustules dépassent le limbe scléro-
cornéen et envahissent la cornée, immédiatement
apparaissent la photophobie quelquefois très intense, le larmoiement et le blépharospasme (voyez
kératite pustuleuse).

Tant que l'affection reste limitée à la conjonctive,
elle est bénigne, et dure de deux à trois semaines
si l'on a soin de joindre au *traitement général* indispensable l'usage des lotions chaudes fréquemment répétées, de la poudre de calomel en insufflation ou de la pommade au bi-oxyde jaune de
mercure.

Dans la plupart des cas, je me suis très bien
trouvé de la prescription suivante :

Sirop iodo-phosphato-tannique, deux **cuillerées
par jour** ;

Huile de foie de morue, vin de quinquina arsénié, en alternant tous les quinze jours ;

Lotions chaudes quatre fois par jour, avec de l'ouate antiseptique trempée dans des infusions de houblon très chaudes ;

Vaseline, 10 gr.; bioxyde jaune d'Hg, 25 ou 30 centigr.

Gros comme un grain de blé, soir et matin, entre les paupières, dans le cul-de-sac conjonctival inférieur.

Conjonctivite pseudo-membraneuse. — Conjonctivite diphtéritique.

Bien que dans ces deux conjonctivites il y ait des fausses membranes, il faut se garder de les confondre, car elles n'ont rien de commun ni dans leurs symptômes, ni dans leur gravité, ni dans leur marche. Je les ai réunies dans le même chapitre afin qu'il soit plus facile d'en bien voir les caractères différentiels, et de ne pas les confondre, comme cela arrive encore très fréquemment.

Symptômes. — Dans la conjonctivite pseudo-membraneuse, les exsudats sont superficiels, faciles à enlever et n'occupent jamais l'épaisseur du parenchyme muqueux. Ils ont l'aspect grisâtre ou gris-jaunâtre et se laissent enlever en découvrant une muqueuse rouge, vasculaire et saignante. Cette production de fausses membranes, qui ne sont que des exsudats fibrineux coagulés, peut se montrer dans la conjonctivite catarrhale intense ou dans la conjonctivite purulente des nouveau-nés et même des adultes. Mais jamais elle ne coïncide avec la diphtérie pharyngienne ou nasale, et surtout ne s'accompagne de complications du côté de la cornée. Il me paraît impossible d'accepter l'opinion de quelques auteurs, qui prétendent qu'elle tient le milieu entre la conjonctivite purulente et la conjonctivite diphtéritique.

La conjonctivite *pseudo-membraneuse simple* réclame les mêmes soins que les conjonctivites auxquelles elle se rattache, et, bien qu'elle soit assez tenace, se termine toujours par la guérison. On doit surveiller attentivement le traitement général et examiner le pharynx et les fosses nasales pour éviter de commettre une erreur de diagnostic.

La conjonctivite *diphtéritique ou croupale*, la *diphtérite de la conjonctive*, en un mot, n'est pas caractérisée par un dépôt fibrineux à la surface de la conjonctive, mais par l'infiltration de la fibrine dans l'épaisseur de cette muqueuse.

Symptômes. — On les divise en trois périodes :

1re période : Paupières œdématiées, gonflées, dures ; conjonctive épaissie et infiltrée d'un exsudat fibrineux avec coloration jaunâtre, surface lisse, vaisseaux rares et ecchymoses plus ou moins nombreuses qui donnent l'aspect marbré, surtout à la conjonctive oculaire. Les vaisseaux comprimés deviennent imperméables ; la circulation s'arrête. Un liquide séreux, grisâtre, s'écoule de la conjonctive. La chaleur des paupières est forte, les douleurs violentes lorsqu'on touche les paupières ou qu'on cherche à les retourner.

Cette première période dure trois ou quatre jours.

2ᵉ période : La conjonctive devient bourgeonnante et saigne facilement, une partie de cette muqueuse sphacélée se détache; la sécrétion change de nature et devient franchement purulente. A ce moment, si on n'a pas assisté à la période de début, il devient presque impossible de distinguer la conjonctivite diphtéritique de la conjonctivite purulente simple. Mais la cornée, dont la nutrition a été entravée par l'oblitération de ses vaisseaux, devient, elle aussi, le siège des altérations décrites à l'ophtalmie purulente. Cette infiltration l'envahit profondément, détruisant les parties superficielles et quelquefois les parties profondes. Il peut y avoir nécrose totale de toute la cornée. Si les altérations sont moins graves, la nécrose est partielle et donne lieu à des ulcères à marche insidieuse qui restent très longtemps transparents, puis deviennent jaunâtres et aboutissent à une perforation dont les conséquences sont toujours très graves.

3ᵉ période : Cicatrisation. La purulence diminue, les vaisseaux recouvrent leur perméabilité, mais la muqueuse, qui a été détruite en certains points, s'élimine par lambeaux pour faire place à des cicatrices adhérentes et rétractiles, qui, plus tard, entraînent la déformation des paupières ou le renversement du bord ciliaire. Toutes ces complications sont naturellement en rapport avec le degré d'infiltration fibrineuse de la muqueuse pendant la première période.

Marche. — Souvent très rapide ; entrainant la perforation de l'œil dès les premiers jours. Quelquefois la maladie est plus bénigne et revêt la forme de la conjonctivite purulente.

Pronostic. — Très grave, surtout chez les adultes, qu'elle atteint du reste rarement.

Diagnostic. — Ce qui paraît caractériser particulièrement la conjonctivite diphtéritique, c'est l'infiltration de l'exsudat fibrineux dans l'épaisseur de la muqueuse conjonctivale, exsudation simplement superficielle dans la conjonctivite pseudo-membraneuse. Au début, on la distinguera de la conjonctivite purulente à cause de l'aspect jaunâtre induré et lisse de la muqueuse. Nous avons vu qu'à la seconde période il est impossible de faire ce diagnostic, et qu'à la troisième, la conjonctivite purulente n'entraine jamais de sphacèles de la conjonctive, ni de cicatrices rétractiles et adhérentes amenant la déformation des paupières.

Étiologie. — Je ne crois pas qu'une prédisposition ou un état général particulier puisse donner lieu à la diphtérie de la conjonctive, à la suite d'une conjonctivite catarrhale, purulente ou blennorrhagique. Elle est épidémique et contagieuse comme le croup, mais peut exister comme seule manifestation de la diphtérite, et, par contre, ne pas mettre en danger la santé des enfants, malgré sa gravité locale extraordinaire.

J'ai vu en effet, dans la même famille, trois en-

fants être atteints de la diphtérie, le premier suc-
comber au croup, le second guérir d'une angine
couenneuse de moyenne gravité, et le troisième
avoir une conjonctivite diphtéritique double très
grave, ayant donné lieu, d'un côté, à une perforation centrale considérable, avec issue du cristallin
et atrophie du globe, et, de l'autre, à une petite
perforation avec hernie légère de l'iris et conservation de l'organe. Pour moi, je crois à l'existence
d'une conjonctivite croupale, comme seule manifestation de la diphtérie. Mais je tiens à ajouter
que les opinions sont très partagées à ce sujet, et
que d'autres auteurs soutiennent que c'est une
affection locale pouvant survenir en dehors de toute
infection diphtéritique, pourvu qu'elle trouve un
terrain favorable à son développement.

Cette conjonctivite contagieuse est fréquente en
Allemagne et dans les climats froids et humides.
On l'observe chez les jeunes enfants de trois à
douze ans. Elle est tout à fait exceptionnelle chez
les nouveau-nés et les adultes.

Traitement. — L'ophtalmie diphtéritique est
très complexe dans ses modalités ; il est parfois
difficile au clinicien de s'y reconnaître. On trouve
là les mêmes variétés de formes, les mêmes difficultés de diagnostic que dans la *diphtérie qui*
frappe le pharynx, le larynx ou la trachée. Aussi
voit-on préconiser à chaque instant des médications
nouvelles, qui réussissent un jour pour échouer le
lendemain. Selon moi, on ne doit pas hésiter, dès
le début, à faire le plus souvent possible, toutes les

heures, *jour et nuit*, des injections antiseptiques sous les paupières, dans les culs-de-sac; le massage des conjonctives retournées avec de la poudre d'iodoforme tamisé impalpable; des cautérisations avec le jus de citron ou une solution au nitrate d'argent à $\frac{2}{100}$; maintenir en permanence, dans certains cas, des compresses glacées, et ne pas interrompre ce traitement quelles que soient les complications cornéennes; à ce prix seulement, on arrivera quelquefois à conserver un œil atteint de conjonctivite diphtéritique. J'ai dit plus haut ce qu'il fallait faire contre la conjonctivite pseudomembraneuse. Quant à la conjonctivite purulente compliquée de fausses membranes, diphtéroïde, en un mot, elle réclame le même traitement que la conjonctivite purulente. Bien entendu que dans tous les cas on devra surveiller l'état général, et relever par tous les moyens les forces du malade.

Conjonctivites granuleuses.

La conjonctivite granuleuse est caractérisée par la présence de petites saillies grisâtres, demi-transparentes, représentant les papilles hypertrophiées, situées à la surface et dans l'épaisseur de la muqueuse, saillies qui ont reçu le nom de granulations. On divise les granulations en trois sortes, suivant leur nature et leur gravité:

1° Les **granulations papillaires**, ou hypertrophie simple des papilles conjonctivales qui siègent de préférence à la paupière inférieure et forment des saillies qui sont séparées par des sillons. A leur niveau, la conjonctive paraît hypertrophiée et sécrète un liquide assez épais qui agglutine les paupières pendant le sommeil. Il est rare que ces granulations s'accompagnent de kératite ou de *pannus* léger; cependant le frottement des parties malades, surtout si le bord ciliaire est pris, peut produire du dépoli et de l'injection kératique.

Le *pronostic* de ces granulations papillaires est toujours bénin, mais réclame un *traitement* sérieux et prolongé : cautérisations légères des paupières renversées avec des solutions de nitrate d'argent, de sulfate de cuivre, de sous-acétate de plomb, etc.; lotions fréquentes avec des solutions antiseptiques chaudes.

2° Les **granulations vésiculaires**, qu'on appelle aussi *conjonctivite folliculaire*, me semblent être le deuxième stade de la conjonctivite granuleuse. Plus sérieuses que les premières, elles se trouvent dans les culs-de-sacs conjonctivaux et forment de petites élevures atteignant un millimètre de diamètre. On les observe surtout à la face interne de la paupière inférieure, mais on les trouve aussi à la paupière supérieure, au niveau du cul-de-sac conjonctival.

Ces granulations affectent la forme aiguë ou chronique et donnent lieu tantôt à de l'hyperhémie conjonctivale avec injection périkératique et sécrétion séro-purulente très contagieuse, tantôt à des altérations limitées à la conjonctivite palpébrale, **et atteignant rarement la cornée. Elles ont pour**

cause fréquente la contagion ou une mauvaise
hygiène, et s'observent surtout dans les pensions
et les casernes, chez les gens pauvres entassés dans
des logements insalubres.

Traitement. — Avant tout, faire cesser la cause
qui les a produites, prévenir la contagion, dissé-
miner les individus qui peuvent en être atteints.

Soigner avec les moyens ordinaires la conjonctivite catarrhale qui les accompagne fréquemment,
ou recourir aux cautérisations légères que j'ai
indiquées pour les granulations de la première
catégorie.

3° Granulations vraies. — Trachome.

Ces granulations, qui seules méritent véritablement ce nom, sont formées par des élevures recouvertes d'une couche épithéliale. Ces élevures sont
constituées par un amas de cellules rondes et de
noyaux très serrés, qui forment des groupes séparés les uns des autres par des amas de tissu conjonctif. Des vaisseaux sanguins pénètrent dans
l'épaisseur de la granulation. Il y a quelques années, Stattler a trouvé dans le muco-pus sécrété
par la muqueuse, et dans la muqueuse elle-même,
un micrococcus pathogène auquel la maladie doit
ses caractères virulents et contagieux.

Étiologie. — Suivant les pays, les granulations
s'observent plus spécialement chez les adultes ou
chez les enfants, mais elles sont moins fréquentes
chez les vieillards. Certains climats très chauds

(Algérie, Égypte), où règnent des vents brûlants chargés de poussières sablonneuses, qui occasionnent de violentes démangeaisons des yeux ; certains climats humides (Belgique, etc.) ; une mauvaise hygiène, la malpropreté, l'encombrement, la misère, sont autant de causes qui indiquent que les granulations sont plus fréquentes dans les classes pauvres. Bien qu'on ne puisse nier l'influence

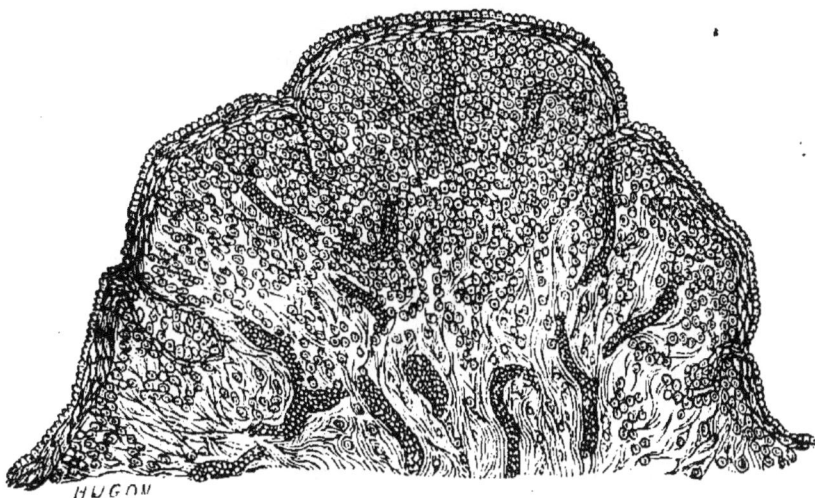

Fig. 57. — Coupe microscopique d'une granulation, d'après Sœmisch.

des diathèses sur les granulations, c'est plutôt la contagion qu'il faut incriminer. Aussi sont-elles fréquentes dans les écoles, dans les prisons, et surtout dans les armées.

Symptômes. — Quand elles sont récentes, les granulations peuvent être comparées à du frai de grenouille, ou à des grains de tapioca cuit qui s'étendent sur la conjonctive palpébrale, progressivement depuis les tarses jusqu'aux culs-de-sacs, et peuvent dans certains cas envahir la muqueuse oculaire et la cornée. Les granulations vraies peuvent, au début, déterminer une conjonctivite granuleuse aiguë, quelquefois assez intense pour être comparée à une conjonctivite purulente. Mais le plus souvent elles débutent silencieusement sous une forme chronique, et se révèlent par des poussées aiguës intermittentes. On remarque d'abord un ptosis léger, causé par la pesanteur des paupières; la sécrétion muco-purulente est peu abondante, les cils sont agglutinés le matin. Bientôt apparaissent la cuisson, la photophobie, la sensation de corps étrangers et une démangeaison fatigante qui pousse le malade à se frotter continuellement les yeux, habitude qui contribue à augmenter le mal, à favoriser les poussées aiguës, à faire naître ou à entretenir les complications cornéennes, telles que les ulcérations ou le *pannus*. Dans certains cas, les altérations cornéennes se produisent presque dès le début, et ont une gravité extrême, car elles donnent lieu à des ulcères étendus, quelquefois suivis de perforation. Plus les paupières sont rétrécies, plus les altérations sont tenaces et sérieuses. Quelquefois, au contraire, si les paupières sont lâches, les accidents douloureux sont peu marqués, et des amas considérables de granulations passent inaperçues pendant des années entières.

Complications. — Ces complications ont lieu le plus souvent du côté de la cornée, et nous les étudierons plus tard. Je veux seulement les rappeler ici. Ce sont : les *pannus tenuis* ou *crassus*, les *ulcères* ou les *abcès* de la cornée. Lorsque ces accidents guérissent, ils entraînent, le plus souvent, la présence de leucômes étendus contre lesquels on a employé une foule de traitements.

Marche et terminaison. — Comme nous l'avons vu, la conjonctivite granuleuse est aiguë ou chronique, tout en affectionnant plus particulièrement cette dernière forme, bien que les granulations ne suivent pas la même marche dans leur développement. On peut, sur la même paupière, trouver des granulations florissantes et d'autres ayant déjà subi la régression cicatricielle. Il est rare que cette maladie guérisse spontanément, à moins d'excellentes conditions hygiéniques ou de changement de climat. Avec un traitement convenablement dirigé et longtemps poursuivi, la maladie peut disparaître sans laisser de traces, mais dans la plupart des cas, il restera des cicatrices. Si la cornée est fortement atteinte, elle conservera des opacités rebelles, et si la maladie a duré longtemps, le ptosis qui en est le résultat sera très longtemps avant de disparaître. Il faut signaler encore dans les cas les plus graves des staphylômes complets de la cornée, la sclérose de cette membrane, des déformations du tarse, le renversement des bords palpébraux, l'oblitération des points lacrymaux, etc.

Le *pronostic* est variable suivant l'état social du malade, sa constitution, le climat qu'il habite, et le temps écoulé depuis le début de la maladie jus-

qu'au moment où un traitement convenable est
institué. Mais d'une manière générale, c'est une
affection sérieuse, grave même, à cause des désordres qu'elle peut produire. Cependant, prise à
temps et combattue avec énergie, elle peut guérir
complètement sans produire de ravages.

Traitement. — Il est général et local. En premier
lieu, il faut éloigner toutes causes d'irritation de
l'organe, telles que : poussière, grande lumière,
chaleur exagérée. Une hygiène rigoureuse sera
prescrite et le changement de climat au besoin, ou
celui de la profession si elle peut être incriminée.
Les toniques et les reconstituants compléteront le
traitement général. *Localement* il faut agir énergiquement, mais avec prudence, et modifier l'intervention suivant qu'on a affaire à des granulations
à l'état aigu ou à l'état chronique. Ne pas oublier
surtout qu'il ne s'agit pas de détruire les granulations, ce qui amènerait des rétractions cicatricielles,
mais provoquer leur résorption par une inflammation suffisante, qu'on se tiendra tout prêt à modérer si elle venait à dépasser le but qu'on se propose. C'est aux caustiques qu'il faut avoir recours.
On choisira de préférence le nitrate d'argent, le
sulfate de cuivre, ou le sous-acétate de plomb,
qu'on emploiera presque toujours en solution con-
centrée, en ayant soin de laver ensuite à grande
eau pour enlever l'excès du caustique après la cautérisation.

Si la sécrétion muco-purulente est très abondante, on emploiera le nitrate d'argent au 50e; si

elle est presque nulle, c'est au sous-acétate de
plomb liquide, additionné de son poids d'eau distillée, qu'il faudra donner la préférence. Le glycéré
de cuivre donne aussi de remarquables résultats.
Je l'emploie au 10ᵉ (glycérine 9 grammes, et sulfate
de cuivre 1 gramme). Les attouchements seront
faits exclusivement sur les parties malades, après
avoir renversé les paupières, avec un petit pinceau
en blaireau, qui, trempé ensuite à plusieurs reprises dans un vase d'eau pure, servira à enlever
l'excédent du mélange.

Lorsque les granulations ont envahi presque
toute la muqueuse, elles sont très tenaces et réclament autant de persévérance que d'habileté de la
part de l'opérateur. J'ai employé quelquefois un
procédé qui m'a donné de très bons résultats et
qui me paraît devoir rendre de véritables services.
Il consiste à retourner les paupières et à faire, avec
le faisceau d'aiguille qui sert au tatouage de la
cornée, une multitude de piqûres dans les granulations, dont le contenu se vide en partie et qui
diminuent rapidement. Ces piqûres seront faites de
nouveau à quelques jours d'intervalle, si cela est
nécessaire, et pendant le reste du temps on conti-
nuera les applications astringentes ou caustiques
avec des solutions moins concentrées.

Dans les granulations chroniques anciennes à
forme grave, compliquées de lésions cornéennes, la
conjonctive est considérablement épaissie, les paupières sont infiltrées, hypertrophiées ; de gros vaisseaux rampent jusqu'à la cornée, constituent bien-

tôt un *pannus tenuis* au début, puis *crassus* lorsque les altérations ont envahi la plus grande partie du tissu cornéen, en formant une véritable membrane qui fait corps avec la cornée et la recouvre entièrement. Si les granulations sont sèches, on emploiera des compresses d'eau chaude à 40 ou 45 degrés ou des infusions de feuilles de belladone, ou le *traitement jéquiritique*, qui se fait avec une infusion à 2 pour 100 de grains décortiqués et concassés, ayant macéré à froid pendant vingt-quatre heures dans de l'eau pure filtrée. Avec un pinceau trempé dans cette macération, on badigeonne trois fois par jour et plusieurs jours de suite la muqueuse malade, après avoir retourné les paupières. On cesse ces lavages dès que l'ophtalmie jéquiritique est bien établie. Elle est caractérisée par un gonflement considérable des paupières avec production de fausses membranes et d'écoulement muco-purulent considérable. Ces phénomènes s'accompagnent de douleurs plus ou moins fortes, quelquefois d'un œdème étendu de la face et du cou. La durée de cette inflammation atteint dix à douze jours. Elle est rarement dangereuse pour la cornée, lutte très avantageusement contre les *pannus*, et amène une modification très heureuse des granulations lorsqu'elle ne les guérit pas complètement.

On a beaucoup vanté l'excision des granulations ; c'est un procédé dangereux, qu'il faudra réserver pour certains cas bien déterminés où les granulations sont isolées, proéminentes, et où l'on n'aura pas à redouter de cicatrices déformantes.

Les complications cornéennes demandent la continuation du traitement contre les granulations; nous en parlerons à l'article *Pannus de la cornée*. Mais je tiens à rappeler ici qu'il est indispensable de surveiller l'action des paupières sur le globe, et cela, dès le début de tout traitement. Lorsqu'elles sont trop étroites (blépharophimosis), le globe se trouve bridé par elles; il est absolument nécessaire d'élargir la fente palpébrale par l'opération de la cantoplastie. On devra faire disparaître de même le trichiasis et l'entropion qui entretiennent les *pannus* et les ulcérations de la cornée.

En résumé, on devra s'appliquer, par un traitement spécial bien approprié, à faire disparaître les causes de l'ophtalmie granuleuse, à remédier aux complications qui entretiennent la maladie, puis, enfin, on devra s'attaquer aux granulations elles-mêmes.

Ophtalmie militaire, d'Égypte, de Belgique, etc.

Cette ophtalmie, essentiellement spécifique et contagieuse, est caractérisée par des granulations conjonctivales vraies. Elle a reçu divers autres noms : ophtalmie purulente des adultes, ophtalmie contagieuse des armées, etc. L'encombrement, une hygiène mauvaise, les vents du sud chargés de poussières de sable, sont les causes prédisposantes, qui, jointes à la contagion médiate ou immédiate, provoquent ces redoutables épidémies fréquentes en Belgique, en Égypte, en Algérie, etc.

Je n'insiste pas sur cette affection, que l'hygiène des troupes a rendue bien moins fréquente; son traitement est le même que celui des conjonctivites purulentes et granuleuses. L'isolement des premiers malades devra être absolu; on devra procéder à la désinfection à l'étuve des vêtements ou objets leur ayant servi. Il en sera de même pour les locaux contaminés. Enfin, on ne devra rien négliger pour arrêter les progrès du mal, dont les ravages sont très rapides et souvent irrémédiables.

Dégénérescence amyloïde de la conjonctive.

On ne possède qu'un petit nombre d'observations de cette affection, connue depuis peu de temps.

Les principaux symptômes observés sont les suivants : hypertrophie partielle ou complète du tissu conjonctival, qui peut être limitée au repli semi-lunaire, aux culs-de-sacs, sans intéresser la conjonctivite bulbaire. La conjonctive présente une coloration jaune d'un aspect gélatineux, et porte des grains diaphanes plus volumineux que les granulations ordinaires, accompagnés d'épaississement des cartilages tarses. Le reste de la conjonctive semble intact. Cette affection, qui paraît locale, peut être primitive d'après certains auteurs ou succéder aux granulations vraies.

Son *traitement* consiste dans l'ablation des parties hypertrophiées.

Catarrhe printanier.

Il ne faut pas confondre la dégénérescence amyloïde avec une variété rare de conjonctivite, qui a été désignée sous le nom de *catarrhe printanier* ou *conjonctivite printanière*, et qui est caractérisée par un bourrelet gélatineux au voisinage de la cornée, plus développé dans l'espace de la fente palpébrale. Ce bourrelet, dans certains cas, envahit le bord supérieur et inférieur de la cornée. Lorsqu'on retourne les paupières, on trouve la muqueuse pâle, laiteuse, et, dans la région du tarse, des hypertrophies papillaires.

Cette affection est rare en France, mais fréquente en Allemagne ; on l'observe surtout chez les enfants de six à douze ans. Elle récidive souvent au printemps pour disparaître presque entièrement à l'automne suivant. Les malades n'accusent pas de douleurs, mais une photophobie tenace, qui force d'interrompre les études, et cela pendant plusieurs années de suite. On observe en même temps une conjonctivite catarrhale subaiguë, sans complications cornéennes.

La maladie finit par guérir au bout d'un temps variable et nécessite surtout le traitement de l'état général : changement de climat, arsénicaux, ferrugineux, etc. Localement, il faut s'abstenir de traitement irritant, prescrire la poudre de calomel ou d'iodoforme en insufflations, et des lotions chaudes.

Conjonctivites dans les fièvres éruptives.

Les fièvres éruptives provoquent assez fréquemment des inflammations de la conjonctive dues à l'éruption spéciale qui caractérise chacune de ces affections.

Ainsi la *scarlatine* peut déterminer une éruption légère, ou des accidents graves du côté de la cornée.

La *rougeole* donne lieu à une ophtalmie catarrhale assez intense qui précède ou suit l'éruption cutanée. Dans certains cas exceptionnels, cette conjonctivite se complique d'ulcérations cornéennes qui peuvent amener la perte de l'œil.

La *variole* oculaire est constituée par des pustules qui se développent soit sur le bord libre des paupières, soit au niveau du limbe cornéen. Cette éruption apparaît avec celle de la face, et peut, comme celle de la rougeole, déterminer des accidents redoutables par perforation. La conjonctivite *érysipélateuse* est plus fréquente, car elle accompagne souvent l'érysipèle de la face à forme grave. On remarque alors de l'injection de la conjonctive, du chémosis et même des phlyctènes.

Inutile d'insister sur le *traitement*, qui rentre dans celui que nous avons décrit en parlant de chacune de ces affections. Je mentionne aussi pour mémoire l'*eczéma*, le *pityriasis*, le *psoriasis*, le *pemphigus* et l'*herpès de la conjonctive*.

Xérosis et Xérophtalmie.

Le **xérosis** est caractérisé par un état de sécheresse particulier de la conjonctive, résultat de l'atrophie de la muqueuse et de ses éléments excréteurs. Cette altération peut être partielle ou générale. Le xérosis partiel ou *glabra* n'atteint qu'une partie de la muqueuse, sur laquelle il produit des taches blanchâtres analogues à celles du psoriasis. Le xérosis total ou *squammosa*, qui est assez rare, rend la conjonctive tout entière sèche, pâle, rude, dépolie, et couverte de petites écailles épithéliales. La muqueuse perd sa souplesse ; des adhérences s'établissent peu à peu entre les surfaces opposées avec rétrécissement progressif des culs-de-sac amenant un véritable symblépharon. La cornée est envahie à son tour, devient opaque, atrophiée et rétrécie dans tous ses diamètres. L'œil est sec, bien que la sécrétion lacrymale persiste, mais les points lacrymaux se rétrécissent et s'oblitèrent. Les malades se plaignent d'une sensation très désagréable de sécheresse de l'œil. Si la maladie continue sa marche, les tarses sont atteints ; les paupières sont incurvées, ratatinées ; l'ouverture palpébrale devient de plus en plus étroite, et, finalement, l'œil est presque complètement fermé. A ce moment, la vue est complètement abolie.

Étiologie. — Les causes du xérosis sont les ophtalmies suivies de dégénérescences atrophiques : granulations, diphtérie, brûlures étendues amenant des adhérences vicieuses, ou l'irritation prolongée produite par un trichiasis, un entropion. Le psoriasis et le pemphigus peuvent déterminer une inflammation de la conjonctive, qui se termine par un xérosis généralisé.

Traitement. — Tous les traitements mis en usage ont été sans résultat. Chercher surtout à éloigner les causes du mal et à ramener, par des fomentations ou des bains, l'humidité des conjonctives.

Ptérygion.

Le **ptérygion** ou **onglet**, qui occupe d'ordinaire les portions de conjonctive qui ne sont pas recouvertes par les paupières, est un épaississement d'une partie de la conjonctive, en forme de triangle, dont le sommet empiète plus ou moins sur le tissu cornéen, et dont la base se confond à la circonférence du globe avec la conjonctive du bulbe et du cul-de-sac. Le ptérygion est très fréquent à la partie interne; si l'œil en a deux, celui qui est en dedans est toujours plus accentué. Les deux yeux peuvent être atteints simultanément. Le ptérygion est mobile sur la sclérotique et peut être facilement soulevé et séparé. Ses adhérences avec la cornée et la sclérotique n'occupent pas toute sa largeur. Il peut rester stationnaire ou suivre une marche continuellement progressive. Il ne disparaît jamais spontanément. Les troubles fonctionnels sont insignifiants tant que l'ouverture pupillaire n'est pas envahie. On a cependant noté de la gêne

des mouvements oculaires lorsque le ptérygion est
volumineux ou double.

Étiologie. — Plusieurs causes ont été mises en
avant. Les corps étrangers, les poussières irritantes, de petites ulcères des bords de la cornée,
les traumatismes de la conjonctive ou de la cornée,
pourraient lui donner naissance, ainsi que le séjour
dans les pays très chauds.

Marche. — Elle est ordinairement très lente,
mais susceptible de prendre un développement
rapide sous l'influence de certaines irritations ou
de traumatismes.

Traitement. — Le traitement médical, quel qu'il
soit, ne donne aucun bon résultat. Si le ptérygion
est peu volumineux et n'empiète pas sur la cornée,
il ne faut pas intervenir. Dans le cas contraire, il
faut chercher à empêcher que le ptérygion n'avance
jusqu'au bord pupillaire. De nombreuses opérations
ont été proposées. Les *scarifications* sont inutiles
et nuisibles. La *ligature* simple ou double est abandonnée. L'*excision* simple est fréquemment suivie
de récidive et parfois d'accidents graves, même si
on a la précaution de suturer la plaie par glissement des deux bords conjonctivaux. La *cautérisation* au fer rouge .ou au galvano-cautère ne met
pas à l'abri des complications cornéennes qui se
produisent quelquefois à la suite d'une simple opération de ce genre, malgré toutes les précautions
antiseptiques, ce qui viendrait à l'appui de la
théorie de Poncet (de Cluny), qui a signalé la présence de vibrions sous la conjonctive, au niveau

du limbe scléro-cornéen. Desmarres a imaginé la *transplantation* du ptérygion, qui consiste à le disséquer de son sommet vers sa base et à fixer le sommet dans une plaie faite à la conjonctive, au dessous de la cornée. Maurel a modifié ce procédé et fait passer le ptérygion sous un petit pont conjonctival avant de le fixer. D'autres le dissèquent jusqu'à la caroncule, suturant les bords de la cornée par glissement, et abandonnant le ptérygion vers la caroncule après l'avoir enserré dans une ligature pour provoquer son atrophie.

Épanchements sous-conjonctivaux.

Ecchymoses. — Les ecchymoses sous-conjonctivales se présentent sous la forme d'un anneau rouge, qui donne à l'œil un aspect particulier. Tantôt des causes légères peuvent leur donner naissance. Traumatismes directs sur l'œil, quinte de toux, accès d'asthme ou de coqueluche, qui occasionnent une rupture de quelque vaisseau sous-conjonctival : tantôt elles sont un symptôme d'affections graves, telles que fracture de la base du crâne ou de l'orbite, athérome artériel, affection cardiaque, hémophilie, dyménorrhée, etc. Elles n'ont par elles-mêmes aucune importance, et le malade, qui n'en éprouve aucune douleur, accuse simplement un peu de gêne.

Traitement. — La résorption de ces épanchements est lente, exige parfois plusieurs semaines. Les lotions froides, une légère compression du

globe, seront utiles. Dans certains cas où l'épanchement est trop volumineux, on fera quelques
mouchetures, et, par des pressions légères, on
fera évacuer une notable quantité du sang, puis
on appliquera un bandeau compressif.

Le **chémosis** est l'infiltration du tissu cellulaire
sous-conjonctival ; il résulte soit de l'état général
(anémie, chlorose, albuminurie), soit, le plus souvent, d'une cause inflammatoire venant des membranes internes de l'œil ou des parties voisines :
chalazion, érysipèle, phlegmon de l'orbite, méningite, iritis, irido-choroïdite, etc., traumatismes ou opérations pratiquées sur le globe oculaire, etc.

Le chémosis apparaît sous la forme d'un soulèvement transparent péricornéen, qui peut être partiel ou entourer toute la cornée, et même la recouvrir totalement.

Le *traitement* sera absolument surbordonné à
sa cause ; s'il est trop volumineux, il sera excisé,
scarifié ou moucheté. L'usage des réfrigérents et de
la compression sera toujours utile. Après les opérations pratiquées sur le globe de l'œil, le chémosis sera toujours l'indice de quelque infection de
la plaie ou de complications du côté des membranes
profondes.

Les **abcès conjonctivaux** sont rares et ne se développent que chez les enfants scrofuleux et dé-
biles.

L'**émiphysème sous-conjonctival** coexiste le plus
souvent avec celui des paupières ou celui de l'or-

bite. Il indique une fracture des sinus frontaux et ethmoïdaux, ou la communication du canal nasal avec le tissu sous-conjonctival.

Il suffit d'une compression bien faite pour le faire disparaître et prévenir son retour.

Lésions diverses de la conjonctive.

Traumatismes, blessures et corps étrangers. — La conjonctive peut être blessée par une foule d'instruments piquants ou tranchants, par des corps plus volumineux, éclats de bois, de pierre, etc. Les corps vulnérants peuvent même s'y fixer, et, par leur présence, entraîner de sérieuses complications ; aussi, le premier soin doit être d'examiner très attentivement la conjonctive et les culs-de-sac, pour se rendre bien compte de la lésion et extraire tous les corps étrangers dont on pourrait constater la présence ; on s'aidera, au besoin, d'un collyre à la cocaïne. Quelquefois le corps étranger se loge dans le cul-de-sac supérieur, et malgré le renversement de la paupière, on ne parvient ni à le voir ni à l'atteindre. Dans ce cas, il faut se servir d'un blépharostat élévateur ou d'un écarteur à manche pour soulever le tarse et faire des injections avec une seringue ou une poire en caoutchouc, jusqu'à ce qu'on ait la certitude qu'il ne reste aucune parcelle de corps étranger. On fera ensuite des irrigations antiseptiques fréquentes, et l'on préviendra ou combattra l'inflammation par des lotions froides et des instillations d'un collyre astringent.

Les traumatismes, qui n'atteignent pas les parties plus profondes, sont légers ; mais, si la déchirure de la conjonctive était large, il faudrait en pratiquer la suture.

Brûlures. — Les brûlures sont beaucoup plus sérieuses, surtout si elles sont étendues, car il arrive fréquemment qu'elles se compliquent d'accidents de la cornée, et qu'elles se terminent par des adhérences qui gênent considérablement les mouvements du globe.

Le traitement doit consister dans l'enlèvement rapide du corps qui a produit la brûlure, au moyen de l'huile ou de solutions sucrées, s'il s'agit de la chaux, et d'une solution de carbonate de potasse, s'il s'agit d'un acide. On se servira, comme dans le cas précédent, d'un blépharostat élévateur qui permettra de chasser des culs-de-sac la moindre parcelle du corps ou du liquide corrosif. Le premier pansement sera fait avec le plus grand soin, pour éviter des incrustations indélébiles. On utilisera ensuite les compresses glacées, et on surveillera la cicatrisation pour parer aux adhérences vicieuses.

Les **lésions syphilitiques** de la conjonctive ne sont pas rares. Les chancres s'y voient dans le cul-de-sac inférieur, près du bord de la cornée. J'en ai observé un dans l'angle interne de l'œil, entre la caroncule et le point lacrymal. Ces chancres s'accompagnent de tuméfaction des ganglions cervicaux du même côté.

Les **éruptions secondaires** y sont rares. Les

gommes qu'on y observe siègent de préférence sur la conjonctive bulbaire. En général, le traitement spécifique produit d'excellents résultats.

Tumeurs de la conjonctive.

On divise les tumeurs de la conjonctive en bénignes et malignes. Elles sont très nombreuses, et nous allons les passer en revue, car, le diagnostic établi, il faut se comporter suivant la classe à laquelle la tumeur appartient.

Le **pinguicula** est une petite tumeur jaunâtre développée dans le tissu cellulaire sous-conjonctival, particulièrement dans la région qui est la plus exposée à l'air, bord interne ou externe de la cornée, suivant la direction des muscles droits. Cette petite tumeur, qu'on observe plus fréquemment chez les personnes exposées à des poussières irritantes, résulte d'une condensation du tissu cellulaire, avec épaisissement de la couche épithéliale. Elle n'occasionne aucun trouble fonctionnel appréciable et ne doit être excisée que si elle devient trop apparente.

Les **végétations**, les **verrues**, les **petits polypes**, siègent de préférence dans la partie interne de la conjonctive bulbaire, près du repli semi-lunaire ou de la caroncule ; leur *traitement* consiste uniquement dans l'excision avec cautérisation de leur point d'implantation, pour éviter des récidives fréquentes. Elles n'ont aucune gravité.

Les **lipômes** sont très rares et siègent au côté

supéro-externe de la conjonctive. Ils ressemblent à
une expansion du tissu graisseux de l'orbite et ne
doivent être enlevés que lorsqu'ils gênent la vision
ou le jeu des paupières.

Les **kystes** se présentent sous la forme d'une
tumeur arrondie, transparente, dont le siège est
variable, tantôt le cul-de-sac inférieur, tantôt le
bord cornéen. Ils sont assez rares, d'un diagnostic
facile ; leur traitement se réduit à les exciser et
à cautériser leur petite cavité. Il en sera de même
des kystes dermoïdes, mais leur extirpation réclame un examen attentif des parties et un surcroît
de précautions pour éviter de perforer la sclérotique et le globe oculaire.

Les **cysticerques** de la conjonctive se présentent
sous la forme d'une petite tumeur arrondie. À son
centre, on aperçoit un point blanc-jaunâtre correspondant à la tête de l'animal. La **filaire** de Médine
n'est observée dans l'œil que sous les tropiques.
On doit procéder à l'énucléation des petits kystes,
qui contiennent l'un ou l'autre de ces entozoaires,
pour éviter les douleurs et les inflammations que
provoque leur présence.

Les **tumeurs érectiles** sont des propagations de
tumeurs de même nature de la paupière et justiciables de l'excision, si cela est possible, du galvano-cautère, de l'électrolyse ou de l'électropunc-
ture.

Le **cancroïde** de la conjonctive n'est souvent que
la propagation d'un épithélioma palpébral; on l'a
vu cependant se développer uniquement sur la con-

jonctive oculaire ; il ressemble à une pustule au
début, mais bientôt devient rouge, bosselé, s'ulcère, envahit le globe et les tissus voisins. Si on se
décide à intervenir, il faut enlever largement autour du mal, sacrifier l'œil au besoin, sous peine
de récidive rapide.

Le **mélano-sarcôme** est encore plus grave et récidive presque fatalement. Les taches pigmentaires
de la conjonctive peuvent lui donner naissance.
On a signalé aussi plusieurs variétés de cancers de
la conjonctive.

Encanthis.

On désigne sous ce nom les affections de la caroncule lacrymale ou du pli semi-lunaire. On les
divise en bénignes et malignes. Elles rentrent dans
les maladies de la conjonctive que nous avons passées en revue. Leurs *symptômes* sont la difformité,
le larmoiement, conséquence de la déviation des
points lacrymaux. Leur *traitement* varie selon leur
nature. Il sera le même que celui des tumeurs de
la conjonctive. Si l'inflammation est intense, on
prescrira les antiphlogistiques, les bains, les cataplasmes. S'il se forme une collection purulente,
elle sera ouverte immédiatement. On fera de même
l'enlèvement des productions calcaires qu'on y
observe quelquefois.

Difformités de la conjonctive.

Je dirai quelques mots seulement des difformités congénitales. Les difformités acquises ont été décrites avec les affections palpébrales. On a observé des taches pigmentaires, des paupières supplémentaires et le ptérygion congénital. Les taches pigmentaires seront respectées ou largement enlevées. Dans les autres cas, on se conduira suivant les exigences du mal ou la coquetterie du malade. Il faut opérer le ptérygion dès qu'il progresse sur la cornée et menace d'atteindre le cercle pupillaire.

CHAPITRE VII

MALADIES DE LA CORNÉE

Les limites d'un manuel ne permettant pas de s'étendre sur les données anatomiques et anatomo-pathologiques, je renvoie pour ces questions aux traités d'anatomie et d'histologie. Avant d'aborder l'étude de la maladie de la cornée, voici quelques indications sur le mode d'exploration de cette membrane transparente.

Éclairage oblique. — Il est impossible d'examiner d'une manière complète la cornée sans faire usage de l'éclairage oblique, auquel on procèdera suivant les indications que j'ai données au chapitre de l'exploration de l'œil en général. Cette exploration devra être faite avec soin, dès le premier jour où le malade viendra consulter. Si c'est un enfant, on n'hésitera pas à le faire maintenir convenablement, et, au besoin, à faire usage de deux petits écarteurs à manche qui seront confiés à un aide, pendant qu'avec la loupe on fera l'exploration de toute la surface cornéenne.

La cornée explorée, il faut examiner les parties

plus profondes : chambre antérieure, iris, cristalloïde antérieure, cristallin, cristalloïde postérieure, et premières couches du vitreum, si la dilatation de la pupille le permet. On aura soin, pour y parvenir, de rapprocher peu à peu la lentille du globe pour que son foyer se trouve sur les parties qu'on désire explorer. Par un examen attentif et méthodique, on apercevra les moindres altérations de transparence ou de texture, les traces des plus légers traumatismes ayant intéressé seulement l'épithélium cornéen, puis, plus profondément, l'état des membranes internes que j'ai citées plus haut.

Traumatismes de la cornée.

Les **contusions** de la cornée ont lieu tantôt l'œil ouvert, tantôt les paupières fermées, par choc direct ou indirect. Selon son intensité, une contusion détermine une simple douleur qui disparaît sans laisser de trace, une inflammation qui se termine par une légère opacité temporaire, ou une véritable plaie qui peut entraîner des complications plus ou moins sérieuses et provoquer un ulcère grave dont la terminaison est trop souvent une perforation de la cornée.

Dans certains cas, de violentes contusions ont produit des ruptures complètes de la cornée.

Le *traitement* est basé sur les lésions observées. Dans les cas légers : lotions froides et antiseptiques fréquentes et bandeau occlusif, qui bientôt seront remplacées par des lotions chaudes. Dans les cas graves : compresses chaudes et irrigations fréquentes, myotiques et mydriatiques. S'il y a rupture de la cornée avec hernie et enclavement de l'iris, il faudra exciser les portions de l'iris herniées, libérer cette membrane de tout enclavement et pratiquer la suture cornéenne.

Les **plaies** de la cornée sont pénétrantes ou non pénétrantes. Une foule d'instruments peuvent en être la cause. Les premières sont peu graves si l'instrument qui les produit est très propre, si l'œil à ce moment n'est le siège d'aucune inflammation. Car, sans cela, la moindre érosion cornéenne peut être contaminée et devenir un ulcère infectant. C'est bien à cette contamination d'une plaie simple par un agent extérieur qu'il faut, selon moi, attribuer la gravité de la kératite des moissonneurs, qui se complique si fréquemment d'hypopyon. Les barbes de l'épi de blé produisent une érosion cornéenne qui ne tarde pas à être infectée, soit par les poussières de toutes sortes qui voltigent autour du moissonneur, soit par la sécrétion mucopurulente d'une affection chronique des paupières, de la conjonctive ou des conduits lacrymaux, dont les moissonneurs sont très souvent atteints. Nous y reviendrons en parlant des kératites suppurées.

Les plaies pénétrantes de la cornée sont simples ou compliquées ; dans le premier cas, il y a perte plus ou moins complète de l'humeur aqueuse, diminution de la chambre antérieure pendant quelques heures. Si rien autre ne se produit, la plaie

se réunit par première intention, et cette perforation bien souvent s'accompagne de moins de douleur et de photophobie qu'une simple érosion épithéliale.

Dans le second cas, outre la perforation de la
cornée, on est en présence d'une lésion de l'iris,
du cristallin, ou de la chambre postérieure de
l'œil, quelquefois même de toutes réunies. Mais
ces complications, quelque graves qu'elles soient,
peuvent encore se terminer favorablement au
point de vue de la conservation de l'organe et
d'une partie même de sa fonction si l'instrument
vulnérant était exempt d'impureté, si un traitement rationnel a été appliqué dès le début. Au
contraire, le traitement est-il tardif ou la plaie
contaminée, l'œil court les plus grands dangers et
rien n'arrêtera la marche de l'ophtalmite.

On observe encore des plaies cornéennes plus
graves à cause de la largeur et de la profondeur
des lésions qui les accompagnent. Inutile d'insister,
puisque par la plaie béante presque tout le contenu de l'œil s'échappe, et que la perte de l'organe
est complète dès le début.

Traitement. — Dans toute plaie cornéenne simple ou compliquée, il faut avant tout chercher à
obtenir une réunion par première intention, la
moindre suppuration pouvant entraîner des désordres irrémédiables par propagation aux membranes profondes. Après avoir placé l'écarteur, le
malade étant dans une position convenable, on
fera un nettoyage complet de la cornée, des culs-

de-sacs, et un lavage de la chambre antérieure si la plaie est large et pénétrante. Cette irrigation de toute la partie antérieure de l'œil sera suivie immédiatement de l'occlusion des paupières et de l'application d'un bandeau légèrement compressif. Ce pansement sera renouvelé six heures après, si cela est possible, ou douze heures au plus tard. En enlevant l'ouate antiseptique qui recouvre les paupières, on verra s'il y a trace de suppuration, auquel cas la même irrigation devrait être recommencée, ainsi qu'une insufflation de poudre d'iodoforme tamisé impalpable. Si l'ouate est retirée parfaitement pure, on se gardera d'ouvrir l'œil, le bord des paupières sera simplement lavé et l'ouate renouvelée. Le même traitement sera suivi pendant quatre ou cinq jours sans relâche, car ce temps est absolument nécessaire à la formation d'une cicatrice suffisamment résistante. Le bandeau sera maintenu dix à quinze jours.

Lorsque la plaie cornéenne est très large, il ne faut jamais hésiter à pratiquer la suture cornéenne, qui m'a toujours donné de remarquables résultats. Le point de suture est enlevé le quatrième ou cinquième jour.

Les **brûlures** de la cornée sont produites par des corps en ignition, des acides ou des bases. Le plus souvent, c'est par de la chaux vive, de la cendre de cigare, de l'eau bouillante ou de la poudre enflammée.

Les accidents résultant de l'action de la chaux vive sont particulièrement graves. La cornée devient trouble par suite d'une infiltration des molécules de chaux dans le tissu cornéen, il se fait un véritable tatouage à la chaux. L'ulcération produite par la brûlure finit par se cicatriser en emprisonnant les corpuscules calcaires, qui produisent des leucomes indélébiles.

Le *pronostic* des brûlures de la cornée est toujours très grave, car on ne peut prévoir les complications auxquelles elles donneront lieu : perte de la vision ou suppuration du globe par propagation de l'inflammation aux membranes profondes.

Traitement. — Il faut par tous les moyens possibles enlever le corps brûlant ou la substance caustique. Pour cela, écarter les paupières et laver à grande eau. Les lotions froides sont préférables. Elles seront acidulées si on a la certitude que c'est une base qui a lésé la cornée, et alcalines si c'est un acide. Si, malgré la continuation des applications froides, les accidents inflammatoires prenaient une marche inquiétante, il faudrait avoir recours à tous les moyens employés en pareil cas : lotions chaudes alternant avec les froides ; instillation d'atropine, dérivatif sur le tube intestinal. D'après les travaux du professeur Gosselin, on luttera avec avantage contre les accidents produits par la chaux par l'emploi d'irrigation d'eau sucrée. Il se formerait un sucrate de chaux soluble.

Corps étrangers de la cornée.

Les corps étrangers de la cornée sont de natures
très diverses et donnent lieu à des accidents en
rapport avec leur nature, leur forme, leur volume,
le degré de profondeur de leur implantation. On
remarque en général des paillettes de fer, des
éclats de pierre, de bois, des parcelles d'émeri, des
graines, des élytres d'insectes, etc. Le plus souvent leur présence détermine une irritation très
vive, qui va en augmentant et s'exaspère par le
mouvement des paupières. Cette irritation est
moins violente quand le corps étranger a pénétré
tout entier dans le tissu cornéen et ne fait pas
saillie au dehors. Dans ce cas, au bout de quelques jours et même de quelques heures, ils peuvent
passer inaperçus.

Les malades accusent du larmoiement, de la
douleur et de la photophobie. Ces accidents peuvent devenir plus sérieux si le corps n'est pas enlevé et amener une kératite, de l'iritis et même de
l'hypopyon. En général, les substances métalliques
ou inorganiques sont mieux tolérées et entraînent
des accidents moins graves que les matières organiques.

Comme il est quelquefois très difficile de voir ces
petits corps étrangers, surtout s'ils sont implantés
en face de l'orifice pupillaire, on devra examiner
l'œil avec la plus grande attention, en pleine lumière, et s'aider de l'éclairage oblique.

Traitement. — Depuis la découverte de la cocaïne, l'extraction des corps étrangers, qui est la
partie indispensable du traitement, est devenue
chose facile.

La pince à fixation sera employée pour maintenir le globe toutes les fois qu'on pourra craindre
des mouvements involontaires de la part du patient.

Cinq minutes environ après avoir instillé quelques gouttes d'un collyre à la cocaïne à 5 p. 100,
on mettra le malade en position convenable, la
tête renversée et appuyée sur le dos d'une chaise.
Les paupières seront écartées avec le pouce et
l'index de la main gauche, puis, avec une spatule
ou une aiguille, on enlèvera facilement le corps
étranger. Dans certains cas, cependant, cette petite opération devient très délicate et même compliquée : c'est lorsque le corps étranger a pénétré
profondément dans le tissu cornéen, soit obliquement, soit directement, pour faire même saillie
dans la chambre antérieure. Si le corps est seulement enclavé, on peut pénétrer derrière lui avec
une aiguille à cataracte, et le faire saillir en imprimant à l'aiguille un mouvement d'arrière en avant.
Mais si le corps a perforé la cornée et proémine
dans la chambre antérieure, il faut éviter, avant
tout, qu'il ne blesse la capsule antérieure, et pour
cela pénétrer dans la chambre antérieure avec un
couteau de Graefe ou une aiguille, en évitant le
plus possible la sortie de l'humeur aqueuse. La
lame du couteau fixera le corps pour qu'il ne
tombe pas en dedans, et l'opérateur l'attirera au

dehors, comme dans le cas précédent, avec une aiguille ou une pince très fine. Il ne faut pas oublier ensuite une irrigation antiseptique de la petite plaie et l'emploi du bandeau occlusif pendant quatre ou cinq jours. Il peut arriver que le corps étranger tombe dans la chambre antérieure, soit au moment de l'accident, soit par suite du manuel opératoire. Dans ce cas, il faut inciser l'œil comme pour l'opération de l'iridectomie et aller à la recherche du corps étranger, si l'humeur aqueuse ne l'a pas entraîné au dehors au moment de l'incision. Cette délicate opération achevée, le pansement sera fait avec toutes les précautions de rigueur, renouvelé une ou deux fois par jour, et le bandeau maintenu une semaine ou deux.

Des kératites.

Symptômes généraux. — On a désigné sous le nom de kératite les diverses inflammations de la cornée. Il me paraît utile, avant de les étudier en détail, de résumer brièvement les symptômes généraux de ces inflammations.

Dès que la cornée est atteinte, on observe une perte de transparence plus ou moins complète suivant le degré du mal. Elle est rugueuse ou plutôt comme dépolie par suite de l'altération de son épithélium ; bientôt on observe des modifications de texture, d'épaisseur et de courbure à mesure que le processus inflammatoire continue sa marche ascensionnelle.

Certaines kératites sont caractérisées par l'apparition d'une multitude de *vaisseaux* visibles à l'œil nu, qui tantôt rampent à la surface de la cornée, tantôt cheminent dans les parties profondes, formant bientôt un lacis à mailles serrées, qui s'accompagne d'une vive *injection* de la conjonctive, et diminuent considérablement la vision.

Contrairement aux conjonctivites, on observe presque toujours une *photophobie* intense, d'autant plus cruelle que les lésions de la cornée sont plus superficielles, une *hyper-sécrétion* des larmes, mais rarement du pus ou du muco-pus.

Les douleurs sont intenses, à forme névralgique, quelquefois intolérables, quelquefois très légères et d'autant plus fortes que les lésions sont plus superficielles.

Les *troubles de la vision* sont considérables dès le début, s'aggravent ou diminuent suivant la marche des accidents, et restent définitifs si la cornée ne recouvre pas sa transparence.

Quant aux *causes*, elles sont multiples. La constitution, le tempérament, le climat, la saison, la profession, jouent un grand rôle. Les manifestations cornéennes de la scrofule sont particulièrement fréquentes et sujettes à récidive. Elles viennent compliquer le plus souvent les conjonctivites de même nature, entraînant après elle des leucomes indélébiles qui, suivant la place qu'ils occupent sur la cornée, peuvent nécessiter plus tard l'iridectomie optique ou l'opération du strabisme; car la déviation des axes optiques est très souvent la suite d'une kératite strumeuse infantile.

Outre les causes constitutionnelles, je dois mentionner les inflammations graves de la conjonctive et les complications qui accompagnent très souvent un certain nombre d'affections intra-oculaires, telles que l'iritis, l'irodo-choroïdite et le glaucome qui occasionnent des troubles de la circulation et de la nutrition cornéennes pouvant entraîner dans certains cas le sphacèle de cette membrane. La paralysie du trijumeau, le zona ophtalmique, sont aussi des causes de kératite par troubles trophiques.

La *marche* des kératites, le plus souvent rapide, est quelquefois d'une lenteur désespérante, surtout dans la kératite parenchymateuse ou intersticielle. Tantôt elles disparaissent sans laisser de trace de leur passage, tantôt les ravages causés dans le tissu cornéen sont si profonds qu'ils se terminent par la perte de l'organe ou la sclérose du tissu cornéen, rendant presque impossible le retour de la vision.

Inutile d'insister sur le *pronostic*, qui dépend de la nature et de la cause de l'affection. Sa gravité n'échappe à personne, car la moindre altération de transparence de la cornée entraîne des troubles profonds de la vision.

Le *traitement* des kératites doit s'attacher à prévenir leurs causes, ou à faire cesser celles qui pourraient entretenir le mal. Le diagnostic bien établi, les commémoratifs bien présents à la mémoire, on se trouvera en présence de moyens curatifs aussi variés que les formes de kératites. Il faudra bien se persuader qu'un jour de retard, dans l'application du traitement convenable, peut avoir une influence fatale sur la marche et le pronostic. Agir vite et bien, telle doit être la règle de tout praticien en face d'une affection quelconque de la cornée. Le traitement général s'adressera aux causes extérieures et constitutionnelles que nous avons énumérées plus haut. Le traitement local comprendra les compresses, les irrigations chaudes, les instillations de myotiques et de mydriatiques suivant les cas; quelquefois des dérivatifs sur le tube intestinal, des sangsues, des ventouses aux tempes, des vésicatoires volants, des insufflations de poudres inertes ou modificatrices, des onguents chargés de substances du même genre. Ne pas oublier que les collyres irritants ou caustiques sont dangereux, etc. Le traitement médical sera complété par le traitement chirurgical lorsque le besoin s'en fera sentir. La paracenthèse et le lavage de la chambre antérieure, l'iridectomie ou la sclérotomie, seront employées tantôt dans les cas d'hypopyon, tantôt dans les cas d'hypertomie du globe ou d'iritis consécutive à l'iridochoroïdite ou au glaucome.

Enfin, le galvano-cautère rendra les services les plus signalés. Dans une thèse faite à ma clinique, M. le docteur Cullère de Levroux a énuméré les nombreux avantages qu'on peut retirer de la péritomie ignée, telle que je l'ai décrite, et les applications fréquentes qu'on peut en faire dans les affections de la cornée, de l'iris et de la sclérotique (1).

Kératite phlycténulaire ou pustuleuse.

Cette inflammation, décrite sous plusieurs autres noms : superficielle, vasculaire, eczémateuse, lymphatique, scrofuleuse, etc., coexiste le plus souvent avec la conjonctivite pustuleuse ; elle est très commune dans la seconde enfance et caractérisée par l'apparition de petites phlyctènes à la surface de la cornée.

Étiologie. — Fréquente chez les jeunes sujets lymphatiques ou scrofuleux, elle est rare chez les adolescents et les adultes. Une mauvaise hygiène, le froid, l'humidité, les affections des voies lacrymales, la déviation des cils, en sont les causes les plus ordinaires. Il faut citer encore toutes les affections éruptives de la face : érysipèle, rougeole, variole, scarlatine, eczéma, impétigo, etc.

Symptômes. — Les phlyctènes sont tantôt isolées, tantôt plus ou moins nombreuses, et disposées en arc de cercle dans le limbe scléro-cornéen. Le plus souvent elles accompagnent ou suivent la conjonctivite de même nom. L'apparition de ces petites vésicules provoque une vive inflammation ; à proximité de l'ulcère et de la pustule, naît un groupe de vaisseaux ayant la forme triangulaire comme dans

(1) Dʳ Cullère, *De la Péritomie ignée.* Thèse de Paris, 1887.

la conjonctivite pustuleuse. La photophobie est
intense ; les malades contractent violemment leurs
orbiculaires ; leur attitude est caractéristique, car
ils tiennent constamment la tête baissée, les mains
appuyées sur les yeux, et s'opposent de toutes
leurs forces à tout examen. La peau de la commissure externe ne tarde pas à s'excorier sous l'action
des larmes et de ce frottement continuel. Le larmoiement est abondant, la douleur assez vive,
mais ces caractères n'ont pas, toute la journée, la
même intensité, et, en général, on note une certaine amélioration le soir ou lorsque l'enfant sé-
journe dans une chambre obscure.

L'évolution des phlyctènes a une certaine durée.
Au début, on aperçoit un point grisâtre qui grandit,
jaunit, entouré d'une auréole un peu trouble, puis
l'épithélium cornéen se soulève. D'ordinaire, au
bout de peu de jours, la phlyctène se rompt, et
forme une petite ulcération superficielle rapidement
comblée. D'autres fois, son contenu devient louche,
purulent ; la phlyctène rompue se transforme en
ulcère plus ou moins long à se cicatriser. Si la
perte de substance a été légère, au bout d'un
temps variable, quelquefois assez long, la couche
épithéliale se reforme, la cornée redevient transparente et présente seulement de petites facettes.
Mais, si la perte de substance a été plus profonde,
elle n'arrive à se combler que par du tissu cicatriciel plus ou moins opaque. Dans les cas plus graves,
il y a perforation de la cornée, hernie de l'iris,
synéchie antérieure et déformation de la pupille.

Ces accidents mettent l'œil en grand danger et peuvent engendrer des complications ultérieures.

La kératite pustuleuse procède par poussée. Elle se développe tantôt sur un œil, puis sur l'autre, tantôt sur les deux à la fois; elle est sujette à de fréquentes répétitions.

On a donné le nom de **kératite en bandelette** à une variété qui est caractérisée par une pustule qui se déplace de la périphérie vers le centre de la cornée, et quelquefois peut le dépasser en suivant une direction transversale. Parfois deux pustules marchent toutes les deux vers le centre de la cornée, et leur présence s'accompagne d'une réaction des plus vives avec photophobie intense et spasme violent de l'orbiculaire.

Anatomie pathologique. — Les préparations d'Iwanoff montrent que les phlyctènes résultent d'un amas de cellules rondes ou lymphatiques pénétrant dans l'épaisseur du tissu cornéen et se dirigeant le long des filets nerveux, entre l'épithélium et la lame de Bowmann. L'épithélium est soulevé, détruit, ainsi que les terminaisons nerveuses; la membrane de Bowmann s'altère et les cellules arrivent jusqu'au tissu de la cornée. Tantôt l'ulcère se cicatrise rapidement, tantôt il se creuse et des vaisseaux de nouvelle formation se développent. On a signalé non seulement des cellules rondes, mais des cellules fusiformes constituant des bourgeons non vasculaires, etc.

Le *diagnostic* ne présente aucune difficulté, si ce n'est le mauvais vouloir des enfants, à cause de la photophobie et du blépharospasme. Il faudra les faire maintenir solidement et employer de petits écarteurs à manche. Dans quelques cas l'anesthésie est nécessaire.

Le *pronostic* varie suivant les circonstances et la constitution du sujet.

Le *traitement* doit être général et local. On devra, avant tout, s'adresser à la constitution du malade: huile de foie de morue, phosphate de chaux, iode, iodure de fer, quinquina, hydrothérapie, etc., tout doit être mis en usage pour modifier la santé générale.

Le traitement local consistera en lotions chaudes avec de l'ouate antiseptique trempée dans des infusions de houblon, de thé, ou de feuilles de belladone dans quelques cas. On y joindra l'emploi d'une pommade au bioxyde jaune de mercure :

Bioxyde jaune de mercure. . .   15 à 30 centigrammes.
Vaseline. . . . .   10 grammes.

Au moyen d'un petit pinceau en blaireau ou d'une barbe de plume, on en fera pénétrer la valeur d'un grain de blé, soir et matin, dans l'œil, en faisant regarder le malade en haut pendant qu'on abaissera la paupière inférieure. Cette introduction sera suivie d'un léger massage pour faire pénétrer la pommade sous les conjonctives.

Par l'emploi de ces moyens, on verra la photophobie et le blépharospasme céder rapidement. La poudre de calomel en insufflation rend aussi de réels services, surtout lorsque la maladie rétrograde. On doit y joindre l'usage des douches de vapeur, l'œil ouvert.

Dans les formes vasculaires, dans le pannus superficiel, dans la kératite en bandelette, le traitement est le même, mais il faut le continuer plus longtemps.

Si le blépharospasme est intense et que la pression continue des paupières sur le globe puisse faire craindre quelques complications trophiques du côté de la cornée, il faut débrider la commissure externe et sectionner au besoin l'orbiculaire.

Comme je l'ai dit en parlant des causes de la maladie, il faut traiter les lésions des paupières et des voies lacrymales, l'eczéma de la face, l'impétigo des paupières ou du nez, en un mot, toutes les affections qui, de près ou de loin, peuvent être une cause d'apparition, d'entretien ou de prolongation du mal.

Kératite bulleuse.

La **kératite bulleuse** est une affection rare constituée par des bulles ou des vésicules qui apparaissent sur la cornée et seraient des manifestations du zona ophtalmique. La maladie s'accompagne d'anesthésie de la cornée, de douleurs ciliaires vives, de photophobie, de larmoiement, qui disparaissent avec les vésicules ou reviennent avec elles. D'autres auteurs voient, dans cette maladie, un véritable herpès de la cornée, car elle est souvent

observée à la suite d'affections catarrhales, en
même temps qu'un herpès des lèvres ou du nez.
Dans l'iritis chronique, le glaucome, la kératite
parenchymateuse, on observe quelquefois un soulèvement de l'épithélium par de la sérosité qui a
l'aspect d'une véritable bulle.

Le *pronostic* de cette affection est assez sérieux,
car elle est de longue durée et peut dégénérer en
ulcère perforant, entrainant la perte de l'œil. De
plus, les douleurs névralgiques qui l'accompagnent
sont tenaces et durent souvent même après la guérison.

Traitement. — On obtient la rupture de la vésicule, soit par une petite ponction, soit par l'emploi
du calomel, de l'atropine et du bandeau compressif.
Contre les douleurs névralgiques, on emploiera
les injections sous-cutanées de morphine, le bromure, le quinquina.

Kératite vasculaire. Pannus.

Étiologie. — La **kératite vasculaire** ou **pannus**
résulte le plus souvent d'autres lésions oculaires.
Elle succède à des conjonctivites, à des lésions
palpébrales, ou se combine à d'autres kératites.
Les maladies chroniques des paupières, comme la
blépharite, l'entropion, l'ectropion et le trichiasis,
la conjonctivite pustuleuse, la kérato-conjonctivite
pustuleuse, peuvent lui donner naissance. Mais la
conjonctivite granuleuse en est une des causes
les plus fréquentes, car les granulations agissent

de deux manières sur la cornée : celles qui existent sur la conjonctive palpébrale frottent continuellement sur la cornée, qu'elles irritent : celles qui sont sur la conjonctivite oculaire ne tardent pas à se développer sur la cornée elle-même, qui se vascularise bientôt complètement. Le pannus se déve-

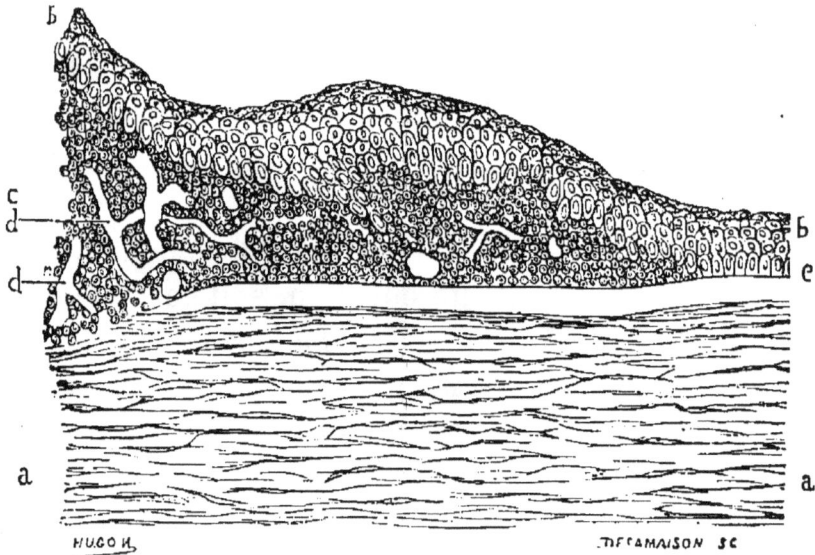

Fig. 58. — *Pannus tenuis.* (Abadie.)

d, Vaisseaux développés au milieu des cellules infiltrées sous l'épithélium.

loppe aussi fréquemment dans la kératite ulcéreuse ou parenchymateuse.

Symptômes. — On voit survenir une injection périkératique des vaisseaux sous-conjonctivaux, qui envahissent peu à peu le bord cornéen. La surface de la cornée est le siège de petites opacités, d'infiltrations diffuses et même d'ulcérations. Si les vaisseaux sont peu abondants (*pannus tenuis*), la cornée est grisâtre et permet encore d'apercevoir

l'iris et la pupille. Si les vaisseaux sont très nombreux et la maladie chronique, la cornée est
opaque, rougeâtre, et ne permet plus d'apercevoir
la chambre antérieure. Elle est comme fongueuse
et semble recouverte de bourgeons granuleux
ou sarcomateux (*pannus crassus*).

Le pannus peut exister sans manifestations douloureuses; le plus souvent il s'accompagne de
violentes douleurs ciliaires, de larmoiement, de
photophobie et de blépharospasme. La vue est
altérée suivant la gravité des lésions. Serait-elle
totalement abolie qu'on peut espérer la rendre en
partie avec un traitement bien dirigé, mais très
long.

Marche. — La marche est aiguë ou chronique
et dépend de la lésion qui a déterminé le pannus.
Mais les complications sont nombreuses et graves.
On peut voir survenir de l'iritis, de l'irido-choroïdite et du glaucome. Les premières sont annon-
cées par des douleurs quand on presse la région,
et par une diminution de la tension du globe (hypotonie). Le glaucome se manifeste, au contraire,
par une augmentation de la tension du globe (hypertonie) et des douleurs frontales et temporales.

Le *diagnostic* est, en général, facile, mais il faut
toujours avoir soin de renverser les paupières,
pour s'assurer s'il existe ou non des granulations
palpébrales. On devra reconnaître exactement la
cause du pannus, et noter, si cela est possible,
l'état de l'iris et la tension du globe.

Le *pronostic* dépend de la cause et de l'ancien-

neté du mal. Il est bon quand la cause cesse avant
que le pannus ait envahi dans sa marche les
couches profondes de la cornée, car, dans le jeune
âge, les parties superficielles de la cornée se régé-
nèrent et recouvrent facilement leur transparence.
S'il existe du trachôme, le pronostic est moins bon
et dépend de l'état de la muqueuse. Si le pannus
provient d'un trichiasis, d'un ectropion ou d'un entropion assez récent, bien que plus grave, il peut
encore se terminer heureusement. Mais on doit
considérer comme très graves les cas dans lesquels
la cornée est devenue molle, a changé de forme,
et ceux dans lesquels il s'est produit des abcès
ou des synéchies.

Traitement. — Dans la plupart des cas, le traitement est subordonné à l'état de la conjonctive.
Quand la muqueuse n'est pas désorganisée, la guérison des granulations amène la disparition du
pannus. Il faudra donc toujours examiner, avec le
plus grand soin, l'état des paupières. Même si elles
n'agissent pas mécaniquement sur la cornée, par
suite de leur boursouflement ou du rétrécissement
de la fente palpébrale, on se trouvera très bien de
procéder de suite à la *canthoplastie*, pour lutter
contre le trichiasis et le blépharophimosis.

Dans le pannus commençant, on traitera les
granulations par les moyens que j'ai indiqués à
l'article *Conjonctivite granuleuse.* Si le pannus est
très vasculaire, on fera des scarifications fréquentes
dans le limbe scléro-cornéen, qui provoquent l'oblitération des vaisseaux. On en fera de même sur

les conjonctives palpébrales et dans les culs-de-sac, ou, mieux encore, on ponctionnera les granulations avec un faisceau d'aiguilles, procédé qui m'a rendu de réels services. J'emploie un faisceau de 5 à 8 petites aiguilles, le même que celui qui me sert pour le tatouage. Ces piqûres seront renouvelées tous les quatre ou cinq jours.

Je ne parle pas de l'inoculation du pus blennorrhagique, recommandée dernièrement encore par les Anglais et les Belges. Cette pratique est absolument condamnée, surtout depuis que nous avons à notre disposition l'ophtalmie jéquiritique, dont il est toujours possible de régler et de modérer les effets.

Lorsque l'état de la conjonctive est satisfaisant, il existe un moyen énergique et souverain de combattre le pannus, quelle que soit son ancienneté, et, pour dire, sa gravité.

Il faut avoir recours à la péritomie, que Furnari appelait la tonsure de la cornée. Cette opération consiste à enlever, avec l'aide d'une pince et d'une paire de ciseaux, une rondelle de conjonctive d'une largeur de 1 à 2 millimètres, tout autour de la cornée.

Depuis que l'usage du thermo ou du galvano-cautère est entré dans la chirurgie oculaire, certains oculistes ont imaginé de faire une série de pointes de feu, espacées de 1 ou de 2 millimètres, autour de la cornée, et de les répéter tous les huit ou dix jours. J'ai modifié ce procédé, lent et incomplet, en faisant décrire au galvano-cautère un cercle non interrompu tout autour de la cornée,

dans le limbe scléro-cornéen (péritomie ignée).
Cette brûlure doit aller jusqu'à la sclérotique, qui
apparaît jaunâtre au fond du sillon que forme le
fer rouge en sectionnant la conjonctive qui se retire sous l'action du feu.

Cette section profonde agit de trois manières :

1º Par l'oblitération des vaisseaux, elle s'attaque
directement au pannus, qu'elle modifie profondément au bout de quelques semaines ; 2º par les
sections nerveuses, elle amène une hypotonie manifeste de l'œil et calme toujours les douleurs
ciliaires, si fréquentes dans les poussées aiguës de
la kératite vasculaire ; 3º par l'irritation qui se produit fatalement, elle agit comme dérivatif et porte
l'inflammation à la périphérie de la cornée. Depuis
que j'emploie cette méthode, dès que l'état des
granulations ou des paupières le permet, je n'ai
jamais eu que des résultats favorables. J'aurai,
plusieurs fois encore, l'occasion de la recommander
dans les ulcères de la cornée, et surtout dans la
kératite parenchymateuse.

Kératite superficielle circonscrite.

Étiologie. — Elle provient de lésions directes de
la cornée : brûlures, éraflures, corps étrangers.
Elle apparaît comme complication d'une conjonctivite catarrhale chronique ou de la conjonctivite
phlycténulaire. Plus fréquente chez les enfants au-
dessous de quinze ans, on l'a regardée comme une
manifestation de la scrofule.

Symptômes. — Caractérisée par des opacités légères circonscrites, grisâtres ou jaunâtres, dont le siège est variable au centre ou à la périphérie de la cornée, cette affection siège dans les couches les plus superficielles de la cornée, dont l'épithélium est toujours altéré au niveau des points malades. Il s'établit une ulcération légère, dont le fond forme l'opacité grisâtre.

On remarque, dès le début, des douleurs ciliaires, de la photophobie, du blépharospasme, et des troubles de la vision plus ou moins accentués, suivant l'emplacement de l'ulcération.

Marche et terminaison. — Dans le plus grand nombre des cas, la maladie guérit rapidement et sans laisser de traces. Mais l'absence de traitement ou la négligence peuvent entraîner des désordres qui retardent la guérison, ou laisser des opacités plus ou moins étendues.

Pronostic. — Généralement favorable, le pronostic doit être réservé quand les opacités occupent le centre de la cornée ou proviennent de corps étrangers, car la moindre altération de transparence amène des troubles sérieux de la vision. Si elle tient à une cause constitutionnelle, il faut songer aux récidives possibles. En un mot, plus les lésions sont périphériques, plus elles sont bénignes.

Traitement. — Lotions chaudes prolongées (25 à 30 minutes) avec des infusions de houblon ou de feuilles de belladone, et répétées trois ou quatre fois par jour. Instillation d'un collyre à l'atropine, alternant avec un collyre à l'éserine ou à la pilocarpine. Si la photophobie est due à de légères excoriations, il faudra prescrire le bandeau occlusif. Dès que la couche épithéliale est reconstituée, on peut faire usage de la pommade au bioxyde de mercure ou des insufflations de calomel.

Kératite intersticielle ou parenchymateuse.

Symptômes. — Cette affection est caractérisée par une opacité localisée ou diffuse, occupant des points variables de la cornée, ou l'envahissant tout entière. Au début, la cornée présente un léger trouble, surtout appréciable à l'éclairage oblique. Elle offre un aspect granité spécial, causé par les points grisâtres situés dans son épaisseur. Bientôt le trouble augmente du centre à la périphérie, et les parties sous-jacentes finissent par être difficilement visibles. En même temps, la cornée perd son luisant. Sa couche épithéliale paraît rugueuse, inégale ou chagrinée, ou bien l'infiltration nuageuse s'étend de proche en proche, donnant à la cornée l'aspect d'un verre dépoli.

Dans certains cas, cette évolution a lieu sans douleur; le malade se plaint uniquement de la diminution de sa vision. Quelquefois, elle prend la forme vasculaire. Aux opacités diffuses viennent se joindre de petits vaisseaux qui forment un réseau très fin dans l'épaisseur des couches cornéennes. Il y a même un peu d'injection périkératique accompagnée de larmoiement, de photophobie, et de douleurs assez violentes. De là, deux

variétés bien distinctes : la kéralite parenchymateuse indolente, et la kératite parenchymateuse
vasculaire, dont la marche est bien plus rapide.

La *marche* de la kéralite parenchymateuse est

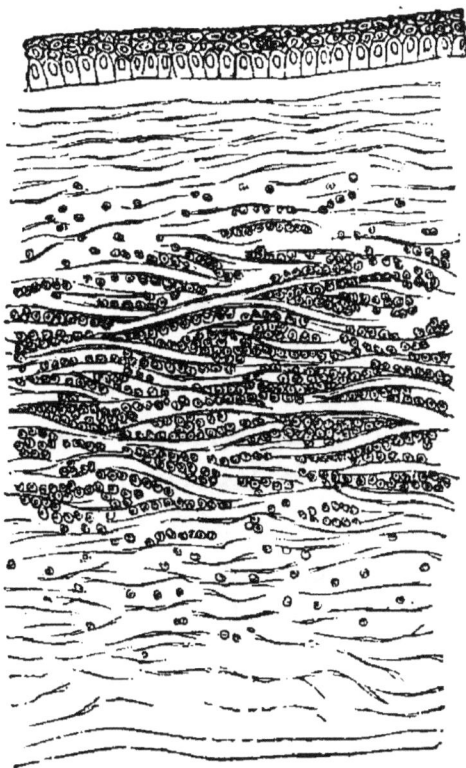

Fig. 59. — Kéralite parenchymateuse. — Infiltration des cellules
lymphatiques entre les faisceaux fibrillaires. (Abadie.)

essentiellement chronique. Elle peut durer plusieurs
années, malgré les meilleurs traitements. Un œil
peut être seul atteint, mais le fait est exceptionnel.
Le plus souvent ils se prennent tous les deux, et
toujours l'un après l'autre au bout d'un temps plus

ou moins variable. Cette maladie est particulièrement sujette aux rechutes.

La *terminaison*, en général, est bonne, car, le
plus souvent, les opacités diminuent sous l'empire
du traitement, et finissent par disparaitre sans
laisser de traces. Les complications sont tout à fait
exceptionnelles.

Anatomie pathologique. — Certains auteurs
pensent que la maladie est occasionnée par l'infiltration de corpuscules lymphatiques dans l'in-
terstice des faisceaux fibrillaires de la cornée, d'où
l'opacité de cette membrane, qui ne recouvre sa
transparence qu'après la résorption complète des
produits.

Étiologie. — On l'observe souvent chez les sujets scrofuleux ou lymphatiques. Hutchinson pré-
tend qu'elle résulte de la syphilis héréditaire, et
qu'elle coïncide toujours avec un état des dents
constitué par une échancrure au niveau du bord
libre. Cette opinion n'est acceptée qu'en partie
seulement, car il existe d'autres causes de son
apparition. On l'a observée dans la cachexie, la
chlorose, l'aménorrhée, la syphilis à la période
secondaire, etc.

Le *pronostic* est bon, mais il faut toujours faire
des réserves au sujet de la longueur de la maladie
et des complications possibles. Il y a même certains cas où la kératite parenchymateuse est à
forme maligne, et réclame un traitement énergique.

Le *traitement* exige une grande patience; il

est local et général, et ne devra commencer qu'après un diagnostic bien établi.

Le traitement général comprendra les principaux toniques : iode et phosphate de chaux, fer et quinquina, hydrothérapie. Dans les cas où la syphilis pourrait être incriminée de près ou de loin, l'iodure de potassium, à doses plus ou moins fortes, est formellement indiqué. On y joindra l'emploi des mercuriaux et du sirop de Gibert, etc.

L'usage des compresses chaudes sera ordonné dès le début; les instillations d'atropine, surtout dans la deuxième période, où l'on a plus à craindre les complications du côté de l'iris, et les douches de vapeurs pour favoriser la vascularisation de la cornée. On pourra de même utiliser, avec succès, la pommade au bioxyde jaune de mercure, dont il faudra surveiller l'action. Mais lorsque l'affection est ancienne, ou, depuis plusieurs mois, rebelle à tous les traitements, il faudra recourir à la péritomie ignée, dont les excellents effets ne tardent pas à se produire. Cette brûlure circulaire et profonde bouleverse la circulation cornéenne et produit, en peu de temps, une heureuse modification des plaques scléreuses ou des infiltrations lymphatiques de la cornée. La péritomie ignée, faite avec dextérité et précaution, est un traitement sûr, rapide, qu'on ne doit pas craindre, car il est toujours inoffensif. Il reste bien entendu que le traitement général ne sera discontinué pour aucune raison, et qu'il sera prolongé au delà de la guérison complète.

Kératite ponctuée.

La **kératite ponctuée** est superficielle ou profonde ; elle est caractérisée par la présence d'une multitude de petits points opaques, parfois visibles seulement à la loupe, et qui occupent, soit les couches les plus superficielles, soit les couches les plus profondes de la cornée. C'est une variété de la kératite parenchymateuse, dont les altérations siègent dans l'épithélium de la membrane de Decemet, ou sont constituées par des dépôts venant de l'humeur aqueuse, et fixés sur la face profonde de la cornée. L'éclairage latéral est nécessaire pour distinguer ces fines opacités, dont on constate la présence sur la cristalloïde antérieure (cataracte ponctuée).

A ces phénomènes s'ajoutent des signes d'iritis : synéchies postérieures, enfoncement de la chambre antérieure et hypertonie. L'humeur aqueuse peut se troubler ; on a même signalé un véritable hypopyon.

La kératite ponctuée n'étant que la conséquence d'une inflammation des membranes vasculaires de l'œil, d'une iritis séreuse, d'une irido-cyclite, sa marche dépend essentiellement de celle de ces maladies auxquelles je renvoie pour le pronostic et le traitement, car ces fines opacités disparaissent, en général, rapidement, après les causes qui les ont produites.

Kératites suppuratives. — Abcès de la cornée.

L'inflammation suppurative de la cornée aboutit soit à la formation d'un abcès, soit à la suppuration diffuse de cette membrane.

Symptômes. — On voit apparaître un ou plusieurs points grisâtres, à peine gros comme la tête d'une épingle, à un endroit quelconque de la cornée. Ces points sont entourés d'une zone inflammatoire circonscrite, qui s'accentue à mesure que leur centre devient jaunâtre et que l'abcès est formé. Cette petite collection est généralement arrondie, circonscrite ; quelquefois elle est ovale, en bandelette, en coup d'ongle, et fuse entre les lames cornéennes pour gagner les parties inférieures. D'autres fois, la collection est diffuse et se répand partout ; la cornée devient blanchâtre, dépolie, puis jaunâtre, et se laisse envahir totalement par la suppuration.

La réaction inflammatoire est tantôt violente, tantôt presque nulle. De là, deux formes bien différentes par leur marche et par leur gravité : la forme *sthénique* et la forme *asthénique.* Dans la première, nous retrouvons tous les symptômes ordinaires des kératites : douleurs ciliaires, photophobie, larmoiement, blépharospasme, parfois congestion conjonctivale et chémosis. Ces phénomènes accompagnent ordinairement la formation d'un abcès de la cornée. Dans la seconde, il n'y a, pour ainsi dire, pas de phénomènes inflammatoires ;

on observe même de l'anesthésie de la cornée, et l'abcès s'étend rapidement en profondeur et en largeur. Cette forme se remarque le plus souvent chez les sujets affaiblis, et résulte soit d'un état général très grave, soit de lésions de la cinquième paire, et, dans ce cas, a reçu le nom de *neuro-pa-ralytique*. Il se manifeste alors, outre l'anesthésie complète de la cornée, une altération des couches superficielles produite par des causes irritantes extérieures, car l'œil n'est plus garanti par l'occlusion des paupières, qui demeure incomplète.

L'abcès de la cornée peut disparaître en ne laissant à sa place qu'une légère opacité. Mais le cas est rare, et, le plus souvent, il se fait jour au dehors, tantôt du côté externe en produisant une ulcération plus ou moins profonde, tantôt du côté interne, en donnant lieu, dans la chambre antérieure, à un hypopyon.

Si l'ulcération n'est pas trop profonde ni trop étendue, elle se cicatrise en formant un leucome circonscrit. Dans le cas contraire, il se produit une perforation avec hernie de l'iris et synéchie antérieure.

Si l'infiltration purulente est généralisée à toute l'étendue de la cornée, surtout dans la forme asthénique, la cornée se ramollit et se perfore. L'affection se termine par un staphylome opaque ou par une ophtalmite, si le contenu de l'œil ne s'est pas échappé à travers l'ouverture béante causée par la perte de substance cornéenne.

On a cherché longtemps le mode de formation

de l'hypopyon, qui complique les abcès cornéens.
Plusieurs opinions restent en présence. Les uns
prétendent que l'abcès s'ouvre dans la chambre
antérieure. Cette opinion est presque abandonnée.
D'autres, plus nombreux, font intervenir une inflammation de l'iris ou de la membrane de Decemet.
D'autres encore pensent que le pus traverse la
lame postérieure et l'épithélium pour arriver dans
l'humeur aqueuse, ou que les cellules lymphoïdes

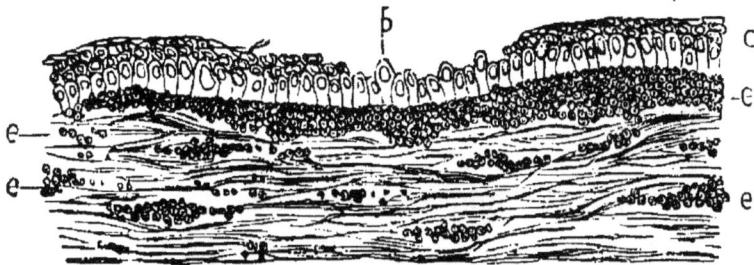

Fig. 60. — Ulcère de la cornée. (Abadie.)

b, Épithélium détruit. — e, Infiltrations de cellules lymphatiques.

émigrent du canal de Schlemm ou des vaisseaux
iriens.

Complications. — La kératite suppurative peut
se compliquer soit d'ulcères, de perforations, de
fistules, de hernie de l'iris, de staphylomes, etc.,
soit provoquer la perte absolue de l'œil par ophtalmite ou atrophie de tous ses éléments.

Étiologie. — Les causes des abcès cornéens sont
nombreuses et variées. Un traumatisme, un état
général grave, un trouble trophique peut leur
donner naissance. Nous avons vu que certaines
affections graves de la conjonctive pouvaient aussi

déterminer soit des abcès, soit la fonte purulente de la cornée.

En général, les troubles de l'innervation de l'œil, quels qu'ils soient, surtout s'ils ont une certaine durée, la scrofule, le diabète, l'albuminurie, le typhus, la fièvre typhoïde, etc., sont des causes de kératite purulente.

Ne pas oublier que le moindre traumatisme sur un œil déjà malade par conjonctivite ou blépharite chronique, ou par catarrhe des voies lacrymales, *peut produire une kératite suppurée par introduction de produits septiques dans la plaie cornéenne* (kératite des moissonneurs, panophtalmie après les opérations pratiquées sur la cornée).

Marche. — La marche de la kératite suppurative est toujours rapide, et l'affection, qui conserve pendant toute sa durée un caractère aigu, se termine promptement, soit par guérison, soit par destruction de la cornée.

Mais la *durée* des abcès de la cornée est très variable. Elle est subordonnée à la profondeur et à l'étendue de l'ulcération.

Le *pronostic* est sérieux, mais il dépend de la cause du mal, de l'étendue, de la forme de l'abcès (asthénique ou sthénique) et des complications qui *peuvent se produire du côté* des membranes profondes.

Le *diagnostic* sera fait avec l'aide de l'éclairage oblique, pour reconnaître exactement le siège et l'étendue de la lésion. On devra chercher à en connaître la cause déterminante. Quant au plus ou moins de fluidité de l'abcès, il sera quelquefois très difficile de s'en assurer.

Traitement. — Lorsqu'on est en présence d'une altération quelconque de la cornée, à plus forte raison d'un traumatisme, il faut examiner attentivement l'état des voies lacrymales et des paupières, multiplier les lotions antiseptiques et les irrigations. *S'il y a trace de suppuration des conduits ou des culs-de-sac, ne jamais faire d'opération sur la cornée.*

Le *traitement général* ne doit pas être négligé ; il doit comprendre les toniques et les médicaments qui s'adressent aux diathèses causales : scrofule, diabète, albuminurie, affections nerveuses centrales.

Le *traitement local* sera modifié suivant que l'abcès est superficiel ou profond, ulcéré, simple ou compliqué d'affection des membranes profondes, de forme sthénique ou asthénique, et suivant les douleurs éprouvées par le malade.

Dès le début, les instillations d'atropine seront utilisées, mais avec prudence, ainsi que les ventouses d'Horteloup, le calomel à l'intérieur, les onctions mercurielles belladonées. Contre les vives douleurs, on emploiera les injections de morphine aux tempes. Mais la base du traitement réside dans les lotions antiseptiques, le bandeau compressif et l'usage alternatif des myotiques et des mydriatiques. Bien que les myotiques (morphine, éserine, pilocarpine) aient une action salutaire sur la tonicité du globe, il faut craindre leur emploi pour l'iris, les supprimer dès que cela est possible, et les remplacer par l'atropine, pour y revenir au besoin.

Dans la forme indolente ou asthénique, il faut user surtout des compresses chaudes. On se servira avec avantage d'infusions de feuilles de belladone, et pour compresses on emploiera des couches d'ouate antiseptique.

L'abcès une fois formé, on doit toujours l'ouvrir, soit avec une aiguille à paracenthèse, soit avec un couteau de Graefe. Si l'abcès est superficiel, il faut lui donner issue sans pénétrer dans la chambre antérieure. Lorsqu'il est profond, il vaut mieux enfoncer le couteau de Graefe vers sa base et le transpercer après avoir pénétré dans la chambre antérieure, en prenant les précautions nécessaires pour éviter une blessure de l'iris, de la cristalloïde ou du cristallin. Le pus, très concret et aggloméré, résiste quelquefois aux douces pressions que l'on doit faire pour obtenir son évacuation. Dans ce cas, il faut le retirer en s'aidant de fines pinces à mors plats. Cette transfixion de l'abcès, imaginée par Saint-Yves, en 1722, et reprise par Sœmisch, produit les plus heureux effets ; l'humeur aqueuse s'échappe par cette ouverture, entraine le pus de l'abcès et, souvent, celui de la chambre antérieure, lorsque l'abcès est déjà compliqué d'hypopyon.

La diminution de tension oculaire qui en résulte exerce aussi une action favorable sur le processus réparatoire. On est souvent obligé de rouvrir cette plaie cornéenne lorsque l'abcès ou l'hypopyon se reforme. Il faut alors faire délicatement un lavage avec une solution antiseptique non irritante et remettre le bandeau compressif.

Dans quelques cas, je n'ai pas hésité à faire pénétrer dans la chambre antérieure un peu de poudre d'iodoforme tamisé impalpable, et j'en ai obtenu de bons résultats.

Lorsque l'abcès ouvert à l'extérieur s'est transformé en ulcère, il réclame un traitement spécial, pour lequel je renvoie au chapitre des ulcères de la cornée.

Ulcères de la cornée.

Les **ulcères** de la cornée succèdent souvent aux **abcès** cornéens, ainsi qu'aux diverses kératites que nous venons d'étudier. Ce sont de véritables complications d'autres maladies. Il en est de même de l'ulcère serpigineux, qui peut provenir d'une simple érosion de l'épithélium.

Anatomie pathologique. — Les ulcères cornéens sont divisés en une foule de variétés, suivant leur marche, leur gravité et leurs causes.

Les *ulcères superficiels* sont simples ou multiples ; ils font suite aux kératites phlycténulaires, aux abcès superficiels.

Les *ulcères profonds* sont tantôt en coups d'ongle, tantôt circulaires ou annulaires, tantôt taillés à pic. Les premiers succèdent à la conjonctivite purulente et se trouvent plus particulièrement à la **circonférence de la cornée.**

L'ulcère cornéen parcourt trois périodes dans son évolution. La maladie débute par des douleurs vives, du larmoiement, de la photophobie et une violente injection périkératique. En même temps l'ulcère se développe, son fond est grisâtre, ses bords sinueux irréguliers et infiltrés, sous forme d'un anneau. Les corpuscules cornéens et la substance propre de la cornée sont détruits par l'accumulation des leucocytes entre les lamelles cornéennes.

Lorsque la période de régénération commence, l'ulcère reprend sa teinte grisâtre, l'anneau qui l'entourait augmente, et l'épithélium commence à se reformer. Le fond de l'ulcère se déterge, la transparence reparaît lentement, les bords s'affaissent, et l'on voit apparaître un léger pannus dont les vaisseaux viennent aider à la réparation. Cette deuxième période est toujours très lente ; elle coïncide avec une diminution des symptômes irritatifs ; les douleurs et la photophobie disparaissent assez rapidement.

La dernière période n'est que la continuation et la fin de la seconde. La réparation s'achève et se consolide. L'épithélium gagne du terrain de la périphérie vers le centre ; le fond de l'ulcère, devenu limpide, commence à refléter la lumière. Ses bords sont aplatis, et les parties voisines sont complètement transparentes. La durée de cette période varie avec la cause du mal, la santé générale et le choix du traitement.

Marche et terminaisons. — La marche de l'ulcère

cornéen n'est pas toujours régulière : les deux dernières périodes peuvent être très modifiées ou manquer complètement. Lorsque l'ulcération se propage aux couches profondes, elle peut gagner la membrane élastique postérieure (ou membrane de Descemet), qui, poussée par l'humeur aqueuse, vient faire hernie entre ses bords (kératocèle). Si l'excès de tension produit la rupture de cette membrane, il y a fistule ; si l'ulcération est large et profonde, il peut se former une ectasie de toute la membrane, ou bien, au contraire, le tissu cicatriciel peut amener l'aplatissement de la cornée.

La perforation de la cornée se termine de plusieurs manières.

Si elle est très petite ainsi que l'ulcère, les bords de la plaie peuvent se réunir, et l'application du bandeau compressif amener une guérison complète, laissant à peine des traces de l'affection première. Si l'ulcération est centrale au moment de la perforation, la cristalloïde est portée en avant contre la membrane de Descemet et obture la perforation. Cette forme peut encore guérir presque aussi bien que la première ; cependant le contact de la cristalloïde avec la plaie cornéenne peut amener la fixation définitive de produits plastiques entraînant une opacité de la capsule, appelée *cataracte capsulaire*.

Si la perforation a lieu en dehors du centre de la cornée, au moment où elle se produit, l'iris vient s'appliquer contre la perte de substance. La diminution de la pression intra-oculaire favorise la cicatrisation de l'ulcère, et lorsque l'humeur aqueuse se reproduit, en reformant la chambre antérieure dès que la cicatrice est assez résistante, l'iris reprend quelquefois sa position normale. Le plus souvent, elle reste adhérente et forme une *synéchie antérieure*, qui peut entrainer des désordres et des névralgies ciliaires. Dans ce cas, il faudra pratiquer plus tard une section de la synéchie pour libérer l'iris (synéchitomie).

Si la perforation est beaucoup plus large et que l'iris fasse hernie entre les bords de la perte de substance, ces parties herniées se soudent aux bords de l'ulcère et subissent une transformation pour devenir la base du tissu cicatriciel, qui conserve par place la coloration irienne. La chambre antérieure est irrégulière comme forme et comme profondeur. Cet état se nomme leucome adhérent. Ne pas oublier qu'il faut toujours sectionner les adhérences de cette variété de leucome, si l'on veut faire le tatouage de la cornée. (Voir tatouage de la cornée.)

Mais la perforation peut être plus grande encore par suite d'un sphacèle plus étendu et donner lieu, lorsqu'elle se produit, soit à l'issue du cristallin, soit à la rupture de la zone de Zinn après l'issue de la lentille avec perte d'une partie de l'humeur vitrée. Cette terminaison de l'ulcère cornéen se complique, le plus souvent, d'hémorrhagies intra-oculaires, de décollement de la rétine, ou de panophtalmie.

Il arrive cependant que l'iris vient combler le

vide produit par la perte de substance, et concourt
à la formation d'une cicatrice trop faible pour
résister à la pression intra-oculaire. Cette cicatrice
ne tarde pas à se transformer en un vaste staphylôme dont la marche progressive se fait par
poussée à chaque inflammation nouvelle.

Tantôt le staphylôme se rompt à plusieurs reprises différentes, et l'œil s'aplatit de plus en plus ;
tantôt la cicatrice résiste, tout en se dilatant. Le
staphylôme, devenu total, fait hernie lui-même entre
les paupières, qui finissent par ne plus pouvoir se
refermer. Cet état nécessite l'amputation du
segment antérieur de l'œil. Cette amputation fait
cesser l'état d'irritation du globe, qui peut provoquer l'ophtalmie sympathique.

Symptômes. — Ils sont variables, suivant que
l'ulcère affecte la marche aiguë ou chronique, et
diffèrent peu de ceux que j'ai signalés pour les
abcès de la cornée.

Cependant l'**ulcère rongeant** de la cornée, appelé
aussi kératite phagédénique, kératite à hypopyon,
ulcère serpigineux, kératite purulente, etc., mérite
une description spéciale.

Dès le début, cette kératite apparaît sous forme
d'ulcère à marche progressive, rongeante, qui
tend à envahir toute la membrane. Elle se déclare
d'emblée, soit au bord, soit au centre de la cornée,
souvent sans douleur, mais avec de la photophobie
et du larmoiement. Elle est disposée en arc de
cercle et taillée à pic du côté où la maladie progresse. Autour, on constate une infiltration gris-

jaunâtre, qui est la preuve de l'infiltration purulente des lamelles cornéennes voisines. L'ulcère
progresse du côté infiltré par le pus ; de l'autre
côté, au contraire, il existe un commencement de
réparation (d'où le nom de serpigineux).

Au pourtour de la cornée, l'injection devient
très prononcée, et l'humeur aqueuse se trouble,
puis se charge de pus qui ne tarde pas à
gagner les parties déclives de la chambre antérieure (hypopyon). L'inflammation de l'iris complique presque fatalement cette kératite. Il se
forme des adhérences ; l'ulcère continue sa marche
et gagne en profondeur à mesure que les douleurs
névralgiques deviennent plus violentes. A ce moment, la marche envahissante et rapide de l'ulcère
entraine fatalement une perforation de la cornée,
et la perte de l'œil par ophtalmite, si la transfixion de l'ulcère et les irrigations antiseptiques ne
viennent sauver l'organe si gravement compromis.

Étiologie. — Les ulcères de la cornée proviennent de causes différentes et nombreuses. Les
traumatismes superficiels ou profonds, soit par
choc direct, soit par choc à travers les paupières
fermées, peuvent donner naissance à des ulcérations de la cornée. Si la lésion s'accompagne de la
présence d'un corps étranger, si la plaie est infectée par des produits septiques venant de l'œil
ou de l'extérieur, la maladie revêt un caractère
particulièrement grave. Il en est de même si un
état général défavorable vient assombrir le pronostic.

14.

Une simple érosion cornéenne, survenant sur un œil affecté de lésions chroniques de la conjonctive ou des voies lacrymales, peut se transformer rapidement en ulcère serpigineux, comme la kératite infectieuse, qu'on observe si fréquemment chez les moissonneurs. Dans ces cas, il faut admettre le transport d'éléments septiques ou virulents dans une plaie simple.

La conjonctivite purulente, granuleuse, diphtéritique, la kératite scrofuleuse, bulleuse, suppurative, peuvent donner lieu à des ulcères graves de la cornée.

D'autres encore sont le résultat de troubles trophiques. On les observe dans la kératite neuroparalytique, la kératite suite de glaucome ou d'irido-choroïdite, ou dans certaines maladies générales, telles que la variole et le zona ophtalmique.

Diagnostic. — L'éclairage oblique est indispensable pour reconnaître l'ulcération, surtout au début; mais la recherche de la cause de l'ulcération est absolument nécessaire pour prescrire le traitement d'où dépend la gravité du pronostic.

Traitement. — Attaquer la cause du mal si cela est possible; modérer et diminuer l'inflammation dans les ulcères sthéniques, la réveiller dans les ulcères atoniques; arrêter les ravages de l'ulcère serpigineux, et favoriser par tous les moyens une prompte réparation de la perte de substance, en ayant soin d'insister sur le traitement général et sur l'hygiène des malades, voilà en résumé ce qu'il faut faire.

Par conséquent, la thérapeutique locale variera selon la nature et la marche de l'ulcère.

On doit en premier lieu porter la plus grande attention sur l'état des voies lacrymales, qu'il faut examiner et soigner deux fois par jour *si cela est nécessaire*, par le sondage et des injections modificatrices et antiseptiques.

On prescrira le repos, des instillations *d'ésérine et de pilocarpine*, et *d'ésérine* alternant avec *l'atropine*, si on redoute quelques complications iriennes. De fréquents lavages antiseptiques seront faits sur l'œil et dans les culs-de-sac ; l'ulcère sera pansé ensuite avec de l'iodoforme tamisé impalpable, ou, préalablement, touché légèrement avec de l'eau oxygénée, de la teinture d'iode. Dans l'intervalle, on maintiendra en permanence un bandeau légèrement compressif. (Le bandeau ophtalmique de mon modèle peut servir à volonté de monocle ou de binocle.)

Dans l'ulcère atonique, *on utilisera les compresses chaudes* faites de couches d'ouate antiseptique trempées dans les infusions très chaudes de houblon ou de feuilles de belladone. Plus l'ulcère est large et profond, plus il faut de précautions pour éviter une rupture de la cornée, la formation d'une cicatrice ectatique ou d'un large staphylôme. Le bandeau compressif sera donc maintenu en permanence, et les irrigations antiseptiques faites avec toutes les précautions possibles. Il faut toujours employer un liquide légèrement chauffé entre *20 et 30 degrés centigrades* pour les irrigations de l'œil, le lavage des ulcères et même celui de la chambre antérieure, après les paracenthèses de la cornée ou toute autre opération atteignant la chambre antérieure.

En effet, un liquide plus chaud ou plus froid provoquerait une contraction des muscles des paupières et des muscles de l'œil pouvant occasionner la rupture de la cornée amincie, une hernie de l'iris, ou, dans les opérations plus profondes, la rupture de la zone de Zinn et l'issue du corps vitré.

Lorsqu'une perforation de la cornée est imminente, il faut la prévenir par une paracenthèse pratiquée à la partie la plus mince de l'ulcération. Dans le cas où l'ulcère est compliqué d'hypopyon, il vaut mieux, à mon avis, ponctionner la cornée à la partie la plus déclive avec un petit couteau lancéolaire à arrêt. On entrebaille ensuite la petite plaie, et le pus s'échappe au dehors, entraîné par l'humeur aqueuse. Pendant les jours qui suivent, si le pus se reproduit, on rouvre cette plaie avec un petit stylet qui se trouve ordinairement fixé à l'extrémité du manche du petit couteau lancéolaire. Il va sans dire qu'après chaque ponction ou paracenthèse, on fait une irrigation antiseptique aussi complète que possible, et on panse l'ulcère comme précédemment.

Opération de Sœmisch. — Dans les cas d'ulcère serpigineux à marche envahissante et rapide, Sœmisch a conseillé de fendre l'ulcère dans toute sa longueur avec un couteau de Graefe et de rouvrir la plaie plusieurs jours de suite, si cela est nécessaire.

Cette opération a rendu de grands services ; cependant plusieurs oculistes l'ont modifiée ou remplacée, car elle présente des inconvénients. Elle détermine souvent des adhérences iriennes, dont le pronostic éloigné est sérieux, des cicatrices blanchâtres très gênantes pour la vision. Les uns se contentent de ponctionner la cornée à l'une des extrémités de l'ulcère avec un fin couteau de Graefe et à faire une contre-ponction à l'autre extrémité, après avoir fait cheminer le couteau dans la chambre antérieure. De cette manière, l'ulcère est sectionné suivant les deux extrémités de son plus grand diamètre ; mais le centre est respecté.

Les autres respectent complètement l'ulcère, sur lequel ils agissent par des attouchements au nitrate d'argent, à l'eau chlorée, à la teinture d'iode ou par de délicates cautérisations avec un fin galvano-cautère. Ils font ensuite, si besoin est, une paracenthèse à la partie déclive, dans le limbe scléro-cornéen, et reproduisent plusieurs jours de suite l'évacuation de l'humeur aqueuse au moyen d'un fin stylet introduit entre les lèvres de la plaie.

Je crois qu'il vaut mieux s'abstenir de cautériser l'ulcère au fer rouge, car ces cautérisations demandent à être faites avec un soin tout particulier, une grande légèreté de main, et, malgré cela, donnent lieu à des cicatrices opaques étendues. La

paracenthèse de la chambre antérieure à la partie
déclive faite largement me paraît, au contraire,
une opération au moins aussi avantageuse que
la transfixion de l'ulcère d'après le procédé de
Sœmisch. J'ai fait l'une et l'autre nombre de fois,
et préfère la parencenthèse jointe au traitement
méthodique de l'ulcère, par l'antisepsie et les substances que j'ai citées plus haut. Je rappelle en
dernier lieu qu'il faut éviter absolument l'emploi
du collyre à l'acétate de plomb, ou de tout autre
de même nature, dont le sel pourrait s'incruster
dans les lamelles de la cornée.

Taies et leucomes de la cornée.

Les opacités de la cornée sont le résultat des
altérations de texture qui surviennent après les
inflammations de cette membrane, quelles que
soient leurs causes. Ces opacités présentent divers
degrés d'étendue et d'épaisseur. On distingue le
néphélion, qui ressemble à un léger nuage ;
l'*albugo*, qui est plus épais, gris-bleuâtre, mal
limité, et parfois vasculaire ; enfin le *leucome*, qui
est une tache cicatricielle entièrement opaque,
blanc nacré, à bords nets, mais très souvent pigmentée et vasculaire. On voit aussi des opacités
compliquées de dépôts de sels métalliques, résultats d'accidents ou d'applications de collyres inop-
portuns.

La kératite parenchymateuse, la scléro-choroïdite antérieure, l'épisclérite, peuvent donner lieu à

des opacités partielles et périphériques de la cornée qui, par leur aspect et leur siège, semblent continuer le tissu de la sclérotique, d'où leur nom de sclérose de la cornée. Cette sclérose progresse de la périphérie vers le centre, et peut envahir toute la membrane d'une manière définitive, ou rétrograder lentement sous l'influence d'un traitement méthodique longtemps continué.

Anatomie pathologique. — Dans les opacités très légères, l'épithélium est altéré, la membrane de Bowmann est détruite et remplacée par une couche fibrillaire, contenant des cellules fusiformes. Dans l'*albugo* on remarque sous l'épithélium la présence du tissu cellulaire épiscléral, prolongé et infiltré de globules blancs. Enfin, dans le *leucome*, le tissu propre de la cornée a disparu presque complètement. Les couches de la cornée sont relevées en dehors. On retrouve des traces de la membrane de Descemet, des adhérences iriennes et des cellules pigmentaires. Le tissu du leucome est comme fibreux ; on y remarque des vaisseaux capillaires, des veines et des artérioles, etc.

Les *symptômes* et les *troubles fonctionnels* sont en rapport avec le siège, l'étendue, et le degré d'opacité de ces taches. Mais il faut bien retenir ce fait, qui est le résultat de milliers d'observations, à savoir que les leucomes complètement opaques, à bords nettement limités, qui ne recouvrent pas toute la pupille, diminuent moins la vision que les taches de même étendue, mais très légères. En effet, les rayons qui pénètrent dans l'œil ont besoin d'une très petite ouverture pupillaire, par laquelle ils vont faire leur foyer sur la rétine. Ceux qui rencontrent un leucome complet sont arrêtés, les autres pénètrent par le petit espace de pupille qui n'est pas caché par le leucome. Au contraire, si la tache est presque transparente, ces rayons traversent la cornée, mais sont irrégulièrement réfractés ; ils se diffusent dans l'œil et provoquent un trouble considérable dans l'image de l'objet. Aussi ces malades voient bien mieux lorsqu'ils tournent le dos à la lumière ou qu'ils protègent leurs yeux contre le grand jour. La pupille se dilate et la vision se fait par les parties saines, voisines des leucomes, qui ne masquent plus toute l'étendue du champ pupillaire agrandi. Les taches cornéennes sont presque toujours accompagnées d'un changement de courbure de la cornée, qui produit un astigmatisme irrégulier, entraînant le plus souvent un trouble considérable de la vision. On observe encore la myopie, l'hypermétropie et surtout le strabisme, lorsque les leucomes existent dans le bas âge. Les malades gênés par l'image confuse que perçoit un de leurs yeux se servent exclusivement du bon œil, et l'autre œil se dévie à la longue en dedans ou en dehors, suivant la prédominance du muscle droit interne ou droit externe.

Diagnostic. — On l'établit à l'aide de l'éclairage direct avec un miroir plan, et surtout à l'éclairage latéral avec une loupe. Il importe, à cause du traitement, de ne pas confondre les opacités de la cornée qui accompagnent une affection de la cornée en évolution, avec les opacités anciennes et définitives.

Le pronostic est plus ou moins sérieux suivant l'étendue, la profondeur, l'ancienneté de la lésion, et surtout sa situation par rapport à la pupille. L'âge et la constitution du sujet doivent entrer en ligne de compte, car, chez les enfants et les adolescents de bonne constitution, des opacités même étendues peuvent disparaître à la longue. Les leucomes formés par du tissu cellulaire, des dépôts calcaires et métalliques, sont indélébiles.

Traitement. — On doit toujours se préoccuper d'activer la circulation et la nutrition des parties malades, pour amener aussi rapidement que possible la résorption des opacités. Tant que la maladie qui occasionne la tache suit sa marche régulière, il faut attendre ; mais dès que la cicatrice est constituée, il faut employer des substances plus ou moins irritantes appliquées localement : insufflations de poudre de calomel mélangée ou non à du sucre candi, pommade au bioxyde jaune de mercure, collyre à la teinture d'opium, de cantharides, de térébenthine, en proportion variable.

On devra éviter autant que possible le nitrate d'argent.

Le raclage, l'abrasion superficielle, les scarifications de la cornée, sont des procédés dangereux abandonnés aujourd'hui. L'abrasion conjonctivale, ou mieux la péritomie ignée, pratiquée suivant mon procédé (voyez traitement du pannus), donnent d'excellents résultats, surtout dans la sclérose progressive de la cornée. Les cautérisations devront être faites toutes les trois semaines environ. On y joindra l'application de compresses chaudes fréquentes, et plus tard de douches de vapeurs

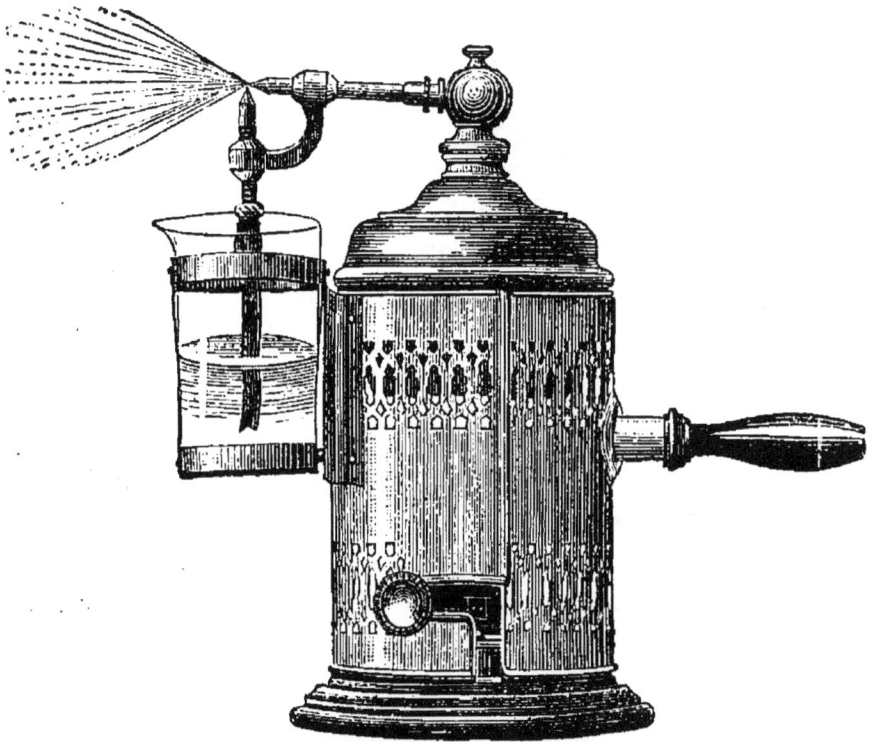

Fig. 61. — Vaporisateur pour le traitement des leucomes.

avec un petit pulvérisateur ou simplement un entonnoir recouvrant un vase rempli d'eau pure en ébullition. La vapeur s'échappera par le bec de l'entonnoir et viendra frapper l'œil maintenu ouvert à l'aide des doigts. La durée de la douche sera de 5 à 10 minutes; l'œil devra la supporter aussi

chaude que possible. Ces douches seront faites le
soir de préférence, et juste au moment du coucher
pour éviter ensuite les courants d'air et les changements brusques de température.

L'excision de la partie opaque, la trépanation de
la cornée, donnent des résultats très aléatoires.

L'application d'une cornée artificielle n'a donné
que des insuccès. Mais la transplantation d'une
cornée animale a produit quelques résultats en-
courageants. La cornée implantée se greffe parfaitement dans certains cas; elle perd d'abord
totalement sa transparence pour la recouvrer en
partie quelque temps après, au point de permettre
de se conduire, de compter les doigts à un ou deux
mètres de distance.

Pour favoriser la vision dans le cas de leucomes
indélébiles, on peut avoir recours soit aux lunettes
sténopéiques composées d'un diaphragme muni
d'un petit trou central ou d'une fente très étroite,
soit à l'iridectomie ou pupille artificielle. Cette opération, qui consiste, comme nous le verrons en
étudiant les opérations qu'on pratique sur l'iris, à
sectionner une partie de cette membrane, sera
faite dans l'endroit qui correspond à la partie
la plus transparente de la cornée en s'éloignant le
moins possible de son centre.

Tatouage de la cornée. — Lorsque le leucome
est irrémédiable et qu'il en résulte, en outre, une
véritable difformité, il faut avoir recours au tatouage de la cornée, moyen facile et peu grave de
remédier aux inconvénients des leucomes. Je suis

arrivé à pratiquer un tatouage multicolore en incorporant, dans la substance cornéenne, des poudres impalpables de nuances différentes permettant de faire disparaître à la vue les leucomes, quelles que soient leur situation et la nuance des yeux qui les portent.

Avant on n'employait que de la poussière de charbon ou d'encre de Chine. Je me suis toujours entouré des précautions les plus minutieuses pour éviter les inflammations, aussi n'ai-je eu à déplorer aucun accident, quelles qu'aient été la couleur du tatouage, la situation ou la gravité des leucomes.

Avant de décrire le manuel opératoire, je crois utile de dire quelques mots des leucomes. On peut les diviser en trois groupes : 1° ceux qui sont légers, simples, non adhérents et qu'il est facile de tatouer sans préparation et sans danger ; 2° ceux qui sont compliqués ou adhérents par synéchie antérieure partielle, et qui nécessitent avant le tatouage la section de la synéchie ou synéchitomie ; 3° ceux qui sont graves, c'est-à-dire adhérents, par synéchie postérieure ou antérieure totale, et qui siègent sur une cornée aplatie ou staphylomateuse avec hypertonie du globe, irritabilité permanente et tendance au glaucome.

Ces trois groupes ont une gravité bien différente au point de vue du tatouage.

Les premiers peuvent toujours être tatoués, quelles que soient leur situation et leur étendue, à la condition de mettre, entre la cause qui les a produits et la fin de la cicatrisation cornéenne, un espace de temps suffisant pour que l'irritation légère produite par la matière multicolore ne soit pas une nouvelle cause de kératite et ne donne pas lieu à une récidive.

Les seconds, compliqués de synéchie antérieure partielle, réclament presque toujours une opération préliminaire, la *synéchitomie*, qui consiste à rendre à l'iris sa mobilité par la section de son adhérence cornéenne. Cette opération se pratique de la manière suivante : le blépharostat placé, l'œil insensibilisé par la cocaïne, on fait dans le limbe scléro-cornéen, non loin de la portion irienne adhérente ou enclavée, une petite ponction avec un couteau de Graefe qu'on retire rapidement de manière à ne pas laisser s'écouler l'humeur aqueuse. On introduit ensuite un couteau mousse dont le tranchant est parfait, on le porte entre la cornée et l'adhérence irienne en le poussant jusqu'à ce qu'on ait dépassé cette adhérence, puis on imprime au couteau de légers mouvements de va et vient en le faisant pivoter doucement sur son point d'entrée, pris pour centre. On retire l'instrument dès qu'on a constaté l'entière libération de l'iris. Les suites de l'opération sont simples. On fait un pansement antiseptique maintenu par un bandeau contentif. Ce pansement est renouvelé quatre ou cinq jours de suite.

Après la libération de l'iris ainsi obtenue, il faut attendre quelques semaines pour pratiquer le tatouage, car le leucome, n'étant plus nourri par les vaisseaux iriens, subit une transformation et supporterait mal les piqûres.

Les troisièmes leucomes sont compliqués par une synéchie totale et siègent, le plus souvent, sur des yeux aplatis par suite de perforation cornéenne, ou sur des yeux staphylomateux, avec hypertonie et tendance au glaucome.

Sur les yeux aplatis dans lesquels une notable portion de la cornée forme avec l'iris un tissu cicatriciel, le tatouage présentera de plus grandes difficultés et devra être fait avec grande prudence, bien que ces yeux soient rarement sujets aux accidents glaucomateux, aux irido-choroïdites.

Pour les yeux staphylomateux, la prudence devra être bien plus grande encore, car une intervention malencontreuse pourrait compromettre jusqu'à l'existence de l'œil lui-même. Il faudra régler sa conduite suivant le cas particulier, recourir s'il le faut à l'ablation complète ou partielle du staphylôme. Le sommet de la cornée sera coloré en noir pour imiter la pupille.

Procédant ensuite de la périphérie vers le centre par zones circulaires successives, on pourra, en plusieurs séances, masquer le leucome par un tatouage de même couleur que l'autre œil, et le but esthétique de l'opération sera atteint.

Certaines opacités cornéennes, résultats de brûlures ou de dépôts calcaires, peuvent aussi, malgré l'avis de certains auteurs, subir le tatouage lorsqu'on a opéré le grattage de ces dépôts et modifié l'état de ce tissu cicatriciel par un traitement approprié.

Outre le but esthétique qu'on poursuit par le tatouage, on doit en avoir un autre encore plus important, le but optique. En effet, comme je l'ai dit plus haut, les taies de la cornée même les plus petites et les plus superficielles produisent une forte diffusion des rayons lumineux et occasionnent même de véritables éblouissements quand le foyer de lumière est très vif. L'expérience a montré que le tatouage diminuait la diffusion.

Par conséquent, on obviera aux iridectomies antiphlogistiques, antiglaucomateuses ou liées aux procédés de Graefe, dans l'extraction de la cataracte, en tatouant les parties périphériques de la cornée. On diminuera ainsi les cercles de diffusion. On peut même, après les ablations de staphylômes, le pratiquer sur des parties conjonctivales, rendre à ce moignon l'aspect d'un œil véritable et faire éviter le port d'un œil artificiel.

Procédé opératoire. — Avec un peu de poudre de matière colorante et quelques gouttes d'eau distillée, on fait une pâte molle de la nuance exacte de l'œil à opérer. Il ne faut pas craindre de se servir d'une nuance plus foncée que celle de l'iris, ce qui permettra d'arriver au but dès les premières séances, qui devront avoir lieu à huit jours au moins d'intervalle.

Manuel opératoire. — Grâce à la cocaïne, cette délicate opération est absolument indolore. Le blépharostat posé, on saisit avec une pince à fixation

à mors mousses un repli de conjonctive aussi
éloigné que possible du point à tatouer, et sans
tirailler, pour ne point faire de déchirure, dans laquelle pourrait s'introduire de la matière colorante et y donner lieu à une tache indélébile. Avec
une petite spatule qui se trouve fixée sur le même
manche que le faisceau d'aiguilles, on recouvre le
leucome d'une couche assez épaisse de la pâte,
puis on fait à la cornée, agissant perpendiculairement à sa surface, une multitude de piqûres avec
un faisceau d'aiguilles. On se sert ordinairement
de quatre ou cinq aiguilles. Pour ma part, j'en

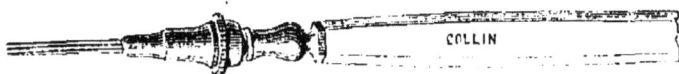

Fig. 62. — Faisceau d'aiguilles à tatouage.

varie le nombre suivant que je veux obtenir des
piqûres plus ou moins profondes. En effet, il est
facile de se rendre compte que pour la même
pression, plus les aiguilles sont nombreuses, moins
profondes sont les piqûres. De plus, en se servant
de huit à douze aiguilles très fines, on agit plus
vite, ce qui est avantageux si le leucome est
étendu et l'œil irritable.

Les piqûres terminées, il faut, par de douces
frictions avec la spatule sur la matière colorante,
la faire pénétrer et faire revenir sur lui-même le
tissu cornéen dilacéré par les aiguilles. Le blépharostat devra rester quelques minutes en place,

puis on enlèvera l'excédant de la matière colorante avec un peu d'ouate.

Pendant toute la durée du tatouage il faut placer et maintenir dans l'angle interne de l'œil de petits tampons d'ouate hydrophile, pour absorber complètement les larmes, qui, sans cela, viendraient diluer la couleur et gêner l'opérateur. Il faut aussi n'enlever le blépharostat qu'après s'être assuré qu'aucune partie de matière colorante ne s'est introduite dans une déchirure conjonctivale.

Des compresses d'eau froide seront maintenues sur l'œil, et fréquemment renouvelées pendant toute la journée qui suivra la séance. La réaction est presque nulle, mais il est prudent de faire porter un bandeau pendant trois ou quatre jours. La semaine écoulée, on peut en toute sécurité recommencer si cela est nécessaire.

Arc sénile ou gerontoxon.

Cette affection, qui n'apparaît que dans un âge avancé, est constituée par une opacité qui se produit à la périphérie de la cornée. Elle a la forme d'un anneau de couleur grisâtre ou gris jaunâtre, d'une largeur de 1 à 2 millimètres au plus, un peu plus accusé aux extrémités du diamètre vertical, et quelquefois séparé du cercle conjonctival par un petit anneau de tissu cornéen transparent.

Cette opacité est le produit d'une altération graisseuse dans les cellules de la cornée, qui paraît être en rapport avec l'athérome artériel, surtout l'athérome de l'artère ophtalmique.

L'arc sénile se développe plus ou moins vite suivant les sujets. On ne lui oppose aucun traitement. Il est bon de retenir qu'il ne coïncide pas toujours avec la sclérose du cristallin, et que son existence ne contre-indique pas l'opération de la cataracte par extraction.

Staphylômes de la cornée.

Les **staphylômes** de la cornée, qui sont presque toujours le résultat de kératites ou d'ulcères cornéens, se divisent en staphylômes *pellucides* et staphylômes *opaques*. Le staphylôme pellucide comprend le staphylôme pellucide conique et le staphylôme pellucide globuleux.

Staphylôme pellucide conique.

Symptômes. — Le staphylôme pellucide conique, ou kératocône, est constitué par une distension de la cornée en forme de cône. La cornée a conservé toute sa transparence ou porte au sommet du cône une petite tache blanchâtre. Cette altération de courbure s'accompagne de troubles visuels considérables causés par l'allongement de l'arc antéro-postérieur de l'œil, et par l'irrégularité de la réfraction. En effet, le sommet du cône est beaucoup plus réfringent que les parties voisines. De là un astigmatisme irrégulier qui vient se joindre à une

myopie très forte, et quelquefois à de la diplopie
ou de la polyopie monoculaire. Ordinairement la
tension oculaire est diminuée et l'on observe de la
photophobie, du nistagmus et du strabisme. Si
l'affection est très développée, il est facile de s'en
rendre compte. Au début, cela est bien plus difficile.

Le *diagnostic* se fera au moyen de l'éclairage
oblique et de l'éclairage direct avec le miroir de
l'ophtalmoscope, qui permet de constater des ombres opposées à la direction des rayons lumineux,
et un chatoiement de l'œil tout particulier. Lorsque
le kératocône est développé, on constate facilement
l'agrandissement de la chambre antérieure et la
saillie conique de la cornée en regardant simplement
l'œil de profil.

Marche. — Ordinairement insensible ; quelquefois cependant rapide, elle peut rester stationnaire
ou procéder par poussées successives, sans jamais
produire de rupture de la cornée. La guérison n'a
jamais lieu spontanément.

Étiologie. — On a invoqué comme cause un
trouble de nutrition de la cornée joint à une augmentation de la tension oculaire, ou bien une inflammation lente jointe au ramollissement du tissu
cornéen, qui se laisse distendre facilement sous la
pression normale des liquides intra-oculaires.

Traitement. — Tous les traitements médicaux
qui ont été employés ne donnent aucun résultat.
Les lunettes sténopéiques, les verres coniques, amé-
liorent la vision au point de permettre la lecture.
Les traitements chirurgicaux sont multiples et plu-

sieurs doivent être complètement abandonnés, tels que l'iridésis ou transformation en fente de la pupille, et l'iridectomie.

Les résultats les plus favorables sont obtenus en réduisant le sommet du staphylôme. (Procédé de Graefe.) A l'aide d'un couteau lancéolaire ou d'une aiguille spéciale, on enlève à la surface de la cornée, un peu en dehors de son sommet, un petit lambeau de 2 à 3 millimètres sans pénétrer dans la chambre antérieure. Le surlendemain, il faut cautériser la plaie avec un fin crayon de nitrate d'argent, et, pendant quinze jours, renouveler cette cautérisation tous les deux ou trois jours. Après chaque cautérisation, on applique le bandeau compressif. Il se produit un tissu cicatriciel rétractile qui diminue la courbure du staphylôme.

On a proposé l'excision du lambeau avec ouverture de la chambre antérieure (Bader), ou la trépanation de la cornée, à laquelle Abadie ajoute l'iridectomie. Des cautérisations au galvano-cautère faites prudemment et répétées à plusieurs semaines d'intervalle ont aussi donné quelques résultats favorables. Galezowski détache avec un couteau de Graefe, puis avec des ciseaux, un petit lambeau tout près du sommet du cône, et lui donne une forme de croissant. Il applique ensuite un bandeau fortement compressif après avoir instillé de l'ésérine. L'œil n'est pas ouvert avant le quinzième jour, et on continue les instillations d'ésérine jusqu'à ce moment. Ce procédé donne, paraît-il, des **résultats satisfaisants.**

Staphylôme pellucide globuleux.

Cette affection, désignée encore sous le nom de cornée globuleuse, hydropisie de la chambre antérieure, est caractérisée par une distension générale sphérique de la cornée dans tous ses diamètres.

Étiologie. — La pathogénie du staphylôme pellucide est très obscure. Le pannus, la kératite scrofuleuse, une tension intra-oculaire exagérée par une affection profonde, un arrêt de développement congénital et la myopie peuvent en être la cause.

Symptômes. — On observe une distension globuleuse et générale de la cornée, avec conservation parfaite de sa transparence, une augmentation exagérée de la chambre antérieure. Mais la distension peut dépasser la cornée, envahir toute la région ciliaire de la sclérotique, qui est amincie et bleuâtre. Dans ce cas, l'œil tout entier augmente de volume. Le corps vitré se ramollit, la distension augmente tellement que la cornée peut faire saillie entre les paupières (buphtalmie). L'iris normal ou atrophié est tremblotant, ou présente des adhérences à son bord pupillaire. Il existe même des désordres plus profonds : opacités du cristallin dans le segment postérieur, ramollissement du corps vitré, choroïdite atrophique, etc. Le plus souvent, malgré les traces d'excavation glaucomateuse de la papille optique, on remarque une hypotonie du globe oculaire.

Les symptômes fonctionnels sont une myopie

très forte, de l'amblyopie variable, et de la polyopie monoculaire comme dans le kératocône.

Si l'affection prend des proportions considérables ou s'accompagne de lésions profondes, la vision diminue progressivement et les malades finissent par distinguer à peine le jour de la nuit.

Le *diagnostic* est facile et découle des caractères énoncés plus haut.

Le *pronostic* est toujours très sérieux, car l'affection se complique de poussées glaucomateuses qui peuvent amener la perte de la vision.

Quant au *traitement*, il est presque nul. Le seul moyen serait l'iridectomie ou les paracentèses de la chambre antérieure avec l'application du bandeau compressif. Pour ma part, je les préfère à l'iridectomie, qui peut être suivie de la perte complète de l'œil. De fines cautérisations au galvano-cautère ont les mêmes inconvénients.

En résumé, dans la plupart des cas, je crois qu'il faudra s'abstenir de toute intervention chirurgicale, rechercher les causes du mal pour prévenir les poussées, surveiller la santé générale. Mais s'il y a buphtalmie exagérée et crainte pour la vision de l'autre œil, il faudra se résigner à l'énucléation.

Staphylôme opaque.

Dans le staphylôme opaque, la cornée et l'iris accolées l'une à l'autre forment une saillie plus ou moins considérable. Cette ectasie cicatricielle peut n'occuper qu'une partie de la cornée et siéger au

centre ou à la périphérie de cette membrane (staphylôme opaque partiel), ou bien occuper toute la
cornée (staphylôme opaque total).

Étiologie. — Le staphylôme opaque, partiel ou
total, résulte le plus souvent d'une perforation de
la cornée et quelquefois de la destruction presque
totale de cette membrane. Au moment où se fait
la perforation, l'humeur aqueuse s'écoule, l'iris
s'engage entre les lèvres de la plaie, contracte des
adhérences, et se transforme en tissu cicatriciel
en comblant la perte de substance. Cet accole-
ment de l'iris amène une gêne dans la circulation
intra-oculaire et une augmentation de pression à
laquelle ne peut résister le tissu cicatriciel cornéen.
De là sa voussure en avant. Si la lésion est peu
étendue, le staphylôme est conique; dans le cas
contraire, il est sphérique et quelquefois très volumineux.

D'après Bowmann, la surface antérieure du staphylôme est recouverte par une couche épithéliale
épaissie surtout dans les points que les paupières
recouvrent incomplètement. Vers la partie culmi-
nante, le tissu propre de la cornée très aminci
peut faire entièrement défaut. Il est remplacé par
un tissu cicatriciel moins dense.

Symptômes. — La tumeur est globuleuse, blanchâtre; souvent on y distingue des taches noirâtres qui proviennent du pigment de l'iris. Si le
staphylôme est très volumineux, il s'y développe
des vaisseaux sous l'action irritante du frottement
des paupières, et le sommet présente souvent une

petite partie transparente qui s'ulcère facilement, se perfore et produit une fistule intermittente de la cornée. La vue est troublée en proportion du degré de la maladie. Dans le staphylôme partiel, la vision peut être conservée en partie. Dans le staphylôme total, elle est abolie. Mais il ne faut pas oublier que l'existence d'un staphylôme, même léger, devient un danger permanent pour l'œil qui en est atteint, et même pour l'autre. En effet, une fois engagé dans la cicatrice et soudé à la cornée, l'iris subit des tiraillements et des pincements qui dépendent des mouvements de son sphincter et de son emprisonnement dans le tissu cicatriciel rétractile. Cette irritation continuelle transmise aux nerfs ciliaires provoque une hypersécrétion intra-oculaire, une hypertonie d'où résulte l'augmentation du staphylôme, qui cède sous l'effort constant de l'humeur aqueuse. On assiste bientôt à de véritables poussées glaucomateuses caractérisées par l'excavation de la papille optique et de violentes douleurs ciliaires avec diminution progressive de la vision, qui finit par disparaître complètement.

Marche. — Elle est variable, tantôt stationnaire, tantôt procédant par poussées inflammatoires dues aux tiraillements de l'iris ou des procès ciliaires. De plus, le sommet du staphylôme globuleux ou conique peut se déchirer et donner lieu à une fistule, à une panophtalmie.

Le *pronostic* est grave, car lorsque le processus prend le caractère glaucomateux, l'irritation continuelle des nerfs ciliaires s'accompagne de douleurs

violentes. Non seulement l'œil malade peut être
complètement perdu, mais des troubles sympathiques se produisent du côté opposé, qui peuvent
à chaque instant nécessiter l'énucléation ou compromettre la vision de l'autre œil d'une manière
irrémédiable et définitive.

Traitement. — Chaque fois qu'on se trouve en
présence d'une perforation cornéenne avec hernie
de l'iris, il ne faut pas oublier que ce prolapsus
irien peut être le point de départ d'un staphylôme
partiel, et qu'il importe de l'exciser si les instillations d'ésérine ou de pilocarpine n'arrivent pas à
le réduire. On cherchera même à rompre délicatement les adhérences que l'iris aurait déjà pu con-
tracter. On appliquera ensuite rigoureusement le
bandeau compressif pendant six à huit jours. Dans
le cas où, malgré ces précautions, un léger staphylôme renaîtrait, il faudrait en cautériser le sommet
avec un fin crayon de nitrate d'argent, ou, mieux,
avec une fine pointe de galvano-cautère; à son défaut, avec une aiguille rougie à la lampe à alcool.
On pourra de même utiliser des paracentèses de
la chambre intérieure, suivies de l'application du
bandeau compressif ou l'iridectomie. Cette dernière opération sera complétée par la synéchitomie,
si l'iris a contracté des adhérences avec la partie
staphylomateuse. L'iridectomie, dans ce cas, est
utile pour plusieurs raisons ; elle lutte contre les
accidents glaucomateux en diminuant la tension
intra-oculaire ; elle fait cesser les tiraillements de
l'iris, qui sont le plus souvent les causes des pous-

sées glaucomateuses, et permet de rétablir en partie
la vision par la formation d'une pupille artificielle.
C'est pour cette raison qu'on devra, avec le plus
grand soin, choisir l'emplacement de la section
irienne.

Ce qui précède concerne surtout le staphylôme
partiel. Lorsqu'on se trouve en présence d'un staphylôme volumineux avec perte de la vision, la
conduite doit être tout autre : il faut recourir à
l'ablation du staphylôme ou à l'énucléation du
globe.

Si la vision est conservée et que la cornée soit
encore transparente dans une partie suffisamment
étendue pour permettre une iridectomie optique,
on tentera d'exciser seulement le staphylôme en
ménageant la cristalloïde antérieure. On peut ensuite pratiquer la suture de la cornée, ou appliquer
simplement le bandeau compressif jusqu'à ce
qu'une cicatrice plus résistante se soit produite.

Si la vision est abolie, il faut pratiquer l'ablation
du segment antérieur de l'œil par le procédé de
Critchett ou l'énucléation. Certains auteurs préfèrent
l'exentération du globe, qui consiste à vider l'œil,
de manière à ne laisser que la coque formée par
la sclérotique. Mais je crois que cette opération est
tout aussi grave que l'énucléation, et donne un
moignon moins régulier et souvent plus douloureux.
(Voir le Manuel opératoire, à l'article « Opérations
qui se pratiquent sur la cornée ».)

Tumeurs de la cornée.

Les tumeurs de la cornée sont très rares. Elles prennent ordinairement leur origine dans le limbe conjonctival, et se propagent sur la cornée après avoir débuté dans d'autres parties, sans que le tissu cornéen y participe. On a signalé les *tumeurs dermoïdes*, presque toujours congénitales et souvent confondues avec des lipômes, les tumeurs sarcomateuses, les épithéliomas et les tumeurs mélaniques.

Le seul traitement qui leur convienne est l'ablation, qui entraine l'énucléation du globe lorsqu'il n'y a pas de doute sur la malignité de leur nature.

Lésions congénitales.

Les principales **lésions congénitales** de la cornée sont : la *microphtalmie*, dans laquelle les dimensions de la cornée sont plus petites qu'à l'état normal ; l'*hydrophtalmie*, qui indique au contraire une exagération de grandeur ; et les *opacités congénitales* de la cornée, qui proviennent soit d'un arrêt de développement, soit d'une inflammation intra-utérine.

Ces opacités cornéennes peuvent être héréditaires, monoculaires ou binoculaires, totales ou partielles. La cornée est blanc-bleuâtre ; à l'éclairage oblique, on constate que la lésion est interstitielle. La tension du globe est ordinairement augmentée, quelquefois diminuée ; on observe en même temps de la photophobie, du nistagmus, et du strabisme.

Ces opacités disparaissent en grande partie au bout d'une année, cependant celles qui sont centrales sont bien plus longues à s'éclaircir. Si le fond de l'œil n'a pas subi d'altérations pendant la vie intra-utérine, la vision se rétablit peu à peu en même temps qu'on voit diminuer les phénomènes cités plus haut. S'il y a hypertonie, on voit bientôt se former un kératoglobe ou des accidents graves du côté de la rétine, avec diminution de la vision et persistance du nistagmus.

Dès qu'on aura reconnu chez un petit enfant l'existence d'une opacité, il faudra rechercher si elle résulte d'une altération inflammatoire intra-utérine ou d'une altération congénitale non inflammatoire. Les premières sont ordinairement monoculaires, les secondes toujours bioculaires et le plus souvent centrales.

Parmi les traitements qu'on a proposés, la médication iodurée et les lotions chaudes ont seules rendu quelques services.

CHAPITRE VIII

MALADIES DE LA SCLÉROTIQUE

Lésions traumatiques de la sclérotique.

Les lésions de la sclérotique ont beaucoup d'analogie avec celles de la cornée; ce sont des corps étrangers, des contusions, des plaies, des brûlures ou des ruptures. Toutes ces lésions peuvent siéger dans le limbe scléro-cornéen et se compliquer d'accidents de même nature du côté de la cornée.

Corps étrangers. — Beaucoup plus rares que ceux de la cornée, ils sont tantôt superficiels, tantôt profonds et cachés dans son épaisseur. Un examen attentif permettra facilement de les reconnaître, excepté dans le cas où le corps étranger aura traversé le globe pour se fixer dans les parties profondes.

Traitement. — Il faut enlever le corps étranger au moyen d'une aiguille ou d'une pince fine. S'il a pénétré dans le milieu de l'œil, il faut employer des compresses glacées et des lotions antiseptiques, sans chercher à en faire l'extraction, à

moins qu'on n'y soit obligé par sa nature, son
volume ou les désordres que sa présence peut
provoquer et entretenir. Si, malgré les plus grandes
précautions, on observe des symptômes d'ophtalmie sympathique, il faudra pratiquer l'énucléation.

Contusions et plaies de la sclérotique. — Les
contusions légères n'ont aucune importance ; cependant, chez des yeux prédisposés, elles pourraient provoquer le décollement de la rétine. Les
contusions violentes peuvent entraîner la **rupture**
de la sclérotique avec ou sans lésion de la choroïde
ou de la rétine, issue de l'humeur vitrée et luxation du cristallin sous la conjonctive.

Ces ruptures peuvent être provoquées par un
instrument quelconque. Elles offrent l'aspect d'une
fente de 2 à 10 millimètres de longueur, et siègent
le plus souvent en dedans et en haut, à cause de
la disposition de la région.

La plaie a la forme d'un croissant d'où s'échappe
un mélange de sang et d'humeur vitrée. L'œil est
mou, vide en partie. La vision est très compromise, et la maladie se termine souvent par une
panophtalmie ou l'atrophie du globe.

Le *diagnostic* est en général facile. Dans certains cas, cependant, on ne peut se rendre compte
de l'issue du cristallin ou de la présence d'un
corps étranger.

Le *pronostic* doit toujours être réservé, car il
est rare qu'on arrive à conserver la fonction visuelle ; il dépend du reste de l'étendue des lésions
qui accompagnent la **rupture de la sclérotique.**

S'il y a perte considérable du corps vitré et large
déchirure de la sclérotique, la maladie se termine
presque toujours par l'atrophie du globe.

Traitement. — Si la conjonctive a résisté, il faut
en faire l'incision et pratiquer la suture scléroticale
avec toutes les précautions antiseptiques. On emploiera une aiguille très fine, de la soie, un fil
d'argent ou du catgut. On aura soin d'éviter de
prendre l'iris dans la suture ou de l'exciser auparavant si elle fait hernie : pansement antiseptique,
bandeau légèrement compressif, repos horizontal,
instillation d'atropine, dérivation sur le tube intestinal pour compléter le traitement. Il sera nécessaire de surveiller l'état de l'autre œil avec la plus
grande attention, car, à la moindre menace d'accidents sympathiques, il ne faudra pas hésiter à
pratiquer l'énucléation.

Brûlures de la sclérotique. — Pour arriver à la
sclérotique, les corps brûlants ou les acides sont
obligés de détruire d'abord les conjonctives ; ils
agissent ensuite plus ou moins profondément et
déterminent une escarre dont la chute peut amener
une perforation de la membrane ou de graves
complications du côté des membranes profondes.
Aussi faut-il réserver le *pronostic*, employer à peu
de chose près le même *traitement* que pour les
brûlures de la conjonctive ; on y joindra l'usage
du bandeau compressif pendant une quinzaine de
jours, si la profondeur de la brûlure fait redouter
une perforation.

Inflammations de la sclérotique. — Sclérite
ou épisclérite.

L'inflammation de la sclérotique est désignée sous le nom de sclérite ou d'épisclérite, suivant qu'elle porte sur le tissu scléral ou le tissu cellulaire épiscléral. Ces deux affections existent simultanément, et il n'est guère possible de les isoler.

Symptômes. — Au voisinage de la cornée, on voit apparaître, près de l'insertion d'un ou de plusieurs muscles droits, une tache rouge, puis une bosselure ou un bouton jaunâtre qui conserve une teinte violette sur ses bords. Ce bouton est seul ; rarement on en trouve deux ou trois très rapprochés. Le reste de la sclérotique est sain. La maladie demeure stationnaire pendant un temps variable : la bosselure s'atténue et la coloration vineuse fait place à une coloration ardoisée, ou quelquefois à un leucome.

L'inflammation produit souvent à la longue un amincissement de la sclérotique, qui peut s'étendre aux parties voisines, et le globe devient mou. Cette modification dans la tension intra-oculaire indique une lésion plus profonde du côté de l'iris ou de la choroïde avec synéchies postérieures et troubles nutritifs. On observe aussi du *larmoiement*, surtout au moment des poussées aiguës.

La *douleur* est faible, n'apparaît ordinairement qu'à la pression, excepté dans certains cas, qui s'accompagnent de douleurs névralgiques intenses avec photophobie et phénomènes fébriles.

Marche. — La sclérite a une marche très lente. Elle peut rester limitée pendant des mois ou des années, et la difformité seule inquiète les malades. Elle peut affecter les deux yeux simultanément ou l'un après l'autre.

Terminaison. — La maladie se termine le plus souvent par la guérison, en laissant par place une teinte ardoisée due à l'amincissement de la sclérotique. Cependant, lorsque les places malades sont nombreuses, il peut en résulter un staphylome partiel ou complet de la partie antérieure de la sclérotique. A chaque poussée de l'inflammation, on doit prendre les précautions nécessaires pour éviter des complications graves du côté des membranes profondes, car l'iritis peut amener l'atrophie du globe et la choroïdite des troubles fonctionnels très marqués.

Complications. — Les complications sont nombreuses et affectent la cornée, l'iris, la choroïde, ou donnent lieu à une ectasie scléroticale.

Du côté de la cornée, il faut redouter la sclérose des parties avoisinant les surfaces boutonneuses; cette sclérose est très rebelle.

L'iris est souvent le siège d'inflammations. La pupille se déforme, des synéchies postérieures s'établissent, compliquées de dépôts plastiques.

Si la choroïde participe à l'inflammation, il y a scléro-choroïdite antérieure, comme nous le verrons plus loin.

Diagnostic. — Certains auteurs différencient la sclérite de l'épisclérite ; pour moi, il n'y a jamais l'une sans l'autre, seulement le tissu épiscléral participe plus ou moins à l'inflammation du tissu sclérotical. Il ne faudra pas confondre une phlyctène conjonctivale avec un bouton d'épisclérite. Dans tous les cas, l'erreur ne saurait être de longue durée.

Étiologie. — Plus fréquente chez les adultes rhumatisants, goutteux, scrofuleux ou syphilitiques, cette affection atteint plus souvent les hommes que les femmes, et s'observe quelquefois chez des individus robustes non diathésiques. On a incriminé aussi les traumatismes de la sclérotique.

Bien que le *pronostic* soit en général bénin, il faut faire quelques réserves au sujet des complications possibles et surtout de la longueur de la maladie.

Traitement. — Avant tout, rechercher les causes du mal et les combattre activement, surtout si elles sont diathésiques. Proscrire les collyres irritants ; faire trois ou quatre fois par jour des lotions chaudes avec des infusions aromatiques de houblon, de thé, de camomille ; appliquer un bandeau compressif ; s'il y a crainte d'iritis, instiller un collyre à l'atropine ou prescrire des compresses d'ouate antiseptique, trempées dans des infusions de feuilles de belladone. De temps en temps, reposer l'œil par des instillations d'ésérine ou de **pilocarpine** et l'usage des **révulsifs cutanés.**

Il y a trois ans, j'ai signalé les améliorations qu'on retire de l'emploi de la péritomie ignée, faite avec prudence et répétée plusieurs fois à trois semaines d'intervalle. Elle remplace avantageusement la syndectomie ou les scarifications conjonctivales.

Dans certains cas, on sera forcé de pratiquer une iridectomie, s'il y a de nombreuses adhérences de l'iris avec la capsule. Les principaux agents de la médication générale seront, suivant les cas : les sudorifiques (injections sous-cutanées de pilocarpine), le salicylate de soude et de lithine, la teinture de colchique, la colchicine (Darier), l'iodure de potassium, les mercuriaux, etc.

Scléro-choroïdite antérieure.

Dans la scléro-choroïdite antérieure, la choroïde participe à l'inflammation scléroticale. L'injection est générale, les bosselures sont plus nombreuses, l'iris est toujours atteint, et la cornée se sclérose au voisinage des points malades.

La sclérotique ne tarde pas à perdre sa résistance ; elle devient staphylomateuse, et la cornée participe quelquefois à cette distension, qui embrasse tout le segment antérieur de l'œil. Les membranes profondes sont prises à leur tour, le corps vitré se trouble ou se ramollit, et le décollement de la rétine vient compléter la désorganisation complète du globe oculaire.

Cette maladie grave succède fréquemment à la sclérite, dont elle n'est que la continuation. Ces

désordres se produisent presque sans douleurs.
Les troubles visuels, qui s'aggravent avec les
progrès de la maladie, peuvent aboutir à la perte
complète de la vision. Aussi faut-il surveiller attentivement chaque poussée inflammatoire aiguë, afin
de prévenir les dangers de l'irido-choroïdite.

Le traitement est à peu près le même que celui
de l'épisclérite ; on insistera au début sur les ventouses Heurteloup aux tempes, le calomel à doses
fractionnées, les frictions d'onguent mercuriel sur
le front, les tempes ou sous la plante des pieds, le
salicylate de soude à la dose de 2 à 4 grammes
par jour et l'iodure de potassium. Vers la fin de la
maladie, on emploiera la péritomie ignée pour
diminuer la sclérose cornéenne.

Staphylôme antérieur de la sclérotique, ou scléro-choroïdite antérieure.

Le **staphylôme**, ou saillie globuleuse de la sclérotique, peut être partiel ou total. Il est toujours le
résultat d'affections des membranes profondes de
l'œil, sclérotique, choroïde, corps ciliaire, etc.
L'irido-choroïdite et le glaucôme peuvent lui
donner naissance, surtout s'ils s'accompagnent de
ramollissement ou d'amincissement de la sclérotique, qui ne peut plus résister à la pression intra-
oculaire.

Le plus souvent, le staphylôme est partiel et
situé au voisinage de la cornée. Il est unique ou
multiple ; quelquefois le nombre des petites bosse-

lures est assez grand pour former une sorte de couronne autour de la cornée.

Symptômes. — L'intensité de l'inflammation varie avec le degré d'acuité de la maladie. Elle évolue tantôt d'un manière insidieuse sans réaction vive et sans douleurs ; tantôt elle s'accompagne d'inflammations de la slérotique, de la choroïde et de l'iris. On observe une injection périkératique générale, plus prononcée à l'endroit des bosselures. Des vaisseaux rampent sous la conjonctive ; l'iris change de couleur, paraît dilaté, contracte des adhérences avec la capsule ; l'humeur aqueuse se trouble, la tension du globe augmente, et la partie de la sclérotique malade cède petit à petit sous l'effort constant de la pression intra-oculaire.

Si les points inflammatoires sont nombreux, les saillies prennent l'aspect bleuâtre ardoisé dû à la sclérotique amincie et ramollie ; la partie antérieure du globe s'allonge, et le staphylôme s'établit lentement. Pendant cette période, le malade éprouve des sensations lumineuses, les flammes des bougies se colorent en arc-en-ciel. Bientôt la vue baisse progressivement, pour disparaître complètement si le mal n'est point enrayé.

La perte de la vue doit être attribuée à la tension glaucomateuse qui accompagne l'irido-choroïdite. A la scléro-choroïdite antérieure se joint une véritable scléro-choroïdite postérieure avec excavation de la papille, étranglement des éléments nerveux, et perte irrémédiable de la fonction visuelle.

Marche et terminaison. — Le plus souvent la

16.

marche de la scléro-choroïdite antérieure est insidieuse. L'ectasie la révèle, alors qu'elle est presque terminée ou que les symptômes inflammatoires ont disparu. Cependant, elle a quelquefois une marche aiguë et procède par poussées successives qui occasionnent l'augmentation du staphylôme. Dans ce cas, elle aboutit à l'atrophie complète de la choroïde, à l'hydrophtalmie ou à la phtisie du globe.

Pronostic. — Il est presque toujours grave à cause de la longueur de la maladie, qui est sujette à de redoutables complications, entre autres la perte de la vision et la déformation complète de l'œil.

Diagnostic. — Il est en général facile ; mais il est nécessaire de rechercher les causes productrices de la maladie. Il ne faudra pas confondre avec une scléro-choroïdite antérieure les mélanosarcomes qui se développent quelquefois dans la même région.

Traitement. — Au début, ventouses d'Heurteloup, frictions mercurielles, calomel à doses fractionnées. La péritomie ignée, telle que je l'ai préconisée, est utile à toutes les périodes. Dès les premières poussées, elle a une influence favorable sur la marche et la durée de l'inflammation. Dans la phase ultime, elle lutte avec avantage contre la sclérose cornéenne.

Les instillations d'atropine ou de pilocarpine seront utilisées en cas d'iritis séreuse ou de synéchies postérieures ; mais on devra sans retard pratiquer une large iridectomie s'il y a des craintes d'irido-choroïdite ou d'attaque glaucomateuse. Cette intervention énergique aura les meilleurs effets et me paraît être le remède le plus efficace contre les poussées ultérieures ou la formation des staphylômes.

Le *traitement* général ne sera pas négligé. Il s'adressera plutôt aux causes et variera dans chaque cas particulier.

Le staphylôme, une fois développé, ne peut être modifié que par une opération. S'il est très volumineux et gêne les mouvements des paupières, l'ablation du segment antérieur de l'œil est indispensable. Le meilleur procédé est celui de Critchett, que j'exposerai plus loin. Cependant, on ne doit y avoir recours que dans les cas simples, où l'on n'a pas à redouter de complications. Si l'iridectomie suivie de l'application prolongée d'un bandeau compressif ne donne pas de résultats satisfaisants, il vaudra mieux, dans l'intérêt du malade, pratiquer l'énucléation du globe, suivant le procédé de Bonnet, de Lyon, en faisant usage de l'antisepsie la plus rigoureuse. Seule, cette opération radicale met à l'abri de tous les accidents et des complications sympathiques.

Tumeurs de la sclérotique.

La sclérotique peut être le siège de tumeurs mélaniques (sarcômes, mélano-sarcômes), de tumeurs épithéliales. Elles sont toutes très rares, ne

restent pas limitées à la sclérotique, envahissent
la cornée et les tissus voisins. On a signalé des
gommes syphilitiques, des fibrômes et des kystes
dermoïdes.

OPÉRATIONS QUI SE PRATIQUENT SUR LA CORNÉE
ET LA SCLÉROTIQUE.

Paracentèse de la chambre antérieure. — Sclérotomie. — Section
de Sœmisch. — Ablation d'un staphylôme total.

I. — Paracentèse de la chambre antérieure.

Instruments nécessaires : Un blépharostat. —
Une pince à fixation. — Une aiguille à paracentèse de Desmarres, avec petit stylet mousse.

Les objets nécessaires au pansement de l'œil
sont : bandeau ophtalmique, ouate boriquée,
liquide antiseptique, etc.

Avant l'opération, il faut laver soigneusement
les paupières, vérifier l'état des points lacrymaux,
faire un lavage antiseptique des conjonctives et
des culs-de-sacs, puis instiller quelques gouttes
d'un collyre au salicylate de cocaïne au vingtième.

Opération. — Le malade étant couché, le blépharostat mis en place, il faut choisir l'emplacement de la section, qu'on doit faire dans le limbe
scléro-cornéen, pour éviter une cicatrice blanchâtre. On saisira la conjonctive dans un point
diamétralement opposé à celui qui doit être sectionné, et on enfoncera l'aiguille presque perpendiculairement à la cornée. Dès que la pointe a

pénétré dans la chambre antérieure, on abaisse
le manche de l'instrument pour éviter de blesser

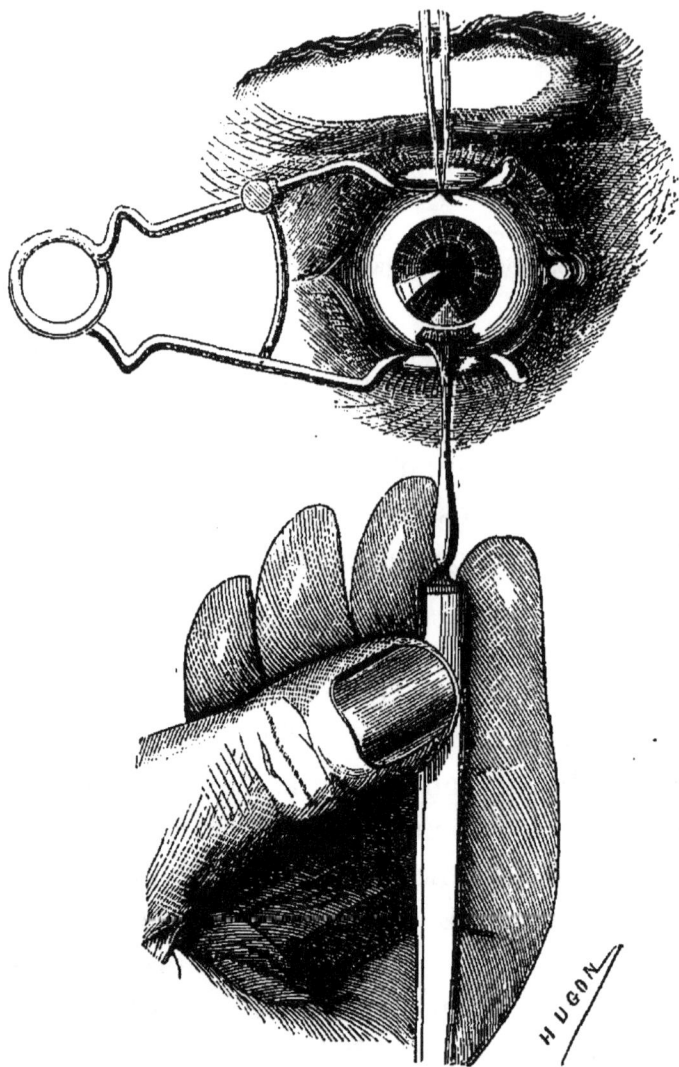

Fig. 63. — Paracentèse de la chambre antérieure. (Abadie.)

l'iris et la cristalloïde. La lance pénétrera parallèlement à l'iris, et sera poussée dans la cornée

jusqu'à son arrêt, puis retirée vivement pour éviter l'écoulement de l'humeur aqueuse, une blessure de l'iris contre la pointe de l'instrument ou son introduction dans la plaie. Appuyant ensuite avec précaution sur le bord externe de la plaie scléro-cornéenne, on donnera lentement issue à l'humeur aqueuse.

Si la paracentèse a eu pour but d'évacuer un hypopyon, le pus sera le plus souvent entraîné par l'humeur aqueuse ; dans certains cas, il est nécessaire de faire le lavage de la chambre anté-rieure avec un liquide antiseptique non irritant, ou simplement de l'eau bouillie en vase clos, qu'on aura fait ensuite refroidir. Cette eau, en tourbillonnant dans la chambre antérieure, finira par entraîner l'hypopyon. Cependant, si le pus était adhérent ou concret, il faudra aller le cher-cher avec une pince à iridectomie ou à mors plat.

Avant de faire le pansement, on s'assurera que l'iris est complètement réduit ; on le refoulera si cela est nécessaire avec un stylet ou la petite spatule en écaille, puis on instillera quelques gouttes de collyre à l'ésérine.

II. — Opération de Sœmisch ou Kératomie.

La section de la cornée, suivant le procédé de Sœmisch, est une opération excellente, qu'on doit toujours pratiquer en présence d'un ulcère infec-tant de la cornée qui résiste aux traitements ordinaires.

Instruments : Blépharostat. — Pince à fixation.
— Fin couteau de Graefe. — Spatule en écaille ou
en argent.

Opération. — Après avoir désinfecté l'œil avec
soin et fait au besoin une injection dans le canal
nasal, le blépharostat étant mis en place, on
saisit la conjonctive avec la pince à fixation du
côté où l'on veut faire pénétrer le couteau. Comme
le procédé consiste à fendre le foyer ulcéreux dans
toute son étendue, on choisit au préalable l'emplacement de la section, qui doit passer par le centre
de l'ulcération. La ponction et la contre-ponction
doivent se trouver, autant que possible, dans le
tissu sain. La pointe du couteau ayant pénétré
dans la chambre antérieure, il faudra de suite
abaisser le manche de l'instrument pour éviter
d'aller blesser la cristalloïde, pousser la pointe en
dessous de l'ulcère et pratiquer la contre-ponction
au delà de l'ulcère. La pointe ressortie, on achèvera la section lentement, afin de modérer la
sortie de l'humeur aqueuse et des masses purulentes qui ne manqueront pas de se présenter dans
la plaie, d'où on les retirera facilement avec une
petite pince.

Une forte douleur accompagne toujours la
sortie de l'humeur aqueuse et des masses purulentes, et le malade contracte violemment ses
paupières. Il est bon d'en être prévenu, car cette
brusque contraction peut amener l'iris dans la
plaie, et nécessiter sa réduction avec **la spatule
ou de légères frictions.**

Après la section de l'ulcère, on fait de nouveau un lavage antiseptique, on instille un collyre à l'ésérine, puis on applique un pansement maintenu par un bandeau légèrement compressif, ou simplement par mon bandeau ophtalmique.

Très souvent, malgré la section de Sœmisch, l'hypopyon se reproduit. Il faut alors procéder à une réouverture quotidienne de la plaie, et remplacer l'ésérine par l'atropine. On emploie pour cette réouverture le petit stylet ou la pointe boutonnée du couteau de Weber, qui sert pour l'incision des points lacrymaux.

Dans certains cas d'ulcération serpigineuse très étendue, on se trouve très bien de remplacer la section de Sœmisch par une large paracentèse qu'on pratique à la partie inférieure de la cornée, après instillations répétées d'ésérine ou de pilocarpine. On évacue les masses purulentes et on cautérise le fond de l'ulcère, soit avec le galvano-cautère, soit avec la teinture d'iode ou l'eau oxygénée. Les jours suivants, on renouvelle cette paracentèse, et on fait au besoin le lavage de la chambre antérieure en poussant le liquide lentement, avec une fine canule de la seringue de Pravaz désinfectée avec le plus grand soin. Les pansements à la poudre d'iodoforme tamisée impalpable donnent aussi de bons résultats.

III. — Sclérotomie.

La **sclérotomie** a été pratiquée pour la première fois par Stellwag en 1868, puis par de Wecker. Elle a pour but de remplacer l'iridectomie dans le traitement du glaucome. Comme elle peut être pratiquée plusieurs fois, et, successivement, à tous les points du limbe scléro-cornéen, elle a sur l'iridectomie l'avantage de ne pas déformer la pupille en donnant cependant des résultats à peu près identiques. En effet, on observe après elle une diminution notable de la dureté du globe, et la cessation des douleurs qui, le plus souvent, accompagnent le glaucome. Malheureusement, les cas ne sont pas rares où l'amélioration qui suit l'iridectomie et la sclérotomie dure peu de temps. Dès que la cicatrice a pris une certaine résistance, les accidents glaucomateux reparaissent et nécessitent une nouvelle intervention.

La sclérotomie est une section plus ou moins longue de la sclérotique au voisinage de la cornée, à deux millimètres environ de son bord transparent. On la pratique soit avec le couteau lancéolaire à arrêt, soit avec un fin couteau de Graefe. L'opération doit toujours être précédée d'instillations répétées d'ésérine. On ne doit la faire que si l'iris s'est contracté sous l'action du médicament.

Instruments : Blépharostat. — Pince à fixation. — Couteau à arrêt. — Fin couteau de Graefe. — Spatule en écaille. — Ciseaux à iridectomie.

On choisira de préférence la partie supérieure du globe et l'espace qui sépare l'insertion des muscles droits. Si l'on se sert du couteau lancéolaire à arrêt, on aura soin, après l'avoir fait pénétrer dans la chambre antérieure, de le retirer très lentement pour éviter une brusque sortie de l'humeur aqueuse, qui entraînerait l'iris dans la plaie, ce qu'il faut absolument éviter sous peine de voir de nouvelles douleurs apparaître, suivies de complications causées par cet enclavement.

Si, malgré toutes les précautions prises, l'iris faisait hernie et ne pouvait être maintenu réduit, il ne faudrait pas hésiter à sectionner le prolapsus et à réduire ses extrémités.

La section avec le couteau de Graefe est une double section ; de Wecker, qui est l'inventeur de ce procédé, la pratique ainsi : il pénètre à un millimètre du bord cornéen et à mi-distance entre le diamètre vertical et horizontal de l'œil ; le couteau est dirigé horizontalement pour ressortir de même. Il exécute ensuite de légers mouvements de va et vient, de manière à laisser un pont de sclérotique de même largeur que chacune des deux sections. Le couteau est ensuite retiré avec beaucoup de précautions, en abaissant assez le manche pour que la pointe sectionne encore une partie de l'épaisseur du pont sclérotical. Il applique ensuite le pansement antiseptique, mais fait au préalable une nouvelle instillation d'ésérine.

De Wecker ne redoute pas la hernie de l'iris, grâce au peu d'étendue des sections et à l'action

puissante de l'ésérine ; aussi conseille-t-il d'exécuter la sclérotomie en bas. Elle se trouve facilitée
par la direction instinctive que les malades donnent
à leur regard, qui se porte énergiquement en haut.
Dans cette position, on évite de tirer sur l'œil et
d'accroître par conséquent la tension intra-oculaire.

On peut aussi sectionner plus complètement le
pont sclérotical et ne lui laisser qu'une très petite
largeur.

En cas de hernie de l'iris, il faudrait agir comme
je l'ai dit plus haut.

La sclérotomie sera employée de préférence à
l'iridectomie : 1º dans les cas de glaucome chronique simple, si la vision est encore intacte ;
2º dans le glaucome chronique ancien, où la vision
est très notablement réduite ; 3º dans le glaucome
congénital et dans l'hydrophtalmie congénitale ;
4º pour diminuer les douleurs du glaucome absolu ; 5º lorsqu'une première iridectomie n'aura
pas donné de résultats suffisants.

Outre la sclérotomie antérieure, nous verrons, à
propos du traitement du glaucome, qu'il existe une
autre opération appelée *sclérotomie postérieure* ou
équatoriale, destinée à lutter contre le processus
glaucomateux, lorsqu'il résiste à tous les traitements. La sclérotomie équatoriale est une simple
fonction du corps vitré dans le segment postérieur
du globe, afin de diminuer la tension intra-oculaire. Elle s'exécute de préférence entre les muscles
droit supérieur et droit externe, ou les muscles

droit inférieur et droit externe (voir le traitement du glaucome).

Ablation d'un staphylôme.

Lorsque le staphylôme est partiel, il suffit le plus souvent de l'exciser et de faire un pansement antiseptique légèrement compressif. En général, au bout de six ou sept jours, la réunion a lieu par première intention. Le bandeau ophtalmique doit être porté de cinq jours à trois semaines.

Si l'on craint que la perte de substance soit trop grande, on taille le lambeau en forme de croissant et on met sur la cornée deux points de suture à fil libre. L'aiguille doit être très fine et le fil bien aseptique. Cette suture cornéenne permet une réunion par première intention, dont le résultat est très satisfaisant. C'est, en somme, un diminutif du procédé de Critchett.

Lorsque le staphylôme est total, il faut avoir recours à l'ablation de tout le staphylôme, suivant le procédé de Critchett, pour obtenir un moignon volumineux très mobile et parfaitement apte à recevoir une pièce artificielle.

Procédé de Critchett. — *Instruments :* Blépharostat ou écarteurs à manches. — 4 à 6 aiguilles à forte courbure, munies de fil de soie antiseptique. — Pince à fixation. — Pince à dents de souris. — Bistouri oculaire et ciseaux droits.

Opération. — On traverse d'abord la base du staphylôme avec les aiguilles, en faisant la ponc-

tion et la contre-ponction sans achever leur passage ; puis, saisissant le sommet du staphylôme
avec la pince à dents de souris ou un fort tena-
culum, on en fait l'excision en ayant soin de ne
pas couper trop près des aiguilles. On achève
ensuite de les passer. Les fils se trouvent ainsi
bien placés en face les uns des autres. Il ne reste
plus qu'à les nouer, en ayant soin de bien juxta-

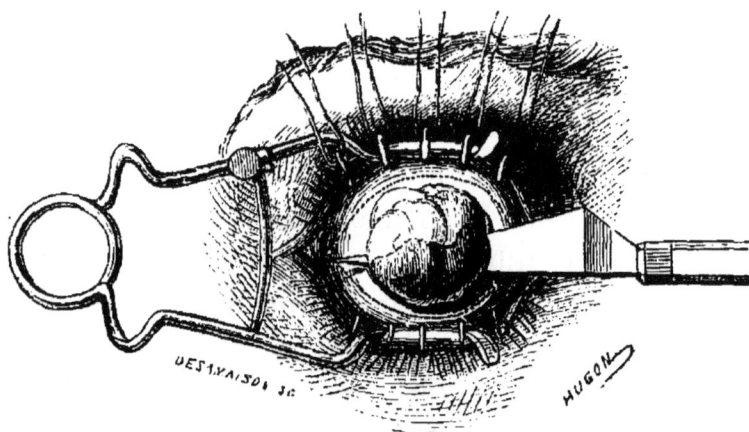

Fig. 64. — Opération de Critchett. (Abadie.)
Les aiguilles mises en place, on sectionne le staphylôme à sa base.

poser les bords de la plaie sans serrer fortement les sutures, qui ne manqueraient pas, en
quelques heures, de couper les tissus, qu'elles
doivent seulement rapprocher. Je suis persuadé
que si de nombreux points de suture avec la soie
phéniquée donnent de mauvais résultats, cela tient
à ce qu'elles sont la plupart du temps trop serrées.
En effet, le fil, bien que trempé dans la solution
antiseptique au moment de l'opération, se gonfle

encore en baignant dans les liquides de la plaie, et
ne tarde pas à couper des tissus trop fortement
enserrés de prime abord.

On achève par un bon pansement antiseptique
et l'application du bandeau compressif. Le pansement sera renouvelé deux fois par jour, et des
lotions seront faites pour éviter toute tendance à
la suppuration. Au bout de cinq à six jours, les
fils seront enlevés, leur action ayant été suffisante

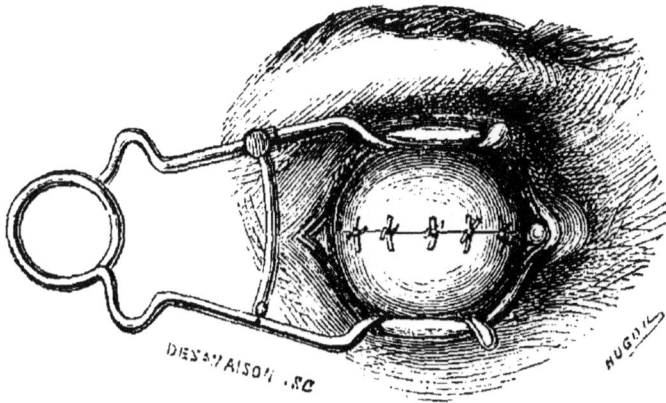

Fig 65. — Suture de la sclérotique. (Abadie.)

ou devenant inutile si la cicatrisation n'a pas eu
lieu.

Les sutures de Critchett ont l'inconvénient de
former aux extrémités de la section deux petites
saillies angulaires, qu'on est parfois obligé de
sectionner; de plus, elles ne s'opposent pas, au
moment de l'opération, à une perte notable d'humeur vitrée.

On les remplace le plus souvent aujourd'hui par
la suture en bourse de de Wecker, qui permet une

cicatrice sous-conjonctivale. Le procédé se trouve
donc modifié de la manière suivante : on commence par dégager amplement la conjonctive et le
tissu sous-conjonctival tout autour du staphylôme.
On saisit ensuite, en dehors et un peu au-dessus
du diamètre horizontal de l'œil, la conjonctive à
deux ou trois millimètres de son bord détaché. En
soulevant la pince, il se forme un pont, qu'on
traverse avec une aiguille munie d'un *fil de soie*
solide et bien antiseptique. On prend de même
de nouveaux ponts de conjonctive distants de 4 à
5 millimètres, jusqu'à ce qu'on soit revenu au
point de départ après avoir fait le tour de la base
du staphylôme.

Avant de faire l'ablation du staphylôme, on
écarte la calotte conjonctivale afin de bien la
garantir contre la section, car si on coupait le fil à
un endroit quelconque, tout serait à recommencer,
et la fermeture de la plaie très difficile sans une
forte perte de corps vitré. Le staphylôme sectionné,
il ne reste plus qu'à tirer avec précaution sur les
extrémités du fil et à le lier modérément. On
obtient ainsi une sorte de petit champignon formé
par les plis de la conjonctive juxtaposés, et la
plaie se trouve complètement obturée. La conjonctive, doublée du tissu sous-conjonctival, donne un
tégument très résistant qui comble avec beaucoup
de facilité les pertes de substances les plus considérables. Il faut laisser longtemps la suture en
place, faire des lotions antiseptiques journalières,
et ne pas trop serrer le fil pour éviter la section

du tissu compris entre ses points. On enlève le fil après un temps variable de huit à quinze jours, et le bandeau compressif est maintenu jusqu'à ce que la réunion soit résistante et définitive.

Ce procédé donne un moignon sensiblement égal à l'œil normal et parfaitement apte à recevoir une pièce artificielle.

CHAPITRE IX

MALADIES DE L'IRIS

I. — Lésions traumatiques de l'iris.

Les lésions traumatiques de l'iris résultent d'une contusion générale du globe, de la pénétration d'un corps étranger, d'un instrument piquant ou tranchant.

Les **corps étrangers** implantés dans l'iris peuvent s'y enkyster sans entretenir d'inflammation, ce qui arrive rarement, ou provoquer en peu de temps une inflammation suppurative grave. Il faut les extraire le plus tôt possible si on veut éviter des accidents d'ophtalmie sympathique. Tantôt on sera obligé d'inciser la cornée pour saisir le corps étranger avec de petites pinces ; tantôt on excisera la partie de l'iris sur laquelle il est implanté.

On s'aidera, pour le diagnostic, de la cicatrice cornéenne et surtout de l'examen à l'éclairage latéral ; car il est quelquefois difficile de retrouver leur point d'implantation.

Après avoir soigneusement fait la toilette de l'œil et le lavage de la chambre antérieure, si l'on

17.

a des raisons de croire que le corps étranger était
malpropre, on instillera quelques gouttes de
collyre à l'atropine et l'on prescrira des compresses froides, fréquemment renouvelées, pour
prévenir une poussée inflammatoire.

Les **piqûres**, les incisions, les **déchirures** de l'iris,
sont rarement limitées à cette membrane et s'accompagnent forcément de blessures de la cornée
ou de la sclérotique, souvent même de lésions plus
profondes du côté du cristallin et du corps ciliaire.

Il se fait un épanchement sanguin dans la
chambre antérieure qui rend quelquefois le diagnostic difficile. Ces lésions siègent soit à la périphérie,
soit près du sphincter de l'iris, qui peut lui-même
être rompu et produire une dilatation permanente
de la pupille. Lorsqu'une déchirure siège près du
sphincter, il y a formation d'une deuxième pupille
plus ou moins grande et irrégulière qui donne
quelquefois lieu à de la diplopie monoculaire. Mais
si la déchirure est périphérique, il y a *irido-dia-*
lyse ou arrachement du point de l'attache de l'iris,
et l'on aperçoit à sa place un croissant noirâtre.

Les déchirures de l'iris sont très rares et sont
le résultat d'un choc violent sur le globe ou d'un
accident opératoire pendant une iridectomie,
lorsque la traction faite sur l'iris pour l'amener en
dehors de l'œil est trop forte ou trop brusque et
provoque la rupture de la membrane ou son décollement périphérique.

Le *pronostic* de ces différentes lésions doit toujours être réservé; les complications sont fréquentes et nombreuses; parmi elles, il faut signaler les ruptures de la cristalloïde, de la choroïde, du corps ciliaire, de la rétine, l'iritis, l'iridochoroïdite et la cataracte.

Traitement. — Les lésions simples guérissent facilement; les instillations d'atropine, les compresses froides et les révulsifs intestinaux suffiront.

Si l'iris n'a pas été blessé seul, il faut rechercher avec le plus grand soin la nature et l'étendue des lésions, ce qui sera bien difficile dans la plupart des cas à cause de l'épanchement sanguin. Le résultat de cet examen servira de guide dans chaque cas particulier. Y a-t-il lésion du cristallin avec plaie cornéenne, il faut extraire le cristallin blessé et réséquer l'iris s'il fait hernie dans la plaie. Il n'est pas rare de trouver en même temps une déchirure de la choroïde, un décollement de la rétine et un épanchement sanguin dans le corps vitré.

Antiseptiques, antiphlogistiques, révulsifs, feront la base du traitement. Dans le cas où l'épanchement sanguin ne permettrait pas de se rendre compte des lésions, il faudrait se contenter, pendant quelques jours, de mettre l'œil à l'abri de l'infection par des pansements antiseptiques et n'intervenir qu'après la résorption de l'épanchement. En cas de déchirure étendue de la cornée, il faudrait pratiquer la suture de cette membrane avec toutes les précautions d'usage. Cette suture pourra se faire à fil libre. On obtient avec elle une bonne coaptation des lambeaux.

II. — Inflammations de l'iris. — Hyperhémie de l'iris.

L'hyperhémie de l'iris est plutôt un symptôme qu'une entité morbide. Elle est caractérisée par une congestion des vaisseaux iriens, d'où injection périkératique plus ou moins prononcée. La pupille est contractée et résiste à l'action de l'atropine ; l'iris change de couleur et prend une nuance rouge-jaunâtre outre sa couleur naturelle.

La chambre antérieure conserve sa transparence ; il n'y a pas d'exsudats iriens.

Étiologie. — Les inflammations de la conjonctive, de la cornée, les efforts trop prolongés de la vision, les lésions inflammatoires du cercle ciliaire et de la choroïde sont les principales causes de l'hyperhémie de l'iris lorsque celle-ci n'est pas le début de l'iritis. On l'observe aussi dans les kératites, les conjonctivites phlycténulaires, surtout après l'emploi de collyres irritants.

Traitement. — Il se réduit à lutter contre la cause du mal. On prescrira le repos absolu des yeux, les fomentations chaudes ou aromatiques, les instillations d'atropine, etc.

IRITIS.

L'iritis est constitué par l'hyperhémie de l'iris avec formation d'un exsudat qui peut, soit se localiser au bord libre de l'iris et à sa face postérieure, dont il provoque souvent l'adhérence avec la cristalloïde (synéchie postérieure), soit se répandre à la face antérieure de l'iris et dans la chambre antérieure, au bas de laquelle il se dépose en formant un hypopyon, soit tapisser la membrane de Descemet, — dans ce cas, il donne lieu à de la kératite ponctuée, — soit, enfin, se produire dans l'épaisseur même du tissu irien, dont l'inflammation est dite *parenchymateuse*.

On a décrit de nombreuses variétés d'iritis suivant les causes qui les produisent. Je me bornerai à décrire l'iritis aiguë, l'iritis chronique et l'iritis syphilitique, en indiquant les principaux symptômes qui caractérisent les différentes variétés.

I. — Iritis aiguë.

Causes. — Elles sont *locales* ou résultent de maladies *générales*. Parmi les causes locales, il faut citer les plaies contuses par corps étranger ou par suite d'opérations (extraction du cristallin, iridectomie). Cette iritis aiguë a reçu le nom de *traumatique*.

Parmi les causes générales, vient en première ligne la syphilis, puis le rhumatisme, la goutte, la scrofule, le lymphatisme, la blennorrhagie, le froid. De là, les iritis *syphilitique*, *rhumatismale*, *goutteuse*, *arthritique*, *scrofuleuse*, *blennorrhagique*, etc.

Symptômes. — La conjonctive est injectée dès le début et présente un cercle périkératique plus ou

moins prononcé, suivant le degré de l'inflammation. On remarque même du chémosis dans les
cas graves. L'iris manque plus ou moins de brillant, la pupille est irrégulière, étroite et pares-
seuse. L'humeur aqueuse se trouble, un exsudat
fibrineux se dépose au bas de la chambre antérieure. Des adhérences se forment entre le bord
pupillaire et la capsule cristallinienne. Elles
peuvent être partielles ou complètes (synéchie
totale). L'usage d'un mydriatique donne à la pupille une forme irrégulière. Quand on l'emploie de
de bonne heure, les synéchies cèdent sous l'action
du médicament; la pupille reprend à peu près sa
forme circulaire et l'on peut voir à l'éclairage latéral les débris de ces adhérences fixées sur la capsule. Quand la maladie a été négligée à son début,
l'exsudat peut former une synéchie totale et une
occlusion complète de la pupille.

Dans l'*iritis parenchymateuse*, l'inflammation
atteint les éléments du tissu de la membrane,
l'exsudat s'infiltre dans son épaisseur, qui augmente. Des vaisseaux volumineux, des taches, des
bosselures, résultats d'un trouble de la circulation, apparaissent à la surface antérieure de la
membrane. Les exsudats envahissent le champ
pupillaire, la face postérieure et antérieure de l'iris.
Ils peuvent donner lieu à un hypopyon considérable. Quelquefois même, on constate du chémosis
et de l'œdème de la paupière supérieure.

Dans l'*iritis séreuse*, il y a hypersécrétion de
l'humeur aqueuse, qui est trouble et précipite des

dépôts de quantité et de nature variables sur la face postérieure de la cornée et de la cristalloïde. La chambre antérieure paraît agrandie, la pression intra-oculaire augmentée, et la face postérieure de la cornée présente un aspect piqueté caractéristique, mais quelquefois si léger qu'il faut l'éclairage oblique et un sérieux examen pour le reconnaître.

Dans l'iritis aiguë, en général, la *douleur* peut manquer ou être faible. La pression exercée sur le globe la développe surtout vers l'équateur ; elle s'iradie dans le globe et dans la région sus-orbitaire.

La *photophobie* est variable. On l'observe surtout dans les cas graves ou compliqués d'affection des autres membranes profondes de l'œil.

Le *larmoiement* est en raison de la photophobie ; il s'accompagne quelquefois de blépharospasme.

La vue est plus ou moins troublée, suivant l'occlusion de la pupille par les exsudats ou l'hypopyon, qui remplit graduellement la chambre antérieure.

On a observé la perte absolue de la vision et l'atrophie du globe à la suite de synéchie totale compliquée de lésions rétiniennes.

Des phénomènes généraux graves se manifestent dans certains cas ; ils sont dus à la violence de l'inflammation, dont la marche n'est pas enrayée par un traitement opportun.

Marche et terminaison. — Après trois ou quatre semaines, l'iritis aiguë se termine par résolution

ou passe à l'état chronique. Les synéchies postérieures, qui sont très fréquentes, entretiennent un
certain tiraillement du sphincter irien qui peut
être la cause de récidives graves. Lorsque les
adhérences ont cédé aux mydriatiques, elles
laissent des traces sur la capsule qui gênent considérablement la vision.

Complications. — Les complications sont très
fréquentes et peuvent entraîner la perte de l'œil,
voire même celle de l'autre œil par ophtalmie sympathique.

Parmi les plus fréquentes se trouvent la kératite simple ou ulcéreuse, l'irido-cyclite et l'irido-
choroïdite, toutes les deux très redoutables, les
altérations du vitreum, du cristallin et de la rétine,
qui est atteinte surtout dans l'iritis syphilitique, le
glaucome, résultat d'une synéchie totale qui entrave profondément la circulation intra-oculaire.

Pronostic. — Il est ordinairement sérieux à cause
des complications qui sont à craindre, des synéchies persistantes ou des dépôts sur la cristalloïde.

Diagnostic. — L'examen à l'éclairage oblique
permettra toujours de faire le diagnostic, qui est,
en général, facile, si on se reporte aux symptômes
énumérés plus haut. Mais il faut s'attacher tout
particulièrement à déterminer la cause du mal, si
importante à connaître au point de vue du traitement.

Traitement. — Il est local et général. Localement, on emploiera les fomentations chaudes avec
des infusions de feuilles de belladone maintenues

en permanence avec un bandeau légèrement compressif, des frictions péri-orbitaires avec de l'onguent mercuriel belladoné, un collyre à l'atropine ou à la duboisine, si elle est mieux supportée.

Pour calmer les douleurs, on emploiera des injections sous-cutanées de morphine, le salicylate de soude ou de lithine.

On appliquera, au besoin, aux tempes une ventouse Heurteloup, un vésicatoire volant.

S'il y a tension exagérée du globe ou crainte de poussée glaucomateuse, il ne faudra pas hésiter à pratiquer la paracentèse de la chambre antérieure, la sclérotomie ou l'iridectomie.

Le traitement général sera dirigé contre la cause du mal. Il comprendra les révulsifs intestinaux, les sudorifiques, le calomel, les préparations iodurées et mercurielles jointes aux toniques et aux reconstituants.

Iritis chronique.

L'**Iritis chronique** primitive est rare, le plus souvent elle succède à une iritis aiguë.

Symptômes. — Elle se manifeste par un trouble visuel sans douleur; il y a seulement une sensation de gêne, et le malade, quand il vient consulter, est déjà porteur de synéchies. La conjonctive est à peine rouge, le cercle périkératique fait défaut; en un mot, la marche de la maladie est insidieuse et très lente.

Cependant, les adhérences peuvent provoquer

des poussées aiguës et quelquefois des complications graves, telles que la cyclite, la choroïdite ou le glaucome, au moment où on s'y attend le moins.

Causes. — Les causes sont les mêmes que celles de l'iritis aiguë : rhumatisme, goutte, syphilis, etc.

Le *traitement* est, en général, le même que pour l'iritis aiguë. Cependant, les antiphlogistiques ne seront employés que pour combattre les poussées inflammatoires. Les dérivatifs intestinaux, les vésicatoires volants, souvent répétés, les lotions chaudes à la belladone, etc., feront la base du traitement ; l'iodure de potassium sera prescrit en cas de doute sur la cause du mal. Si la maladie ne cède pas, l'iridectomie sera pratiquée sans hésitation.

Iritis syphilitique.

L'iritis syphilitique peut apparaître avec tous les symptômes que nous avons décrits au sujet de l'iritis aiguë, et la recherche seule de sa cause établira qu'on est certainement en présence d'une maladie spécifique. Cependant, il existe une forme d'iritis qui est rare en dehors de la syphilis, mais qui est si fréquente à la période secondaire, qu'on peut la considérer comme caractéristique de cette redoutable diathèse.

Symptômes. — C'est une iritis parenchymateuse partielle. Une petite partie de la membrane prend une teinte rougeàtre, brune ou jaunàtre, se gonfle et se vascularise en formant de petites tumeurs sessiles ou pédiculées dont la surface est irrégulière. Ces petites tumeurs sont des productions gommeuses en voie d'évolution. Rarement elles subissent une transformation graisseuse ou purulente. Le plus souvent, elles disparaissent par résolution et laissent, par place, le tissu de l'iris atrophié. Leur lieu d'élection est la partie supérointerne de l'iris, aux environs du bord pupillaire, et l'injection périkératique est plus accentuée près du bord de la cornée le plus voisin de leur siège.

Marche. — Elle a une marche subaiguë ou chronique, rarement avec poussées inflammatoires violentes.

Pronostic. — Il est toujours sérieux à cause des complications qui peuvent résulter, non seulement de l'iritis, mais de la syphilis, et produire de graves lésions de la choroïde, de la rétine et du nerf optique.

Diagnostic. — Il est en général facile, car l'éclairage latéral ou direct permettra de reconnaitre les petites tumeurs gommeuses. Une étude attentive des antécédents du malade complètera les renseignements fournis par l'examen de l'iris. Il ne faut pas oublier, non plus, que, *dans la moitié des cas, l'iritis reconnait la syphilis pour cause.*

Traitement. — Instituer immédiatement le traitement des accidents secondaires : pilules de protoiodure ou injections de peptonate de mercure, ou frictions sous la plante des pieds avec de la pommade mercurielle belladonée, etc. Localement, on

prescrira le traitement de l'iritis simple, en ayant
soin de surveiller l'état du sphincter irien, et de
s'opposer, si cela est possible, à la formation de
synéchies postérieures. Les injections de pilocarpine, les bains de vapeur, l'iodure de potassium,
l'arsenic, le fer, le quinquina, etc., seront employés
avec succès dans certains cas particuliers compliqués de diathèses.

Hernie de l'iris.

La hernie de l'iris, dont j'ai dit quelques mots en
parlant des plaies de cette membrane, ne se produit pas seulement dans les traumatismes violents
accompagnés de rupture de la cornée ou de la sclérotique ; elle est, au contraire, fréquente après
l'opération de la cataracte, et, quelquefois, après
l'iridectomie, lorsqu'on n'a pas bien réduit les
extrémités de la section, lorsque le pansement
post-opératoire a été trop serré, ou lorsque des
efforts de toux ou de vomissement, accompagnés
d'une contraction violente des paupières et des
muscles droits, ont provoqué un entrebaillement de
la plaie cornéenne, dans laquelle l'iris s'engage et
demeure enserré.

Les ulcères de la cornée sont aussi très fréquemment compliqués de hernies de l'iris. Cette
hernie est d'autant plus grave et considérable que
la perte de la substance cornéenne est plus étendue.
Dans certains cas, elle donne lieu à un véritable
staphylôme de l'iris.

Symptômes. — La hernie de l'iris est une complication d'une autre maladie, plutôt qu'une entité morbide. Elle forme une tumeur noirâtre qui fait corps avec la cornée et dont la forme varie naturellement avec la situation et la grandeur de la plaie ou de la perte de substance cornéenne.

Cette tumeur, si petite qu'elle soit, est irritée par le frottement des paupières et le contact des larmes; de là, photophobie, blépharospasme, vive inflammation de voisinage.

La pupille et la chambre antérieures sont déformées; quelquefois même, par suite de la situation centrale de la hernie, la pupille est oblitérée par une synéchie antérieure totale.

Terminaison. — Si la hernie est petite, elle forme un leucome adhérent; si elle est volumineuse, il se développe ordinairement un staphylôme irido-cornéen. Dans les cas les plus malheureux, surtout en l'absence de tout traitement rationnel, on voit survenir des accidents d'iridocyclite et d'irido-choroïdite, qui se terminent par la perte de l'organe.

Pronostic. — Toujours grave, puisque cette complication peut en amener de plus graves encore du côté des membranes profondes.

Traitement. — Suivant que la hernie de l'iris est le résultat d'un traumatisme, d'une opération ou d'une ulcération cornéenne, il faut se conduire différemment.

1° *Hernie de l'iris de cause traumatique.* Nettoyage parfait de la plaie cornéenne ou scléroticale et réduction de la hernie avec suture de la plaie, si on constate que l'iris n'est pas trop contus et que la hernie peut être maintenue réduite.

Dans le cas contraire, résection des parties herniées, réduction des extrémités de la section, pansement antiseptique et bandeau légèrement contentif, après instillation d'un collyre à la pilocarpine ou à l'ésérine, si la hernie siège à la périphérie, et d'un collyre à l'atropine, si la hernie siège vers le centre de la cornée.

2° *Hernie de l'iris post-opératoire.* Si l'on s'aperçoit de la hernie quelques heures après l'opération, il est encore temps, soit de la réduire, soit d'en faire la section, comme dans la hernie de cause traumatique. Mais si la hernie est peu volumineuse, si elle succède à une opération de cataracte, s'il y a trace de suppuration, il serait dangereux d'intervenir de suite, on s'exposerait à une suppuration de toute la plaie cornéenne avec infection de la chambre antérieure, propagation aux membranes profondes et panophtalmie. Il faut employer les myotiques ou les mydriatiques, suivant le cas, les lotions froides antiseptiques et attendre. Souvent la hernie, grâce à ce traitement, diminue lentement de volume. Lorsque les symptômes inflammatoires ont disparu, on peut intervenir, soit en réséquant les parties herniées, soit en les cautérisant, à plusieurs reprises, avec le nitrate d'argent ou le galvano-cautère.

3° *Hernie de l'iris succédant à une perforation cornéenne.* Lorsqu'un ulcère cornéen perfore cette membrane, l'iris se projette en avant au moment de l'écoulement de l'humeur aqueuse. Il vient obturer l'ulcère et se soude intimement au tissu cicatriciel à mesure que la perte de substance se comble.

Bien que certains auteurs admettent que cette hernie et cette adhérence soient une terminaison heureuse de l'ulcère perforant de la cornée, je ne puis partager leur avis. Le tissu irien, emprisonné et comprimé dans la cicatrice, peut donner lieu à des poussées inflammatoires sérieuses, à des complications d'irido-choroïdite ou d'ophtalmie sympathique.

Si la hernie est très petite et qu'elle n'amène pas une déformation trop grande de la pupille, on peut attendre, pour intervenir, que l'inflammation ait presque entièrement disparu. Si on observe des poussées inflammatoires avec douleurs violentes péri-orbitaires, photophobie, larmoiement, il faut, le plus tôt possible, libérer l'iris de ses adhérences et en faire, au besoin, la section par une large iridectomie.

Cette opération, que j'appellerai *synéchitomie*, se pratique de la manière suivante :

L'œil étant bien lavé avec une solution antiseptique, on instille quelques gouttes d'un collyre à la cocaïne, puis on fait, avec un couteau lancéolaire ou un couteau de Graefe, une ponction dans le limbe scléro-cornéen assez large pour laisser passer les branches d'un fin ciseau à iridectomie ou d'une pince-ciseaux. L'emplacement de cette petite section est choisi de manière à permettre l'introduction de la pince-ciseaux en face du point adhérent qu'elle doit sectionner; on entr'ouvre légèrement les deux branches, et, par un seul coup, on sectionne la synéchie.

Le *traitement* consécutif est celui de l'iridectomie.

Synéchies de l'iris.

Les adhérences de l'iris avec la cornée ou avec la capsule ont reçu le nom de **synéchies**. Elles sont dites antérieures dans le premier cas, et postérieures dans le second.

Je ne m'occuperai pas ici des synéchies qui résultent des hernies de l'iris, dont je viens de parler dans le paragraphe précédent, mais seulement des adhérences iriennes qui proviennent d'iritis, d'iridochoroïdites, ou succèdent aux opérations qui se pratiquent sur le cristallin.

Synéchies antérieures. — On les observe, le plus souvent, sur des yeux porteurs de leucomes; elles sont le résultat de plaies ou d'inflammations de la cornée et produisent une déformation de la pupille, qui, jointe aux opacités de la cornée, gêne considérablement la vision.

Synéchies postérieures. — Elles peuvent être partielles ou totales et leur gravité est d'autant plus grande qu'elles sont plus étendues, parce que leur présence empêche la chambre antérieure de **communiquer avec la chambre postérieure, gêne**

la circulation intérieure de l'œil, et, par conséquent, peut donner naissance à des accidents
d'irido-choroïdite et de glaucome. Dans ce cas,
l'examen direct de l'iris révèle l'existence de
bosselures causées par l'accumulation du liquide
derrière l'iris. L'hypertonie du globe est manifeste.
Ordinairement, on n'observe ces phénomènes que
dans les synéchies postérieures ou antérieures
totales. Des synéchies très étendues peuvent exister
longtemps sans produire d'accidents sérieux.

Le *diagnostic* des synéchies postérieures se fait
au moyen de l'éclairage latéral. Dans les cas dou-
teux, et surtout pour être fixé sur l'étendue et
l'emplacement des synéchies partielles, on instillera
de l'atropine.

Traitement. — Les synéchies antérieures réclament le même traitement que les hernies de
l'iris : iridectomie ou synéchitomie. Mais on devra
s'attacher à les prévenir en surveillant attentivement les plaies ou les ulcères cornéens.

Les synéchies postérieures seront combattues au
début par les mydriatiques et les myosiques
alternativement. Plus tard, si les adhérences
gênent la vision, ou sont assez étendues pour faire
craindre des complications inflammatoires ou
glaucomateuses, on pourra chercher à les détruire
par une opération appelée *Corelysis*, qui consiste à
déchirer les bribes cicatricielles, ou par l'iridectomie, qui est préférable dans le plus grand
nombre des cas. (Voyez opérations pratiquées sur
l'iris.)

Tumeurs de l'iris.

Les tumeurs de l'iris ont été divisées en tumeurs bénignes et tumeurs malignes. Elles sont rares. Parmi les premières, les **kystes** méritent une description. Ce sont de petites tumeurs rondes qui augmentent plus ou moins lentement de volume, et s'accompagnent de douleurs ciliaires, d'injection périkératique et de larmoiement. On n'est pas d'accord sur leur mode de développement. On a accusé les traumatismes, l'iritis compliquée de synéchies, une greffe épithéliale ou la présence d'un cil entraîné jusque dans l'iris à la suite d'une plaie scléroticale ou cornéenne.

Le *diagnostic* des kystes de l'iris se fait au moyen de l'éclairage latéral.

Le *traitement* consiste dans l'excision de la portion de l'iris qui les porte. Lorsqu'ils sont petits et ne provoquent ni douleurs ni poussées inflammatoires, on peut se dispenser d'intervenir. Si on croit avoir affaire à des *condylomes* ou à des *tumeurs gommeuses*, on prescrira le traitement spécifique, dont l'action sera très efficace.

Les tumeurs malignes sont les *sarcômes* ou les *mélano-sarcômes*. Elles sont fort rares. Mais dès que le diagnostic est sérieusement établi, il ne faut pas hésiter à pratiquer l'énucléation du globe.

Les **tubercules de l'iris** ont été signalés il y a quelques années. Ils se développent chez les jeunes **sujets atteints d'autres lésions tuberculeuses**, et sont très rarement primitifs. Ils forment de petites tumeurs grisâtres, arrondies, pouvant atteindre le volume d'un pois.

Les accidents inflammatoires qu'ils déterminent sont en raison directe de leur volume et de leur développement. Leur *diagnostic* est parfois très difficile, car on peut les confondre avec des gommes de l'iris. On se basera sur l'examen de l'état général du malade, sur les manifestations pulmonaires ou cutanées de la tuberculose.

Le *traitement* consiste à enlever l'œil malade si l'on croit à une tuberculose irienne primitive, ou si les accidents inflammatoires font craindre pour l'autre œil.

Difformités congénitales de l'iris.

1° **Absence partielle ou totale de l'iris.** — Ce vice de conformation coïncide souvent avec d'autres altérations du globe : absence de rétine, de cristallin, etc. Il est très rare, et parfois héréditaire.

A l'examen ophtalmoscopique, le fond de l'œil est rouge, la vue est faible, le malade est atteint de photophobie et recherche les endroits obscurs, où il voit mieux.

Le seul *traitement* est l'emploi de lunettes sténopéiques ou noircies, emboîtant le pourtour de l'œil et ne permettant la vision que par une petite ouverture.

2° **Coloboma de l'iris.** — Cette division de l'iris s'observe le plus souvent au milieu du bord inférieur. Elle est complète ou incomplète, et s'accompagne d'une lésion correspondante de la choroïde, quelquefois même du cristallin et du corps vitré. L'iris, bien que fendu, réagit sous l'action de la lumière, des myosiques et des mydriatiques. Il n'y a aucun traitement à prescrire.

Il existe encore plusieurs difformités de l'iris, très rares, dont l'étude nous entrainerait trop loin. Ce sont :

La **polycarie**, caractérisée par une iris à plusieurs ouvertures ;

La **corectopie**, ou déplacement de l'ouverture pupillaire ;

La **discorie**, ou irrégularité de la pupille ;

L'acarie, **la micarie**, constituée par l'imperforation de l'iris ou son ouverture microscopique ;

Enfin, la **persistance de la membrane pupillaire**, qui gêne profondément la vision, et ne peut être guérie que par l'établissement d'une pupille artificielle.

Troubles fonctionnels de l'iris.

La **mydriase** est la dilatation anormale et persistante de l'iris. Elle est congénitale ou acquise. La mydriase acquise peut résulter de l'emploi d'un mydriatique, d'un traumatisme, d'une lésion nerveuse, de la présence de vers intestinaux, d'une maladie des centres cérébro-spinaux, d'une affection profonde de l'œil (amaurose, hydrophtalmie, glaucome).

L'étude des causes de cette maladie est importante, car elle apporte un précieux élément de diagnostic dans une foule d'affections graves : commotion, hémorrhagie, tumeurs cérébrales, méningite, syphilis, intoxication diphtéritique, etc. La mydriase provoquée dans un but de simulation se rencontre fréquemment, surtout parmi les personnes nerveuses ou les jeunes gens qui veulent se soustraire aux obligations du service militaire.

Symptômes. — La mydriase peut être monoculaire ou bioculaire ; elle est constituée uniquement par la dilatation permanente de la pupille, qui ne se contracte plus sous l'influence de la lumière ou des efforts d'accommodation. Les malades sont éblouis, ils supportent difficilement la lumière et recherchent la demi-obscurité, où leur vision est meilleure.

La grandeur des cercles de diffusion apporte un trouble constant dans les images, qui paraissent irisées. Comme, dans bien des cas, la mydriase s'accompagne d'une paralysie du muscle ciliaire, l'accommodation est supprimée. Il en résulte des troubles visuels qui diffèrent suivant l'état dioptrique de l'œil.

La vision des emmétropes et des hypermétropes est très défectueuse ; ils ne peuvent percevoir distinctement à aucune distance sans le secours d'un verre convexe. Seuls les myopes sont améliorés ; leur *punctum proximum* et leur *punctum remotum* s'éloignent sensiblement. Nous avons vu, en effet, que le traitement de la myopie progressive

18.

simple consiste principalement dans l'emploi des mydriatiques (cure d'atropine).

Pronostic. — Le pronostic est favorable lorsqu'il n'existe aucun symptôme grave, il devient très sérieux lorsqu'on peut incriminer une affection organique des centres nerveux.

Diagnostic. — Outre l'examen du fond de l'œil, qui rendra compte de l'état des membranes internes, il faudra se servir des verres convexes et d'une carte percée d'un petit trou, à son centre, par lequel on fera regarder le malade. La vue sera certainement améliorée par ce moyen, et permettra d'écarter l'idée d'amaurose, surtout s'il existe en même temps une paralysie de l'accommodation.

Traitement. — Le traitement dépend uniquement de la cause du mal, qu'il faudra rechercher avec le plus grand soin. Si elle siège en dehors de l'œil, on luttera contre elle par tous les moyens appropriés. Si, au contraire, elle est uniquement locale, on emploiera les myosiques, ésérine, pilocarpine, morphine, les courants continus faibles (pôle positif sur les paupières, pôle négatif à la nuque), les verres convexes, la gymnastique de l'œil, à mesure que l'accommodation renaîtra, et le repos complet de l'organe dans une chambre obscure.

Myosis.

Le myosis est l'état contraire de la mydriase ; il consiste dans le rétrécissement permanent de la pupille.

Étiologie. — Il provient soit d'une contraction spasmodique du sphincter de l'iris, soit d'une paralysie du muscle dilatateur. Les inflammations de l'iris, les affections de l'œil accompagnées de photophobie, les maladies des centres nerveux, telles que : tétanos, ataxie locomotrice, hystérie ; les fièvres graves, l'abus du tabac, de l'opium, etc., peuvent lui donner naissance. L'application continuelle sur des objets petits et brillants, surtout par des yeux hypermétropes, amène une contraction permanente du muscle ciliaire. Je ne parle pas des médicaments dits myosiques, etc.

Symptômes. — La pupille résiste à l'action des mydriatiques et reste insensible à la lumière. La vision est modifiée par suite du rétrécissement du champ visuel, de l'éclairage des images rétinéennes, qui est diminué, et de l'état dioptrique de l'œil profondément modifié par le spasme d'accommodation.

Traitement : Corriger les anomalies de réfraction, hypermétropie, astigmatisme, anisométropie ; soigner les affections oculaires ; repos de l'organe dans une chambre obscure ; instillations d'atropine et courants continus descendants. Inutile d'ajouter que l'étude de la cause du mal sera le meilleur guide dans la direction du traitement.

Tremblement de l'iris.

Lorsque l'iris a perdu son appui naturel, le cristallin, on observe fréquemment un tremblotement de cette membrane qui se produit à chaque mouvement du globe oculaire. Les causes de cet état sont principalement l'absence du cristallin après l'opération de la cataracte ou la luxation traumatique de cette lentille. Le tremblement de l'iris peut résulter aussi d'une augmentation de la chambre antérieure, suite de staphylôme antérieur ou d'hydrophtalmie. Le ramollissement du corps vitré, le décollement de la rétine ou de l'iris, peuvent aussi le produire.

Pronostic. — Le pronostic n'offre d'importance qu'au point de vue d'une opération de cataracte, car on peut redouter un ramollissement du corps vitré et craindre les mauvais résultats de l'opération.

OPÉRATIONS QUI SE PRATIQUENT SUR L'IRIS.

I. — Iridectomie.

L'iridectomie est l'ablation d'une partie plus ou moins grande de l'iris. On la pratique soit dans un but optique (iridectomie optique), soit pour lutter contre certains états inflammatoires des membranes profondes de l'œil (iridectomie antiphlogistique).

Toutes les maladies qui empêchent les rayons lumineux d'arriver jusqu'à la rétine par l'ouverture pupillaire peuvent nécessiter une iridectomie. Je citerai l'occlusion de la pupille, suite d'iritis ou de traumatisme, une taie centrale de la cornée, une cataracte capsulaire ou lenticulaire centrale, une cataracte zonulaire, une luxation incomplète du cristallin, des synéchies antérieures ou postérieures, etc.

L'iridectomie antiphlogistique est utilisée dans l'opération de la cataracte, dans le glaucome, dans certaines formes de kératites, d'irido-choroïdites avec adhérence complète du bord pupillaire, dans les synéchies antérieures ou postérieures s'accompagnant de tiraillements, qui donnent lieu à des poussées inflammatoires et à des complications profondes du côté de la choroïde, dans les corps étrangers, les kystes de l'iris ou certaines tumeurs circonscrites de cette membrane.

Bien qu'on ne soit pas fixé sur la manière d'agir de cette opération, il est vraiment incontestable, qu'elle a une réelle influence sur la circulation, sur la tension intra-oculaire, et que son action antiphlogistique la rend précieuse dans une foule de circonstances.

Cependant, il ne faut pas abuser de l'iridectomie ni la pratiquer à la légère. On doit toujours, avant de s'y décider, s'assurer de l'état de la vision, explorer avec soin le champ visuel, rechercher les phosphènes, pour éviter une opération dont les résultats seraient nuls.

D'autre part, on ne devra pas hésiter à faire cette opération sur un œil dont la vision est susceptible d'être améliorée, même si l'autre œil est sain. Car elle offre toujours l'avantage d'agrandir le champ visuel, et peut, dans certains cas, rétablir la vision binoculaire.

Lieu d'élection. — On choisira la place où la cornée est transparente, le plus près possible du centre de l'œil, un peu en dedans et en bas près de l'endroit où passe normalement la ligne visuelle. Voici les autres points par ordre de préférence : directement en bas, en bas et en dehors, en haut et en dedans, directement en haut, en haut et en dehors. Si l'opération est faite sur les deux yeux, on choisira deux emplacements symétriques. Ces précautions s'appliquent à l'iridectomie optique. Lorsque cette opération est pratiquée uniquement contre le glaucome ou dans un but antiphlogistique, il vaut mieux la faire directement en haut; elle est moins visible et n'augmente pas autant les cercles de diffusion, parce que la paupière supérieure la recouvre en majeure partie. Cependant, si l'opération paraît difficile à cause du peu de docilité du malade et qu'on puisse redouter des accidents, il vaudra mieux la faire en bas; car, l'œil cherchant toujours à fuir en haut, le manuel opératoire sera plus facile.

Étendue de l'iridectomie. — Elle dépend du but qu'on se propose. La pupille optique ne sera jamais très grande; on devra chercher à n'exciser que les parties centrales de l'iris.

L'iridectomie antiphlogistique sera le plus large possible et tout à fait périphérique, l'iris devant être sectionné jusqu'au bord ciliaire.

Il ne faut pas oublier que le tissu irien est très élastique et qu'il suffit d'en exciser une très petite portion pour avoir une pupille optique suffisante,

Manuel opératoire. — L'iridectomie se pratique soit avec le couteau lancéolaire, soit avec le fin couteau de Graefe. On donne la préférence au couteau de Graefe quand on veut pratiquer une pupille antiphlogistique très large et très périphérique ; car ce couteau s'insinue plus facilement dans le limbe scléro-cornéen opaque et permet de faire la section de dedans en dehors.

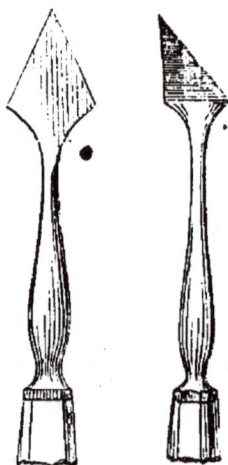

Fig. 66. — Couteau lancéolaire.

On choisit la lance pour la pupille optique, qui se pratique surtout sur la moitié interne de l'iris, espace dans lequel on ne peut se servir du couteau droit.

Instruments nécessaires : Blépharostat. — Pince à fixation. — Couteau lancéolaire droit ou coudé. — Couteau de Graefe. — Pince à iridectomie. — Ciseaux de Dowel ou pinces-ciseaux de de Wecker. — Spatule en écaille ou en argent.

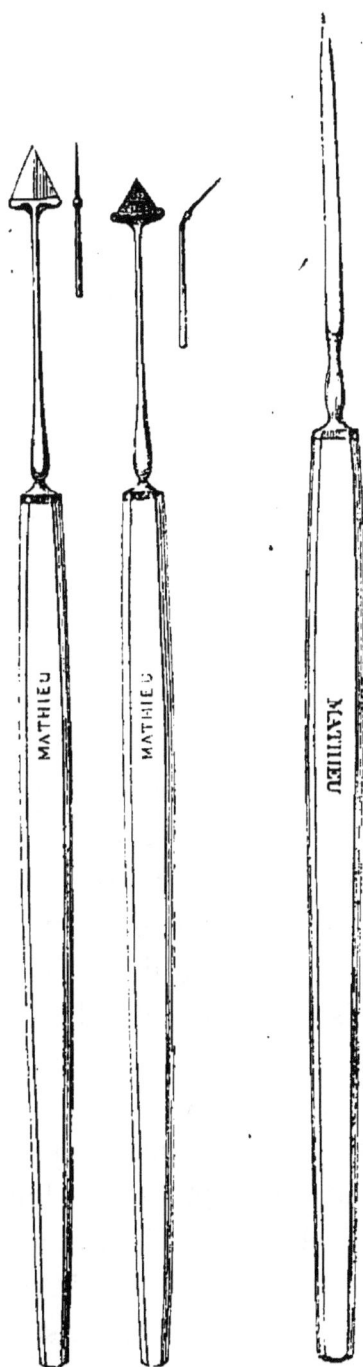

Fig. 67. — Couteau lancéolaire à arrêt.   Fig. 68.—Couteau de Graele.

Tous ces instruments sont à portée du chirurgien, dans un récipient en porcelaine ou en caoutchouc durci, et plongent dans un liquide antiseptique après avoir été au préalable stérilisés par un lavage prolongé à l'eau bouillante et à l'alcool à 96°.

Il faut se précautionner en outre d'ouate antiseptique, d'un bandeau ophtalmique et d'une certaine quantité de liquide antiseptique tiédi pour servir à la toilette de l'œil après l'opération.

Après avoir parfaitement lavé l'œil avec des tampons d'ouate boriquée trempée dans le liquide antiseptique et fait une injection dans les culs-de-sacs en sou-

levant les paupières avec les branches du blépharostat, on instille quelques gouttes d'un collyre
à la cocaïne. Cette instillation est renouvelée
une seconde fois cinq minutes environ après la
première.

Opération : 1ᵉʳ Temps. *Section de la cornée.* —
Le malade est étendu sur un lit, une table, ou
couché sur un fauteuil, la tête immobile et confiée
à un aide, si cela est nécessaire. Le blépharostat
mis en place, l'opérateur choisit avec soin l'endroit
où il veut faire la pupille artificielle; puis, avec la
pince à fixation, tenue de la main gauche, il saisit
la conjonctive dans un point opposé à celui où il
doit faire la plaie cornéenne. L'œil bien maintenu,
sans pression sur le globe, avec le couteau lancéolaire coudé ou le couteau coudé à arrêt, tenu de
la main droite, il pénètre dans la chambre antérieure, en ayant soin d'enfoncer le couteau presque
perpendiculairement à la surface de section jusqu'à ce qu'il ait pénétré dans la chambre antérieure, et d'en abaisser ensuite progressivement
le manche pour rendre sa lame parallèle à l'iris,
afin de ne pas blesser l'iris ou la cristalloïde. On
poussera le couteau lentement jusqu'à ce que la
section ait une étendue suffisante. A ce moment,
si l'humeur aqueuse ne s'est pas échappée, on peut
le retirer brusquement pour la conserver, ou lentement pour permettre son écoulement graduel,
une diminution trop rapide de la pression intra-
oculaire provoquant une vive douleur et favorisant
la congestion des tissus et les hémorrhagies.

2ᵉ Temps. *Excision de l'iris.* — On introduit
ensuite de fines pinces à iridectomie, en pressant

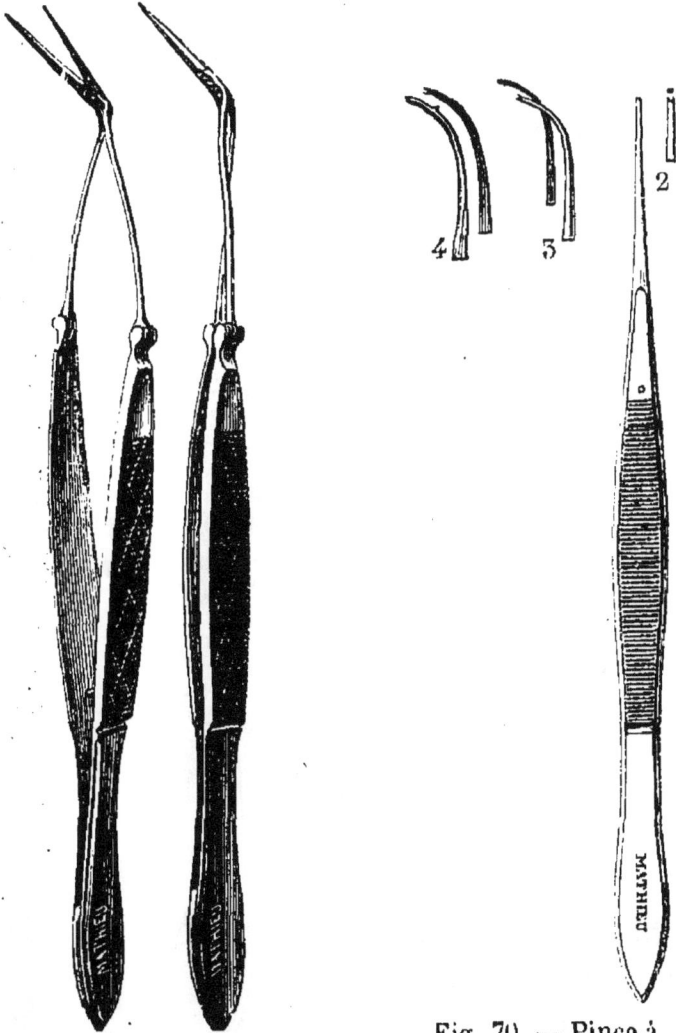

Fig 69. — Ciseaux à iridectomie.

Fig. 70. — Pince à
iridectomie ordinaire.

légèrement sur le bord périphérique de la plaie,
afin de faire écouler lentement l'humeur aqueuse ;
on saisit l'iris tout près de son sphincter et on

l'attire au dehors avec précaution ; puis, avec les ciseaux de Dowel ou la Pince-ciseaux, on sectionne l'iris d'un seul coup, tout près des mors de la pince si l'on recherche une petite pupille optique. Cette excision comprendra le sphincter et une petite portion d'iris.

Au contraire, on appuiera les ciseaux contre la plaie pour sectionner le plus près possible de la cornée si l'iridectomie doit être large, et, dans ce cas, on peut faire l'excision par plusieurs coups de ciseaux. On incise d'abord le lambeau dans un des angles de la plaie ; la pince qui tient le lambeau est ensuite portée vers l'angle opposé, où les ciseaux le détachent complètement d'un second coup.

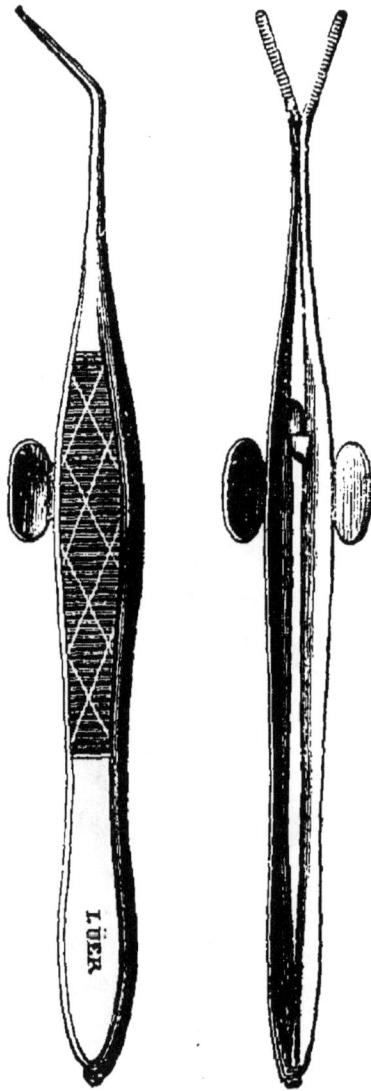

Fig. 71. — Pince-ciseaux de de Wecker.

3ᵉ **Temps.** *Nettoyage de la plaie et pansement.* — La section terminée, on s'assure que les bords de l'iris sectionné

sont rentrés dans la chambre antérieure. S'ils
sont enclavés dans les angles de la plaie, on
se sert, pour les réduire, d'une petite spatule
en écaille, qui entr'ouve légèrement la section,
et de douces frictions sur le globe. Ces frictions se pratiquent à travers les paupières, après
avoir enlevé le blépharostat et débarrassé l'œil
des débris et des caillots sanguins, au moyen
d'un lavage antiseptique avec le liquide tiédi préparé à cet effet. Je me sers d'un liquide tiédi pour
que l'impression pénible du froid ne provoque pas
de contractions violentes et involontaires de la
part de l'opéré. Dès que l'iris est en place, la
pupille prend la forme d'un trou de serrure plus
ou moins large.

Si l'épanchement de sang qui accompagne fréquemment l'iridectomie était considérable et rem-
plissait une grande partie de la chambre antérieure, il serait bon de le faire évacuer par de
douces frictions après avoir entrebâillé la plaie, ou
par un lavage de la chambre antérieure pratiqué
avec prudence et suivant les indications que je
donnerai à propos de l'opération de la cataracte.

On instille ensuite quelques gouttes d'un collyre
au salicylate d'ésérine ; puis les paupières fermées
sont enduites de vaseline antiseptique et recouvertes d'une couche d'ouate hydrophile trempée
dans le liquide, le tout maintenu par quelques
tours de bandes de flanelle ou de gaze très peu
serrées, ou, simplement, par mon bandeau ophtalmique, qui est plus simple et plus facile à fixer.

Le pansement est refait au bout de douze ou de vingt-quatre heures.

En le renouvelant, on instille quelques gouttes d'atropine si l'on craint que les bords de la section irienne contractent des adhérences avec la capsule.

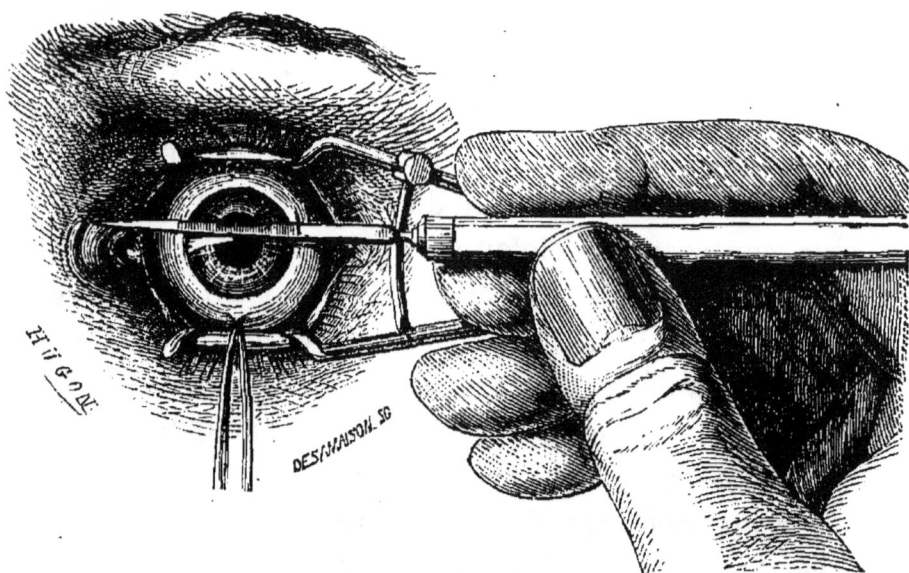

Fig. 72. — Iridectomie. (Abadie.)

1er temps. Section de la cornée avec le couteau de de Graefe. — Dans cette figure, la section telle qu'elle est indiquée serait trop étendue pour une iridectomie, et conviendrait pour une extraction de cataracte à lambeau.

Sans cela, inutile d'ouvrir l'œil et de faire cette instillation avant le troizième jour.

Les pansements sont continués de même pendant six jours pleins. Il est rare qu'une inflammation survienne si on a pris toutes les précautions nécessaires. Le septième jour, on peut supprimer le bandeau et le remplacer par un abat-jour flottant ou des lunettes-coquilles fumées.

Lorsqu'à la suite de l'iridectomie une certaine inflammation se manifeste avec trouble de l'humeur aqueuse et iritis, il faut agir énergiquement, prescrire un purgatif, des compresses chaudes belladonées, des instillations fréquentes d'atropine. Si les douleurs sont vives, on y joindra le chloral, ou les injections sous-cutanées de morphine. Le repos du malade sera complet ; il devra séjourner dans une chambre obscure et porter, plusieurs semaines, le bandeau ophtalmique.

Accidents de l'iridectomie. — Les complications opératoires proviennent, soit d'une mauvaise direction dans la plaie cornéenne ou de son trop peu d'étendue, soit d'hémorrhagies parfois considérables qui se produisent quand la tension intraoculaire est trop forte, soit de blessure de la cristalloïde, soit de subluxation du cristallin, dans certains cas de glaucome, lorsque la sortie de l'humeur aqueuse est trop rapide.

Avec un peu d'habileté, on peut arriver facilement à remédier à ces accidents ou à les prévenir. Si la section est trop étroite, on l'agrandira d'un coup de ciseaux dans un des angles de la plaie. Une branche des ciseaux est introduite avec précaution dans la chambre antérieure, plus ou moins loin, suivant l'augmentation de section que l'on veut obtenir et dans la direction de la plaie déjà faite, puis on ferme les ciseaux d'un coup sec.

Dans les cas de glaucome où les hémorrhagies sont à redouter, il faudra, pour les éviter, soit pratiquer la sclérotomie, soit veiller à ce que l'humeur aqueuse s'écoule très lentement. L'hémorrhagie

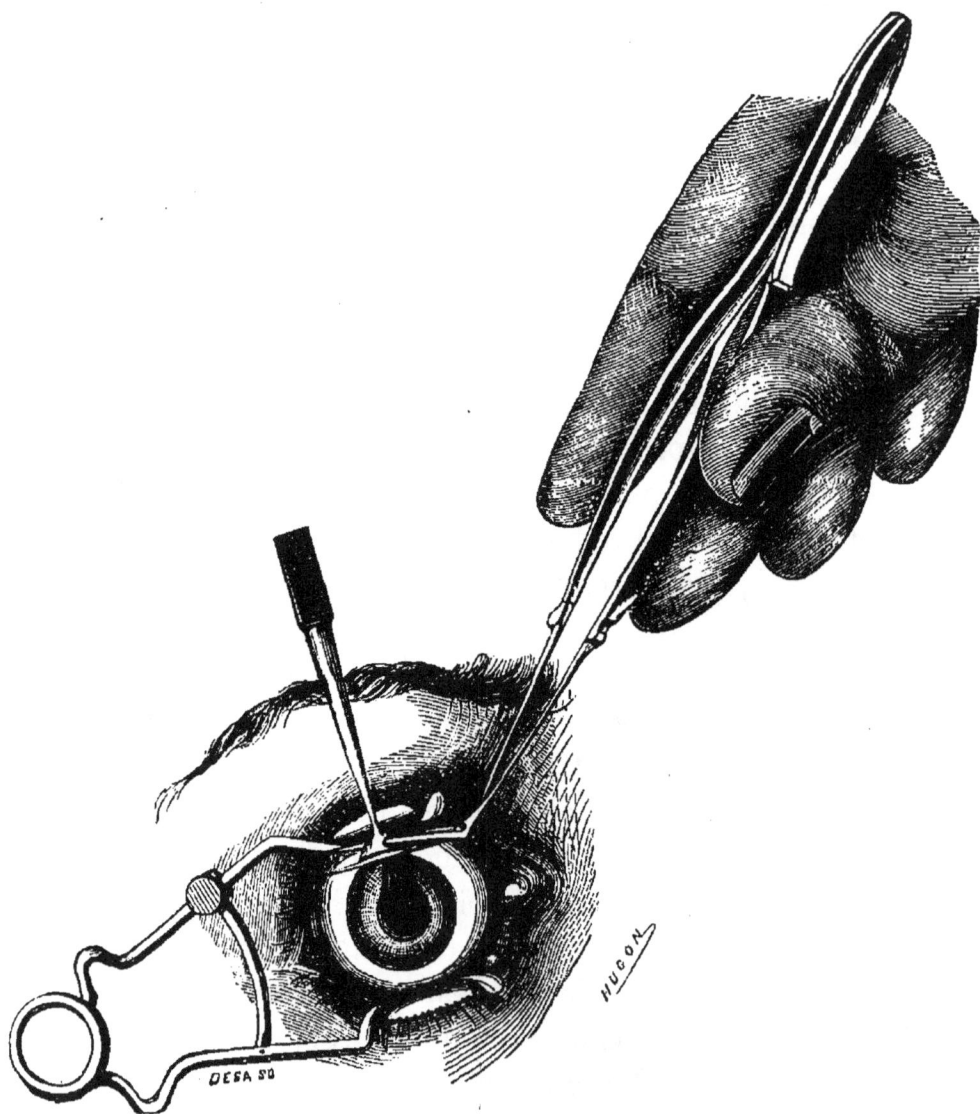

Fig. 73. — Iridectomie. (Abadie.)

2ᶜ temps. Excision de l'iris.

produite, on luttera contre elle par les irrigations
froides suivies de l'application d'un bandeau com-

pressif. Les instillations d'ésérine sont aussi très utiles pour diminuer la tension oculaire.

La subluxation du cristallin a lieu par suite de la rupture de la zonule, dans certains cas de glaucome. Cet accident est très sérieux ; il provoque ordinairement une augmentation des douleurs et de la tension. Ces douleurs sont longues à disparaitre, et, malgré tous les efforts qu'on a tentés pour obtenir la réduction du cristallin et le maintenir réduit, le plus souvent cette complication aboutit à l'opacité de la lentille et à l'atrophie de l'iris.

II. — Iridotomie.

On a essayé de remplacer l'iridectomie par plusieurs autres opérations, que nous allons rapidement passer en revue.

L'Iridotomie est une simple section de l'iris. On y a recours dans la cataracte zonulaire, dans la luxation du cristallin, et dans l'occlusion de la pupille, suite d'une iritis ou d'adhérence capsulaire après l'opération de la cataracte.

Cette opération est très délicate lorsque le cristallin est en place, car elle expose à une blessure de la cristalloïde. Elle s'exécute de la façon suivante : on introduit le couteau à arrêt de de Wecker dans la cornée, par le point diamétralement opposé à celui où l'on veut sectionner l'iris. Dès qu'il a pénétré de la quantité suffisante, on le retire lentement en ayant bien soin d'abaisser son manche

pour que la pointe soit tournée vers la membrane
de Descemet et ne vienne pas blesser l'iris ou la
cristalloïde. On introduit ensuite les pinces-ciseaux
fermées. Arrivé près
du bord pupillaire, on
les entr'ouvre légè-
rement pour faire
glisser une branche
sous l'iris, sans ap-
puyer sur la cristal-
loïde, et on sectionne
d'un seul coup l'iris
dans une étendue va-
riable suivant le but
qu'on se propose. On
obtient ainsi un écar-
tement en V, par suite
de la rétraction du
tissu irien. En cas
d'absence du cristal-
lin, on traverse la
cornée avec un cou-
teau à arrêt, que l'on
enfonce perpendicu-
lairement jusqu'à son
arrêt, puis on le retire
des deux tiers pour le

Fig. 74.   Fig. 75.
Serretelle.   Ciseaux de Dowell.

pousser de nouveau à travers l'iris, qui vient butter
contre l'instrument à la sortie de l'humeur aqueuse.
Il se fait une boutonnière, à travers laquelle on
glisse une branche des pinces-ciseaux aussi loin

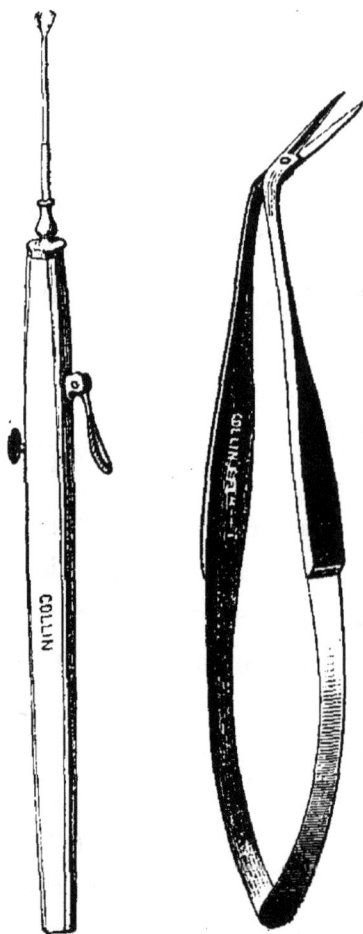

qu'il est nécessaire pour qu'en les refermant on pratique une section qui sépare le tissu jusqu'à la pupille et au delà.

Dans certains cas, le tissu irien se rétracte peu et on est obligé de donner deux coups de ciseaux, en dedans et en dehors du centre de la pupille, pour obtenir un écartement suffisant. Si par ces deux sections on détachait un lambeau d'iris (*irido-ectomie*), il faudrait aller à sa recherche avec de fines pinces à mors plats ou des serretelles.

Après l'opération de la cataracte, une hernie de l'iris non réduite peut entraîner la pupille jusqu'aux limites de la section cornéenne, et l'œil guéri rester dépourvu de toute vision par le fait de l'absence complète de pupille. A l'éclairage oblique, on aperçoit le tissu de l'iris tiré du côté de la plaie cornéenne cicatrisée.

Dans ce cas, il faut pratiquer une large iridotomie, qui sera dirigée perpendiculairement au sens de la traction afin de donner à la section son maximum d'écartement.

Iridorhexis. — Cette opération consiste à détruire par arrachement les adhérences du bord pupillaire à la cristalloïde, avant d'exciser l'iris. Le manuel opératoire est le même que pour l'iridectomie, mais on éprouve souvent une grande difficulté à attirer l'iris au dehors. Cette opération trouve son utilité dans le cas de synéchie postérieure totale, compliquée d'irido-choroïdite. Elle rétablit une libre communication entre les chambres antérieures et postérieures.

Le **Corélysis** est la rupture des synéchies postérieures incomplètes, qui, lorsqu'elles sont douloureuses, provoquent des poussées inflammatoires ou gênent la vision.

Vis-à-vis du point où se trouve la synéchie, on fait à la cornée une incision de 3 à 4 millimètres avec le couteau lancéolaire. Par cette ouverture, on introduit le petit crochet mousse de Srealfield sous la portion d'iris restée libre, le crochet tourné du côté de la synéchie, et, par des tractions modérées, on cherche à rompre les adhérences. Cette opération est fort délicate, car le tissu irien est très élastique et la synéchie cède difficilement. Quelquefois on produit un nouvel enclavement de l'iris dans la plaie cornéenne, sans avoir même obtenu la rupture de la synéchie. Lorsqu'on aura réussi à rendre libre le sphincter irien, on terminera l'opération par des instillations d'atropine ou d'ésérine, suivant le cas. Mais si le corélysis n'aboutit pas, il vaut mieux faire de suite une iridectomie, dont le résultat sera toujours meilleur.

L'**Iridodésis** était pratiquée dans le but de remédier à la vision des personnes atteintes de kératocône ou de leucômes. Cette opération est abandonnée ; elle consistait à provoquer l'enclavement de l'iris aux extrémités d'un même diamètre, pour produire une pupille linéaire allongée. Les mauvais résultats qu'on obtenait de cette opération, qui expose les yeux à devenir le siège d'irido-choroïdite, lui ont fait préférer les autres moyens thérapeutiques actuellement en usage pour lutter contre le kératocône (trépanation de la cornée, galvano-cautère, coquille de verre sphérique, etc.).

L'**Iridodialyse** est l'arrachement d'un lambeau d'iris triangulaire circonscrit par deux coups de pinces-ciseaux. La base de ce lambeau est à la périphérie, son sommet près du sphincter. Cette opération est employée dans certaines cataractes secondaires. Cet arrachement doit être fait avec beaucoup de précautions pour éviter une traction fâcheuse sur le corps ciliaire. Du reste, l'iris, qui est en général atrophié, se laisse facilement lacher. On obtient ainsi une très large pupille, et les suites de l'opération sont des plus simples.

Maladies de la chambre antérieure.

Ces maladies ne sont, le plus souvent, que les résultats ou les symptômes d'affections de la cornée ou de l'iris, telles que : corps étrangers, ulcères cornéens, iritis, etc.

Les *corps étrangers* de la chambre antérieure proviennent de plaie pénétrante de la cornée ou de la sclérotique. Nous avons étudié, en parlant de la cornée et de l'iris, les dangers causés par leur présence et le traitement qui leur convient.

La *profondeur* de la chambre antérieure varie avec l'âge des personnes et la réfraction de leurs yeux. Elle est plus profonde chez le myope que chez l'hypermétrope. Elle diminue à un âge avancé. Outre ces variations normales, elle présente des variations pathologiques. Elle diminue par l'aplatissement de la cornée à la suite de rétraction cicatricielle, ou par refoulement de l'iris en avant à la suite de synéchies antérieures, d'exsudats, ou de synéchies postérieures totales, avec poussées d'iritis ou de choroïdite; dans ce dernier cas, l'iris paraît bosselé. Elle diminue encore par suite d'une tension glaucomateuse qui porte le cristallin en avant, tandis qu'elle augmente dans l'hydrophtalmie, le kératocône, le staphylôme antérieur et l'*aphakie*, ou absence du cristallin.

Le *contenu* de la chambre antérieure peut être mélangé de sang, de pus, de masses cristalliniennes, etc.

L'épanchement de sang peut être spontané ou traumatique, et remplir la chambre antérieure complètement ou seulement en partie. L'œil a l'aspect uniformément rouge si l'épanchement remplit la chambre. Dans l'épanchement partiel, le sang se dépose à la partie inférieure, où il forme un *hypohéma*. Les troubles visuels dépendent naturellement de la quantité de sang épanché et de la cause qui a produit l'épanchement.

Lorsqu'il est *spontané*, il est dû à de violentes ophtalmies, à la diminution brusque de la pression intra-oculaire, à des poussées glaucomateuses, à la présence de tumeurs intra-oculaires, à de violents efforts de toux ou de vomissements.

Lorsqu'il est *traumatique*, il reconnaît pour cause une forte contusion de l'œil, un déchirement du limbe scléro-cornéen ou de l'iris à la suite d'un accident ou d'une opération.

Terminaison. — L'hypohéma se termine le plus souvent par résolution ; dans certains cas, il se reproduit plusieurs fois sous l'action de l'humeur aqueuse qui détache le caillot obturateur du vaisseau déchiré. On a cité des observations d'hypohéma succédant à la dysménorrhée, au purpura, etc.

Traitement. — Si la quantité de sang est considérable et produit des accidents inflammatoires comme un corps étranger, il faut l'évacuer par une paracentèse pratiquée à la partie déclive. On aura soin d'entre-bâiller légèrement la plaie avec le fin stylet, et de saisir au besoin les petits caillots fibrineux avec une petite pince à mors plats. Cette paracentèse demande beaucoup de précautions, car elle peut être la cause d'une nouvelle hémorrhagie, par suite de la sortie brusque du liquide. On aura soin d'exercer une légère compression du globe à travers la paupière supérieure, et d'appliquer, aussi vite que possible, un bandeau compressif.

Si l'épanchement est léger, ou si, bien que remplissant une majeure partie de la chambre, il ne produit aucune irritation, il faut se garder d'intervenir et appliquer simplement le bandeau compressif, qui sera maintenu tout le temps nécessaire.

La présence du *pus* dans la chambre antérieure, ou *hypopyon*, ne constitue qu'un symptôme et résulte d'une affection de la cornée, de l'iris ou du corps ciliaire.

L'hypopyon augmente avec rapidité ou reste

stationnaire. Rarement il s'élève assez haut dans la chambre antérieure pour cacher l'ouverture pupillaire. Tantôt il est fluide, tantôt concret et adhérent à la membrane de Descemet ou à la cristalloïde antérieure. On peut le confondre avec une infiltration purulente des lames de la cornée. Ces deux affections se trouvent quelquefois en même temps sur le même œil, par suite d'un abcès situé à la partie inférieure de la cornée.

Lorsque l'hypopyon est peu considérable, et que sa cause vient à cesser, il se résorbe d'ordinaire lentement, sans qu'on ait besoin de lui livrer passage. Quand il est abondant, il faut au plus vite lui donner issue.

Du reste, le traitement de l'hypopyon est toujours subordonné à celui de l'affection qui lui a donné naissance. Il comprend la paracentèse, l'iridectomie, les lotions chaudes, les instillations d'atropine, le bandeau compressif, etc.

A la suite d'un traumatisme ou d'une opération, des masses cristalliniennes peuvent séjourner dans la chambre antérieure. Elles sont ordinairement résorbées sans provoquer d'inflammation. La luxation complète du cristallin en avant de l'iris réclame l'extraction comme une cataracte ordinaire. Mais comme cette luxation s'accompagne le plus souvent de rupture de la zonule, il faudra prendre les plus grandes précautions pour éviter une perte importante du corps vitré. (Voyez Opérations de la cataracte.)

On a trouvé des *cysticerques* dans la chambre

antérieure. Leur présence s'accompagne d'iritis circonscrite et de trouble de l'humeur aqueuse. Dès que le diagnostic est établi, il convient d'en faire l'extraction. Lorsque le cysticerque est libre, il suffit de faire une plaie cornéenne pour lui livrer passage. S'il est adhérent, il faut attirer au dehors la partie de l'iris sur lequel il est fixé, et ne pas hésiter à la sacrifier si le cysticerque ne se détache pas facilement, ou si l'on redoute pour l'iris une contusion opératoire trop violente.

CHAPITRE X

MALADIES DU CORPS CILIAIRE

Les affections du corps ciliaire sont, le plus souvent liées aux inflammations de l'iris et de la choroïde, qui forment avec lui le *tractus uvéal*.

Avant d'aborder l'étude des maladies de la choroïde proprement dite, je crois utile de grouper à part la cyclite, l'irido-cyclite, l'irido-choroïdite et l'ophtalmie sympathique.

Cyclite.

La cyclite est l'inflammation du corps ciliaire ; elle est rarement idiopathique et résulte le plus souvent de la propagation d'une inflammation de l'iris ou de la choroïde. Elle revêt trois formes à gravité croissante : cyclite simple, cyclite séreuse, cyclite purulente.

Symptômes. — **Cyclite simple**. — Le corps ciliaire, gonflé, provoque des troubles graves de la circulation de l'iris, qui s'accompagnent d'injections péri-kératiques et de douleurs violentes dans la région ciliaire, douleurs exagérées par la moindre pression. La chambre antérieure est plus profonde, la pupille légèrement dilatée ; mais il n'y a pas d'exsudats visibles. Si l'inflammation, au lieu de rétrograder, gagne l'iris, elle prend le nom d'irido-cyclite ; si elle se propage à la choroïde, elle devient irido-choroïdite.

Cyclite séreuse. — Dans la cyclite séreuse, la chambre antérieure diminue, la tension intra-oculaire augmente et l'ophtalmoscope révèle la présence de fines opacités dans les premières couches de vitréum qui provoquent une notable diminution de l'acuité visuelle. Si l'inflammation gagne l'iris et s'étend jusqu'à la choroïde, elle revêt tous les caractères du glaucome, que nous étudierons plus loin.

Cyclite purulente. — Dans cette forme de cyclite, l'ophtalmoscope permet de constater une dilatation des veines de la rétine, une congestion des membranes internes avec présence de nombreux flocons dans le corps vitré. Les douleurs ciliaires sont très violentes, le moindre contact les exaspère. On voit bientôt apparaître un hypopyon compliqué d'iritis et d'infiltration purulente de la choroïde.

Causes. — Ce sont les blessures de la région ciliaire, les corps étrangers du corps vitré, qui donnent lieu aux cyclites proprement dites. En outre, l'inflammation du corps ciliaire peut résulter d'une iritis ou d'une choroïdite.

Terminaison. — Si l'inflammation reste bornée au corps ciliaire, elle peut rétrograder sans laisser de traces. Dans le cas contraire, la cyclite séreuse devient un glaucome, et la cyclite purulente envahit l'iris et la choroïde pour se terminer par l'atrophie de l'œil, après un temps quelquefois très long, pendant lequel l'œil est le siège de poussées inflammatoires violentes qui rendent l'autre œil incapable de tout travail lorsqu'il n'est pas lui-même atteint d'ophtalmie sympathique.

Inutile d'insister sur le *pronostic*, qui est toujours grave.

Le *traitement* doit être énergique dès le début : contre l'hyperhémie et l'injection péri-kératique on emploie l'atropine, les compresses chaudes, les révulsifs intestinaux ; contre les douleurs violentes, les opiacés, le chloral à l'intérieur, ou les injections hypodermiques de morphine.

Si la maladie continue sa marche avec symptômes d'iritis, on prescrit les frictions mercurielles sur le front et les tempes, les injections de pilocarpine, les révulsifs sur la peau, les dérivatifs intestinaux. Si la tension oculaire augmente et qu'on observe un trouble de l'humeur aqueuse, il faut de suite pratiquer une paracentèse de la chambre antérieure ou l'iridectomie. J'ai même la persuasion d'avoir arrêté la marche de deux irido-cyclites par la péritomie ignée.

Mais il arrive souvent, surtout dans les cyclites purulentes consécutives aux opérations de cataractes, que l'organe se perd malgré tous les efforts. Un véritable phlegmon de l'œil se déclare avec toutes ses conséquences et se termine par l'atrophie du globe et la formation d'un moignon, qu'il faut énucléer s'il est douloureux ou le siège de poussées inflammatoires, qui pourraient provoquer des accidents sympathiques.

Irido-choroïdite.

L'irido-choroïdite revêt deux formes, suivant qu'elle débute par l'iris ou par la choroïde. Quand l'inflammation débute par l'iris, on observe d'abord les symptômes d'une iritis. La diminution de la vision est peu considérable au début et résulte premièrement des synéchies et des exsudats du champ pupillaire, ensuite des opacités du corps vitré et des altérations du cristallin.

Quand l'inflammation débute par la choroïde, la vision a beaucoup diminué avant que l'iris soit atteint. Dès le début, on observe des opacités du corps vitré, des épanchements entre la choroïde et la rétine (décollement de la rétine), des troubles de nutrition du cristallin, une diminution de la tension intra-oculaire.

L'iritis n'apparaît qu'en dernier lieu et ne suit pas une marche inflammatoire.

Les autres symptômes de l'irido-choroïdite dépendent de l'intensité de la maladie : ce sont des douleurs ciliaires avec exacerbations nocturnes ou diurnes, un rétrécissement du champ visuel avec scotomes, et l'apparition brusque d'un hypopyon qui peut augmenter et diminuer à plusieurs reprises,

Marche et terminaison. — Quelquefois rapide, mais le plus souvent très lente, l'irido-choroïdite est sujette à des exacerbations irrégulières et périodiques. Lorsqu'elle succède à une iritis séreuse, elle peut se terminer par un glaucome et l'atrophie de la rétine. Elle se complique fréquemment de décollement de la rétine, et dans bien des cas se termine par l'atrophie, la phtisie du globe ou par une véritable ophtalmite.

Pronostic. — Il est moins grave quand la maladie a débuté par l'iris, car il est possible d'en arrêter les progrès avant que le mal ait compromis l'état de la choroïde ou du cristallin. Si la choroïde a été prise la première, le pronostic est absolument mauvais, car le corps ciliaire ne tarde pas à être englobé dans le processus inflammatoire, et cette irido-cyclite expose l'autre œil à des accidents sympathiques quelquefois irrémédiables.

Causes. — L'irido-choroïdite résulte souvent de corps étrangers ou de traumatismes dans la région ciliaire. L'opération de la cataracte par abaissement lui donnait fréquemment naissance. On l'observe surtout à la suite de synéchies postérieures quand les adhérences de l'iris et de la cristalloïde sont complètes (synéchie totale). Le décollement rétinien, qui en est un résultat, peut aussi la provoquer. Certains cas sont dus à la syphilis, à la scrofule, au rhumatisme. On a même incriminé la ménopause, la dysménorrhée, la méningite cérébro-spinale.

Diagnostic. — Le diagnostic découle des symptômes énumérés plus haut ; il est facile lorsque la maladie débute par l'iris, car l'attention est attirée par la marche irrégulière de l'iritis s'accompagnant de synéchies avec bosselures de l'iris.

Si le mal débute par la choroïde, l'injection péri-kératique, les douleurs de la région ciliaire, les opacités du corps vitré et les troubles visuels très accusés permettront d'établir le diagnostic, qui sera confirmé par l'apparition des accidents du côté de l'iris.

Il est très difficile d'établir un diagnostic différentiel entre l'irido-choroïdite et la cyclite ou irido-cyclite ; car, le plus souvent, ces affections se succèdent sans qu'il soit possible de tracer à chacune sa limite. C'est surtout le plus ou moins de sensibilité de la région ciliaire qui permet de dire la part que le corps ciliaire prend à l'inflammation des deux autres membranes.

Traitement. — Lorsque l'irido-choroïdite est symptomatique d'un état général diathésique, il faut, avant tout, instituer le traitement qui convient à la diathèse : colchique, alcalins, lithine, etc., contre la goutte ; pilocarpine, salicylate de soude, etc., contre le rhumatisme ; mercuriaux, iodures, etc., contre la syphilis ; tonique, iode, phosphate de chaux, contre la scrofule. Dans ces cas, malgré la présence de synéchie postérieure, il ne faudra pas se hâter de faire l'iridectomie, on n'obtiendrait pas de résultats satisfaisants. Il sera préférable d'attendre les effets du traitement diathésique, auquel on ajoutera des instillations d'atropine et des compresses chaudes.

Dans les cas de dysménorrhée, on provoquera le retour des règles. Dans la ménopause, on emploiera les révulsifs sur les membres inférieurs et les émissions sanguines. Mais, en dehors de ces cas, on cherchera, le plus tôt possible, à pratiquer une large iridectomie qui comprendra l'iris jusqu'à son insertion ciliaire, et l'on tâchera d'arracher les néomembranes résultant de l'iritis. Si le cristallin est altéré, il faudra l'extraire de même, en procédant comme pour l'opération de la cataracte. Il arrive que la maladie continue sa marche après la première iridectomie ; il est nécessaire, alors, d'en pratiquer une seconde ou de faire des paracentèses répétées de la chambre antérieure.

S'il arrivait, malgré ces traitements, que l'irido-choroïdite purulente amenât la perte de l'œil et la formation d'un moignon douloureux, il faudrait en pratiquer l'énucléation pour mettre le malade définitivement à l'abri des complications sympathiques.

Ophtalmie sympathique.

L'ophtalmie sympathique est constituée par l'ensemble des troubles organiques et fonctionnels qui peuvent survenir sur un œil sain, lorsque l'autre œil est atteint d'irido-choroïdite traumatique ou spontanée.

Il ne faut pas confondre l'ophtalmie sympa-

thique, qui aboutit fatalement à la perte de l'œil,
si on ne pratique pas à temps l'énucléation du
premier œil atteint, avec les troubles sympathiques
qu'on observe dans un œil alors que son congénère, depuis longtemps perdu, devient le siège de
poussées inflammatoires, suites d'hémorrhagies
intra-oculaires, d'emprisonnement de filets nerveux dans une cicatrice ou de toute autre cause.
Ces troubles sont uniquement fonctionnels, tandis
que, dans l'ophtalmie sympathique, ils s'accompagnent d'altérations profondes avec décoloration
de l'iris, exsudats dans la chambre antérieure et
dans le corps vitré, perte de la vision, etc.

On décrit plusieurs formes d'ophtalmie sympathique.

L'irido-cyclite sympathique est la plus fréquente et la plus dangereuse. A son début, on
observe du larmoiement, de la photophobie, une
injection périkératique et la diminution rapide de
la vision.

L'iris change de couleur, des exsudats abondants
encombrent l'ouverture pupillaire, la face postérieure de l'iris, où elles forment des fausses membranes solides. Bientôt la synéchie postérieure est
totale, l'iris reste insensible à l'action de l'atropine.
A ces symptômes viennent se joindre ceux de la
cyclite : douleurs ciliaires exagérées par la pression,
corps flottants, épanchements dans le corps vitré
et ramollissement de l'œil. A ce moment, la vision
est très diminuée, le champ visuel rétréci.

La maladie fait des progrès de plus en plus ra-

pides ; si un traitement approprié n'intervient pas, les exsudats plastiques deviennent très abondants, le cristallin s'opacifie, la rétine se décolle, et le globe oculaire se ramollit et s'atrophie progressivement.

Iritis séreuse sympathique. — Moins grave, mais plus rare que la précédente, elle présente les symptômes de l'iritis séreuse : injection sous-conjonctivale légère, troubles de l'humeur aqueuse, dilatation de l'iris et tension glaucomateuse du globe.

La **chorio-rétinite sympathique** est très rare ; il n'y en a que deux ou trois cas dans la science ; elle offre les caractères, de la chorio-rétinite exsudative.

L'ophtalmie sympathique, dans sa forme bénigne, est une névrose, une irritation sympathique constituée par des troubles fonctionnels sans lésions appréciables à l'éclairage oblique ou à l'ophtalmoscope. Elle est caractérisée par de la photophobie, du blépharospasme, du larmoiement et le rétrécissement du champ visuel, sans traces d'iritis ou de cyclite. Ces symptômes, qui peuvent durer aussi longtemps que la cause qui les produit, cessent presque en même temps qu'elle, sans laisser de lésions définitives.

On a signalé une forme tardive d'ophtalmie sympathique qui apparaît à une époque très éloignée de la perte du premier œil, lorsque le moignon n'a pas été enlevé et contient des dépôts osseux ou calcaires. Ces accidents disparaissent dès qu'on a pratiqué l'énucléation.

Causes. — Lorsqu'un œil est atteint de traumatisme du corps ciliaire avec plaie et enclavement
de l'iris, et que la cicatrisation s'opère sans que
l'iris soit libéré, lorsque des corps étrangers qui
ont pénétré dans le globe provoquent une inflammation de l'œil, on peut redouter l'apparition de
l'ophtalmie sympathique.

En général, les plaies pénétrantes de la région
ciliaire, avec luxation du cristallin, issue d'humeur
vitrée, hémorrhagies des membranes profondes,
les plaies larges de la cornée avec accidents de
même nature et enclavement de l'iris, sont les
causes ordinaires des troubles sympathiques. Cependant, ils sont quelquefois provoqués par des
accidents non traumatiques de l'autre œil, tels
que : irido-choroïdite chronique, glaucome, cysticerques. Il faut remarquer aussi que l'ophtalmie
sympathique ne survient jamais dans le phlegmon
de l'œil à marche rapide, parce que les nerfs qui
probablement la transmettent ont été rapidement
détruits.

En présence d'accidents de ce genre, il faudra
faire journellement l'examen ophtalmoscopique, et,
s'il survenait la moindre suffusion rétinienne péripapillaire, ou de fins dépôts sur la membrane
de Descemet, on devra déclarer urgente l'énucléation du premier œil malade.

Les récents travaux prouvent que cette grave
maladie peut être de nature infectieuse, puisqu'on
a produit l'inflammation sympathique de l'œil d'un
lapin en faisant des injections microbiennes dans

son autre œil. La propagation a lieu par le nerf optique et ses enveloppes. On admet comme voies de propagation les nerfs ciliaires, le nerf optique, l'espace intra-vaginal, les vaisseaux et les voies lymphatiques.

Pronostic. — Il varie suivant la rapidité avec laquelle on pratique l'énucléation et suivant la forme d'ophtalmie sympathique. Cependant, l'énucléation, même pratiquée à l'apparition des premiers symptômes, ne préserve pas toujours l'autre œil, surtout lorsqu'on est en présence d'une irido-cyclite.

Traitement. — Il ne faut pas oublier que, lorsqu'on voit apparaître sur un œil des troubles douloureux ou fonctionnels dont on ne s'explique pas la cause, et que l'autre œil a été perdu récemment ou depuis longtemps, on est probablement en présence d'une irritation sympathique. Cette probabilité deviendra le plus souvent une certitude si la région ciliaire est douloureuse au toucher.

En présence de ce dernier symptôme, il ne faut pas hésiter à pratiquer de suite l'énucléation de l'œil perdu, si l'on veut arrêter les progrès du mal dans l'autre.

L'irido-cyclite déclarée, l'énucléation de l'autre œil ne l'arrête pas. Il faut la pratiquer cependant si l'œil perdu est douloureux ou contient un corps étranger.

On a pratiqué, dans le but d'éviter une énucléation complète, la *névrotomie opto-ciliaire*, qui consiste dans la section du nerf optique et des nerfs ciliaires. Cette opération est bonne dans la névrose sympathique ; mais il vaut mieux, pour plus de sûreté, faire l'énucléation.

Il faudra compléter le traitement chirurgical par des frictions mercurielles ou des injections sous-cutanées de sublimé ou de bi-iodure ; on provoquera d'abondantes transpirations par des injections de pilocarpine.

Dès que les synéchies auront soudé l'iris à la capsule, il sera dangereux de prescrire des instillations d'atropine ; elles pourraient favoriser les poussées glaucomateuses. L'ésérine, au contraire, rendra quelques services.

D'autre part, il faut se garder de pratiquer une iridectomie sur l'œil affecté de symptômes sympathiques, sous peine de voir réapparaître ou progresser les accidents. On doit seulement faire une paracentèse ou une sclérotomie qu'on répètera suivant les besoins. L'iridectomie sera réservée pour une période ultérieure.

CHAPITRE XI

MALADIES DE LA CHOROÏDE

Lésions traumatiques de la choroïde.

Les lésions traumatiques de la choroïde comprennent les *piqûres*, les *plaies*, les *contusions* et les *corps étrangers*.

Les **piqûres** et les **plaies** de la choroïde se confondent avec celles de la sclérotique, que nous avons déjà passées en revue. Elles réclament les mêmes soins : pansement antiseptique et bandeau compressif, compresses froides ou glacées.

Les **contusions** de la choroïde sont fréquentes, elles empruntent leur gravité à la cause qui les produit. Elles sont simples ou compliquées ; les contusions *simples* s'accompagnent uniquement d'un léger épanchement sanguin sans décollement ni rupture. Cet épanchement (apoplexie de la choroïde) siège le plus souvent dans le segment antérieur de l'œil, vers l'*ora serrata*, et détermine peu de troubles fonctionnels.

Les complications consistent dans le décollement de la choroïde ou sa rupture.

20.

1º **Décollement de la choroïde.** — On ne connaît que quelques exemples de cette maladie, qui est occasionnée par un épanchement traumatique volumineux, ou survient à la suite d'une tumeur. A l'ophtalmoscope, on aperçoit une tumeur globuleuse très foncée, sur laquelle on voit les vaisseaux de la rétine. La couleur de cette tumeur est jaunâtre, avec certaines parties pigmentées. Aucun traitement ne lui est opposable. L'affection se termine par irido-choroïdite et atrophie du globe.

2º **Rupture de la choroïde.** — Le diagnostic immédiat de la lésion est difficile à cause des hémorrhagies qui empêchent l'examen ophtalmoscopique. Dès que le sang est résorbé, on reconnaît la rupture par une ligne blanc-jaunâtre, à bords pigmentés, qui siège ordinairement près du nerf optique, et affecte les formes les plus variées. Cependant, ces ruptures se montrent dans des parties plus excentriques, et sont parfois inaccessibles à l'ophtalmoscope par suite d'hémorrhagies dans le corps vitré. On acquiert la certitude que cette ligne est bien la trace d'une rupture choroïdienne lorsqu'on voit, à l'ophtalmoscope, que les vaisseaux rétiniens la croisent en passant au-devant.

Ces ruptures sont quelquefois suivies d'inflammations de la choroïde ou de la rétine. Quand ces accidents sont passés, la vision, presque abolie dès le début, peut revenir à l'état normal ; mais il persiste quelquefois des scotomes plus ou moins étendus et de formes variées, suivant les ruptures de la choroïde ; dans certains cas même, les objets sont vus déformés, coupés en deux, échancrés, etc.

Pronostic. — La rétraction du tissu cicatriciel peut amener plus tard un décollement de la rétine ; souvent les complications rétiniennes n'apparaissent que tardivement et entraînent la perte irrémédiable de la vision, lorsque rien ne faisait redouter cette terminaison fatale. Il faut donc toujours réserver le pronostic.

Diagnostic. — Il est difficile dès le début, par suite de l'hémorrhagie. Plus tard, il faut éviter de confondre la cicatrice choroïdienne avec l'atrophie de cette membrane, la choroïdite exsudative ou le décollement de la rétine. On la distingue de l'atrophie parce que la rupture est linéaire et unilatérale. Quant à la choroïde exsudative et au décollement rétinien, on ne peut les confondre si on connaît leurs caractères, que je décrirai plus loin.

Traitement. — Comme on ne peut remédier à la déchirure, il faut se borner uniquement à prévenir une inflammation des membranes profondes, et favoriser la résorption de l'épanchement. On emploiera le bandage compressif, les lotions froides, les révulsifs locaux et intestinaux, et, par-dessus tout, le repos absolu et prolongé de l'œil atteint.

Corps étrangers de la choroïde. — Les corps étrangers qui restent implantés dans la choroïde sont rares et ne se trouvent en général que dans la région ciliaire. Ils déterminent presque toujours

des accidents très graves d'irido-cyclite qui aboutissent à la perte de l'œil.

Traitement. — Il faut essayer d'enlever le corps
étranger, quel que soit le temps qui s'est écoulé
entre l'accident et le moment où le malade vient
consulter. En effet, on cite des cas de guérison
dans lesquels des corps étrangers volumineux,
enlevés quelques heures après leur implantation
dans la région ciliaire, n'ont pas occasionné d'accidents graves. Si, malgré tous les efforts, on ne
peut l'atteindre, si les symptômes inflammatoires
se déclarent et menacent d'atteindre l'autre œil
par ophtalmie sympathique, il ne faut pas hésiter
à pratiquer de suite l'énucléation.

Aspect physiologique de la choroïde.

Avant d'entrer dans l'étude de la choroïdite
exsudative, je crois utile d'exposer brièvement
l'aspect physiologique de la choroïde vue à l'ophtalmoscope.

1º *Chez les sujets bruns,* le fond de l'œil prend
une teinte rouge unie, les *vasa verticosa* ne sont
pas visibles, même dans les parties voisines de
l'*ora serrata,* par suite de la disposition régulière
du pigment choroïdien, qui est abondant et de
couleur sombre. Les couches profondes de la choroïde sont donc complètement invisibles, et l'ophtalmoscope ne peut donner aucun renseignement sur
l'état du réseau vasculaire choroïdien.

2º *Chez les sujets blonds,* la couche pigmentaire

est claire et transparente et ne cache pas les vaisseaux. Chez eux, on distingue le réseau vasculaire et le stroma choroïdien avec des stries pigmentaires qui se dessinent de plus en plus avec l'âge.

La teinte du fond de l'œil varie donc avec l'intensité de la lumière, la dilatation de la pupille, la coloration de l'iris et des cheveux.

Il est très important de savoir reconnaître les vaisseaux choroïdiens de ceux de la rétine. Les vaisseaux choroïdiens sont plus larges que les vaisseaux rétiniens ; ils s'anastomosent fréquemment entre eux. Ils forment un réseau vasculaire très fin près de la papille et de la macula, puis des ramifications de plus en plus volumineuses (*vasa verticosa*). Ils augmentent donc de grosseur en s'éloignant de la papille, à l'inverse de ce que font les vaisseaux de la rétine.

Les espaces circonscrits par les vaisseaux sont remplis par le stroma choroïdien, qui est plus ou moins pigmenté. Lorsque le pigment du stroma est très abondant, l'intérieur des mailles du réseau vasculaire ressemble à des taches noirâtres circulaires ou losangiques, ou à des bandelettes étroites vers les régions équatoriales.

Lorsque ce pigment fait défaut, ce qui s'observe chez les *albinos*, ces mailles ont une teinte blanchâtre, et l'on aperçoit tous les détails du réseau vasculaire.

Les vaisseaux de la rétine se trouvent en avant des vaisseaux de la choroïde. Ils proviennent tous de la papille, dont ils s'éloignent en se dédoublant plusieurs fois et en diminuant de plus en plus de grosseur.

Les vaisseaux de la rétine présentent un double contour ; ceux de la choroïde ont une coloration rouge uniforme. Enfin, lorsqu'on presse sur la partie externe du globe, on fait naître des pulsations dans les rameaux rétiniens, tandis que les vaisseaux choroïdiens diminuent de calibre.

Choroïdite exsudative. — Choroïdite disséminée exsudative.

La choroïdite exsudative est caractérisée par des plaques exsudatives de dimensions variées, qui se déposent soit à la surface, soit dans l'épaisseur même de la choroïde.

Symptômes. — A l'ophtalmoscope, elles se présentent sous la forme de petites taches blanc-jaunâtre, arrondies ou irrégulières, de la grandeur d'un tiers, d'un quart de la papille, ou dépassant son diamètre. A mesure qu'elles se développent, elles s'encadrent d'un anneau noirâtre pigmentaire. Tantôt la maladie débute sur les parties équatoriales, pour se rapprocher de la macula, tantôt elle suit la marche inverse. Quelquefois, les exsudats sont disséminés, saillants, et dévient les vaisseaux qui passent devant eux.

Au début, le tissu rétinien n'est pas altéré, mais on observe des troubles du corps vitré : poussière, flocons, corps flottants.

Pour ne pas confondre les opacités de la choroïde avec celles de la rétine, il faut savoir que les
exsudats rétiniens ont une coloration plus écla-
tante, et leurs contours formés par des stries ra-
diées, suivant la direction des fibres nerveuses.

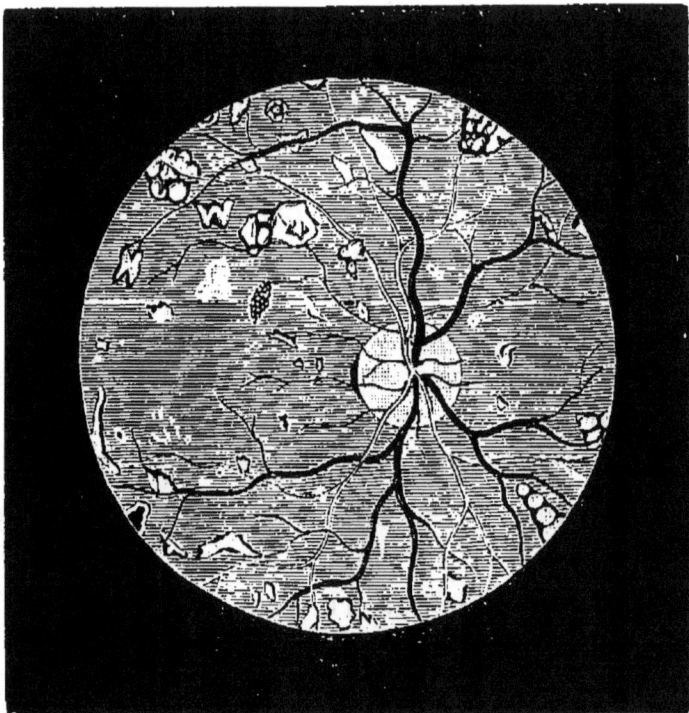

Fig. 76. — Choroïdite disséminée. (Abadie.)

Les vaisseaux rétiniens disparaissent sous les exsudats de la rétine, tandis qu'ils passent librement
au-dessus des exsudats choroïdiens. Il faut savoir
distinguer aussi les plaques d'exsudats des plaques
d'atrophie. Les premières ont un reflet mat et jaunâtre, les dernières sont chatoyantes, marbrées et

bleuàtres, par suite de la teinte de la sclérotique, qui est presque dénudée. Autour des plaques atrophiques on voit des amas de pigments irréguliers. Autour des exsudats le tissu choroïdien est toujours normal.

Les *troubles fonctionnels* varient suivant la période et le degré du mal. Les malades se plaignent de brouillards, d'opacités fixes ou mobiles, qui sont d'autant plus gênantes que les altérations se rapprochent du centre de l'œil. Ces troubles dépendent des altérations du corps vitré et quelquefois de la rétine.

Marche et terminaison. — La choroïdite est une affection à marche chronique, bien que les exsudats de peu d'étendue puissent disparaître assez rapidement; ordinairement la résorption est lente, et la choroïde reste dépourvue de pigments aux endroits atteints. D'autres fois, son tissu s'atrophie au-dessous des exsudats, pendant que de nouvelles plaques se forment, et qu'il existe déjà des places dépourvues de pigment. Les trois genres d'altérations peuvent donc se rencontrer à la fois sur le même œil.

En dehors des lésions de la rétine et du corps vitré que j'ai signalées, la maladie peut se compliquer d'iritis ou de sclérite à récidives.

Pronostic. — Si l'affection est reconnue dès le début et convenablement traitée, le pronostic n'est pas trop grave, la résorption des exsudats peut s'effectuer sans produire de sérieux désordres dans les parties voisines.

Mais si la maladie est ancienne, si les plaques atrophiques sont nombreuses et siègent près du pôle postérieur de l'œil, il faut réserver le pronostic et ne pas oublier que la choroïde exsudative est sujette aux récidives.

Étiologie. — Les causes de cette maladie sont très obscures. La syphilis, la myopie compliquée de scléro-choroïdite postérieure, ont certainement une influence. Les diathèses rhumatismales et goutteuses, les troubles de la menstruation, ne lui seraient pas étrangers. Mais dans la plupart des cas il est impossible de découvrir son origine.

Traitement. — Il faut d'abord chercher à se rendre compte de la période où en est le mal, et, s'il est possible, des causes qui l'ont déterminé.

Au début : calomel à l'intérieur, frictions mercurielles et transpirations prolongées, puis, iodure de potassium à la dose de 1 à 2 grammes au plus par jour. On combattra l'hyperhémie du nerf optique par les révulsifs aux tempes et les ventouses Heurteloup.

Si, au milieu d'altérations atrophiques anciennes, on rencontre des plaques récentes, qui indiquent que la maladie est encore en évolution, il faut appliquer le traitement de la période aiguë, combattre les complications d'iritis ou de sclérite d'après les règles ordinaires, et lutter vigoureusement contre les manifestations diathésiques. Il va sans dire que, pendant tout le temps du traitement, le repos des yeux sera complet, et que le malade portera des lunettes coquilles fumées, pour se préserver de la grande lumière.

La **choroïdite aréolaire** est une forme particulière de choroïdite disséminée, décrite par Fœrster. Elle est constituée par une agglomération de plaques rondes, nettement délimitées, dont les plus grandes occupent les parties voisines de la papille et sont bordées par du pigment. Vers l'équateur du globe on trouve d'autres taches plus petites et plus colorées. Entre ces différentes plaques, la choroïde est intacte et les milieux de l'œil sont clairs, transparents, ce qui permet un examen facile avec l'ophtalmoscope. D'après Forster, cette choroïdite aurait toujours pour cause la syphilis.

Cependant la **choroïdite disséminée syphilitique** offre d'autres symptômes. Elle se propage très facilement à la rétine pour donner lieu à une *chorio-rétinite*. La rétine perd sa transparence, ses vaisseaux sont hyperhémiés et tortueux. On voit apparaitre des opacités du corps vitré sous la forme de poussières, de filaments, de flocons. La choroïde présente en même temps de petites taches rouge clair ou blanchâtres réunies par groupes. Quelquefois cette lésion reste circonscrite à la macula.

Les *troubles visuels*, dans ces cas, sont considérables, surtout si les lésions siègent près de la macula. Les malades se plaignent de brouillard, de nuage flottant, d'héméralopie, de sensations lumineuses ; quelquefois, surtout quand le mal atteint la macula, les objets sont vus déformés ou plus petits.

Le traitement est le même que celui de la choroïdite exsudative.

Choroïdite parenchymateuse exsudative.

Symptômes et marche. — Cette affection, désignée encore sous le nom de choroïdite plastique parenchymateuse, présente ordinairement les symptômes d'une inflammation vive qui se propage rapidement. L'injection périkératique est intense et s'accompagne de chémosis bulbaire, il y a même quelquefois une légère protrusion du globe en avant.

Le liquide de la chambre antérieure se charge de sang ou d'exsudats, l'iris se décolore. L'œil est dur, douloureux à la pression, et se ramollit bientôt.

L'éclairage du fond de l'œil avec l'ophtalmoscope est rarement possible à cause des troubles du corps vitré et des lésions de la choroïde, qui est œdémaciée et fait saillie dans l'intérieur de l'œil. Il se forme des tumeurs jaunâtres et pigmentées qu'on peut apercevoir quelquefois à l'éclairage oblique, parce qu'elles arrivent jusqu'à la face postérieure du cristallin.

Les douleurs sont très vives, à forme névralgique, surtout la nuit.

La vision baisse brusquement et disparaît complètement, bien que le malade se plaigne de sensations lumineuses.

Cette choroïdite affecte assez fréquemment une

marche lente ; les accidents inflammatoires sont alors peu accusés, les douleurs peu violentes, mais la vue baisse progressivement et sans retour.

Terminaison. — Dans la forme aiguë, la maladie se termine quelquefois par la perforation de la cornée, le plus souvent par la phtisie et l'atrophie du globe. Dans la forme subaiguë, la cornée ne se perfore pas et l'atrophie du globe résulte des altérations des nerfs ciliaires envahis par les produits inflammatoires. Dans les deux formes on peut voir survenir des accidents sympathiques.

Causes. — Ce sont, chez les enfants : la méningite, la méningo-encéphalite, les ophtalmies ulcéreuses, la fièvre typhoïde à forme grave ; chez les adultes : la méningite cérébro-spinale, les maladies générales graves, et quelquefois les traumatismes du globe.

Anatomie pathologique. — Au début, les produits inflammatoires de la choroïdite parenchymateuse siègent surtout dans la chorio-capillaire. Ces productions nouvelles sont formées d'éléments embryonnaires mêlés de pigment, qui peuvent devenir purulents, subir la dégénérescence graisseuse ou s'ossifier.

Au niveau des altérations choroïdiennes, la rétine est atrophiée ou décollée par un épanchement séreux ou sanguinolent.

Diagnostic. — On peut confondre cette choroïdite avec le sarcome de la choroïde ou le gliome de la rétine. Il importe, pour éviter cette erreur, qui, du reste, ne pourrait être de longue durée, de rechercher le début du mal et ses causes. La choroïdite succède à des accidents cérébraux ; les tumeurs de la rétine, au contraire, se développent spontanément. La coloration du gliome est plus jaunâtre, plus brillante que celle des exsudats. Enfin, la tension oculaire est augmentée dans le cas de tumeur, et diminuée dans la choroïdite qui nous occupe.

Quant au *traitement*, presque toujours inefficace, il consiste en révulsifs, antiphlogistiques, mercuriaux, iodures, etc.

Souvent il est nécessaire de pratiquer l'énucléation de l'œil pour éviter l'ophtalmie sympathique.

Choroïdite suppurative. — Panophtalmie.

Symptômes. — La choroïdite suppurative a reçu divers noms : *Ophtalmite, phlegmon de l'œil, panophtalmie*, etc. Elle débute par une ophtalmie violente avec conjonctivite intense, chémosis, œdème volumineux des paupières. Le tissu cellulaire de l'orbite devient le siège d'une infiltration inflammatoire, qui détermine la propulsion et l'immobilité du globe de l'œil gonflé, dur, douloureux à la pression. Bientôt ses mouvements deviennent difficiles ou nuls, car la capsule de Ténon et le tissu cellulaire voisin participent à l'inflammation.

La cornée se trouble, s'infiltre de pus, s'ulcère, se perfore ; l'iris se décolore, la pupille se dilate et contracte des adhérences avec le cristallin poussé en avant ; on voit apparaître un hypopyon.

Dès le début, les douleurs sont violentes dans toute la région oculaire, le sommeil est impossible. Les malades ont une fièvre intense, ils éprouvent dans l'œil des battements douloureux à chaque pulsation cardiaque. Ces douleurs vont en augmentant et s'irradient dans tout le côté correspondant de la tête, jusqu'à ce que la perforation ait produit un commencement de détente. En quelques jours la vision est complètement abolie.

Cependant ces symptômes ne sont pas toujours aussi graves, il ne se produit pas de perforation du globe, la réaction générale est presque nulle, la conjonctivite peu intense. Le globe distendu est mobile, car le tissu péricapsulaire ne participe pas à l'inflammation. Mais les lésions de la choroïde, du corps vitré, de la rétine et de la chambre antérieure sont tout aussi graves.

Marche et terminaison. — Lorsque la suppuration envahit tout le globe, la marche est très rapide et l'œil est désorganisé en moins d'une semaine (phlegmon de l'œil); il peut alors s'atrophier insensiblement sans se perforer, ou se perforer, suppurer et se réduire à l'état de moignon atrophique. Ce moignon est irrégulier, enfoncé dans l'orbite. Les paupières, ayant perdu leur point d'appui, restent constamment fermées et appliquées contre lui. On obvie à cette difformité par l'application d'un œil artificiel, qui, dans ces cas, est en général bien supporté.

Pronostic. — Absolument mauvais ; outre la perte de l'organe, la suppuration du globe peut entraîner des accidents méningitiques mortels, qui sont rares, cependant.

Étiologie. — Les causes les plus fréquentes sont : 1°-les traumatismes du globe oculaire, tels que blessures, brûlures, contusions violentes, corps étrangers ; 2° les ophtalmies graves, les ulcères de la cornée, l'ophtalmie diphtéritique, la kératite à hypopyon, etc.

Elle résulte fréquemment de l'opération de la cataracte, suivie d'une infection de la plaie cornéenne, ou de contusion causée par les manœuvres nécessaires à l'extraction du cristallin. On l'a signalée encore comme conséquence de certaines maladies générales graves, telles que : fièvre typhoïde, fièvre puerpérale, pyohémie.

Traitement. — Lorsqu'on est en présence d'un traumatisme quelconque du globe oculaire, c'est à l'antisepsie la plus rigoureuse qu'il faut avoir recours pour prévenir la choroïdite suppurative. On agira de même si l'œil est atteint d'affection ulcéreuse de la cornée, si l'on craint des troubles trophiques par suite du mauvais état général.

Avant de pratiquer aucune opération, on s'assurera que les conduits lacrymaux, que les culs-desacs, sont exempts de sécrétion muco-purulente, que l'œil ne contient aucun élément d'infection, que le malade n'offre pas de tare organique, telle que l'albuminurie, le diabète, etc.

Si, malgré toutes ces précautions, les premiers accidents apparaissaient, il faudrait tout mettre en œuvre pour tarir la suppuration et empêcher sa propagation au tractus uvéal.

C'est encore à l'antisepsie qu'il faudra recourir : lotions fréquentes et prolongées, irrigations sur le globe avec un liquide antiseptique, à l'acide borique, au sublimé, à l'iodure double de mercure et de sodium, etc.; iodoforme en poudre impalpable sur la plaie et même dans la chambre antérieure ; frictions mercurielles aux tempes, compresses froides, glace, ventouses, scarifications du chémosis, et. pour calmer les douleurs, des injections de morphine. Les pansements seront renouvelés quatre fois par jour, et, chaque fois, on fera une irrigation antiseptique dans les culs-de-sacs, après avoir soulevé les paupières avec un blépharostat. Cette lutte pied à pied contre le mal sera suivie parfois de succès inespéré.

Mais, quand la suppuration est établie, quand le phlegmon est déclaré, la conduite est tout autre. On peut hésiter entre deux manières de faire : ou pratiquer immédiatement l'énucléation d'un œil fatalement perdu, et se mettre à l'abri de toutes les complications ultérieures, ou débrider largement pour atténuer les douleurs et laisser la panophtalmie suivre sa marche ordinaire. Les avis sont très partagés. Cependant, je crois que la majeure partie des chirurgiens pensent qu'il est préférable de faire l'énucléation le plus tôt possible, en s'entourant de toutes les précautions antiseptiques de rigueur : 1° dès que les tentatives pour arrêter la suppuration du globe sont restées infructueuses; 2° s'il n'existe pas déjà des lésions indiquant une généralisation de l'infection, et si le malade n'est pas atteint de maladie constitutionnelle.

Si, pour une cause quelconque, l'énucléation ne peut être exécutée, il faut employer les lotions et irrigations antiseptiques chaudes, donner issue au pus, soit par une large incision, soit par une excision de la partie antérieure du globe, soit par l'exentération, surtout si l'on croit à la présence d'un corps étranger dans le vitréum.

Les pansements consécutifs seront renouvelés fréquemment et faits avec le plus grand soin.

Il va sans dire que les accidents fébriles ou les troubles gastriques seront traités par les moyens ordinaires, que les toniques, une bonne alimentation, le séjour dans un air pur, serviront à conserver les forces du malade très ébranlées par cette grave affection.

Atrophie de la choroïde.

La choroïdite atrophique, qui succède très souvent aux inflammations de la choroïde que j'ai déjà décrites, peut tenir à la compression de cette membrane, ou à des troubles nutritifs; on l'observe, en effet, dans la choroïdite séreuse, le glaucome et les affections hydrophtalmiques. Le plus souvent elle s'accompagne de distension des enveloppes oculaires (choroïdite ectatique, staphylôme, scléro-choroïdite, staphylôme postérieur).

La scléro-choroïdite a été étudiée avec les maladies de la sclérotique ; je ne m'occuperai maintenant que de la scléro-choroïdite postérieure.

Scléro-choroïdite postérieure. — Staphylôme postérieur.

Bien que le staphylôme postérieur ne résulte pas toujours d'une scléro-choroïdite et qu'il puisse être congénital ou provenir d'une disposition particulière du globe oculaire, il est lié si souvent à la scléro-choroïdite postérieure qu'on peut, sans inconvénient, le confondre avec elle en une seule maladie.

Examen ophtalmoscopique. — On aperçoit, sur le bord de la papille, une zone d'un blanc bleuâtre ou jaunâtre en forme de croissant. Ce croissant, dont la concavité est tournée du côté de la papille, est tantôt nettement délimité, tantôt irrégulier, mal accusé, suivant le degré d'évolution de la maladie. Au début, le pigment choroïdien disparaît dans le voisinage du nerf optique ; on distingue plus facilement les vaisseaux de la choroïde ; plus tard ces vaisseaux disparaissent, il se forme un croissant blanc, résultat de l'atrophie choroïdienne. Au-dessus du croissant, on aperçoit les vaisseaux rétiniens. Lorsque la maladie procède par poussées successives, au lieu de voir le bord externe du croissant atrophié limité par une ligne pigmentée, qui le sépare du tissu sain, on voit plusieurs petits croissants concentriques, limités par des traînées de pigments.

Ordinairement, le croissant embrasse le côté externe du nerf optique, mais il peut s'étendre à la partie supérieure ou inférieure, et souvent même entourer toute la papille comme un anneau irrégulièrement large.

La papille est excavée, congestionnée, surtout quand la maladie est en voie de progression.

Des taches atrophiques apparaissent, soit dans la région de la macula, soit dans le voisinage de la papille; elles peuvent se réunir entre elles, rejoindre le staphylôme et donner au fond de l'œil l'aspect d'une choroïdite atrophique généralisée.

Dans ces cas, on a observé des taches apoplectiques de la choroïde, des flocons du corps vitré, une cataracte polaire postérieure et parfois le décollement de la rétine.

Les *symptômes fonctionnels* sont légers si le staphylôme est petit, définitif; mais, pendant la période progressive de la maladie, l'œil devient myope, et sa myopie augmente à chaque poussée du mal. Elle est le résultat de l'allongement de l'axe antéro-postérieur de l'œil. Les malades accusent de la gêne dans les mouvements des yeux, des mouches volantes, des scotomes. Bientôt apparaît l'insuffisance des droits internes, de l'asthénopie accommodative et du strabisme divergent. Enfin, la vision baisse progressivement, par suite des altérations fonctionnelles du nerf optique tiraillé et de la rétine.

La *marche* de cette affection est très lente, mais
généralement *progressive*, reconnaissable à l'augmentation de la myopie et des dimensions du staphylôme. Elle peut rester plusieurs années sta-

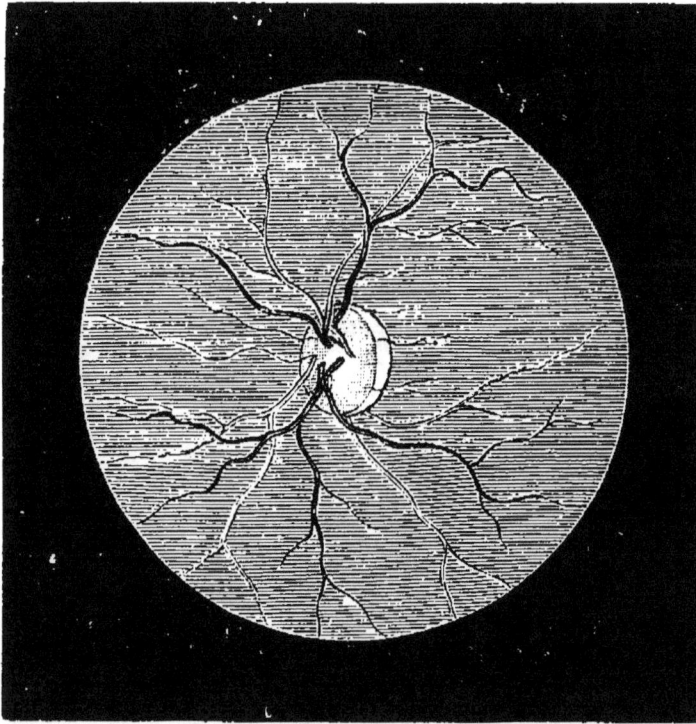

Fig. 77. — Staphylôme postérieur léger. (Abadie.)

tionnaire et progresser de nouveau avec les
mêmes phénomènes.

Elle peut se terminer par glaucome, décollement
rétinien, cataracte polaire, ou ramollissement progressif du globe de l'œil.

Pronostic. — Quand le mal est stationnaire, de
peu d'étendue et limité au pourtour du nerf

optique, le pronostic est bon. Lorsque le staphylôme est soumis de bonne heure à un *traitement rationnel*, il est possible d'enrayer sa marche.
Au contraire, le pronostic est mauvais si la scléro-
choroïdite a envahi une grande partie du fond de

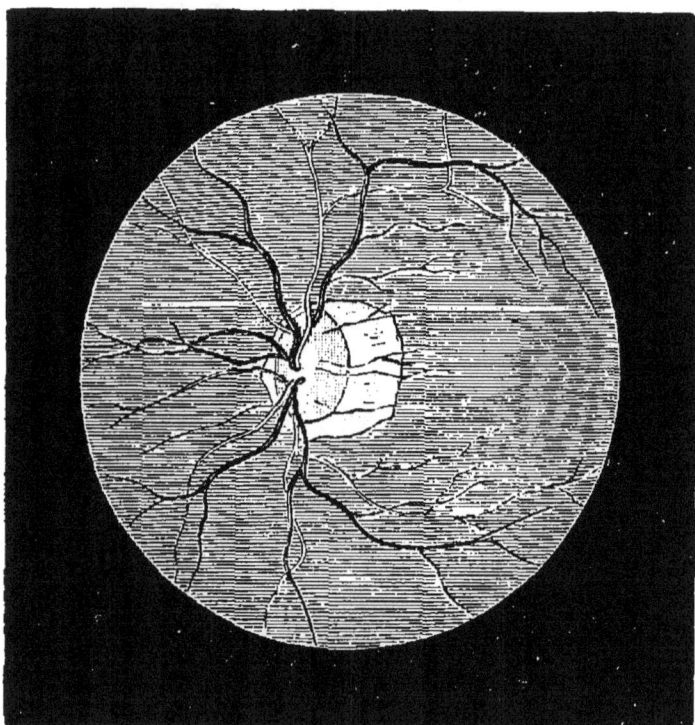

Fig. 78. — Staphylôme postérieur progressif. (Abadie.)

l'œil, si elle augmente rapidement et si le malade
néglige de prendre les précautions préventives indispensables.

Étiologie. — Dans la majorité des cas, les causes
de la scléro-choroïdite postérieure sont inhérentes
à la structure particulière de l'œil myope. Cette

prédisposition congénitale consiste dans un arrêt
de développement de la sclérotique, au voisinage
du nerf optique, qui diminue sa résistance à la
tension intra-oculaire. Néanmoins, il faut des
causes particulières pour expliquer la formation
du staphylôme postérieur, qui se produit en arrière
et autour du nerf optique, par suite de la moindre
résistance de la sclérotique en cet endroit.

Ces causes résident dans tout ce qui favorise la
congestion de l'œil, et, par suite, l'hypersécrétion
de ses liquides internes. En première ligne, les
efforts d'accommodation, qui, chez le myope, se
compliquent d'efforts de convergence d'autant plus
grands que la myopie est plus forte, d'autant plus
pénibles que les travaux sont plus prolongés et
plus minutieux. Ces efforts entraînent une contraction spasmodique du muscle ciliaire, qui finit par
tirailler, irriter la choroïde, y produire des phénomènes de congestion veineuse qui augmentent la
sécrétion intra-oculaire et entretiennent autour du
nerf optique une inflammation de nature séreuse.
Ajoutons à cela la position inclinée de la tête, les
affections de la cornée et surtout l'emploi de verres
concaves trop forts, qui obligent à augmenter les
efforts d'accommodation au lieu d'arrêter les progrès du staphylôme. (Voyez myopie maligne.)

Le *traitement* est préventif et curatif.

Le premier consiste à éviter tout ce qui peut
favoriser une congestion du cerveau : position vicieuse de la tête et du tronc, mauvais éclairage,
lecture prolongée dans des livres imprimés en pe-

tits caractères. La lecture et l'écriture ne devront jamais être permises à une distance plus rapprochée que 30 centimètres. Le travail sera souvent interrompu par de petits repos pour éviter les spasmes d'accommodation. La myopie sera très exactement et très souvent mesurée. On emploiera l'atropine si on redoute un spasme du muscle ciliaire. Tant qu'elle ne dépassera pas trois dioptries, il ne faut pas prescrire de verres concaves pour la vision rapprochée, ou les prescrire très faibles, 1 à 1,50 dioptries, puisque le myope de trois dioptries voit distinctement à 33 centimètres, mais si la myopie dépasse ce chiffre, il faudra prescrire de porter continuellement, pour la vision rapprochée, le verre qui permet la vision distincte à cette distance. Pendant la cure d'atropine, on emploiera des verres fumés pour combattre l'éblouissement.

On surveillera l'action des muscles droits internes, dont l'insuffisance contribue au développement de la myopie par suite des efforts de convergence qui sont liés, comme nous le savons déjà, aux efforts d'accommodation.

Le *traitement curatif* s'adresse à la période progressive de la scléro-choroïdique. Il comprend les moyens antiphlogistiques : ventouses Heurteloup, séjour dans une chambre obscure, purgatifs diurétiques ou sudorifiques, sinapismes aux jambes, hydrothérapie et repos absolu de l'organe, pendant lequel on usera d'une cure d'atropine.

Si les lésions choroïdiennes progressent, on emploiera le sublimé à la dose d'un centigramme par jour, ou les frictions d'onguent mercuriel.

Si, malgré ces précautions, la tension de l'œil restait la même ou augmentait, il faudrait avoir recours à l'iridectomie, surtout si on constatait la présence d'une légère excavation glaucomateuse. (Voyez myopie maligne et asthénopie accommodative.)

Apoplexie de la choroïde.

A l'ophtalmoscope, on aperçoit des taches rouge sombre, rondes ou elliptiques, à contour net. Les vaisseaux rétiniens passent au-devant d'elles, ce qui les distingue des hémorrhagies de la rétine, qui affectent aussi une disposition striée, et s'observent sur le parcours ou dans le voisinage d'un vaisseau rétinien.

Les troubles visuels sont à peu près nuls si l'apoplexie n'atteint pas la rétine ou si les taches se trouvent au voisinage de l'équateur de l'œil. Cependant, le plus souvent, il existe simultanément des hémorrhagies dans le corps vitré ou la rétine. Quelquefois l'épanchement amène un décollement de la rétine ou la perfore, pour se répandre dans le corps vitré.

Ces hémorrhagies se résorbent très lentement et laissent après elles des taches atrophiques bordées de pigment.

Étiologie. — Tantôt **traumatiques**, elles succèdent aux blessures, aux contusions violentes du globe; tantôt **spontanées**, elles résultent, soit de troubles circulatoires, comme dans l'artério-sclérose, la dysménorrhée, etc., soit de troubles inflammatoires, comme dans la choroïdite aiguë, la scléro-choroïdite postérieure ou le glaucome.

Traitement. — Il consiste à combattre uniquement la cause de ces hémorrhagies, qui sera recherchée avec le plus grand soin.

Décollement de la choroïde.

Le décollement de la choroïde est assez rare. On l'observe à la suite de traumatismes et dans le cours de certaines affections graves du fond de l'œil, telles que : l'irido-choroïdite, la choroïdite parenchymateuse, l'hydrophtalmie et les tumeurs intra-oculaires.

Le *diagnostic* en est très difficile, car l'œil est tellement désorganisé qu'il est bien rare de pouvoir distinguer à l'ophtalmoscope la saillie à surface lisse et à coloration rouge sombre qui est le symptôme caractéristique, saillie sur laquelle on aperçoit les vaisseaux choroïdiens au milieu d'altérations atrophiques et pigmentaires.

Les troubles de la vision sont très graves, car la maladie se termine par l'atrophie du globe oculaire.

On est exposé à prendre un décollement de la choroïde pour un néoplasme ; il sera bon de se rappeler que, dans le décollement, l'œil a de la tendance à s'atrophier, que, dans le cas de tumeur, au contraire, il devient dur et plus volumineux. On ne

devra donc pratiquer une énucléation qu'après
s'être assuré qu'on est en présence d'une tumeur.
Le décollement de la choroïde ne réclame d'autre
traitement que celui de la cause qui l'a produit.

Tubercules de la choroïde.

Les tubercules de la choroïde sont rares, com-
parés à la fréquence des affections tuberculeuses.

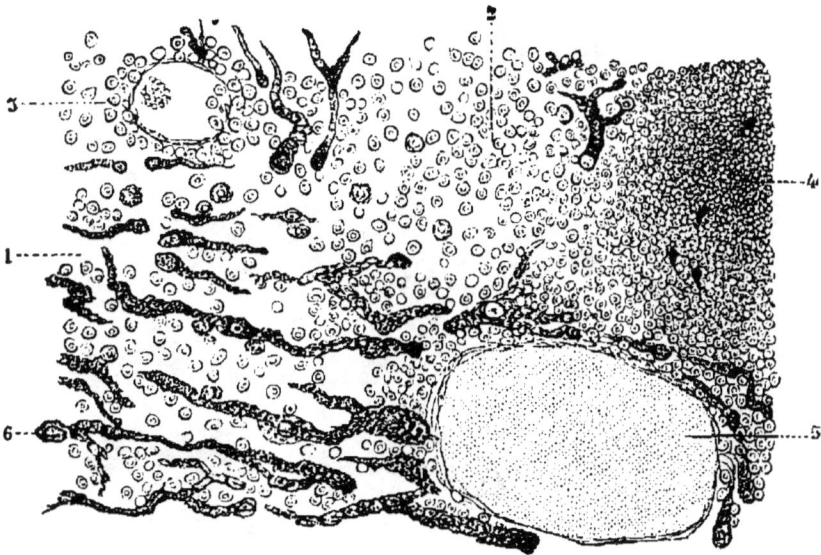

Fig. 79. — Tubercules de la choroïde. (Dessin et préparation
du Dr Poncet.)

1, Éléments cellulaires intacts. — 2, Éléments déformés. — 3, Prolifération autour d'un vaisseau. — 4, Véritable tubercule. — 5, Vaisseau. —
6, Cellules pigmentaires en voie de prolifération.

On les constate presque toujours dans la tuberculose miliaire.

Examen ophtalmoscopique. — Les tubercules de
la choroïde apparaissent en nombre variable de un

à trente, tantôt dans un œil, tantôt dans les deux,
sous la forme de petites tumeurs hémisphériques
d'un blanc jaunâtre. Elles ressemblent à un exsu-

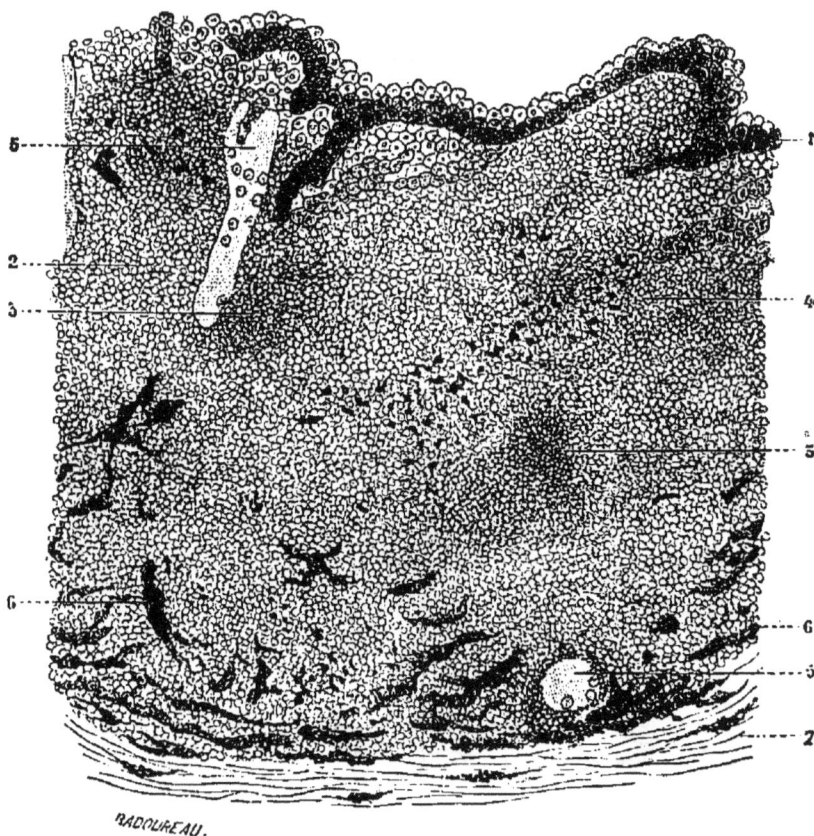

Fig. 80. — Tubercules de la choroïde. (Dessin et préparation
du Dʳ Poncet.)

1, Épithélium polygonal de la choroïde. — 2, Éléments déformés du
tubercule. — 3, Partie du tubercule imprégnée de pigment et formée
par des cellules provenant de la prolifération des cellules (4, 6). —
5, Vaisseau perméable. — 7, Sclérotique.

dat circonscrit dépourvu de pigment. Elles ont de
un tiers de millimètre à un millimètre et demi. Le
reste de la choroïde est normal. Leur siège de pré-

dilection est le voisinage du nerf optique ou de la macula. On n'en trouve ailleurs que lorsqu'ils sont très nombreux. Les vaisseaux rétiniens passent au-dessus d'eux.

Pour en faire le diagnostic, il faut éliminer la choroïde exsudative et faire un examen approfondi de l'état général, car, presque toujours, les tubercules de la choroïde ne se développent que sous l'influence d'une tuberculose généralisée.

Traitement. — Il se borne à combattre la cause du mal. Dans certains cas, les phénomènes douloureux que provoque leur présence a motivé l'énucléation.

Tumeurs de la choroïde.

Les principales tumeurs de la choroïde sont les kystes et les sarcomes.

Les **kystes** résultent de la présence de cysticerques entre la choroïde et la rétine. Ils sont rares, et offrent l'aspect d'une tumeur arrondie blanchâtre, sur laquelle passent les vaisseaux rétiniens. Lorsqu'ils s'enflamment en se développant, ils provoquent une vive inflammation compliquée le plus souvent d'irido-choroïdite.

Le seul traitement applicable est l'énucléation du globe.

Les **sarcomes** de la choroïde se développent de préférence dans l'hémisphère postérieur de l'œil, quelquefois dans la région ciliaire.

Lorsqu'ils siègent *dans la région ciliaire*, on observe des douleurs ciliaires violentes, une augmentation de la tension intra-oculaire, des proéminences d'une teinte bleuâtre qui s'avancent dans le corps vitré, un déplacement de l'iris qui est repoussé en avant, et même une injection périkératique qui serait plus forte au point d'implantation du néoplasme.

L'ophtalmoscope ne permet de voir la tumeur que lorsqu'elle a déjà pris un certain volume et qu'elle déborde dans le champ pupillaire ou se rapproche de l'équateur.

Lorsque le sarcome siège dans l'hémisphère postérieur, on peut diviser son évolution en quatre périodes.

1re période : L'affection marche lentement, d'une façon insidieuse, sans provoquer de douleurs. Les troubles visuels sont peu accusés ; ils consistent dans une lacune ou un rétrécissement du champ visuel, quelquefois dans des sensations lumineuses subjectives, des scintillements. L'examen ophtalmoscopique ne révèle rien.

2e période : Cette période est marquée par le décollement rétinien, qui se produit brusquement. Derrière lui, à l'ophtalmoscope, on peut distinguer la tumeur, qui est de couleur brune et quelquefois même ses vaisseaux. L'œil présente aussi un reflet chatoyant, désigné sous le nom d'*œil de chat amaurotique*. La tension oculaire est augmentée. La cornée devient terne, laiteuse ; l'iris est décoloré, il s'atrophie. La pupille est dilatée, irrégulière ; le corps vitré trouble, la vision se perd rapidement ; le malade est tourmenté par de violentes douleurs névralgiques, ce qui fait qu'on peut confondre le mal, à cette période, avec une attaque glaucomateuse.

3ᵉ période : A ce moment, sous l'influence du processus néoplastique, l'œil se perfore, la tumeur vient faire saillie à l'extérieur, et l'on remarque une grande détente dans les autres symptômes, surtout pour les douleurs, qui cessent presque complètement.

La perforation du globe se fait tantôt en avant, et l'on voit apparaitre un bourgeon charnu qui augmente peu à peu de volume ; tantôt en arrière, la tumeur alors fait saillie dans l'orbite, l'œil est repoussé en dehors, ce qui donne lieu à de l'exophtalmie.

4ᵉ période : Pendant cette quatrième période, le sarcome de l'œil ne tarde pas à se généraliser, à envahir les os et les organes éloignés.

Marche et durée. — La marche est variable suivant la texture même de la tumeur, et peut dépasser dix ans. Mais la durée du mal est de deux à trois ans dans le plus grand nombre des cas.

Le *pronostic* est très sérieux ; il dépend de la constitution du néoplasme et de la période à laquelle on a fait l'énucléation, car plus on opère de bonne heure, moins on doit redouter les récidives, qui, cependant, ont lieu vingt fois sur cent environ.

Étiologie. — Elle est à peu près inconnue. Les diathèses et les traumatismes ont été invoqués, mais sans raisons suffisantes. Cette affection est plus fréquente chez l'homme que chez la femme et n'apparaît presque jamais avant quarante ans ni après soixante.

Diagnostic. — Au début, le sarcome de la choroïdite se reconnaît difficilement. Le plus souvent, on le confond avec un décollement rétinien. Mais, dès l'apparition des accidents glaucomateux et des douleurs, surtout si l'ophtalmoscope permet de reconnaître une tumeur présentant un lacis de fins vaisseaux entremêlés de taches blanches et noires, le doute n'est plus permis, car le décollement simple de la rétine siège ordinairement à la partie inférieure et sur des yeux myopes, ou sur des yeux qui ont reçu un choc violent. Plus on s'éloigne du début de la maladie, plus le diagnostic devient simple, en raison des progrès du néoplasme.

Traitement. — Aussitôt que le diagnostic est certain, il faut énucléer l'œil et surveiller attentivement les suites de l'opération pour parer aux récidives.

Ossification de la choroïde.

Dans les yeux atrophiés, on rencontre fréquemment du tissu osseux. Ce sont de véritables ostéomes denses qui peuvent s'étendre jusqu'aux parties antérieures du globe et envahir le corps ciliaire. Ces productions peuvent devenir la source de douleurs violentes, entraîner même une ophtalmie sympathique de l'autre œil. Aussi vaut-il mieux énucléer ces moignons atrophiques lorsqu'ils sont douloureux ou le deviennent à la suite d'une simple palpation.

Anomalies congénitales de la choroïde.

L'albinisme ou **décoloration de la choroïde** est constitué par l'absence de pigment. On l'observe chez les albinos. Elle se complique le plus souvent d'altération de même nature du côté de l'iris. C'est dans ces cas surtout que l'ophtalmoscope permet d'étudier les fines divisions des vaisseaux choroïdiens.

Les malades qui en sont atteints se plaignent d'éblouissements et cherchent toujours la demi-obscurité, sans laquelle ils ne peuvent voir les objets qu'en les rapprochant beaucoup. De là une myopie croissante et un certain degré d'amblyopie.

Le *traitement* est palliatif. Il faut prescrire des lunettes sténopéiques et des verres fortement teintés pour diminuer la gêne causée par l'éblouissement.

Le **coloboma de la choroïde** coexiste le plus souvent avec le coloboma de l'iris. Cependant on l'a observé seul.

Ophtalmoscopie. — Cette lésion siège ordinairement dans le voisinage de la papille. Elle se présente sous la forme d'une tache blanche, ovale, qui répond au coloboma irien. Ses bords sont nets, fortement pigmentés. Elle est constituée par la sclérotique mise à nu, et ressemble à une atrophie choroïdienne.

Quelquefois, le coloboma s'arrête près du bord de la papille ; mais il peut aussi l'envelopper. Le nerf optique ne se reconnaît plus que par sa teinte rosée et l'origine des vaisseaux rétiniens. Comme la sclérotique est ectasiée dans les parties où la choroïde fait défaut, les vaisseaux font un angle sur les limites du coloboma, et passent au-dessus ; mais si la rétine manque en ces endroits, les vaisseaux longent ses bords.

Cette affection, quelquefois héréditaire, peut se compliquer de lésions congénitales de même nature du corps ciliaire, voire même du cristallin. Au niveau de la fente choroïdienne, il existe une lacune du champ visuel ; le malade est en outre atteint d'amblyopie variable, compliquée de myopie.

Glaucome

L'augmentation de la tension intra-oculaire est le caractère principal de toutes les affections glaucomateuses. Presque tous les ophtalmologistes sont d'accord sur ce point ; mais ils ne le sont pas du tout sur les causes de cette augmentation, qui, du reste, sont multiples. J'étudierai brièvement, à la fin de cet article, les différentes théories qui ont été émises et soutenues à ce sujet.

Le **glaucome** est donc une maladie complexe, caractérisée par l'augmentation rapide ou lente de la pression intra-oculaire, hypertension toujours d'une certaine durée, qui entraine des altérations anatomiques et fonctionnelles, et en particulier l'excavation de la papille optique.

·Le glaucome se divise en plusieurs variétés. J'étudierai successivement :

Le glaucome aigu ;

Le glaucome chronique, inflammatoire ou simple ;

Le glaucome hémorrhagique ;

Le glaucome secondaire.

Glaucome aigu.

Symptômes. — Souvent, il débute d'une manière brusque, parfois même foudroyante.

Cependant, il n'est pas rare de le voir précédé de certains prodromes tout à fait caractéristiques. On remarque des troubles passagers de la vision, une augmentation rapide de la presbytie, de la myopie. Le malade se plaint de voir des anneaux irisés autour des objets lumineux. Sa vue se fatigue rapidement, il éprouve des douleurs sourdes du globe, qui s'irradient vers la tempe ou le front. Par moment, il aperçoit les objets comme à travers un brouillard, et son champ visuel est diminué. Ces symptômes peuvent durer quelques semaines, pour disparaître complètement et se renouveler ensuite après des intervalles irréguliers de rémission complète, jusqu'à ce que le glaucome aigu se déclare subitement par une attaque qui a généralement lieu la nuit.

Des douleurs violentes, constantes, avec élance-

ments, se font sentir dans l'œil, et s'irradient le long du trajet des branches de la cinquième paire.

Paupières. — Les paupières sont enflées, œdémateuses, rouges sur le bord.

Conjonctive. — La conjonctive bulbaire est rouge, injectée, les veines sous-conjonctivales sont gonflées. Bientôt apparaît un léger chémosis séreux, une injection du limbe scléro-cornéen, les larmes coulent abondamment.

Cornée. — La cornée, insensible au toucher, est sèche, dépolie; elle ressemble, d'après Desmarres, à une glace sur laquelle on aurait soufflé.

L'*humeur aqueuse* est légèrement trouble, quelquefois sanguinolente.

La *chambre antérieure* est rétrécie, l'*iris* décoloré, la *pupille* irrégulière et fortement dilatée. L'intérieur de l'œil offre une teinte jaune-verdâtre caractéristique.

Le *globe* de l'œil est dur et donne la sensation d'une bille de marbre.

La *vision*, très affaiblie pendant l'attaque, peut disparaître en quelques heures, ou se rétablir lentement, mais avec des troubles persistants parmi lesquels il faut citer la diminution du champ visuel.

L'accès s'accompagne de phénomènes généraux, tels que : fièvre, vomissements opiniâtres, céphalalgie, insomnie, etc.

Pendant l'attaque, l'exploration du fond de l'œil, avec l'ophtalmoscope, est presque toujours im-

possible à cause des troubles survenus dans les
milieux réfringents, et ce n'est que lorsque les
phénomènes aigus ont disparu qu'on peut étudier,
sur les membranes profondes, les lésions qui sont
le résultat du glaucome inflammatoire.

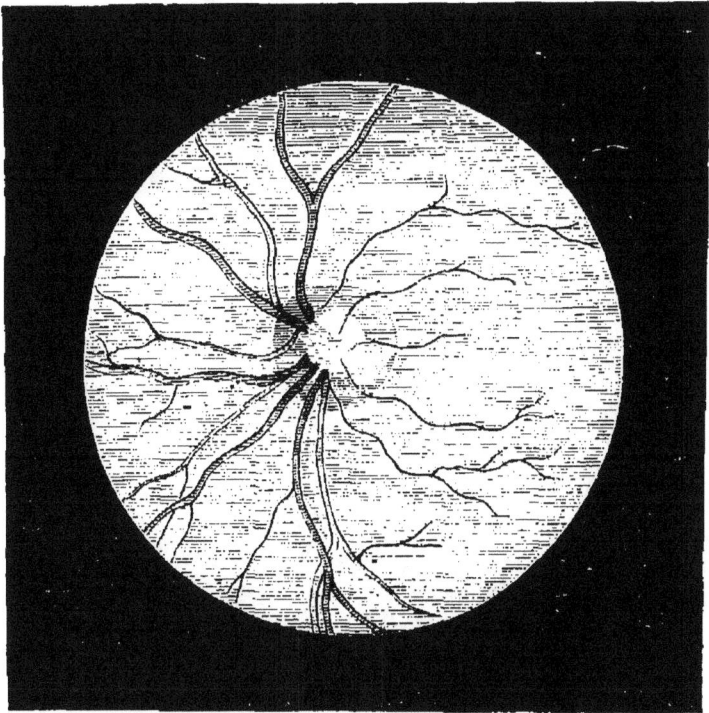

Fig. 81. — Excavation physiologique du nerf optique. (Abadie.)

Au bout d'un temps variable, survient subitement une seconde attaque de glaucome aigu
analogue à la première, et suivie des mêmes
phénomènes de rémission. Puis, les attaques se
suivent à des intervalles de plus en plus rapprochés. A chacune d'elle, l'acuité visuelle diminue,

et le champ visuel se rétrécit. La tension du globe augmente de plus en plus, la cornée perd sa transparence et sa sensibilité. La chambre antérieure diminue progressivement, et l'iris décoloré se soude à la capsule cristallinienne.

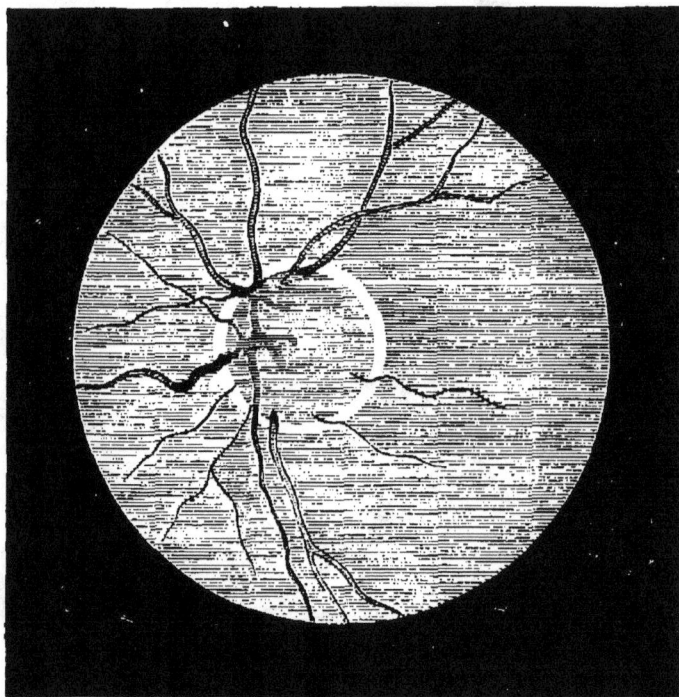

Fig. 82. — Excavation glaucomateuse du nerf optique. (Abadie.)

A l'**ophtalmoscope**, pendant les périodes de rémission, on constate l'excavation de la papille. Le bord de l'excavation taillé à pic cache la partie périphérique de la cavité, qui est plus large que l'ouverture qu'elle présente. Je ne saurais mieux comparer la forme de l'excavation qu'à celle d'un

22.

verre à ventouse. Les vaisseaux de la rétine semblent coupés sur le bord de la papille ou la dépassent en formant un crochet, puis disparaissent pour reparaître sur le fond de l'excavation après avoir modifié leur direction, parce que nous ne pouvons voir la portion du vaisseau qui chemine sur la partie renflée de l'excavation qui nous est cachée par son bord. En imprimant de légers mouvements parallactiques à la lentille qui sert pour l'examen à l'image renversée, on voit que le bord de l'excavation paraît se mouvoir au-dessus du bord de la papille, et que les vaisseaux dans leur partie papillaire se déplacent moins que dans leur partie rétinienne. Ce déplacement parallactique est d'autant plus visible que l'excavation est plus profonde. Les veines sont larges et aplaties; les artères, amincies par la compression, offrent des pulsations qui sont spontanées ou qui naissent dès qu'on comprime le globe, même légèrement. Les veines peuvent offrir aussi les mêmes pulsations.

Marche et pronostic. — La marche du glaucome aigu est variable. Dans les cas *foudroyants*, la vue peut être perdue en une nuit. La pression intra-oculaire augmente tellement, que la cornée, dont la nourriture est complètement entravée, se ramollit et se nécrose. Une large perforation se produit, donnant passage à tout le contenu du globe, et les douleurs, qui étaient intolérables, cessent subitement. Tous ces accidents arrivent en **deux ou trois jours.**

Dans les cas *aigus*, l'attaque dure de quelques jours à une ou deux semaines, pour céder et réapparaître, comme nous l'avons vu plus haut.

Lorsque la vision a été complètement détruite, le processus glaucomateux suit sa marche, et

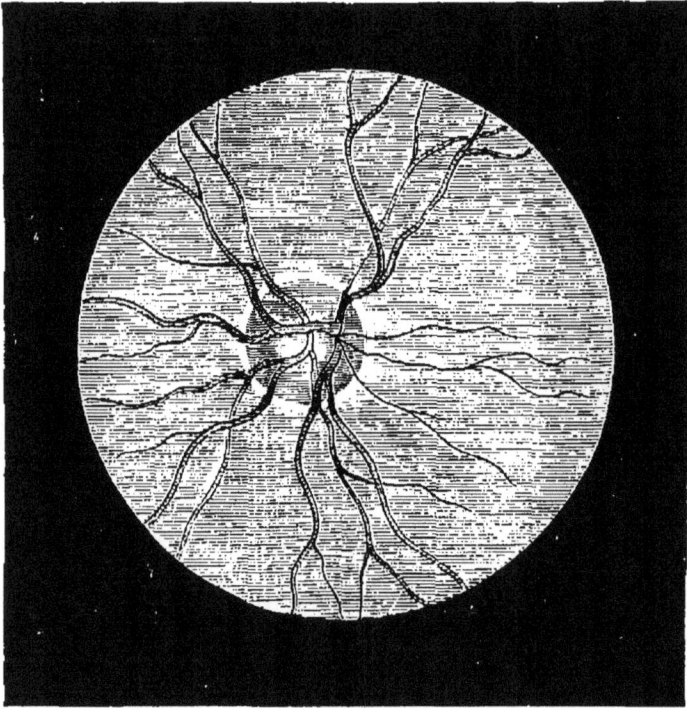

Fig. 83. - Excavation atrophique du nerf optique. (Abadie.)

amène peu à peu la désorganisation de l'œil. L'iris s'atrophie, le cristallin s'opacifie, se gonfle, et la perte de la vision est absolue et définitive (glaucome absolu).

Mais la terminaison n'est pas toujours aussi funeste, et la maladie, après une ou deux attaques

subaiguës, prend une marche chronique, avant
que les altérations que j'ai décrites aient eu le
temps de se produire.

Pronostic. — Il est grave malgré l'iridectomie
et la sclérotomie, qui sont de puissants remèdes
contre sa marche.

Diagnostic. — La réunion des symptômes que
je viens de décrire permet d'établir assez
facilement le diagnostic. Mais certains cas de
glaucome subaigu peuvent être confondus avec
l'irido-choroïdite séreuse, qui s'accompagne d'une
augmentation de la tension intra-oculaire et qu'on
peut très bien ranger dans les affections glaucomateuses.

L'*irido-choroïdite séreuse* en effet présente,
comme le glaucome, des poussées aiguës. La papille
est vue à travers un brouillard, le corps vitré
se trouble, se ramollit, il survient des troubles
nutritifs du cristallin, de l'iris, et même de la
cornée. La vision diminue progressivement, et
l'affection se complique bientôt d'accidents franchement glaucomateux.

Son *traitement* du reste se confond en partie
avec celui du glaucome, car elle cède rarement au
traitement local et général, et réclame la sclérotomie ou l'iridectomie.

Nous avons vu qu'un sarcome de la choroïde à
sa deuxième période peut être confondu avec un
glaucome, et qu'il n'est possible d'établir un
diagnostic précis que si l'examen ophtalmoscopique permet d'apercevoir le néoplasme ou le

décollement rétinien, qui est rare dans le glaucome.

Le *traitement* sera décrit à la suite des affections
glaucomateuses, avec les modifications qui con-
viennent à chaque variété.

Glaucome chronique inflammatoire.

Symptômes. — Il débute par les symptômes
prodromiques de la forme aiguë ; mais il s'en distingue par la marche des accidents, qui est non
interrompue et accompagnée seulement de faibles
poussées inflammatoires.

La *cornée* perd progressivement son brillant,
son poli, sa sensibilité, elle peut même s'ulcérer et
se perforer ; ce qui indique que cette maladie est
bien le résultat de troubles trophiques dus à la
compression des nerfs et des vaisseaux.

L'*humeur aqueuse* se trouble légèrement. On
observe quelquefois de légers épanchements sanguins dans la chambre antérieure.

L'*iris* se décolore et s'atrophie.

La *pupille* est modérément dilatée et devient
irrégulière lorsqu'il se forme des synéchies postérieures.

Le *cristallin* perd lentement sa transparence et
prend une coloration grisâtre, qui permet assez
longtemps l'examen ophtalmoscopique.

Le *corps vitré* se charge de flocons, d'opacités,
quelquefois d'hémorrhagies provenant de la choroïde.

L'œil devient de plus en plus dur. La sclérotique finit quelquefois par céder sous cette pression continuelle, et présente des ectasies irrégulières. Dans certains cas, elle se perfore, le globe se vide et s'atrophie.

A l'*ophtalmoscope*, on constate des pulsations artérielles, l'excavation progressive de la papille, des hémorrhagies ou des altérations vasculaires.

De temps à autre, on voit survenir des poussées inflammatoires subaiguës accompagnées de douleurs ciliaires et d'augmentation des troubles fonctionnels.

Ces exacerbations surviennent inopinément, mais surtout lorsque la tête est congestionnée par une cause quelconque. Pendant ces crises, la perte de la vue peut être complète et se rétablir ensuite, mais presque toujours avec une légère diminution de la vision.

Les troubles fonctionnels dans cette variété de glaucome sont toujours très accusés ; ils tiennent aux troubles des milieux transparents et à l'ischémie rétinienne, résultat de la compression des vaisseaux de la papille. La vision diminue progressivement, le champ visuel se rétrécit en général de dedans en dehors, et la vision disparaît complètement.

Diagnostic. — Il faut éviter de confondre le glaucome chronique inflammatoire avec la choroïdite séreuse. Dans cette dernière, le processus morbide intéresse d'abord la choroïde et provoque des désordres variés ; l'hypertonie oculaire qui se manifeste n'est qu'un symptôme secondaire. Il peut disparaître alors que les phénomènes inflammatoires persistent. Au contraire, dans le glaucome, c'est la tension du globe qui est le caractère prédominant, aussi, quand elle diminue, les autres phénomènes s'amendent pour disparaître quelquefois complètement sous l'influence de l'iridectomie.

Dans la choroïdite séreuse, la cornée conserve sa transparence, la pupille est rarement dilatée. Ce n'est qu'au moment où l'hypersécrétion des milieux amène un excès de tension que nous voyons apparaître les lésions propres au glaucome.

Mais, je me hâte de le dire, une erreur de diagnostic à ce moment ne peut avoir aucune suite grave, puisque, dans les deux cas, c'est la tension oculaire qu'il faut abaisser si l'on veut conjurer les accidents et conserver la vision.

Marche. — Le glaucome chronique inflammatoire marche lentement, mais progresse toujours. La vision baisse insensiblement ou par crises légères, suivies chacune d'une diminution plus grande de l'acuité visuelle.

Terminaison. — A moins d'une intervention opportune, le résultat est toujours la cécité absolue, qui s'accompagne de douleurs orbitaires pendant que l'intérieur de l'œil continue à se désorganiser.

Glaucome chronique simple.

Symptômes. — Dans cette variété de glaucome, les symptômes inflammatoires font entièrement défaut. Les douleurs sont presque nulles. La cornée reste transparente, l'extérieur de l'œil conserve son aspect normal. Cependant, il existe une légère dilatation de la pupille, et la chambre antérieure est moins profonde. Au toucher, l'œil paraît plus dur qu'à l'état normal ; cependant, cette tension n'a rien qui rappelle celle du glaucome inflammatoire.

L'*examen ophtalmoscopique* donne seul les symptômes importants, qui sont constitués par l'excavation de la papille et les battements spontanés des vaisseaux de la rétine, en particulier des artères.

L'excavation comprend toute la papille, et même l'anneau sclérotical, qui se trouve refoulé en arrière du plan rétinien. Ses bords sont taillés à pic, à leur niveau les vaisseaux semblent interrompus, et leur prolongement dans le fond de l'excavation n'est plus dans la même direction. Parfois, le nerf optique a un aspect nacré, et l'on distingue facilement la lame criblée.

L'excavation se produit lentement, les fibres nerveuses ne souffrent réellement que lorsque la pression dépasse un certain degré. Elles commencent d'abord à s'atrophier, et l'on voit aussi autour de la papille un cercle de tissu choroïdien atrophié, dépourvu de pigment.

Les *troubles fonctionnels* sont constitués par un rétrécissement concentrique du champ visuel, des scotomes, des anneaux colorés ou irisés, de la parésie de l'accommodation, de l'hypermétropie. La parésie de l'accommodation résulte de la compression des nerfs ciliaires ; l'hypermétropie de même, car elle est la conséquence directe de la parésie de l'accommodation.

La vision centrale peut rester bonne pendant longtemps, bien que le champ visuel se rétrécisse, surtout par sa portion interne, et le glaucome simple peut aboutir à la cécité complète, sans faire éprouver de douleur, sans se manifester autrement que par l'excavation papillaire et l'hypertonie du globe.

Diagnostic. — Une excavation physiologique de la papille peut, au premier abord, être prise pour une excavation glaucomateuse, mais elle n'occupe jamais toute l'étendue de la papille. L'examen de la vision permettra d'éviter cette erreur. On peut confondre aussi le glaucome simple avec l'atrophie des nerfs optiques. Mais, dans ce cas, la papille est d'un blanc nacré pathognomonique ; elle est moins déprimée, les vaisseaux sont atrophiés au lieu de paraître dilatés. De plus, on ne peut faire naître de pulsations artérielles, et les vaisseaux ne sont pas déjetés sur le bord papillaire. Enfin, dans l'atrophie, il y a toujours une perturbation dans le champ visuel des couleurs et même de la dyschromatopsie. Ceci ne s'observe pas dans le glaucome tant que la vision centrale est conservée.

Le *pronostic* est toujours grave, car la vision est fatalement compromise, malgré les meilleurs traitements. Dans le glaucome simple, en effet, l'iridectomie donne des résultats moins bons que dans les autres variétés.

Glaucome hémorrhagique.

Symptômes. — Cette variété de glaucome est caractérisée par des hémorrhagies rétiniennes qui précèdent les accidents glaucomateux, et qui ne diffèrent pas des autres apoplexies rétiniennes. Elles apparaissent à l'ophtalmoscope sous la forme de taches rouges sombres, le long des vaisseaux, qu'elles masquent le plus souvent. Les veines sont dilatées et tortueuses, les artères de volume normal, la papille est rouge, injectée, mais sans excavation.

Bientôt la tension intra-oculaire augmente, l'œil se congestionne, la pupille se dilate, et le glaucome aigu éclate brusquement accompagné de douleurs névralgiques intenses.

Si la vision, très compromise par les hémorrhagies rétiniennes, n'est pas abolie dès cette première attaque, elle disparaît complètement à la seconde.

Le *diagnostic* est très difficile au début, surtout si le malade n'a pas été examiné dès l'apparition des premières hémorrhagies rétiniennes. Mais, en présence d'hémorrhagies rétiniennes accompagnées de douleurs ciliaires violentes et d'hypertonie manifeste, surtout chez les personnes âgées,

il faudra redouter l'apparition du glaucome hémorrhagique, toujours très grave, non seulement
pour l'œil atteint, mais pour l'autre, qui est menacé
d'ophtalmie sympathique.

Étiologie. — Les personnes âgées de plus de
soixante ans, les alcooliques, les rhumatisants, les
goutteux, en un mot, tous ceux qui sont
atteints, à un degré variable, d'artério-sclérose,
sont exposés à cette grave maladie, dont la cause
principale réside dans la gêne de la circulation
intra-oculaire.

Traitement. — L'iridectomie ne doit pas être employée, car elle ne produit aucune amélioration. Il
faut prescrire des révulsifs sur le tube digestif,
les diurétiques, les sudorifiques, lutter contre
l'artério-sclérose, si les hémorrhagies existent
encore seules, et prescrire le repos le plus absolu
de la vue. En présence d'une attaque confirmée
avec douleurs violentes et perte absolue de la
vision, le meilleur moyen de soulager le malade,
de préserver son autre œil, est de faire sans tarder
l'énucléation.

Glaucome secondaire ou consécutif.

On a donné ce nom aux accidents glaucomateux
qui se manifestent sur des yeux atteints déjà de
certaines affections graves. Ces accidents sont constitués principalement par des douleurs ciliaires,
une aggravation des troubles fonctionnels, une
augmentation de la tension intra-oculaire.

Ces troubles sont dus à plusieurs causes que nous allons rapidement passer en revue. Voici les plus fréquentes :

1° *Cornée*. — Les kératites parenchymateuses, en bandelette, les pannus, les cicatrices cornéennes compliquées de synéchies, les staphylômes cicatriciels ou congénitaux, la scléro-choroïdite antérieure, l'hydrophtalmie.

2° *Iris*. — L'iritis séreuse, l'irido-choroïdite, les synéchies antérieures ou postérieures.

3° *Cristallin*. — Les luxations du cristallin, les cataractes traumatiques avec ruptures de la capsule, l'opération de la cataracte par abaissement.

4° *Choroïde*. — La choroïde séreuse, qui paraît être souvent le début du glaucome, la sclérochoroïdite postérieure accompagnée de myopie forte.

5° *Rétine*. — La rétinite pigmentaire, la rétinite hémorrhagique, le décollement de la rétine, l'atrophie de la papille.

6° *Néoplasmes*. — Le sarcome de la choroïde.

Ces accidents glaucomateux prennent naissance d'autant plus facilement que la sclérotique est plus résistante et cède moins à la pression intra-oculaire, ce qui explique leur fréquence chez les athéromateux, les rhumatisants, les vieillards.

Pathogénie du glaucome en général. — Après des travaux nombreux et remarquables, dont le premier remonte à 1709, et qu'il serait trop long d'énumérer ici, deux grandes théories restent en présence : 1° celle de l'hypersécrétion ; 2° celle de la filtration insuffisante des liquides de l'œil, par suite de compression des voies de filtration.

Donders, le premier, admit, pour expliquer le glaucome, une hypersécrétion produite par une névrose des nerfs ciliaires, et cette théorie, qui explique bien les formes aiguës et chroniques, est encore admise aujourd'hui par nombre d'ophtalmologistes. En effet, de remarquables expériences prouvèrent que l'excitation du *trijumeau* exagère à tel point la tension du globe que l'œil prend une dureté considérable.

La théorie de l'obstacle à la filtration des liquides oculaires est plus récente et date de douze ans à peine. Ses partisans soutiennent que dans le glaucome il n'y a pas d'hypersécrétion, mais oblitération plus ou moins complète des voies de filtration de l'œil. Ils s'appuient sur la formation des cicatrices cystoïdes qu'on observe sur les yeux glaucomateux opérés d'iridectomie, sur les recherches anatomiques qui ont amené la découverte des voies de filtration, sur les examens microscopiques d'yeux énuclés montrant l'oblitération de ces voies, enfin, sur des faits cliniques observés dans le glaucome secondaire.

Les partisans convaincus de ces deux théories se sont livrés à de nombreuses discussions d'où l'on peut raisonnablement conclure que le glaucome tient de l'une et de l'autre. En effet, si l'attaque de glaucome aiguë est difficile à expliquer par l'arrêt de la filtration, comment expliquer le **glaucome antérieur et postérieur par la théorie de**

Donders, puisque dans le premier la chambre antérieure paraît augmentée de profondeur, tandis
qu'elle est très diminuée dans le second ?

Ce serait donc une erreur d'envisager le glaucome comme une maladie dont la genèse et l'évolution sont toujours identiques.

Les différentes variétés que j'ai passées en revue
ont un caractère commun : l'exagération de la
tension intra-oculaire ; mais elles diffèrent entre
elles, non seulement par leurs symptômes, leur
marche, leur gravité, mais aussi par leurs causes,
qui sont très nombreuses et nous échappent encore bien souvent.

Traitement du glaucome.

1° *Glaucome aigu.* — Le traitement peut être
divisé en médical et chirurgical.

Le **traitement médical** est uniquement préventif
et dirigé contre la cause présumée du mal.

Contre les diathèses prédisposantes : arthri-
tisme, rhumatisme, goutte, athérome, etc., on
emploiera les alcalins, les diurétiques, le salicylate de soude, etc., et contre les douleurs
violentes, les opiacés, le sulfate de quinine, l'anti-
pyrine, etc.

La pilocarpine et l'ésérine devront toujours faire
partie du traitement du glaucome en général, car
elles ont sur la circulation de l'œil une action manifeste, et diminuent la tension intra-oculaire.

Au contraire, il faut *proscrire absolument l'atro-*

pine, dont l'usage inopportun provoque si souvent de funestes attaques glaucomateuses.

Je ne saurais trop recommander une grande prudence et une grande discrétion dans l'emploi de cet alcaloïde, surtout maintenant que la cocaïne peut la remplacer dans bien des cas. Nous voyons très fréquemment dans les cliniques des cécités absolues survenues brusquement, par suite de l'usage de l'atropine prescrit sans examen du fond de l'œil à l'ophtalmoscope, ni recherche de la tension du globe oculaire.

On ne devrait jamais conseiller le moindre traitement, même pour une conjonctivite, sans examiner la tension du globe.

Traitement chirurgical. — Il se résume en deux opérations principales : la sclérotomie et l'iridectomie, auxquelles il faut joindre les paracentèses de la chambre antérieure, à peu près abandonnées de nos jours.

C'est à de Graefe que revient l'immortel honneur d'avoir appliqué l'iridectomie à la cure du glaucome, bien que dans certains cas elle soit impuissante à conjurer les accidents. J'en ai décrit le manuel opératoire en traitant des opérations qui se pratiquent sur l'iris ; je n'y reviendrai pas et me bornerai à donner ici les principales indications de l'opération.

Dans le *glaucome aigu* ou *foudroyant*, l'iridectomie sera pratiquée aussi près que possible du début de la maladie, car il suffit de quelques jours pour anéantir à tout jamais la vision. Si cette dernière est déjà perdue, il faut, quand même, opérer de suite pour faire cesser les douleurs.

2° Dans le *glaucome chronique inflammatoire*, il faut encore faire l'iridectomie dès que la maladie est reconnue. S'il existe encore un peu de vision, on pourra la conserver, et, quelquefois, voir remonter l'acuité visuelle.

3° Dans le *glaucome chronique simple* et dans le *glaucome hémorrhagique*, l'action de l'iridectomie n'est pas aussi certaine, aussi bienfaisante, et souvent ne préserve pas d'une terminaison désastreuse, même si on la pratique deux fois et dans des endroits diamétralement opposés.

Ces cas de *glaucome malin* résistent à toutes les médications pour aboutir plus ou moins rapidement à la cécité complète. On a même vu quelquefois, à la suite de l'iridectomie, une attaque de glaucome aigu survenir sur l'autre œil. Il faudrait, en pareil cas, employer immédiatement l'ésérine et pratiquer l'iridectomie sur l'œil nouvellement atteint.

L'iridectomie dans le glaucome est quelquefois suivie d'accidents. On observe des phénomènes d'ophtalmie sympathique si les extrémités de l'iris sont enclavées dans la plaie, ou, plus fréquemment, une cicatrice ectatique à laquelle on a donné le nom de cicatrice cystoïde ; la cicatrice s'élève au-dessus de la conjonctive, se distend, se transforme en une vésicule, une ampoule, qui communique avec la chambre antérieure. Il faut, pour l'éviter, prolonger l'application du bandeau compressif. Si elle se produit, on fait la section de l'ampoule quelques semaines après l'iridectomie, lorsque la cicatrisation de la sclérotique est complète.

La théorie nouvelle, qui attribue le glaucome à l'aplatissement et à l'oblitération des voies de filtration de l'œil, a fait préconiser une opération plus simple que l'iridectomie, moins dangereuse, moins difficile à exécuter, et qui réussit bien dans certaines variétés du glaucome.

Cette opération, appelée *sclérotomie*, a pour but de créer une cicatrice filtrante dans le tissu sclérotical. On ne l'employa d'abord que dans le glaucome absolu, dont elle calme rapidement les douleurs, puis dans le glaucome chronique, où ses avantages ont été souvent signalés. J'ai décrit, page 289, le manuel opératoire de la sclérotomie.

Comme elle peut être renouvelée fréquemment et dans n'importe quelle partie du limbe scléro-cornéen, comme elle ne présente aucun danger et beaucoup moins de difficultés que l'iridectomie, cette opération s'est rapidement généralisée. Aujourd'hui son emploi est indiqué dans le glaucome absolu, dans le glaucome chronique simple, dans le glaucome hémorrhagique, dans les glaucomes secondaires, dans les accidents glaucomateux qui accompagnent l'ophtalmie sympathique, dans l'hydrophtalmie congénitale, et même dans les prodromes du glaucome.

Outre l'iridectomie et la sclérotomie, plusieurs autres opérations ont été préconisées contre le glaucome. Hankoc remplace l'iridectomie par la

23.

section du muscle ciliaire. J'ai pratiqué une opération qui rappelle celle d'Hankoc. Voici en quels termes j'en rendais compte au Congrès d'ophtalmologie de Paris, en 1886 : « Dans un cas de glaucome, deux sclérotomies ne m'avaient donné ni diminution des douleurs ni augmentation de la vision. J'ai pratiqué une opération rappelant celle d'Hankoc, c'est-à-dire qu'en traversant l'iris et le muscle ciliaire avec un couteau de Graefe, j'ai fait communiquer les deux chambres. J'ai constaté la cessation immédiate des douleurs et une légère augmentation de l'acuité visuelle. »

J'arrive en dernier lieu à parler de la *sclérotomie équatoriale*, opération très ancienne, connue, si je ne me trompe, du temps d'Hippocrate, préconisée par Guérin, de Lyon, et remise en honneur depuis quelques années. Elle consiste à faire, en arrière du cercle ciliaire, une ponction dans le corps vitré par la sclérotique. Le lieu d'élection est le milieu de l'intervalle qui sépare le droit supérieur du droit externe, ou le droit inférieur du droit externe. On fait regarder le malade fortement en bas et en dedans, ou fortement en dedans et en haut. Après avoir fixé l'œil pour le maintenir dans cette position, on plonge un couteau de Graefe vers l'équateur, jusque dans le corps vitré, et on allonge la plaie scléroticale par des mouvements de scie jusqu'à ce qu'elle ait une longueur de 4 à 6 millimètres. Il s'écoule immédiatement une certaine quantité d'humeur vitrée, les phénomènes glaucomateux cessent à l'instant même, et l'on peut, si cela est

jugé nécessaire, pratiquer de suite une iridectomie
sans avoir à redouter les accidents qui accompagnent cette opération, lorsque le globe est très
dur et la chambre antérieure considérablement
rétrécie. Les suites de cette grave intervention sont
des plus simples. Il se forme une cicatrice à filtration sous-conjonctivale, et l'on voit ordinairement
remonter l'acuité visuelle sur les yeux dont la
vision n'était pas complètement abolie. Inutile
d'ajouter que toutes les précautions antiseptiques
doivent être prises, sous peine de voir se déclarer
des désordres irrémédiables. J'ai fait un certain
nombre de sclérotomies équatoriales; toutes m'ont
donné des résultats inespérés. Une seule n'a pas
arrêté le processus glaucomateux. J'ai été obligé
de recourir à l'*arrachement du nasal externe*, opération proposée par Badal. Les résultats ont été
satisfaisants, surtout au point de vue des douleurs,
qui ne sont point revenues.

Je n'ai pas à décrire ici le manuel opératoire de
l'élongation ou de l'arrachement du nasal externe.
Qu'il me suffise d'ajouter que ses résultats sont
quelquefois surprenants, mais que, souvent aussi,
au bout de quelques mois, le glaucome reprend sa
marche et nécessite la sclérotomie équatoriale ou
l'énucléation, lorsque l'œil, par suite des altérations nombreuses dont il est le siège, expose son
congénère à des accidents d'ophtalmie sympathique.

Il demeure donc bien établi : 1° qu'il ne faut
jamais oublier d'étudier la tonicité du globe, afin

d'arrêter le plus tôt possible la marche du glaucome :

2° Qu'il ne faut pas employer l'atropine sans avoir fait l'examen du fond de l'œil ;

3° Qu'en présence d'une hypertonie du globe, c'est à l'ésérine, à la pilocarpine, qu'il faut avoir recours, et jamais à l'atropine ;

4° Qu'il ne faut pas, dans un cas de glaucome, pratiquer l'iridectomie sans savoir à quelle variété de glaucome on a affaire, et sans avoir pris toutes les précautions nécessaires pour éviter la hernie de cette membrane ou une luxation du cristallin ;

5° Enfin, qu'il faut sans tarder conseiller à son malade de s'adresser à un spécialiste, si on n'est pas soi-même en mesure d'appliquer immédiatement le traitement, un léger retard pouvant entraîner la perte définitive de la vision.

Ophtalmomalacie.

A l'inverse du glaucome, l'ophtalmomalacie est caractérisée par une diminution notable de la pression intra-oculaire, qui affecte le caractère d'une *phtisie transitoire* par suite d'une rupture d'équilibre entre la sécrétion et l'excrétion oculaires au profit de l'excrétion. Dès que cette rupture s'établit définitivement et que le volume du globe est plus ou moins réduit, on n'est plus en présence d'une ophtalmomalacie, mais d'une *phtisie réelle* plus ou moins avancée.

Symptômes. — Cette phtisie transitoire est ca-

ractérisée par le ramollissement considérable de
l'œil, une légère diminution de volume, et la conservation de la vision, qui se trouve modifiée cependant par le changement de forme qu'a subi le
globe oculaire ou la cornée. Cet état ne s'accompagne ordinairement d'aucun symptôme irritatif,
il ne se développe pas consécutivement à des inflammations; mais on observe du larmoiement, de
la sensibilité à la lumière, une sensation de pesanteur accompagnée de douleurs névralgiques plus
ou moins violentes.

Cette maladie n'a rien de commun avec l'arrêt
de développement du globe désigné sous le nom
de *microphtalmie*.

L'ophtalmomalacie peut revêtir deux formes différentes.

Dans la forme *intermittente*, l'hypotonie globu-
laire survient par crises qui durent de quelques
heures à plusieurs jours. L'œil reprend ensuite sa
tonicité normale.

Dans la forme *permanente*, la diminution du
volume de l'œil et de sa consistance persiste longtemps. Elle se termine par guérison ou atrophie.

Il ne faut donc pas considérer comme des cas
d'ophtalmomalacie ceux qui sont dus à une fistule
passagère de la cornée ou de la sclérotique, ceux
qui sont consécutifs à une opération ayant donné
lieu à une cicatrice cystoïde ou filtrante (cataracte,
iridectomie, sclérotomie, etc.). Au bout d'un temps
variable, l'hypotonie cesse dès que la cicatrice est
plus solide, et l'œil reprend sa tonicité normale, à

moins que la persistance définitive de la cicatrice filtrante ne transforme la phtisie transitoire en phtisie définitive.

Les cas d'ophtalmomalacie sont excessivement rares.

CHAPITRE XII

MALADIES DU CRISTALLIN

Cristallin et cristalloïde à l'état normal.

Le cristallin à l'état normal est enfermé dans la **cristalloïde,** capsule transparente, vitreuse, très élastique, et sans structure appréciable au microscope. On y distingue une partie antérieure (cristalloïde antérieure), une partie postérieure (cristalloïde postérieure). Sa périphérie se rattache à la zonule de Zinn, qui constitue le ligament suspenseur du cristallin. La capsule cristallinienne est susceptible d'augmenter ou de diminuer d'épaisseur, mais elle reste toujours transparente. Les opacités qu'on y observe (cataractes capsulaires) sont toujours formées aux dépens de la couche épithéliale, qui la sépare des fibres les plus superficielles du cristallin.

Le **cristallin** a la forme d'une lentille biconvexe dont la face postérieure est beaucoup plus bombée que la face antérieure. Sa substance propre se compose d'une partie corticale et d'un noyau cen-

tral. Cette substance est d'une transparence parfaite, qui devient légèrement ambrée avec l'âge.

Sa consistance augmente de la périphérie vers
le centre. Chez les personnes âgées, le noyau dur-
cit de plus en plus, et s'accroît aux dépens des
masses corticales, qui perdent aussi progressivement leur élasticité et leur transparence.

Autour du noyau, on trouve des couches superposées qui s'emboîtent assez régulièrement et qui
sont constituées par des fibres adossées les unes
aux autres.

Ces fibres sont des tubes prismatiques, hexa-
gonaux, allongés, renfermant des noyaux avec
des nucléoles lorsqu'elles appartiennent à la substance corticale, et sans nucléoles dans les parties
centrales.

Le noyau ne paraît pas avoir une structure différente de celle des couches corticales, mais ses
fibres sont plus étroites, plus denses, plus intimement unies les unes aux autres, et légèrement
dentelées.

Le cristallin, dont la régénération serait due aux
cellules épithéliales de la cristalloïde, est nourri
très probablement par l'humeur aqueuse qui passe
par endosmose à travers la capsule.

Nous avons vu, en parlant de la réfraction, que
le rôle du cristallin est purement optique et que sa
forme, son élasticité, sa transparence, sa position
dans l'œil, ont une influence considérable sur l'état
de la vision.

Examen du cristallin et de la cristalloïde.

Avant d'entrer dans l'étude des maladies du cristallin, il me semble nécessaire de rappeler rapidement la manière de l'explorer. (Voir pages 4 et suivantes.)

1° *Éclairage oblique.* — L'examen du cristallin à l'œil nu étant forcément incomplet, je ne m'y arrêterai pas. Il vaut mieux, de suite, se servir de l'éclairage oblique, qui permet d'apercevoir les plus légères altérations de la cristalloïde antérieure et des premières couches du cristallin. On peut, si cela est nécessaire, instiller quelques gouttes d'un collyre à la cocaïne pour dilater la pupille, afin d'étudier la périphérie de la lentille.

2° *Éclairage avec l'ophtalmoscope.* — Après la lentille, on doit se servir de l'ophtalmoscope, et le miroir plan sera préféré parce que son éclairage moins fort permet d'apercevoir les plus fines opacités, les moindres altérations de transparence; tantôt ce sont des stries, tantôt des points opaques centraux ou périphériques, qui apparaissent comme des taches noires sur un fond rouge. Le malade doit regarder en haut, en bas; à gauche, à droite, pendant que l'observateur explore attentivement toutes les régions correspondantes aussi près que possible de l'équateur et de la région ciliaire, en se rappelant que les opacités qui siègent dans le cristallin ou sur la capsule sont fixes, tandis que celles qui se trouvent dans le corps vitré sont mo-

biles et se déplacent en tous sens. Si les opacités
siègent dans la partie antérieure du cristallin, elles
se déplacent dans le même sens que le globe de
l'œil ; en sens inverse, au contraire, si elles siègent
au pôle postérieur du cristallin. L'ophtalmoscope
permettra de reconnaître aussi les déplacements
ou les luxations du cristallin, dont le bord arrondi
apparaît plus ou moins dans le champ pupillaire.

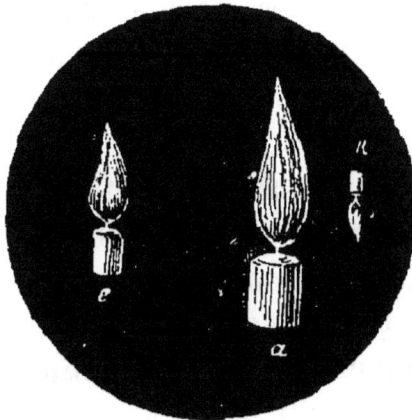

Fig. 84. — Images de Purkinge.

L'absence du cristallin est révélée, soit par le même
moyen, soit par l'expérience des trois images
qu'une bougie allumée forme sur un œil sain ; deux
sont droites et produites par la cornée et la cristalloïde antérieure, la troisième est renversée et
produite par la cristalloïde postérieure. En cas
d'absence du cristallin, on ne perçoit que la première.

De la cataracte.

On appelle cataracte une opacité plus ou moins complète de l'appareil cristallinien.

La cataracte est *capsulaire* quand l'opacité siège dans l'épithélium de la capsule, et *lenticulaire* quand elle occupe les couches corticales ou le noyau du cristallin.

Symptômes. — Les malades atteints d'opacité du cristallin sont éblouis par la grande lumière ou le grand jour. Leur pupille se contracte fortement, et la gêne qu'ils éprouvent est d'autant plus grande que l'opacité est plus centrale. Ils recherchent le demi-jour et tournent toujours le dos aux fenêtres afin de voir plus facilement.

En même temps, leur acuité visuelle diminue proportionnellement à la quantité des points opaques et à leur situation.

Les opacités périphériques peuvent rester longtemps sans amener de troubles sensibles, car elles sont cachées par l'iris. Mais plus elles se rapprochent de l'axe visuel, plus la vision est gênée. A mesure qu'elles envahissent le champ pupillaire, un brouillard s'étend sur tous les objets, et ce brouillard s'épaissit de plus en plus jusqu'à ce que la vision distincte disparaisse complètement. Au début, les lumières paraissent augmentées de dimensions ; il y a diplopie ou polyopie monoculaire, par suite d'un changement de réfraction dans les différentes couches du cristallin. Les malades se plaignent de mouches volantes; cependant, ce symptôme n'a rien de pathognomonique.

La marche de la cataracte est ordinairement lente, quelquefois même elle peut rester longtemps stationnaire. Le plus souvent, la maladie atteint les deux yeux, mais l'un après l'autre. La cataracte traumatique évolue plus rapidement.

Diagnostic. — Il ne suffit pas de reconnaître la présence d'une cataracte, il importe de savoir à quelle variété on a affaire, et, par-dessus tout, de déterminer si elle est simple ou compliquée de lésion des membranes profondes de l'œil.

L'examen à l'éclairage latéral révèlera les affections de l'iris, la mobilité de son sphincter ou les synéchies postérieures, les complications cornéennes. L'examen de la tonicité du globe, des phosphènes, du champ visuel, de la perception de la lumière, de l'état de la vision antérieure, permettra de s'assurer de l'existence ou de l'absence de lésions du fond de l'œil et de présumer le degré d'acuité visuelle que le malade sera susceptible de recouvrer après l'opération.

Examen de la tonicité du globe. — Un globe dur avec une pupille dilatée fera craindre l'existence d'un glaucome et l'atrophie papillaire consécutive. Un globe mou, avec tremblement de l'iris, indiquera presque toujours le ramollissement du corps vitré, du synchisis simple ou étincelant, de la choroïdite, un décollement de la rétine, etc.; dans ces deux cas, il faudra s'enquérir avec grand soin de l'état de la vision antérieure, et de la manière dont l'acuité visuelle a baissé pendant les dernières années.

Chez les myopes d'un degré élevé, on redoutera la présence d'une choroïdite atrophique ou d'un staphylôme progressif.

Recherche de la perception lumineuse. — Si les membranes profondes sont complètement saines, le malade, placé à contre-jour, doit distinguer un objet promené devant lui et le suivre du regard. Il doit indiquer de quel côté vient la lumière qu'on projette sur son œil avec le miroir de l'ophtalmoscope et distinguer la flamme d'une bougie à plus de 5 mètres de distance. La cataracte sénile à noyau volumineux est celle qui permet de distinguer la lumière à la distance la plus éloignée, 6 à 8 mètres ; puis viennent les cataractes molles : 3 à 4 mètres ; enfin les cataractes laiteuses : 2 à 3 mètres.

Examen du champ visuel. — Cet examen est de la plus haute importance. Le malade doit regarder droit devant lui pendant qu'on fait apparaître un foyer lumineux dans tous les diamètres de son champ visuel, en interposant, par intervalle, un écran devant une bougie ou une lampe quelconque.

Si on observe des *lacunes*, surtout si elles siègent dans la partie supérieure, elles indiquent le plus souvent un décollement de la rétine.

Pour achever le diagnostic, on devra rechercher si la cataracte est complète ou incomplète, dure, molle ou demi-molle, suivant sa coloration et l'âge du malade, afin de pouvoir modifier le manuel opératoire.

La cataracte *lenticulaire dure* est jaune ambrée. Sa consistance est d'autant plus grande que sa coloration est plus foncée.

La cataracte *lenticulaire molle* est blanc bleuâtre ou nacrée. L'éclairage latéral permet de reconnaître si elle est corticale, disséminée, étoilée.

Les différences de coloration indiquent la densité des couches malades. Le noyau est plus foncé. Les masses corticales forment des stries rayonnées bleuâtres ou grisâtres. Plus les stries sont étroites, plus grande est la consistance de la cataracte.

La cataracte liquide est complètement laiteuse. On y observe le plus souvent un noyau mobile qui change de place à chaque mouvement de la tête et produit un changement de coloration dans l'endroit où il se trouve.

On dilatera la pupille par une instillation d'atropine ou de cocaïne pour inspecter toute l'étendue du cristallin, si cela est nécessaire, et juger de son volume. Une diminution de la chambre antérieure et un cristallin volumineux d'une coloration uniforme indiquent la présence d'une cataracte molle. Je dois dire cependant que, malgré tous les signes que j'ai énumérés, et une foule d'autres moins importants, le diagnostic de la consistance d'une cataracte est toujours très délicat.

Différentes variétés de cataractes.

Les **cataractes** siégeant dans l'enveloppe cristallinienne sont appelées *vraies*, par opposition
aux opacités situées en avant de la cristalloïde, qui
ont été nommées **cataractes fausses.** Elles se divisent en cataractes lenticulaires, capsulaires et
capsulo-lenticulaires. Nous savons maintenant que
la capsule elle-même ne participe pas à la lésion,
qui siège uniquement dans sa couche épithéliale
et dans la substance du cristallin.

Cataractes lenticulaires.

Si l'altération commence par les couches externes, antérieures ou postérieures, elle est dite
corticale ; si elle commence par le noyau, elle est
appelée *nucléolaire.* Au bout d'un temps plus ou
moins long, l'opacité envahit toute la lentille, et la
cataracte, devenue complète, porte le nom de
dure, molle ou *liquide,* suivant sa consistance.

1° **Cataractes dures.** — Parmi les cataractes
dures, la *cataracte sénile* est la plus fréquente. Le
cristallin prend une coloration jaune-ambré ou
brun-jaunàtre. La maladie débute par les couches
les plus voisines du noyau. On voit une multitude
de stries, de points ou de plaques grisàtres irrégulièrement disséminés, qui envahissent petit à petit
toute la lentille à mesure que la coloration centrale
devient plus foncée. Quelquefois, le noyau est si

foncé que la pupille apparaît noire (*cataracte noire*). L'ophtalmoscope est nécessaire pour en faire le diagnostic, ainsi que pour la cataracte verte, qu'il ne faut pas confondre avec le glaucome.

Les cataractes *calcaires* ou *crétacées*, *phosphatiques*, *osseuses*, coïncident souvent avec des altérations profondes des milieux ou des membranes de l'œil, et s'accompagnent de liquéfaction du corps vitré avec relâchement de la zône de Zinn, qui produit un tremblement de la cataracte à chaque mouvement de l'œil.

2° **Cataractes molles** ou **demi-molles.** — Les cataractes molles sont les plus fréquentes. Leur couleur est nacrée, grise ou laiteuse, mais rarement uniforme. Elles surviennent dans un âge moins avancé, sont assez fréquentes dans l'adolescence, ou sont *congénitales*. Parmi elles, je citerai les cataractes *corticale antérieure*, *corticale postérieure*, qui sont constituées par l'opacité des couches antérieures ou postérieures du cristallin ayant l'aspect de stries convergentes. On les appelle aussi *cataractes polaires*, *cataractes étoilées*, car les opacités sont disposées en forme d'étoile. Ces cataractes ont une marche très lente, arrivent rarement à être complètes et s'observent le plus souvent dans les affections de la choroïde et de la rétine (rétinite pigmentaire). Si les fines opacités sont en petit nombre ou situées à la périphérie, on les nomme cataractes *partielles*, *disséminées*, *périphériques*. Toutes ces variétés sont assez rares.

Chez les tout jeunes enfants, on rencontre des

cataractes qu'on nomme *congénitales*, bien qu'il ne soit pas prouvé qu'elles datent du moment de la naissance. Ce sont les cataractes *zonulaire, polaire antérieure, pyramidale, polaire postérieure, molle* et *régressive.*

La *cataracte zonulaire* est presque exclusivement congénitale et le plus souvent double. Elle serait une manifestation du rachitisme, de la scrofule ou de la syphilis.

Son traitement consiste, suivant les cas, à faire l'iridectomie, la discision ou l'extraction. Pour les autres, qui se rencontrent aussi chez les jeunes sujets et les adultes, on règle sa conduite suivant l'état de la vision, l'emplacement et l'étendue des opacités. Le plus souvent, l'iridectomie est suffisante, car elles sont presque toujours stationnaires.

3° **Cataractes liquides, cataractes de Morgagni.** — Ces cataractes résultent du ramollissement des couches corticales du cristallin, au milieu duquel nage, le plus souvent, un noyau dur, quelquefois très petit. La *cataracte liquide* a l'aspect blanc-bleuâtre. C'est pour cela qu'on l'appelle aussi *cataracte laiteuse.* Elle est fréquente chez les enfants et marche avec rapidité. Dans la suite, le liquide se résorbe, des parties graisseuses et calcaires se déposent sur la capsule, le volume de la cataracte diminue progressivement, puis, les feuillets de la cristalloïde finissant par s'accoller, la cataracte prend alors le nom de *cystique, d'aride siliqueuse.* Elle est ordinairement congénitale.

Cataractes capsulaires et capsulo-lenticulaires.

1° La **cataracte capsulaire** est constituée par des opacités sous-jacentes à la cristalloïde, formées par des proliférations de cellules épithéliales ou des incrustations de phosphate, de carbonate de chaux (cataractes capsulaires phosphatiques).

Ces opacités se présentent sous la forme de plaques blanchâtres irrégulièrement disposées qui occupent l'ouverture pupillaire. Lorsque ces plaques ont la forme d'une rugosité proéminente, la cataracte est dite pyramidale. Cette variété est très rare.

Lorsqu'une opacité semblable siège sur la cristalloïde postérieure et proémine dans le corps vitré, elle indique le point d'insertion de l'artère hyaloïde, dont la trace persiste quelquefois sous la forme d'un mince filament.

2° Les **cataractes capsulo-lenticulaires** sont caractérisées par la présence d'opacités dans le cristallin et sur la capsule. Leur diagnostic est difficile à cause de la grande ressemblance qui existe entre les deux sortes d'opacités. On ne les reconnaît souvent qu'après avoir fait l'extraction du cristallin. Les opacités de la capsule apparaissent alors dans le champ pupillaire.

On observe la cataracte capsulo-lenticulaire dans les cataractes séniles complètes depuis longtemps, et dans les cataractes compliquées d'affections **profondes de l'œil.**

Cataractes fausses.

On a donné le nom de cataractes fausses aux exsudats qui se déposent à la surface de la cristalloïde antérieure, la soudant plus ou moins complètement à l'iris, en formant des synéchies postérieures qui entravent la nutrition du cristallin ou la circulation intra-oculaire (cataracte adhérente). Avant d'extraire ces opacités, il faut se renseigner exactement sur l'état des membranes profondes, la tonicité du globe, le champ visuel et la perception lumineuse, afin de ne pas faire une opération dont les résultats pourraient être mauvais.

Cataractes secondaires.

On nomme **cataracte secondaire** les opacités qui surviennent dans le champ pupillaire après une opération de cataracte, et qui diminuent considérablement la vision, au point de l'abolir parfois complètement. Tantôt ces opacités sont dues à des débris des masses corticales qui ont échappé au nettoyage post-opératoire et se sont opacifiées entre les feuillets de la capsule ; tantôt elles proviennent de cataractes capsulaires ou capsulo-lenticulaires dont la présence n'a été reconnue qu'après l'extraction du cristallin ; tantôt elles résultent de produits morbides déposés sur les lambeaux capsulaires, provenant d'inflammations consécutives à l'opération, telles que l'iritis, l'irido-choroïdite. Le

meilleur traitement à leur appliquer est l'iridotomie, comme nous le verrons en parlant du traitement des cataractes.

Cataracte traumatique.

On a donné le nom de cataracte traumatique à
celle qui est causée par une blessure de l'œil
ayant intéressé la cristalloïde et le cristallin. Cependant une simple contusion du globe peut amener, au bout d'un certain temps, la formation
d'opacités dans les chambres antérieures du cristallin, sans qu'il y ait lésion de la capsule.

Il serait trop long d'énumérer tous les instruments qui peuvent provoquer cette cataracte,
ordinairement molle ou demi-molle, et d'une
couleur blanc-bleuâtre. Elle acquiert un volume
d'autant plus grand que la capsule est plus largement déchirée, ou que le sujet est plus jeune,
par suite de l'imbibition plus rapide et plus facile
des couches du cristallin. Souvent, des débris font
hernie par la plaie de la cristalloïde et tombent
dans la chambre antérieure, où ils ne tardent
pas à se résorber. Quelquefois, cependant, ils
occassionnent des accidents inflammatoires sérieux.

Il arrive quelquefois que la cataracte traumatique se complique de la présence du corps étranger
qui en a été la cause. Tantôt le corps étranger reste
fixé dans le cristallin et passe inaperçu, tantôt il provoque des accidents graves, lorsqu'il va se loger,

par exemple, entre la cristalloïde et l'iris, d'où il est très difficile de l'extraire.

Les plaies de la cornée et de la sclérotique, avec hernie ou enclavement de l'iris, les lésions de la choroïde, du corps ciliaire ou de la rétine, sont des complications fréquentes de la cataracte traumatique qui obligent à réserver le pronostic et à modifier le traitement suivant chaque cas particulier. Il va sans dire qu'il faudra faire tous ses efforts pour conjurer les accidents immédiats et qu'on se tiendra prêt à intervenir si le gonflement des masses cristalliniennes donnait lieu à des poussées glaucomateuses, à des symptômes d'irido-choroïdite.

Étiologie de la cataracte.

Les causes de la cataracte sont très variées. Les unes sont locales et résultent de blessures ou d'altération des membranes profondes, les autres se rattachent à l'âge, à la constitution, à la profession, à l'hérédité ; un troisième groupe est produit par certaines maladies générales, telles que l'albuminurie, le diabète sous toutes ses formes, et la syphilis.

Parmi les causes *locales*, je ne parlerai pas de celles qui produisent la cataracte traumatique, nous venons de les passer en revue ; je rappellerai simplement que les irido-choroïdites, le glaucome, les maladies du cercle ciliaire, de l'iris, suivies d'athrésie pupillaire, apportent une gêne à la nutrition des .milieux réfringents de l'œil, et provoquent, à la longue, l'apparition de la sclérose cristallinienne. Le décollement de la rétine, survenant chez les individus jeunes, se complique fréquemment d'une cataracte molle, qui se développe rapidement.

L'âge avancé est une des causes principales de la cataracte, qui, bien souvent, est une véritable *sénilité*.

Les maladies du cœur et du système circulatoire, qui sont la conséquence de la vieillesse, sont aussi considérées comme des causes prédisposantes.

L'*hérédité* joue un grand rôle, et la cataracte s'observe de génération en génération à un âge moins avancé. J'ai opéré trois membres d'une même famille : le grand-père avait dépassé quatre-vingts ans, le père en avait soixante, la fille à peine trente-six.

Certaines professions doivent être incriminées : ce sont principalement celles qui exposent les yeux à de trop vives lumières et le corps à de trop grandes sueurs : ouvriers fondeurs, verriers, électriciens, etc.

Parmi les maladies générales, l'albuminurie, mais surtout le diabète sucré, insipide ou phosphatique, sont des causes certaines. Quant à la syphilis, elle n'agit sur le cristallin que par les altérations qu'elle provoque dans les autres membranes.

Pathogénie de la cataracte.

La pathogénie de la cataracte a été l'objet de travaux considérables, elle est encore très obscure.

La plupart des auteurs la regardent comme une altération de nutrition du cristallin. Mais de quelle nature est-elle et en quoi consiste-t-elle ?

Est-ce une deshydratation ? Est-ce une imbibition ? Comment expliquer alors que les unes commencent par le noyau, les autres par les parties corticales, que celles-ci sont molles, que celles-là sont dures ? Comment expliquer la cataracte diabétique, congénitale ? Comment un œil seul peut-il être atteint, l'autre ne présentant aucune altération ?

La sclérose du cristallin est donc une maladie très complexe, qu'une foule de circonstances peuvent produire, et qui ne saurait nous surprendre si nous étudions la composition anatomique de ce corps, dépourvu de vaisseaux propres, suspendu au centre de l'œil entre deux milieux dépourvus eux-mêmes de vaisseaux, et que les efforts incessants de l'accommodation font sans cesse changer de forme et de réfringence. J'ai observé que l'astigmatisme hâte l'apparition ou le développement de la cataracte sénile ; est-ce par suite des contractions irrégulières du muscle ciliaire, qui cherche à le corriger ?

Ne serait-il pas logique d'admettre que dans certains cas, les fatigues de l'accommodation amènent des changements moléculaires du cristallin, et provoquent, elles aussi, l'apparition de la cataracte (graveurs, dessinateurs, horlogers, brodeuses, etc.)?

Diagnostic différentiel et complications.

Après l'examen à la loupe et à l'ophtalmoscope qui révèle l'existence de la cataracte, il faut rechercher si on est en présence d'une opacité capsulaire ou lenticulaire, si la cataracte lenticulaire est molle, demi-molle ou dure, si les troubles visuels sont dus aux opacités du cristallin ou le résultat d'altération des membranes profondes.

Les cataractes capsulo-lenticulaires sont difficiles à diagnostiquer, car la plupart offrent une grande analogie avec les cataractes molles. Cependant, la cataracte pyramidale se reconnait à la saillie conique qu'elle fait dans la chambre antérieure. Les stries capsulaires sont très superficielles, forment des taches irrégulières blanchâtres, très petites, tandis que la cataracte centrale se présente comme une tache grisâtre sur un fond rouge. Lorsqu'elle est complète, le noyau prend une teinte jaune-ambré plus foncée.

L'ophtalmoscope, du reste, nous indique si les opacités siègent dans le segment antérieur ou postérieur du cristallin. Nous avons vu, en effet, que les opacités antérieures se déplacent dans le même sens que la pupille et que les opacités postérieures se déplacent en sens inverse.

Je n'insiste pas sur les caractères de la cataracte dure. La lentille est jaune-ambré ou verdâtre. A l'éclairage oblique, l'iris projette sur elle son ombre. La vue est plus nette dans le demi-jour qu'à la grande lumière, car les rayons pénètrent par la pupille dilatée à travers les couches périphériques, qui sont prises plus tardivement.

La cataracte lenticulaire molle est blanc-bleuâtre ou nacrée, la chambre antérieure amoindrie.

La vision n'est pas améliorée par le demi-jour.

Après dilatation de la pupille, on aperçoit à l'éclairage latéral la disposition des opacités, etc.

La cataracte liquide se reconnaît à sa couleur laiteuse et paraît plus claire en haut lorsqu'elle est sédimenteuse ou pourvue d'un noyau.

Il est de la plus grande importance de s'assurer que les troubles visuels sont dus uniquement à la présence des opacités. On se rappellera que les opacités centrales seules empêchent les malades de lire ou de se conduire, que les opacités disséminées et périphériques permettent aux malades de vaquer à leurs occupations, et que, *dans tous les cas simples, la vision est assez bonne tant que la papille et la rétine sont visibles à l'ophtalmoscope.*

Les **complications** sont de plusieurs natures.

Les unes résultent de maladies anciennes de la cornée ou de l'iris et sont faciles à reconnaître à l'éclairage latéral. Les autres proviennent d'affections inflammatoires chroniques des parties externes du globe : paupières, conjonctives, appareil lacrymal. Leur présence doit être recherchée avec soin, la moindre suppuration pouvant entrainer des accidents graves, après l'extraction du cristallin.

Je ne parle pas du glaucome, qui est une contre-indication opératoire absolue, et qui se reconnaîtra facilement à l'immobilité de la pupille, à la dureté du globe et à la mauvaise perception lumineuse.

L'augmentation de la chambre antérieure, le tremblement de l'iris, l'hypotonie du globe, indiqueront un ramollissement du corps vitré.

Le décollement de la rétine sera révélé par l'examen du champ visuel et l'absence des phosphènes; l'atrophie des nerfs optiques, par l'abolition complète ou presque complète de toute perception lumineuse.

Outre ces complications locales, il en existe d'autres qui proviennent de l'état général, ce sont : l'athérome artériel, le diabète, l'albuminurie, la misère physiologique et les affections chroniques des voies respiratoires ou urinaires, qui peuvent entraver la marche de la guérison si on se décide à faire l'extraction de la lentille.

Il sera bon, dans les cas de ce genre, de prévenir la famille, de faire des réserves, afin de n'être pas accusé de négligence ou d'incapacité si les suites de l'opération ne sont pas satisfaisantes, malgré la plus grande habileté opératoire et les meilleurs soins consécutifs.

Marche. — Les cataractes marchent plus ou moins vite, suivant leur nature et la cause qui

les produit. Voici quelques durées approximatives :

Les cataractes corticales, périphériques, antérieures ou postérieures, demandent, pour être
complètes, de deux à six ans, excepté chez les
myopes, chez qui elles peuvent exister toute la vie
sans se généraliser.

Les cataractes nucléolaires marchent encore
plus lentement et demandent cinq, dix et même
quinze ans.

Les cataractes capsulaires sont le plus souvent
stationnaires.

Les cataractes traumatiques sont complètes d'autant plus vite que le sujet est plus jeune et que la
déchirure de la capsule a été plus étendue : un à
six mois.

Pronostic. — Les complications, la nature de la
cataracte, l'état de santé du sujet, donneront les
éléments du pronostic, toujours sérieux, et particulièrement grave dans certains cas où la vision finit
par disparaitre sans qu'il soit possible d'intervenir.

Traitement des cataractes.

*Il n'existe pas de traitement médical de la cata-
racte.* Tous les essais qui ont été faits sont de-
meurés sans résultats. Bien qu'on ait cité quelques
cas, très rares, de guérison spontanée, on doit les
attribuer à des circonstances particulières qui ont
amené la résorption de la lentille et non pas sa
guérison.

Le traitement des cataractes consiste donc uniquement dans une *opération* qui a pour but, soit d'extraire le cristallin opaque (extraction), soit de déchirer la capsule pour permettre aux masses de se résorber, soit d'écarter les débris et les exsudats qui remplissent le champ pupillaire (discision), soit enfin d'abaisser la cataracte dans la partie inférieure du corps vitré (abaissement). Ce dernier mode d'intervention étant complètement abandonné de nos jours, je ne le cite que pour mémoire.

Les cataractes molles sont justiciables de la discision, ainsi que celles qui surviennent chez les jeunes sujets.

Les cataractes dures réclament l'extraction; les cataractes secondaires, la discision, l'iridotomie, avec enlèvement des exsudats au moyen de fines pinces appelées serretelles.

Opération de la cataracte.

L'opération de la cataracte est une de celles qui rendent le plus de services à l'humanité. D'abord le privilège de quelques rares opérateurs, l'extraction du cristallin est devenue peu à peu familière à un grand nombre de chirurgiens, et, à l'heure actuelle, il en est peu qui ne cherchent à répandre autour d'eux ce bienfait, qu'il fallait aller chercher autrefois dans les grands centres. Est-ce à dire que cette opération soit du domaine public, et que rien ne soit plus facile? Certainement non, car la chirurgie oculaire demande une légèreté, une sûreté de main en rapport avec la délicatesse de cet organe et la fragilité de ses membranes internes. Il ne faudra donc jamais s'aventurer à exécuter une opération de ce genre sans l'avoir répétée sur des animaux, sans avoir préparé sa main à la résistance plus ou moins grande qu'offrent la cornée, la cristalloïde et la zonule.

Toute cataracte n'est pas bonne à opérer, surtout pour un chirurgien de province qui, par cela même qu'il pratique moins souvent cette opération, doit s'entourer de mille précautions pour éviter un insuccès qui ferait mettre en doute son savoir ou son habileté.

Il faut s'enquérir de l'âge du malade, de sa profession, de ses antécédents, de ses dernières maladies. On examinera soigneusement son état général, pour le relever, si cela est nécessaire. L'existence d'un asthme, d'une bronchite chronique, d'une affection chronique de l'estomac, avec vomissements, fera différer l'opération par crainte d'une quinte de toux ou d'un violent effort qui pourrait amener de graves désordres, soit pendant, soit après l'extraction du cristallin (issue de l'humeur vitrée, cicatrisation vicieuse). Au préalable, l'analyse des urines renseignera sur la présence ou la quantité de l'albumine, du sucre ou des phosphates.

Il faut ensuite examiner l'œil avec la plus scrupuleuse attention, reconnaître la nature de la cataracte, s'assurer de l'existence des phosphènes, d'une bonne perception lumineuse, de la tonicité du globe, de l'état de l'iris et de la cornée.

Les voies lacrymales devront être absolument perméables. En cas de doute, je cache pendant une nuit l'œil qui doit être opéré sous un tampon d'ouate antiseptique. Si, le lendemain, l'ouate est imprégnée de matière purulente ou muco-purulente, si les paupières sont agglutinées, si les angles de l'œil sont recouverts de muco-pus desséché, si, en comprimant le sac lacrymal, on fait sourdre par les points lacrymaux un liquide louche, il faut différer absolument l'opération et faire suivre un traitement local jusqu'à guérison complète. Sans cette précaution, on s'expose à de graves accidents, que les pansements antiseptiques les mieux faits, le plus souvent répétés, conjurent très rarement.

En dernier lieu, on se renseignera sur l'état des fonctions abdominales pour prescrire un laxatif au besoin, la veille de l'opération, car le malade doit éviter le moindre effort pendant les deux jours qui suivent.

L'opération étant décidée, nous avons à examiner le choix du lieu de l'opération, l'heure la plus propice, la toilette de l'opérateur, des instruments, de l'œil du malade, puis l'opération elle-même dans tous ses détails, et le pansement qui la termine.

L'*heure* importe peu, pourvu qu'elle permette de revoir le malade six ou huit heures après l'opération pour se rendre compte de son état et renouveler le **pansement au besoin.**

Il faut opérer chez soi, dans une salle bien aérée, d'une propreté irréprochable, et d'une douce température.

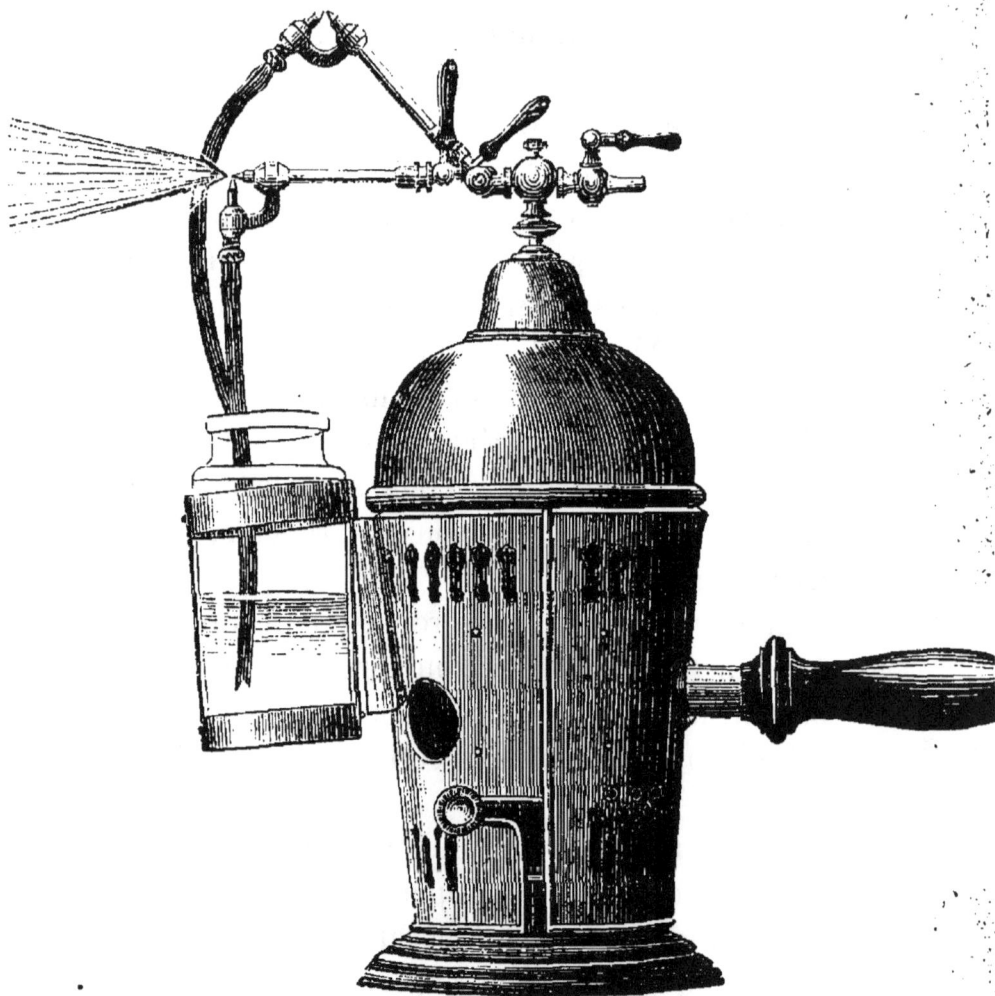

Fig. 85. — Vaporisateur Lucas-Championnière, pour la chambre d'opération.

Il y a de sérieux inconvénients à se transporter au domicile des malades. L'installation y sera souvent défectueuse, même chez les personnes les plus aisées ; le jour, le lit, les accessoires, seront insuffisants. On pourra manquer d'instruments indispensables ou d'objets de pansement, au moment où l'on s'y attendra le moins. Il n'y a, au contraire, aucun inconvénient à opérer loin du domicile du patient, qui pourra, sans redouter aucune complication, monter en voiture et regagner lentement sa demeure en prenant les précautions nécessaires pour éviter un choc, une secousse violente. J'ai, pour ma part, fait à l'heure actuelle plus de 560 opérations de cataractes, sans jamais observer de complications résultant de ce déplacement du malade.

La *toilette de l'opérateur* a son importance. Il doit éviter de porter des vêtements lui ayant servi récemment à voir des malades atteints d'affections virulentes ou contagieuses. Il devra se laver avec du liquide antiseptique la barbe, le visage et les mains, qui, maintenus au-dessus de l'œil pendant l'opération, pourraient y laisser tomber des poussières septiques.

Les *instruments* doivent être l'objet d'un soin minutieux, surtout ceux qui pénètrent dans la chambre antérieure. Je ne suis pas partisan du *flambage*, qui a l'inconvénient de les détremper. Il suffit de les plonger pendant quelques minutes dans de l'eau bouillante ou dans de l'alcool à 96°, et de les déposer ensuite dans un récipient rempli de liquide antiseptique. Un vase en porcelaine pour demi-plaque de photographie remplit bien cette indication.

Toilette du malade. — Après avoir vérifié l'état des culs-de-sac, des points lacrymaux, du bord palpébral, il faut laver soigneusement les paupières, les sourcils, les cils avec un tampon d'ouate et du liquide antiseptique, puis instiller quelques gouttes d'un collyre à la cocaïne (salicylate de cocaïne de préférence).

Position de l'opéré. — La position horizontale est toujours la meilleure. Le malade sera placé sur un lit ou sur un fauteuil spécial, la tête maintenue par un aide si cela est nécessaire.

L'éclairage, pour être bon, devra venir de côté.

Le chirurgien se tiendra en avant et à droite du malade pour opérer l'œil gauche, en arrière pour l'œil droit.

Procédés opératoires. — Les divers procédés peuvent être ramenés à deux principaux : l'extraction à *lambeau* et l'extraction *linéaire*, qui se subdivisent en : extraction à lambeau simple ou combinée à l'iridectomie ; extraction linéaire simple, ou combinée à l'iridectomie. Tous les procédés rentrent dans ces quatre, et ne diffèrent que par la forme et l'emplacement de la section cornéenne. Je cite pour mémoire le procédé par abaissement, complètement abandonné, l'extraction du cristallin dans sa capsule, et l'aspiration de la cataracte, que j'exposerai brièvement à la fin de ce chapitre.

Extraction à lambeau simple.

L'extraction à lambeau consiste à tailler dans la
cornée un lambeau plus ou moins large, plus ou
moins périphérique, suivant la consistance et la

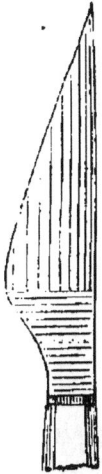 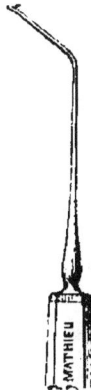 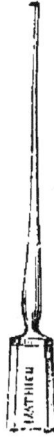 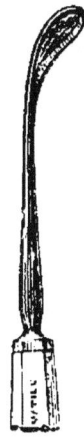

Fig. 86.	Fig. 87.	Fig. 88.	Fig. 89.
Couteau de	Kystitome	Kystitome	Spatule en
Beer.	coudé.	droit.	écaille.

grosseur du noyau. Lorsque la plaie cornéenne est
faite dans sa partie supérieure, la section se

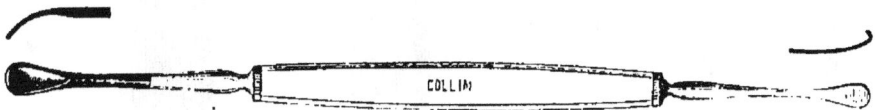

Fig. 90. — Curette double de Critchett et Bowmann.

nomme *kératotomie supérieure* ; elle s'appelle
kératotomie inférieure dans le cas contraire.

Il n'est pas indifférent de choisir l'une ou l'autre.
En effet, la première est cachée en grande partie

par la paupière supérieure, tandis que la seconde est toujours visible. En outre, si l'on se trouve obligé de sectionner l'iris, il vaut mieux le faire à la partie supérieure pour diminuer l'éblouissement causé par la grande lumière.

Instruments nécessaires : Pince à fixation. — Couteau à cataracte. — Kystitome. — Spatule en argent ou en écaille. — Curette double, de Critchett et Bowmann. — Pince à iridectomie. — Ciseaux à iris et blépharostat.

Il existe une foule de modèles de tous ces instruments, et chaque opérateur préconise ceux dont il se sert. La raison en est facile à comprendre : on manie bien mieux un instrument auquel on est habitué ou qu'on a fait construire suivant ses aptitudes ou ses besoins.

Fig. 91. — Pince à double fixation Vacher.

Fig 92. — Pince à fixation Vacher.

Obligé d'opérer presque toujours sans aide, j'ai,

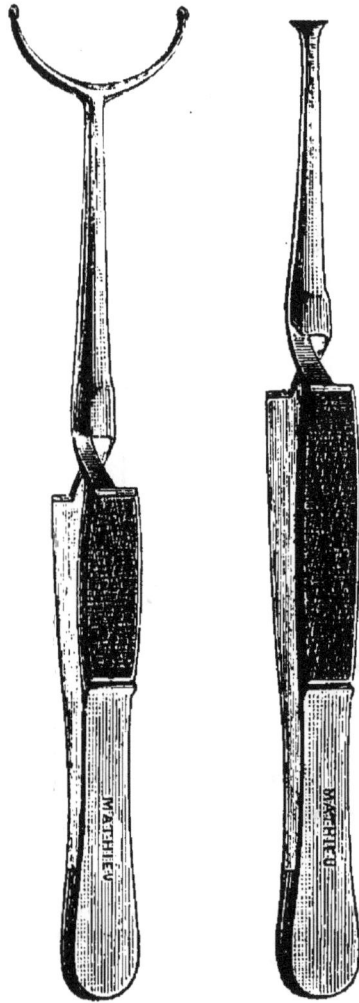

de mon côté, imaginé plusieurs instruments, que je crois plus simples et plus maniables. Ils m'ont permis d'apporter dans le manuel opératoire des modifications qui le rendent plus facile, plus rapide, et diminuent le nombre des accidents.

Ces instruments, qui ont été présentés à la société de chirurgie et à la société française

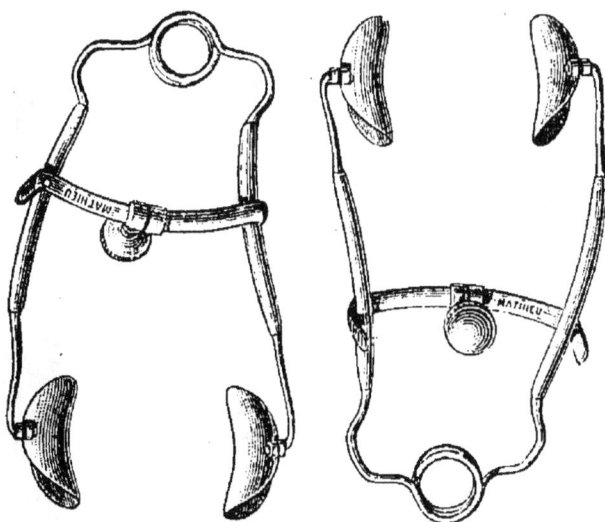

Fig. 93. — Blépharostat Vacher.

Le blépharostat mis en place sert indifféremment pour les deux angles, par suite de la mobilité de ses branches.

d'ophtalmologie, sont : 1° une pince à fixation sans taquet ni verrou ; 2° une pince à iridectomie, construite sur le même principe ; 3° une pince kystitome à écartement variable; 4° le décoiffeur du cristallin ; 5° un blépharostat qui sert pour l'angle interne et l'angle externe, parce que les deux parties qui écartent les paupières sont mobiles et permettent de porter les branches du côté de la tempe ou

du côté du nez, et de soulever facilement les paupières pour faire des injections antiseptiques dans
les culs-de-sac. Le décoiffeur du cristallin a la forme
d'un petit écarteur
de deux millimè-
tres de large (fig.
96); il sert à entraî-
ner le sphincter de
l'iris à la périphé-
rie, en le dilatant,
et le cristallin, vé-
ritablement dé-
coiffé de l'iris, vient
se présenter dans
la plaie cornéenne.

L'extrémité du
manche du décoif-
feur porte une ai-
guille coudée à an-
gle droit, qui sert
pour harponner le
cristallin dès qu'il
entrebàille les lè-
vres de la section.

Je me permets
de conseiller mes
instruments à ceux
qui opèrent sans aïde. Je crois qu'ils leur rendront de véritables services [1].

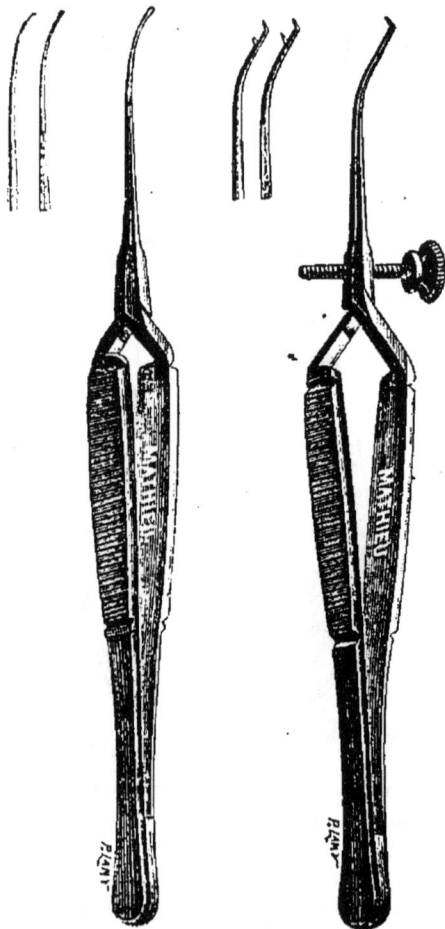

Fig. 94. — Pince
à iridectomie
Vacher.

Fig. 95. — Pince
kystitome
Vacher.

[1] Ces instruments se trouvent maison Mathieu.

Outre les instruments indispensables, on devra toujours avoir sous la main les objets qui sont nécessaires avant, pendant et après l'opération : collyre à la cocaïne, à l'ésérine, iodoforme tamisé impalpable, vaseline boriquée, ouate antiseptique non irritante, bandeau ophtalmique de mon modèle ou bandes de flanelle légère, larges de 4 à 5 centimètres, longues de 4 mètres environ.

Dix minutes après l'instillation de cocaïne, l'insensibilité de l'œil est suffisante pour permettre de commencer l'opération, qui sera précédée d'injections antiseptiques sous les paupières et dans les culs-de-sac.

Ier temps : **Section de la cornée.** — L'opérateur prend de la main gauche la pince à fixation, et de la droite, le couteau à cataracte. Il saisit la conjonctive dans le point diamétralement opposé à celui dans lequel il veut plonger le couteau, en bas et légèrement en dedans s'il fait la kératotomie supérieure (procédé toujours préférable), en haut et légèrement en dedans s'il fait la kératotomie inférieure, à laquelle on ne doit avoir recours que lorsqu'une adhérence de l'iris ou des leucomes gênent le manuel opératoire.

Dans tous les détails qui suivent, je ne parlerai que de la kératotomie supérieure.

Section. — Le malade regardant en bas, l'œil solidement fixé, en ayant soin cependant de ne pas comprimer le globe et d'avoir la main gauche bien assujétie et immobile, l'opérateur détermine **avec soin les points d'entrée et de sortie du cou-**

teau, en calculant la largeur de sa section, suivant la nature de la cataracte qu'il opère.

Règle générale : *la section ne doit jamais dépasser la moitié de la circonférence de la cornée, ni être moindre que son tiers.* Mieux vaut une section très large, qui permettra facilement la sortie du cristallin et des masses corticales.

Une section trop étroite expose aux contusions de l'iris et des angles de la plaie, à un nettoyage difficile de la pupille, à l'issue du corps vitré provoqué par les pressions que nécessite l'expulsion du cristallin.

La section doit être de préférence dans le limbe scléro-cornéen, juste à l'endroit où la cornée perd sa transparence. Le tranchant de la lame étant dirigé vers le front, la pointe du couteau pénètrera à un millimètre au-dessus de l'extrémité externe du diamètre horizontal. Une fois dans la chambre antérieure, le manche du couteau sera légèrement abaissé, de manière à faire cheminer la lame parallèlement à l'iris jusqu'au point déterminé pour la contre-ponction, qui sera faite immédiatement, en ayant soin de se rappeler que la cornée produit une illusion d'optique, qui fait voir la pointe plus rapprochée qu'elle n'est réellement et qui expose à faire la contre-ponction un peu trop en arrière. Du reste, cette petite erreur n'aurait d'autre inconvénient que de donner quelques gouttes de sang, et de faire sectionner un peu de conjonctive.

La contre-ponction faite, par des mouvements de va-et-vient, on terminera la section en suivant le limbe scléro-cornéen. On doit la faire cependant assez vite pour que l'écoulement de l'humeur aqueuse ne permette pas à l'iris de se présenter sous le tranchant du couteau.

Au moment de terminer la section, on doit agir lentement pour éviter que le couteau ne quitte trop brusquement l'œil et que le malade ne contracte violemment les paupières.

Après la section de la cornée, un certain nombre d'opérateurs, surtout ceux qui sont entourés d'aides expérimentés, enlèvent le blépharostat, laissent reposer l'œil quelques instants, et font l'ouverture capsulaire sans remettre le blépharostat. Cette méthode est préférable quand on peut confier à un aide le soin de maintenir les paupières convenablement écartées, ou lorsqu'on redoute une contraction involontaire et brusque des paupières du malade. En effet, les paupières, étant libres, se referment et empêchent qu'une violente contraction des quatre muscles droits ou du muscle ciliaire provoque une rupture de la zonule, et la hernie du corps vitré, qui se produirait fatalement, les paupières étant maintenues écartées par le blépharostat. J'ai l'habitude de laisser en place mon blépharostat jusqu'à la fin de l'opération, et jamais je n'ai dû le regretter, grâce à la rapidité avec laquelle le décoiffeur du cristallin me permet d'achever l'extraction de la lentille.

2e temps: **Capsulotomie.** — L'ouverture de la capsule peut se faire soit avec la pointe du couteau au moment où il traverse la chambre

antérieure (procédé de Nélaton), soit avec le kystitome.

Pour déchirer la capsule avec le kystitome, on
l'introduit dans l'œil en soulevant le lambeau le
moins possible, afin d'éviter l'entrée d'une bulle
d'air ; il doit cheminer sans blesser l'iris avec sa
pointe.

Arrivé au bord inférieur de la pupille, on dirige
sa pointe contre la capsule, qu'on déchire de bas
en haut, jusqu'au bord supérieur de la pupille. Le
kystitome est ensuite retiré avec précaution ; à
l'exemple de Nélaton, on peut ouvrir la capsule
avec la pointe du couteau, avant la contre-ponction ;
mais cette manœuvre demande une grande habileté de main pour éviter une blessure de l'iris ou la
luxation du cristallin. On peut se servir aussi de la
pince à capsule de de Wecker.

3ᵉ temps : **Extraction du cristallin.** — Nous
arrivons au moment le plus délicat de l'opération.
Si la section cornéenne et la déchirure de la capsule ont été suffisantes, le cristallin porté en avant
sort de sa loge par suite de la pression du corps
vitré contre la cristalloïde postérieure et ne tarde
pas à entrebâiller la plaie cornéenne. Une légère
pression à la partie inférieure de la conjonctive
avec la curette favorise sa sortie, pendant laquelle
les paupières seront maintenues écartées sans
contraction aucune, le malade regardant fortement
en bas. Ce temps de l'opération doit être exécuté
lentement, sans violence, pour éviter un accident
très grave : la rupture de la zonule. Avec le cris-

tallin s'échappe ordinairement la plus grande partie des masses corticales moins dures que le noyau.

La sortie de la cataracte est loin d'être toujours aussi simple. Fréquemment l'iris se contracte après la section cornéenne, et coiffe tellement le cristallin, que la lentille ne quitte pas la loge capsulaire, malgré les douces pressions faites pour favoriser sa sortie.

Que faut-il faire alors ? Enlever le blépharostat s'il est encore en place, faire une iridectomie ou se servir de mon décoiffeur. Je ne parle pas de refaire la capsulotomie, car je suppose que la déchirure de la capsule aura toujours été bien exécutée. La section d'un lambeau de l'iris est faite comme pour une iridectomie ordinaire ; seulement, pour ne pas avoir une pupille artificielle trop grande, il faut saisir l'iris près de son sphincter, et sectionner près des mors de la pince. On

Fig. 96.
Décoiffeur
du cristallin.
(Vacher.)

obtiendra de la sorte une pupille en bombe, au lieu de l'avoir en trou de serrure.

Emploi du décoiffeur du cristallin. — L'œil regardant en bas, les paupières bien écartées, la curette appuyant légèrement sur la partie inférieure de la conjonctive dans le point qu'occupait la pince à fixation, le décoiffeur est introduit jusqu'au centre pupillaire et vient embrasser la partie supérieure du sphincter. On le retire ensuite légèrement jusqu'au dehors de la plaie cornéenne. Il entraîne l'iris en dilatant l'ouverture pupillaire, et le cristallin, véritablement décoiffé de l'iris, vient se présenter dans la plaie cornéenne. Rien de plus simple alors que de le harponner avec le crochet recourbé, qui est fixé à l'autre extrémité du décoiffeur, et de l'entraîner lentement au dehors sans produire aucune pression sur le globe. Inutile de se servir du décoiffeur lorsque l'iris cède facilement à la pression du cristallin.

4e temps : **Nettoyage de la pupille.** — Le cristallin expulsé, on abandonne les paupières, et le malade ferme doucement les yeux. Au bout de quelques instants de repos, on exerce de douces pressions sur le globe oculaire avec la face palmaire du pouce, pour refouler de bas en haut vers la plaie les masses corticales restées dans l'œil, pendant qu'avec l'autre main, on exerce, en sens inverse et de la même manière, de douces pressions sur la paupière supérieure. On continue ces légères manœuvres jusqu'à ce que la pupille apparaisse complètement noire. Après la sortie des masses corticales, s'il reste quelques débris capsulaires, on les saisit avec de fines pinces à griffes ou à mors plats. Enfin, on procède au *lavage* de la plaie et de la *chambre antérieure* pour chasser les dernières parcelles de la lentille et faciliter la coaptation des lambeaux.

Ce lavage peut se faire soit au moyen d'un tampon d'ouate trempée dans un liquide antiseptique non irritant, qu'on exprime sur les bords de la

section cornéenne, et qu'on fait pénétrer dans la
chambre antérieure en appuyant avec une simple
curette ou une spatule sur la lèvre périphérique de
la cornée, soit au moyen d'une seringue de Pravaz,
munie d'une canule très fine au lieu d'aiguille,
soit au moyen du petit siphon dont je me sers
toujours. Il se compose d'un flacon de verre à
large tubulure, muni d'un bouchon de caoutchouc
percé de deux trous ; dans l'un passe le tube de
verre recourbé, au bout duquel se fixe le tube de
caoutchouc muni des canules mobiles; dans l'autre,
passe un second tube de verre, permettant l'entrée
de l'air filtré à travers un tampon d'ouate antiseptique.

Les fines canules sont introduites avec précaution dans la chambre antérieure, et le liquide
poussé très lentement si on se sert de la seringue
de Pravaz ou de toute autre semblable, construite
à cet effet.

Pour mon siphon, il suffit qu'un aide élève le
flacon de quelques centimètres au-dessus de la
tête de l'opéré pour avoir un jet uniforme et suffisamment fort.

Le liquide qui pénètre dans la chambre antérieure provoque la sortie des moindres parcelles
échappées à la première partie du nettoyage, parcelles dont la présence entre les lèvres de la plaie
pourrait être une cause d'irritation ou de cicatrisation vicieuse.

Je pratique le lavage de la chambre antérieure
depuis 1883. J'en suis resté un des plus chauds dé-

fenseurs, car après l'avoir fait plus de quatre cents fois, je n'ai pas un seul accident à lui reprocher. J'emploie, pour cette injection intra-oculaire, de l'eau pure, récemment bouillie, portée à 20 ou 25 degrés, pour éviter au malade une sensation · de froid désagréable, suivie de contraction involontaire des paupières, particulièrement dangereuse à ce moment de l'opération.

5e temps : **Pansement.** — Le nettoyage de la pupille et de la plaie terminé, on procède à une dernière irrigation antiseptique de l'œil et des paupières, on instille quelque gouttes du collyre de salicylate d'ésérine pour obtenir une contraction pupillaire destinée à éviter un enclavement de l'iris dans les premières heures qui suivent l'opération, puis les paupières des deux yeux sont refermées avec précaution.

J'ai l'habitude de les enduire de vaseline boriquée avant d'appliquer le pansement, qui se compose d'une forte couche d'ouate antiseptique maintenue par mon bandeau ophtalmique ou quelques tours d'une bande de gaze ou de flanelle très légère. Ce pansement doit être occlusif et non compressif ; il faut donc serrer modérément la bande sous peine de faire bâiller les lèvres de la plaie et favoriser une hernie de l'iris.

Le premier pansement est renouvelé au bout de vingt-quatre heures. A ce moment, sans laisser le malade entr'ouvrir les paupières, on débarrasse le bord des cils et le coin de l'œil des mucosités, et le pansement est refait de la même manière que le premier.

Le troisième jour, il est bon d'instiller quelques gouttes d'atropine pour empêcher l'iris de se souder aux débris capsulaires. Le cinquième, on peut ouvrir l'œil sans crainte et juger de l'état de la cicatrice. Ce jour-là, l'œil opéré, seul, est recouvert, si l'autre possède encore une vision suffisante pour rendre quelques services au malade. Enfin, le huitième jour ou le neuvième, le bandeau est remplacé par un bandeau noir flottant ou des lunettes coquilles fumées, teinte n° 4 ou 5.

Accidents opératoires.

Je vais passer en revue les accidents qui peuvent survenir à chaque temps de l'opération.

1er temps. — 1° Si l'opérateur calcule mal l'endroit de sa ponction et la fait trop haut, trop bas, trop en dedans, trop en dehors, il devra corriger son erreur en déplaçant le point de la contre-ponction, de manière à obtenir toujours un lambeau atteignant au moins le tiers de la circonférence de la cornée. Mais, si le couteau a pénétré dans un endroit très mal placé, il vaudra mieux le retirer et différer l'opération.

2° Si la pointe du couteau, mal dirigée, pique la cornée ou l'iris, il faut, par de légers mouvements en arrière, la délivrer, en prenant garde de laisser écouler l'humeur aqueuse, ou la retirer complètement et remettre encore l'opération si la chambre antérieure s'est vidée.

3° Lorsque cet accident se produit au moment de la contre-ponction ou que l'iris se présente sous le tranchant du couteau, il ne faut pas interrompre l'achèvement de la section cornéenne, mais régulariser ensuite l'iridectomie involontaire, pour ne pas laisser subsister une double pupille.

4° La section terminée, si le lambeau est trop petit, il faut l'agrandir d'un coup de ciseau courbe pour faciliter la sortie du cristallin.

2ᵉ temps. — Quelquefois la capsule offre une certaine résistance par suite de son épaississement; il ne faudrait pas exagérer la pression du kystitome, sous peine de produire la rupture de la zonule ou la luxation du cristallin.

Il vaut mieux employer la pince à capsule à mors inférieurs de de Weker, qui permet l'arrachement d'un lambeau capsulaire. Si malheureusement cet accident vient à se produire, il faut terminer au plus vite l'opération en extrayant le cristallin avec la curette, pendant que le malade évite toute contraction des paupières et qu'un aide soulève le blépharostat.

3ᵉ temps. — L'accident le plus sérieux est l'issue du corps vitré, qui se produit quelquefois pendant les manœuvres faites pour extraire la cataracte. Elle peut précéder ou suivre la kystotomie, et dépendre de plusieurs causes : d'une rupture prématurée de la zonule, d'une section trop périphérique, d'efforts violents du malade, de pression trop brusque de l'opérateur.

Quelle qu'en soit la cause, dès que le corps vitré apparaît dans la plaie, il faut enlever l'écarteur ou lâcher les paupières, recommander au malade de ne faire aucun effort, puis, sans tarder, aller à la recherche du cristallin avec la curette, parce que toutes les autres manœuvres pourraient augmenter la perte du corps vitré, sans favoriser l'extraction.

4° *temps*. — Après l'extraction du cristallin, il n'y a plus à redouter qu'un nettoyage incomplet de la pupille, une hernie de l'iris, ou la suppuration de la cornée. On ne devra faire le pansement qu'après s'être assuré que la pupille est complètement noire, que l'iris réduit s'est contracté, et que la plaie a été complètement débarrassée des débris capsulaires et des caillots sanguins.

Quant aux complications postérieures, nous y reviendrons en dernier lieu après avoir parlé des autres procédés d'extraction.

Extraction à lambeau combinée avec l'iridectomie.

Ce procédé ne se distingue du précédent que par l'iridectomie, qui se pratique entre le premier et le deuxième temps. Lorsque la section de l'iris est suivie d'un certain écoulement sanguin qui masque rapidement la pupille, il est facile de l'évacuer par de légères pressions. Au bout de quelques instants, on continue sans se préoccuper autrement de cette légère hémorrhagie, qui cesse presque toujours au moment de la sortie de la lentille.

On ne fait l'iridectomie dans l'extraction à lambeau que lorsqu'on éprouve une difficulté pour extraire le cristallin, ou lorsque l'atonie de l'iris fait craindre son prolapsus.

Ordinairement, on doit faire la section de l'iris aussi étroite que possible, et choisir la kératotomie supérieure pour éviter les cercles de diffusions causés par la grande lumière, et pour permettre aux opérés de remédier à cet inconvénient en fermant un peu les paupières.

Le pansement, les suites opératoires, sont les mêmes que dans le procédé à lambeau simple.

Extraction linéaire simple.

C'est à de Graefe qu'on doit les règles opératoires et les indications de l'extraction linéaire simple. Persuadé que l'étendue de l'incision cornéenne doit être en rapport avec la consistance de la cataracte ou sa grosseur, et que les dangers d'une plaie intéressant presque la moitié de la circonférence de la cornée doivent être diminués si la cataracte peut sortir par une section moins longue, sans contusionner les bords de la plaie, ou tirailler ses angles, il a prescrit l'emploi de l'extraction linéaire simple pour les *cataractes molles* ou *liquides*, et pour les *cataractes traumatiques*, chez les sujets âgés de moins de vingt-cinq ans.

Instruments nécessaires : Blépharostat. — Pince à fixation. — Couteau lancéolaire. — Kystitome. — Curette double. — Spatule en argent. — Mêmes accessoires que pour l'extraction à lambeau. Il sera bon d'avoir sous la main les instruments nécessaires à l'iridectomie en cas .de besoin.

1er temps : **Section de la cornée.** — L'opérateur saisit avec la pince à fixation un pli conjonctival dans le point diamétralement opposé à celui où il veut faire la ponction. Puis, avec la pointe du couteau lancéolaire droit ou coudé, suivant le cas, il pénètre dans la cornée à deux millimètres environ de la sclérotique, en ayant soin d'abaisser un peu le manche de l'instrument dès que la pointe est visible dans la chambre antérieure, pour faire cheminer la lame parallèlement à l'iris. La pointe doit s'avancer jusqu'à ce que la plaie externe mesure de 7 à 8 millimètres.

Pour éviter la sortie brusque de l'humeur aqueuse, on retire lentement le couteau en rapprochant le plus possible sa pointe de la face postérieure de la cornée, et l'on agrandit aussi la plaie interne, si cela est nécessaire.

2e temps. — **Déchirure de la capsule.** — Sans abandonner la fixation de l'œil, on introduit le kystitome de manière à ce que sa petite lame coupante y entre la dernière, couchée à plat contre la face postérieure de la cornée. Arrivé près du bord pupillaire le plus éloigné de la section, on fait décrire au manche du kystitome un quart de tour, afin que sa pointe se trouve en contact avec la capsule, que l'on déchire largement jusqu'au bord pupillaire opposé en retirant l'instrument. On couche de nouveau l'instrument sur le plat, puis on le sort de la chambre antérieure, la petite lame en arrière, c'est-à-dire en sens inverse de sa position d'entrée.

3e temps : **Évacuation des masses cataractées.** — Dès que la capsule est déchirée, on voit les masses opaques se répandre dans la chambre antérieure. Il suffit de déprimer la lèvre externe de l'incision cornéenne avec une spatule ou la curette pour favoriser leur sortie pendant qu'on presse légèrement sur la partie opposée. Cette petite manœuvre doit être répétée jusqu'à ce que la pupille apparaisse complètement noire. On peut attendre avant de la renouveler que l'humeur aqueuse se soit reformée, les débris sortiront avec elle. Cependant, il ne faut pas s'inquiéter de la présence de quelques débris, pourvu qu'ils ne soient pas capsulaires, car chez les jeunes sujets, ils se résorbent très rapidement. Au contraire, il est de toute nécessité d'enlever les autres. On ira les saisir avec de fines pinces à griffes ou à mors plats.

En pratiquant le lavage de la chambre antérieure, on obtiendra un nettoyage parfait et l'issue des moindres parcelles de la cataracte, qui seront entrainées par le liquide qui tourbillonne.

Lorsque les débris capsulaires offrent une certaine résistance, il ne faut pas tirer sur eux trop violemment, on pourrait déterminer une iridodialyse, une irido-cyclite grave. Il est préférable de recourir à l'iridotomie lorsque la guérison de l'œil est complète.

4e temps : **Pansement.** — Il est le même que pour l'extraction à lambeau. Après avoir procédé au lavage antiseptique de l'œil, constaté que l'iris est réduit, instillé quelques gouttes d'un collyre à la cocaïne, il faut refermer les paupières avec soin, appliquer la couche d'ouate antiseptique et le bandeau.

Le *traitement consécutif* est des plus simples, il est très rare qu'il se produise de complication grave. Le pansement est renouvelé au bout de vingt-quatre heures, le troisième jour on instille un peu d'atropine ; on fait de même jusqu'au septième, où le bandeau est remplacé par un bandeau noir flottant et des lunettes fumées.

Accidents ou complications. — Au moment de la sortie de l'humeur aqueuse, si l'iris vient faire hernie dans la plaie, il ne faut pas s'en préoccuper, il rentre le plus souvent de lui-même après l'évacuation des masses cristalliniennes. On peut l'aider au besoin par de douces frictions ou la réduire à l'aide de la spatule ; mais il faut se résigner à en faire l'excision si la hernie se reproduit de nouveau et fait craindre un enclavement qu'il faut éviter par-dessus tout.

Le *prolapsus du corps vitré* arrive bien plus rarement ; s'il vient à se produire, on se hâte de retirer avec la curette ce que l'on peut de cataracte, pour terminer au plus vite l'opération ; le reste des opacités se résorbe en quelques semaines.

Une erreur de diagnostic peut mettre le chirurgien en face d'un cristallin plus dur qu'il ne l'avait
supposé, incapable de passer par une aussi petite
ouverture. Dans ce cas, il faut agrandir la section
et terminer l'opération séance tenante, comme
pour le procédé à lambeau.

Extraction linéaire combinée avec l'iridectomie.
Procédé de de Graefe.

Ce procédé, qui, pendant quelques années, a joui
d'une grande vogue, est le résultat de plusieurs
tentatives faites successivement par de Graefe,
Critchett et Bowmann. Mais ce fut en dernier lieu
de Graefe qui contribua le plus à son adoption
définitive en imaginant le couteau très étroit qui
porte son nom et qui permet de faire une incision
vraiment linéaire dans la partie opaque du limbe
scléro-cornéen.

Avant lui, les incisions cornéennes se faisaient
toujours avec le couteau lancéolaire ou celui de
Beer.

De Graefe fit d'abord, au moyen d'un couteau
lancéolaire, une large section très près du bord de
la cornée.

Critchett et Bowmann firent l'incision encore
plus périphérique et tangente au bord de la cornée.
Jacobson alla plus loin, et la fit dans le limbe
scléro-cornéen. Enfin de Graefe, par son couteau,
la rendit linéaire, c'est-à-dire suivant un plan passant par le centre de l'œil.

Instruments nécessaires : Blépharostat. — Pince à fixation. — Couteau de de Graefe. — Kystitome. — Pince à iridectomie. — Ciseaux de Dowel ou pinces-ciseaux de de Wecker. — Curette. — Spatule en argent ou en écaille.

Les soins préliminaires, les objets de pansement, sont les mêmes que pour l'extraction à lambeau.

1er temps : **Section de la sclérotique.** — Le blépharostat mis en place, la toilette de l'œil complète, l'opérateur saisit la conjonctive avec la pince à fixation dans le même point que pour l'extraction à lambeau, c'est-à-dire au-dessous du diamètre vertical, car dans le procédé de de Graefe, la section scléro-cornéenne doit toujours être supérieure. Il prend de la main droite le petit couteau de de Graefe, le tranchant dirigé en haut, et ponctionne la sclérotique à un millimètre du bord cornéen, et à deux millimètres au-dessous de la ligne tangente à la partie supérieure de la circonférence de la cornée. Une fois dans la chambre antérieure, il pousse horizontalement le couteau au-devant de l'iris pour gagner le côté opposé et faire la contre-ponction à la même hauteur, dans un point symétrique. La pointe ressortie de l'œil, il achève la section par des mouvements de va-et-vient, en dirigeant le tranchant en avant, pour qu'il agisse dans un plan passant par le centre de l'œil. La section de la sclérotique terminée, il reste encore un petit pont de conjonctive qu'il faut couper en ramenant encore plus le tranchant dans la direction horizontale, **sous peine d'avoir un lambeau conjonctival**

qui viendrait gêner le reste de l'opération. Il sera
même préférable de faire comme plusieurs opérateurs, qui commencent leur section un peu plus
bas, et viennent la terminer juste au limbe scléro-
cornéen pour éviter le plus léger lambeau conjonctival.

2e temps : **Iridectomie.** — Généralement, l'iris
fait hernie ; on l'excise comme pour une iridectomie
antiphlogistique, en ayant soin de relever et de ra-
battre sur la cornée le lambeau conjonctival, s'il en
existe. Dans le cas où l'iris serait resté en place,
on irait le saisir près du bord pupillaire. Il importe
de faire la section irienne avec soin, et d'éviter
l'enclavement de ses bords dans les extrémités de
la plaie.

3e temps : **Déchirure de la capsule.** — Après
avoir fait évacuer le sang qui parfois remplit la
chambre antérieure, le chirurgien introduit le
kystitome avec précaution, en soulevant avec le
dos de l'instrument la lèvre antérieure de la section,
et le fait cheminer en rasant la face postérieure de
la cornée, jusqu'à la partie inférieure de la pupille.
La petite lame retournée contre la cristalloïde, il
fait alors deux incisions en forme de V, qu'il rejoint
par une troisième, pour ouvrir la capsule suivant
un grand lambeau triangulaire. Mon kystitome
double, à écartement variable, permet de faire une
seule déchirure qui détermine un large lambeau.
De toute façon, il faut pratiquer ce troisième temps
avec une main très légère, sous peine de luxer le
cristallin ou de rompre la zonule, accidents très

graves, qui obligeraient à terminer au plus vite
l'opération, en extrayant le cristallin avec la
curette.

4ᵉ temps : **Extraction du cristallin.** — Avec le
dos de la curette de de Graefe, on appuie légèrement sur la sclérotique vers le bord inférieur de la
cornée. Dès que le cristallin entre-bâille la plaie, on
continue cette pression en remontant jusqu'à ce
que la lentille soit sortie tout à fait. On peut aussi
faciliter l'extraction de la lentille en déprimant
légèrement le bord externe de l'incision scléroticale. On enlève ensuite la pince à fixation et l'écarteur pour donner au malade quelques minutes de
repos.

5ᵉ temps : **Nettoyage de la pupille.** — Le plus
souvent, le cristallin ne sort pas avec ses masses
corticales ; il faut les extraire de la même manière
que dans l'opération à lambeau, soit avec la
curette, soit avec des massages méthodiques, soit
par le lavage de la chambre antérieure. On insistera sur ce nettoyage, surtout dans les cas de
cataracte incomplète, pour éviter une cataracte
secondaire ; il sera suffisant quand la pupille appa-
raîtra en forme de trou de serrure et complètement
noire.

Malgré cela, si quelques débris capsulaires
opaques restaient adhérents, il ne faudrait pas les
attirer trop fortement au dehors, sous peine de
rupture de la zonule et d'issue d'une certaine
quantité d'humeur vitrée. Mieux vaudrait attendre
la guérison complète pour les arracher plus tard,

par une section beaucoup plus étroite, si elles gênaient la vision.

Les pansements et les soins consécutifs sont les mêmes que pour l'extraction à lambeau.

Accidents ou complications. — Quand on a fait la ponction, le tranchant dirigé en bas, ou quand on a mal choisi son emplacement, de manière à ne pas pouvoir le corriger par la contre-ponction, il faut retirer le couteau et remettre l'opération à quelques jours.

Au contraire, la ponction bien faite, si le couteau prend une mauvaise direction et qu'on s'en aperçoive avant que la sclérotique soit de nouveau perforée, il faut revenir en arrière jusqu'à ce que la pointe ait reparu dans la chambre antérieure, pour mieux la diriger ensuite.

Il arrive souvent que l'humeur aqueuse s'échappe par la contre-ponction et forme une ampoule sous-conjonctivale, avant que la pointe ait eu le temps de percer la conjonctive; il ne faut pas s'en effrayer et pousser la pointe jusqu'à ce que la conjonctive soit coupée : l'ampoule s'affaisse aussitôt.

Je ne parle pas de l'épanchement sanguin intra-oculaire qui suit la section scléroticale et irienne; il n'est pas difficile de s'en débarrasser avec un peu d'habitude; on peut même ouvrir la capsule sans y prendre garde.

L'issue du corps vitré survient quelquefois à la suite d'incision trop périphérique, d'efforts violents du malade, de manœuvres trop violentes de la part du chirurgien. La conduite sera la même que dans

les autres procédés : il faudra se hâter de terminer
l'extraction avec la curette, et appliquer au plus
vite le pansement. Si l'incision est trop petite, il
faudra l'agrandir avec des ciseaux courbes, plutôt
que de chercher par des manœuvres violentes à
forcer la lentille à s'échapper par une fente trop
étroite.

Pour éviter des enclavements de l'iris, dont
l'effet est désastreux et qui réclament presque toujours une intervention chirurgicale ultérieure, il
faut s'assurer de la rentrée des deux bords de
l'iris sectionné, instiller de l'ésérine pour obtenir
un myosis violent, pendant les quelques heures qui
suivent, et ne pas hésiter à refaire une section
de l'iris, si la pupille n'a pas la forme d'un trou de
serrure.

En présence d'un accident quelconque, il faudra
conserver tout son sang-froid, recommander au
malade de respirer librement, de ne faire aucun
effort, et le plus souvent on évitera par son calme
une terminaison désastreuse.

Opération de la cataracte par abaissement.

L'abaissement de la cataracte consiste à la
déplacer au moyen d'une aiguille, et à la refouler
dans le corps vitré en pénétrant soit par la cornée,
soit par la sclérotique. Cette méthode, la plus
ancienne, d'opérer la cataracte, est complètement
abandonnée de nos jours, à cause des accidents
glaucomateux que le cristallin, devenu corps

étranger dans le corps vitré, provoque de temps à autre.

Je trouve inutile d'en décrire ici le manuel opératoire.

Extraction par aspiration ou succion.

Cette méthode, imaginée par Laugier, était presque totalement abandonnée, lorsqu'il y a quelques années, plusieurs opérateurs y sont revenus avec succès dans certains cas de cataractes molles et liquides.

A travers une petite plaie linéaire faite dans le limbe scléro-cornéen ou dans la cornée, on fait pénétrer dans la capsule l'aiguille creuse ou la curette à succion, au moyen de laquelle on aspire les masses cristalliniennes (figure 97).

Ce procédé a l'inconvénient de laisser en place les deux feuillets de la cristalloïde, entre lesquels le plus souvent une cataracte secondaire ne tarde pas à se former.

Extraction du cristallin dans sa capsule.

Ce procédé, basé sur ce motif que la capsule, laissée dans l'œil, devient souvent une cause de diminution notable de la vision, a été complètement abandonné à cause des dangers qui en sont la conséquence. En effet, le plus souvent elle s'accompagne d'une perte notable du corps vitré qui peut entraîner des accidents irrémédiables.

Cependant, certains opérateurs étrangers lui sont restés fidèles. Ils n'opèrent qu'après anesthésie complète au chloroforme pour éviter toute contraction musculaire, et n'emploient ce procédé que lorsqu'ils craignent une rupture prématurée de la zone de Zinn, ou sont en présence de cataracte très mûre, avec tremblotement de l'iris, sur des yeux saillants atteints de forte myopie.

Le manuel opératoire consiste à tailler un lambeau inférieur dans la sclérotique, distant d'un millimètre environ du limbe cornéen. On fait ensuite une iridectomie plus ou moins large, puis on introduit une large curette derrière le cristallin, qu'on ramène immédiatement au dehors en le pressant légèrement contre la face postérieure de la cornée.

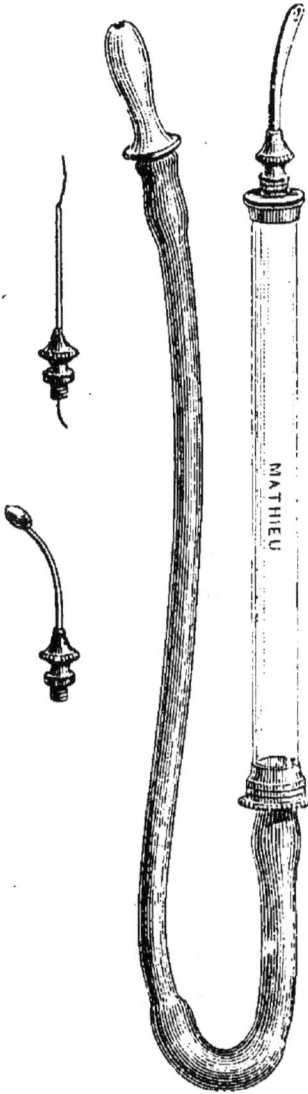

Fig. 97. — Instrument pour aspirer la cataracte.

Cette opération est absolument mauvaise, elle expose l'œil aux plus grands dangers. Aussi, je crois qu'elle doit être complètement abandonnée : 1° parce que le lavage de la chambre antérieure permet de débarrasser la cavité capsulaire de tous les débris ; 2° parce qu'il est toujours facile par une discision, une iridectomie, d'obvier aux opacités capsulaires qui peuvent se développer après l'opération de la cataracte par la méthode ordinaire.

Discision simple ou combinée avec l'iridectomie ou l'iridotomie.

La discision de la cataracte consiste à pénétrer dans la chambre antérieure avec une aiguille de Bowmann, et à déchirer plus ou moins largement la cristalloïde antérieure pour provoquer le gonflement et la résorption des masses cristalliniennes au contact de l'humeur aqueuse.

Cette méthode doit être réservée aux cataractes molles ou liquides. On pourra l'employer aussi chez les jeunes sujets âgés de moins de vingt-cinq ans, et dans les cas de cataracte secondaire.

La discision est simple lorsqu'on se contente de déchirer la capsule après avoir dilaté l'iris par des instillations de collyre à l'atropine ; elle est combinée lorsqu'on exécute, quelques semaines auparavant, une iridectomie.

1° *Discision simple*. — Il est important d'avoir une pupille dilatée, aussi largement que possible, pour bien étudier la nature de la cataracte et pouvoir dilacérer la capsule sans blesser ou contusionner l'iris.

Instruments nécessaires : Blépharostat. — Pince à fixation. — Aiguille
de Bowmann.

L'œil préparé comme pour les procédés d'extraction, le chirurgien saisit
la conjonctive avec la pince à fixation, tenue de la main gauche, dans
le point qui lui paraît le plus convenable.

De la main droite, armée de l'aiguille de Bowmann, il ponctionne la
cornée soit en haut soit en bas, mais
toujours en dehors, et pénètre dans
la chambre antérieure. Cette aiguille
est munie d'un collier qui l'empêche
de pénétrer trop profondément ; elle
est, en plus, conique, de manière à
s'opposer à la sortie de l'humeur
aqueuse. L'opérateur conduit avec
précaution l'aiguille jusqu'au bord
supérieur ou inférieur de la capsule,
qu'il pique et déchire plus ou moins
de haut en bas, ou de bas en haut,
suivant la nature de la cataracte.

Ce mouvement s'exécute en faisant
décrire à la pointe de l'aiguille un
arc de cercle autour de son point
d'entrée pris pour centre. Pour éviter
les complications qui pourraient résulter d'un gonflement trop rapide
des masses cristalliniennes, il est

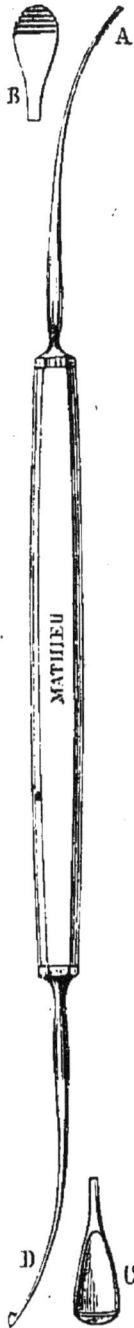

Fig. 98.
Large curette
double.

préférable de faire l'incision de la capsule petite.
On la renouvellera plus tard si cela est nécessaire.
En retirant l'aiguille on évitera de laisser l'humeur
aqueuse s'écouler en trop grande partie, car l'iris,
revenant sur lui-même, viendrait recouvrir la section capsulaire, et souvent contracterait avec elle
des adhérences nuisibles au succès de l'opération
(synéchies postérieures).

La discision terminée, on instille quelques
gouttes d'atropine, on fait un pansement
antiseptique, et on applique le bandeau.

Chaque jour le pansement et les instillations d'atropine sont renouvelés. Au
bout de six à huit jours, le bandeau
est remplacé par les lunettes fumées,
mais les mydriatiques sont continués
pendant tout le temps que dure le travail de résorption.

La discision se pratique, de même,
avec deux aiguilles qu'on enfonce près
du centre de la cornée. Une fois piquées
dans la capsule, il suffit de rapprocher leur manche
pour que leurs pointes, en s'écartant, déchirent
largement la capsule sans produire de tiraillement
sur l'insertion ciliaire de l'iris.

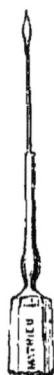

Fig. 99.
Aiguille de
Bowmann.

Ces divers procédés ne donnent pas toujours de
bons résultats, car les opacités restant dans l'intérieur de l'œil reprennent très facilement leur
place et se soudent de nouveau. Il est bien préférable de faire une iridotomie, et d'extraire les débris capsulaires avec une fine pince à iris.

Accidents opératoires. — Fréquemment, à la suite d'une discision, on voit apparaître une iritis contre laquelle on lutte par des instillations d'atropine et des compresses glacées. Mais si le mal ne cède pas, il faut craindre des accidents glaucomateux et faire de suite l'extraction des masses cristalliniennes gonflées, par une incision linéaire combinée à l'iridectomie, malgré l'état inflammatoire de l'iris. Cette intervention sera le meilleur moyen pour calmer les douleurs et conjurer les accidents.

Cependant, si l'iritis était légère, on pourrait pratiquer une simple paracentèse et évacuer les masses contenues dans la chambre antérieure. On agirait de même si le gonflement trop rapide des masses corticales, par suite de la déchirure trop étendue de la capsule, faisait craindre des poussées glaucomateuses. Dans ce cas, l'incision linéaire serait plus longue et l'évacuation des masses se ferait en plusieurs fois, après reproduction de l'humeur aqueuse qui les entraîne à sa sortie.

Opération de la cataracte secondaire.

Une foule de procédés ont été mis en usage : discision avec une aiguille, avec deux aiguilles, extraction des débris avec des serretelles, iridotomie, iridectomie. Tous ces procédés donnent de bons résultats dans des mains habiles, surtout si on attend pour intervenir que toute trace d'inflam-

mation ait entièrement disparu. On réglera sa conduite suivant chaque cas particulier, en ayant soin
de tirailler le moins possible sur l'iris et de prendre
après chaque intervention toutes les précautions
nécessaires pour mettre l'œil à l'abri des germes
extérieurs.

Choix du procédé opératoire.

Après avoir passé en revue les différents procédés opératoires qui sont employés aujourd'hui,
je crois utile d'indiquer brièvement celui qui me
paraît le meilleur.

Pendant quelques années l'engouement pour le
procédé de Graefe a été tel, que presque partout
l'extraction à lambeau sans iridectomie avait été
abandonnée, sous prétexte qu'elle était plus difficile
et donnait plus d'insuccès. Cependant un certain
nombre de chirurgiens restèrent fidèles à l'ancien
procédé à lambeau, en déplaçant la section, pour la
faire à la limite extrême de la cornée transparente.

Pour ma part, depuis 1879, je me suis toujours
servi, pour opérer la cataracte, de la méthode à
lambeau taillé dans le limbe scléro-cornéen, sans
jamais faire l'iridectomie, que je regarde comme
une mutilation inutile. Dans certains cas, je la pratique *forcément* soit avant la sortie du cristallin
par suite d'athrésie pupillaire compliquée de synéchies, soit après l'extraction, par suite d'un prolapsus irien, difficilement maintenu en place après
sa réduction.

Aujourd'hui, presque tous les oculistes sont revenus à l'ancien procédé. La découverte de l'antisepsie, qui permet de réduire presque à zéro le nombre des suppurations de la cornée ; le nettoyage méthodique de la pupille, terminé par le *lavage de la chambre antérieure*, qui assure l'asepsie intra-oculaire, et que j'ai été un des premiers à employer et à préconiser ; les avantages de conserver une pupille normale et d'opérer sans une goutte de sang, ont fait abandonner progressivement l'iridectomie, uniquement réservée pour certains cas spéciaux. Du procédé de de Graefe, je pourrais dire, sans trop d'exagération, qu'il ne reste plus que le couteau, puisque la sclérotomie tend de plus en plus à remplacer l'iridectomie dans les affections glaucomateuses.

Du reste, le lambeau cornéen périphérique permet de pratiquer une iridectomie suffisante pour donner facilement passage au cristallin le plus volumineux.

Inutile de rappeler les avantages précieux dus à la découverte de Koller. Peut-être pourrait-on reprocher à la cocaïne de favoriser l'audace ou la témérité de quelques opérateurs. Mais la tranquillité du malade, qui ne redoute plus les douleurs de l'opération, et qui évite les inconvénients ou les dangers d'une anesthésie complète, la sécurité du chirurgien, plus maître de ses mouvements et du choix de son procédé, ont été, je crois, pour beaucoup, dans le mouvement général de retour à l'extraction sans iridectomie, à **l'immortelle méthode française**.

Pour moi, j'y suis toujours resté fidèle, et j'ai la persuasion que tous les chirurgiens qui voudront s'en servir, en opérant d'après les règles que j'ai tracées plus haut, verront les plus brillants résultats récompenser leurs efforts. Je ne parle, bien entendu, que des cataractes à noyau dur, l'incision linéaire sans iridectomie restant le procédé de choix pour les cataractes molles.

Soins consécutifs à l'opération.

Le pansement terminé, le malade est aussitôt mis au lit dans une chambre assez obscure. Il devra rester sur le dos, la tête modérément élevée, et prendre bien soin de ne pas se coucher sur l'œil opéré. La douleur qui suit l'opération se fait bientôt sentir et dure plusieurs heures. Elle diminue ensuite pour se dissiper assez vite, si la cicatrisation se fait naturellement, sans aucune complication inflammatoire. Il est bon de revoir le malade six à huit heures après l'opération. Si déjà les douleurs ont diminué ou disparu, inutile de défaire le pansement, qui ne sera changé qu'au bout de vingt-quatre heures. Si le malade, au contraire, se plaint de douleurs croissantes avec cuisson, brûlure, sensation de gravier, céphalalgie, il vaut mieux examiner l'état de l'œil, et renouveler le pansement. Quelquefois il suffit d'un simple cil ou de l'accumulation de larmes pour provoquer ces douleurs.

Ordinairement, on trouve le pansement mouillé

de larmes, sans trace de suppuration. Le bord des paupières, la région lacrymale et les culs-de-sacs inférieurs, seront scrupuleusement examinés, puis avec un peu d'ouate trempée dans le liquide antiseptique, on fera une lotion légère avant de remettre un nouveau pansement, qu'on imbibera toutes les deux ou trois heures ; les premiers pansements seront ensuite renouvelés toutes les douze heures, pour plus de précaution.

Il arrive que dans certains cas, heureusement de plus en plus rares, les douleurs, au lieu de s'atténuer, vont toujours en augmentant, et que la plaie cornéenne devient le siège d'une suppuration désastreuse.

Le premier pansement est taché de pus, en même temps on observe une légère tuméfaction de la paupière supérieure, surtout vers l'angle interne de l'œil. La paupière ouverte, on aperçoit les lèvres de la plaie cornéenne bordées d'un liseré jaunâtre, avec des stries qui se dirigent dans la chambre antérieure. Quelques heures après, le pus envahit la chambre antérieure, un chémosis de plus en plus volumineux entoure la cornée, on trouve une forte quantité de pus gris-jaunâtre entre les paupières.

Au bout de deux ou trois jours, l'inflammation a gagné les parties profondes, le phlegmon de l'œil est complet, la perte de l'organe certaine.

Mais nous ne sommes pas désarmés au début du mal. Il faut recourir immédiatement aux lotions antiseptiques, qui, seules, pourront arrêter les progrès de la suppuration. Après avoir fait des injections sous les conjonctives dans les culs-de-sacs, on entr'ouvrira la plaie cornéenne pour évacuer le pus de la chambre antérieure. On pratiquera, si cela est possible, un lavage antiseptique de cette chambre avec un liquide non irritant, une solution d'acide borique, par exemple ; puis on touchera les lèvres de la plaie soit avec de l'eau oxygénée, soit avec de la teinture d'iode, soit enfin avec l'aiguille rougie du galvano-cautère. Les irrigations seront continuées toutes les heures au moins : tous les jours le même pansement sera répété, jusqu'à ce que la plaie cornéenne soit entrée en bonne voie de cicatrisation, et que la cornée ait repris un peu de sa transparence, ainsi que l'humeur aqueuse.

J'ai la persuasion d'avoir préservé plusieurs yeux d'une perte certaine en introduisant un peu de poudre d'iodoforme dans la chambre antérieure, et en répétant le lavage cinq à six jours de suite.

Une autre complication grave est l'*iritis*. Les malades, au début, se plaignent de douleurs sourdes, péri-orbitaires. L'œil devient larmoyant, s'injecte. L'humeur aqueuse est louche, floconneuse, l'ouverture pupillaire se rétrécit et se voile d'exsudats. Quelquefois il y a du chémosis, etc. Le traitement consiste dans les instillations fréquentes d'atropine ou de duboïsine, dans les révulsifs cutanés et intestinaux, dans les injections de morphine au besoin. La réouverture partielle de la chambre antérieure, en amenant l'évacuation de

l'humeur aqueuse, produit de bons résultats. On
y joindra de fréquentes irrigations sur le globe
et la plaie cornéenne avec une solution antiseptique.

Les accidents qui surviennent après l'opération
sont l'enclavement de l'iris ou de la capsule, la
dégénérescence cystoïde de la cicatrice et l'ophtalmie sympathique.

L'*enclavement de l'iris* est une complication fréquente, soit qu'on emploie le procédé à extraction
avec iridectomie, soit qu'on respecte cette membrane. Tantôt c'est une des extrémités de la section
irienne qui reste prise, tantôt la hernie est complète et peut aller jusqu'au sphincter. Elle forme
une saillie noirâtre, de volume variable, interposée
entre les lèvres de la plaie cornéenne, dont elle empêche la réunion. On s'aperçoit de cette complication parce que l'œil reste douloureux, larmoyant,
sans qu'il y ait de pus sur le pansement. Vingt-
quatre heures après l'opération, il est encore
temps de chercher à réduire ce prolapsus ou à le
sectionner; mais, à ce moment, la cocaïne n'ayant
presque plus d'action sur l'œil enflammé, il faut
libérer l'iris avec la spatule et le sectionner rapidement, pour éviter au malade des douleurs et des
efforts de contraction involontaires, qui pourraient
occasionner la rupture de la zonule. On instillera
de l'ésérine pendant quelques jours, jusqu'à ce que
la cicatrisation soit complète.

Lorsque la hernie de l'iris est petite et qu'on ne
s'en aperçoit que plusieurs jours après l'opération,

surtout lorsqu'il n'y a pas enclavement du sphincter, il faut avoir recours uniquement aux instillations d'ésérine, au bandeau légèrement compressif, et n'intervenir que plus tardivement, si cela est nécessaire, en pratiquant la section du prolapsus ou sa cautérisation avec un fin crayon de nitrate d'argent ou la pointe du galvano-cautère. Dans certains cas, l'iris étant de plus en plus attiré dans la plaie, la pupille se déplace du côté de la cicatrice, quelquefois même elle disparaît complètement. Pour rétablir la vision, on fait une iridotomie perpendiculaire à la direction dans laquelle les fibres de l'iris sont tiraillées; ces fibres se rétractent, et leur section donne une bonne ouverture pupillaire.

Quelquefois, au lieu de l'iris, c'est la capsule qui reste enclavée et occasionne des accidents inflammatoires sérieux, voire même des phénomènes sympathiques.

On reconnaît cette complication aux troubles fonctionnels, qui sont graves, même lorsque l'injection périkératique est légère et l'iris presque normal. Il faut se hâter de faire une capsulotomie pour y remédier.

L'enclavement de l'iris, après l'opération de la cataracte, peut amener la formation d'une cicatrice bosselée, que de Graefe a nommée *dégénérescence cystoïde*. Cet état résulte ordinairement d'une hypertonie du globe, qui s'oppose à la consolidation du tissu cicatriciel. On pratiquera l'excision de cette cicatrice et de la portion de l'iris, puis les

instillations d'ésérine et le bandeau seront pres-
crits pendant plusieurs semaines.

L'ophtalmie sympathique était fréquente lorsqu'on opérait par abaissement. Aujourd'hui que
ce procédé est absolument abandonné, la même
complication se développe lorsque, par suite d'un
examen insuffisant de la plaie cornéenne, on a
laissé la capsule faire hernie entre ses bords. Les
tiraillements que cet enclavement capsulaire détermine sur la zonule et le corps ciliaire sont la
cause de cet accident redoutable. Pour l'éviter, il
faut, après le nettoyage pupillaire, s'assurer que
l'iris est en place, que la capsule est bien réduite et
que la coaptation des lèvres de la section est parfaite. Ne pas oublier d'instiller un peu d'ésérine et
d'appliquer un pansement très peu serré.

Choix des verres pour les opérés de cataracte.

Six semaines ou deux mois après la guérison, il
faut prescrire des verres à l'opéré. A ce moment,
la rétraction de la cicatrice est suffisante pour faire
disparaître en grande partie l'astigmatisme post-
opératoire.

Ces verres auront une réfringence variable, suivant l'état dioptrique de l'œil, avant la sclérose du
cristallin. Chez les emmétropes, ils varieront de
dix à seize dioptries.

L'opéré, dont l'œil a perdu tout pouvoir d'accommodation, aura besoin de deux verres, l'un pour
la vision éloignée au delà de cinq mètres, l'autre,

plus fort, de trois, quatre ou cinq dioptries, pour la lecture et le travail.

Par la *dioptrométrie*, il sera facile de se rendre compte s'il existe un astigmatisme assez fort pour nécessiter des verres cylindriques.

Quand faut-il opérer la cataracte?

Voici une question qu'on se pose journellement et dont l'importance n'échappe à personne.

En présence d'une cataracte, la conduite à tenir dépend de plusieurs circonstances : 1° de la nature de la cataracte ; 2° de la profession du malade ; 3° de l'existence d'une cataracte plus ou moins complète sur les yeux ; 4° de la perte d'un œil antérieurement, par suite d'un traumatisme, d'une maladie des membranes profondes ou d'une première opération de cataracte.

En présence d'une cataracte compliquée d'affection des membranes profondes, on reculera le plus possible le moment de l'opération, puisqu'on ne peut prévoir si la vision en sera beaucoup améliorée.

Si la cataracte est de bonne nature, on opèrera *dès que le malade en aura besoin.* Ce besoin se fait sentir d'autant plus vite que la profession, ou l'état social du malade, réclame une vision meilleure pour les petits objets, la lecture, l'écriture, etc.

En général, il faut opérer dès que, de son œil le plus cataracté, le malade, le bras allongé, ne voit plus à compter distinctement ses doigts.

Lorsque la cataracte est simple et qu'elle existe

sur les deux yeux même à des degrés très diffé-rents, il faut se hâter d'opérer l'œil primitive-ment atteint. On aura l'avantage d'augmenter le champ visuel, et peut-être même d'arrêter un peu la marche de la sclérose cristallinienne dans l'autre œil, qui ne sera plus obligé de supporter à lui seul tous les efforts d'accommodation.

Le malade a-t-il déjà perdu un œil, il faut en rechercher la cause avec le plus grand soin.

Si c'est à la suite d'une affection profonde de l'œil, iritis, irido-choroïdite, décollement de la rétine, etc., on doit retarder l'opération jusqu'à ce que le dernier œil ne rende presque plus aucun service, car il faut toujours redouter dans ce cas un mauvais résultat post-opératoire.

Si c'est à la suite d'une blessure, d'un trauma-tisme, on doit s'assurer que le moignon n'est pas douloureux, qu'on n'a pas à redouter des symp-tômes sympathiques, et qu'il s'est écoulé un temps suffisamment long depuis l'accident.

Si c'est à la suite d'une opération de cataracte, la plus grande prudence est nécessaire. Il faut toujours supposer que la première opération a été faite habilement, que le chirurgien qui l'a prati-quée s'était entouré de toutes les précautions in-dispensables, et que l'insuccès tient à une dia-thèse, à une dyscrasie inconnue ou à des circons-tances malheureuses auxquelles le malade est en-core exposé. Pour toutes ces raisons, on retardera le moment de l'opération et l'on mettra tout en œuvre pour éviter un second insuccès.

Il sera même prudent de faire quelques réserves au sujet du pronostic.

Doit-on opérer les deux yeux à la fois ?

Jamais, car une inflammation pourrait envahir les deux yeux et priver d'un seul coup le malade de tout espoir de recouvrer la vue. Au contraire, quelques semaines après la guérison du premier œil, il n'y a pas d'inconvénient à opérer le second.

Les nouveaux procédés opératoires permettant d'extraire le cristallin longtemps avant son opacité complète, il est rare aujourd'hui de se trouver en présence d'un malade ayant besoin d'une double opération de cataracte, lorsqu'il vient consulter pour la première fois.

Luxations du cristallin. — Luxations congénitales.

Les luxations du cristallin peuvent se diviser en *congénitales, spontanées, traumatiques.*

La **luxation congénitale** du cristallin, ou **ectopie,** est souvent héréditaire, et s'observe sur les deux yeux à la fois. Ce déplacement paraît résulter, soit d'un allongement total ou partiel de la zonule, soit d'un arrêt de développement, portant sur la partie de la zonule correspondant à la fente choroïdienne, ce qui explique, d'ailleurs, la coïncidence habituelle de cette sorte de luxation avec un coloboma de la choroïde et du cristallin lui-même (Abadie). L'étendue du déplacement est très variable.

Symptômes. — L'examen attentif de la chambre antérieure révèle une différence de profondeur et parfois un tremblotement partiel de l'iris, qui n'est point soutenu dans toute son étendue. Après avoir dilaté la pupille, on peut, à l'éclairage oblique, reconnaitre le bord du cristallin, dont le contour apparait comme une ligne brillante. A l'ophtalmoscope, au contraire, ce contour apparait sombre, et la papille est vue double, une image étant produite par les rayons qui traversent la lentille déplacée, l'autre par ceux qui traversent l'œil sans passer par la lentille. Ces deux images n'ont pas la même grosseur.

La vision est diminuée soit par les troubles de nutrition de la lentille, soit par l'astigmatisme irrégulier qui résulte de son ectopie. Lorsque la pupille est dilatée, on observe aussi de la diplopie monoculaire, d'autres anomalies de la vision, et l'atrophie de la lentille.

Traitement. — Suivant les cas, on prescrira des verres correcteurs ou la fente sténopéique, les mydriatiques ou l'iridectomie.

Luxations spontanées.

Les **luxations spontanées** du cristallin peuvent être complètes ou incomplètes. Leur *étiologie* est assez obscure. On les observe en général dans les cas de myopie progressive, de ramollissement du corps vitré, de synchisis étincelant. La moindre cause occasionnelle peut alors les produire. Un effort de toux, de vomissement, une contusion de l'œil ou de la tête peut amener une rupture de la zonule. Dans quelques cas de cataractes très avancées, on a vu se produire une luxation spontanée du cristallin faisant croire à une guérison subite. Le cristallin était simplement descendu dans le corps vitré.

Symptômes. — Ils sont les mêmes que ceux de la luxation congénitale. A l'*éclairage latéral*, si le bord du cristallin déplacé apparait dans la pupille, il offre un contour brillant qui réfléchit fortement la lumière ; à l'*ophtalmoscope*, ce contour apparait sombre, et la papille est dédoublée ; la profondeur de la chambre antérieure est inégale, l'iris tremblotant dans les parties qui ne sont plus soutenues par le cristallin. On observe, en outre, suivant les cas, de la diplopie monoculaire, de l'astigmatisme irrégulier, des troubles de l'accommodation et de l'acuité visuelle.

Une luxation incomplète peut devenir complète en quelque temps, par suite de l'action de la pesanteur, qui entraine le cristallin. Elle se produit dans la chambre antérieure ou dans le corps vitré.

Dans la luxation complète, la pupille apparait complètement noire et ne produit aucun reflet lumineux. Nous avons vu que ce dernier caractère était une preuve certaine de l'absence de la lentille.

Le *diagnostic* est assez difficile si le cristallin conserve toute sa transparence ; il devient simple dans le cas contraire.

Pronostic. — Il est variable ; quelquefois l'œil supporte très bien la présence de la lentille, le plus souvent de graves désordres surviennent après un certain temps de sécurité complète. Ces accidents sont glaucomateux ou sympathiques.

Le *traitement* est le même que celui des luxations traumatiques.

Luxations traumatiques.

Les **luxations traumatiques** sont complètes ou incomplètes, et résultent toujours de contusions ou de plaies pénétrantes du globe. Dans certains cas de blessures larges avec déchirure violente des enveloppes de l'œil, le cristallin est projeté au dehors, ou va se loger sous la conjonctive à travers une déchirure de la sclérotique.

Ordinairement, les luxations incomplètes ne tardent pas à devenir complètes, et le cristallin se loge, soit dans la chambre antérieure, soit dans la chambre postérieure, accident assez fréquent dans l'opération de la cataracte par extraction, soit, enfin, dans le corps vitré.

Symptômes. — Les signes objectifs et les troubles fonctionnels sont les mêmes que pour les variétés précédentes. Mais d'autres désordres s'y joignent et résultent des causes violentes qui produisent les luxations, telles que : hémorrhagie dans la chambre antérieure ou le corps vitré, rupture de la choroïde, de la sclérotique, décollement de **la rétine, hernie du corps vitré, présence du cris-**

tallin entre les lèvres de la plaie, sous la conjonctive.

Le cristallin peut se luxer dans sa capsule et
rester transparent ou s'opacifier rapidement si la
cristalloïde a été rompue.

Lorsque la luxation a lieu dans la chambre antérieure, il se présente à la partie déclive avec sa
forme caractéristique, tantôt mobile, tantôt adhérent à l'iris, quelquefois transparent, le plus
souvent sclérosé et diminué de volume. Derrière
lui l'iris est tremblant au moindre mouvement du
malade.

La luxation du cristallin dans la chambre postérieure se manifeste par un rapprochement partiel
de l'iris vers la cornée, résultant de la présence du
cristallin dans cet endroit; il y a du tremblement
de l'iris aux points opposés. En dilatant la pupille,
on aperçoit, à l'ophtalmoscope, un croissant
sombre, formé par le bord de la lentille. Pendant
l'opération de la cataracte, cette luxation se produit au moment de la déchirure de la cristalloïde
antérieure, par suite d'une pression trop forte du
kystitome.

On peut y remédier facilement de la manière
suivante : au lieu de faire des manœuvres plus
ou moins violentes pour ramener le cristallin dans
le champ pupillaire, manœuvres qui n'ont d'autre
effet que de rendre la luxation plus complète, ou
de rompre la zonule, il faut introduire légèrement
un petit crochet dans la chambre antérieure,
piquer la lentille, dont le bord apparaît encore dans

le champ pupillaire, et la pousser lentement à la partie inférieure de la chambre postérieure. Une simple pression sur la lèvre externe de la plaie fera basculer ensuite la lentille, qui viendra naturellement se présenter à la curette, et l'opération s'achèvera normalement.

Les luxations du cristallin dans le corps vitré résultent de la rupture de la zonule ou de la cristalloïde postérieure. On observe de la dilatation de la pupille, du tremblement de l'iris, un changement considérable dans l'état dioptrique de l'œil. L'examen à l'ophtalmoscope permet de voir la lentille couchée horizontalement dans le corps vitré, où chaque mouvement du globe la déplace.

Diagnostic. — Les différents symptômes énumérés plus haut permettront de se rendre facilement compte des luxations complètes ou incomplètes du cristallin, même de la luxation sous-conjonctivale, qu'il ne faudra pas confondre avec une ampoule, un bouton de sclérite. Du reste, l'absence du cristallin de sa place normale rendra cette erreur impossible.

Pronostic. — Il dépend de la cause productrice de la luxation et des complications nombreuses qui surgissent à des époques variables.

Traitement. — Il faut avant tout prévenir et combattre les accidents inflammatoires. On prescrira : lotions antiseptiques, compresses froides, sangsues, ventouses, révulsifs intestinaux, etc.

Si la luxation est incomplète, on peut employer des verres correcteurs pour remédier à l'astigmalisme ; ce moyen ne donne presque jamais de bons résultats.

Si la luxation est complète, il n'y a plus d'accommodation, le malade se trouve dans la position d'une personne opérée de la cataracte. L'absence de cristallin (aphakie) fait subir à son œil une perte de réfringence de dix à douze dioptries environ. S'il était auparavant myope de cinq dioptries, il devient hypermétrope de cinq ou six dioptries ; s'il était hypermétrope de trois dioptries, il le devient de treize à quinze dioptries, etc. On lui prescrira donc les mêmes verres que pour les opérés de cataractes : dix à douze dioptries pour la vision éloignée, quatorze à seize dioptries pour la vision rapprochée.

Mais la présence du cristallin luxé détermine souvent des accidents glaucomateux, qui réclament l'iridectomie ou l'extraction de la lentille.

Ces deux opérations sont alors d'une grande difficulté à cause de la mobilité de l'iris, qui fuit sous la pince, et qu'il faut le plus souvent harponner pour pouvoir en faire la section, à cause de l'issue d'une notable quantité de vitréum qui est à craindre, ou des positions variables que le cristallin peut occuper après sa luxation. Quand le cristallin se trouve dans la chambre antérieure, son extraction est simple ; la perte du corps vitré seule est à redouter. Quand il se trouve dans la chambre postérieure il faut, si cela est possible, le remettre dans sa position normale par le moyen que j'indiquais tout à l'heure, ou faire l'iridectomie en sectionnant la portion de l'iris qui le recouvre, puis le ramener au centre pupillaire, pour l'extraire ensuite avec la curette.

Quand le cristallin est tombé dans le corps vitré, sa présence ne détermine pas toujours des accidents. Le meilleur traitement est de ne pas intervenir et de se borner à prescrire des verres correcteurs de l'aphakie. Mais s'il survient des troubles inflammatoires, il faut agir immédiatement, soit par une iridectomie, soit par l'extraction de la lentille, qui sera parfois d'une très grande difficulté. Après avoir déterminé avec soin la position du cristallin, il faudra chercher à l'extraire, en se servant d'une simple curette ou d'un petit crochet avec lequel on tâchera de le harponner pour le ramener dans la chambre antérieure.

En cas d'insuccès suivi de phlegmon de l'œil, il il est urgent de recourir à l'énucléation pour éviter l'ophtalmie sympathique.

Quand le cristallin est logé sous la conjonctive, il faut attendre que les accidents inflammatoires soient écartés, et que la rupture qui a livré passage au cristallin soit cicatrisée. Il suffit alors d'une simple incision de la conjonctive pour retirer la lentille. Dans certains cas, cependant, c'est la présence de la lentille qui entretient les accidents ; il faut alors opérer le plus tôt possible.

Corps étrangers du cristallin.

Il est fréquent de trouver dans le cristallin des corps étrangers qui s'y implantent, après avoir traversé la cornée et l'iris ou la sclérotique, la choroïde et le corps ciliaire.

On y remarque des éclats de fer, de verre, de pierre, de bois, des grains de plomb, etc. Leur présence est quelquefois difficile à constater, surtout s'ils n'ont pas pénétré au centre de la lentille. Il faut toujours dilater la pupille et se servir de l'éclairage latéral pour faire cet examen.

Ces corps étrangers, lorsqu'ils sont de petit volume, peuvent séjourner indéfiniment sans provoquer de cataracte complète ni d'inflammation. Aussi ne faut-il pas trop se hâter de les extraire, surtout si on ne voit pas très exactement la place qu'ils occupent.

En présence d'accidents inflammatoires ou de production rapide d'une cataracte traumatique complète, on interviendra de suite.

Diagnostic. — Lorsqu'on n'examine pas le malade dans les premiers jours qui suivent l'accident, il est quelquefois difficile de reconnaître la présence d'un corps étranger. Il faut dilater largement la pupille, explorer à l'éclairage oblique, et à l'ophtalmoscope. Si on découvre le corps étranger, chercher à déterminer exactement sa position.

Traitement. — Le seul traitement est l'extraction

du cristallin avec ou sans excision de l'iris, suivant le cas. L'opérateur devra prendre de grandes précautions pour ne pas laisser le corps étranger dans la chambre postérieure, où sa présence déterminerait souvent des accidents graves d'irido-choroïdite. Il irait au besoin à sa recherche avec une fine pince à mors plats ou une aiguille aimantée.

CHAPITRE XIII

MALADIES DU CORPS VITRÉ

Plaies et corps étrangers.

Les **plaies** du corps vitré peuvent se produire par la cornée ou par la sclérotique et se compliquer d'hémorrhagies ou de la présence de corps étrangers. Le plus souvent, ces plaies s'accompagnent de l'issue plus ou moins considérable du corps vitré, d'où résulte la perte de l'organe et l'atrophie du globe, lorsqu'une panophtalmite aiguë ne succède pas à l'inflammation de la membrane hyaloïde.

En présence d'une plaie pénétrante du globe, il faut prescrire le repos le plus absolu, explorer l'œil avec le plus grand soin, faire des lotions antiseptiques, suturer la sclérotique ou la cornée s'il y a lieu, appliquer le bandeau légèrement compressif, prescrire les réfrigérents et les antiphlogistiques.

Les **corps étrangers** du corps vitré sont fréquents. Ils pénètrent tantôt par la cornée, blessant l'iris et le cristallin, tantôt par la conjonctive, en

déchirant la sclérotique, la choroïde et la rétine.
Une fois dans le corps vitré, ils le traversent, si la
force qui les entraîne est suffisante, et vont se
fixer dans la paroi opposée, s'y arrêtent, ou gagnent lentement les parties déclives, emportés par
leur propre poids. Ces corps étrangers sont de
toutes natures, éclats de fer, de verre, capsules,
plomb, etc.

Symptômes. — Le corps étranger provoque rapidement une inflammation suppurative de la rétine,
de la choroïde, ou s'enkyste, en peu de temps,
et peut rester aussi toute la vie sans provoquer de
réaction sérieuse ; mais l'œil est constamment
menacé d'une inflammation aiguë. Les troubles
fonctionnels qu'on observe résultent du corps
étranger lui-même, de l'hémorrhagie qui l'accompagne et des lésions qu'il détermine sur les membranes profondes. On observe un scotome correspondant au point où siège le corps étranger.
L'ophtalmoscope permet de le reconnaître, surtout
lorsque la pupille dilatée favorise l'exploration des
parties équatoriales. Il offre une forme irrégulière
arrondie, noirâtre, quelquefois des reflets métalliques qui cessent au bout de quelques jours lorsqu'il commence à s'enkyster.

Diagnostic. — Le premier examen de l'œil blessé
doit être complet. Il faut rechercher la plaie scléroticale et cornéenne, l'explorer au besoin à l'aide
d'un stylet, d'un aimant, d'un électro-aimant,
qu'on introduira jusque dans le corps vitré. L'examen du champ visuel, les commémoratifs, l'ophtal-

moscope, permettront presque toujours d'affirmer la présence du corps étranger.

Le *pronostic* est toujours grave par suite des inflammations tardives qui peuvent se manifester au milieu de la sécurité la plus complète.

Traitement. — Le traitement consiste à faire l'extraction du corps étranger lorsqu'elle est possible ; dans le cas contraire, à favoriser son enkystement, si l'inflammation des membranes profondes ou des phénomènes d'irritations sympathiques n'obligent pas à faire l'énucléation.

Si le corps étranger est resté dans la plaie, on l'enlèvera avec des pinces fines, sans presser sur le globe.

S'il a pénétré plus profondément, on ira sans tarder à sa recherche, lorsque sa position aura été nettement déterminée par l'éclairage oblique ou par l'ophtalmoscope. Mais il faudra s'abstenir de toute intervention dans le cas contraire, afin de ne pas provoquer par des tentatives inopportunes des lésions plus graves que celles qui existent. On prescrira les moyens ordinaires pour prévenir les accidents inflammatoires. On interviendra sans tarder s'ils se produisent, soit par le débridement et l'exentération, soit par l'énucléation du globe, qui seule peut mettre l'autre à l'abri.

Cysticerques du corps vitré.

Les **cysticerques** du corps vitré sont rares. Ils se présentent à l'ophtalmoscope sous la forme d'une vésicule transparente bleu-grisâtre, blanchâtre à la périphérie. On peut quelquefois y distinguer la tête et le col. Leur présence détermine, à la longue, des opacités membraneuses qui finissent par entourer le cysticerque et l'enkyster.

Le cysticerque peut se développer primitivement dans le corps vitré ou sous la rétine, qu'il perfore ensuite. Sa présence entraîne toujours des troubles visuels et des phénomènes inflammatoires qui aboutissent à l'irido-cyclite aiguë ou chronique, quelquefois même au phlegmon de l'œil.

Le *diagnostic* n'est possible qu'autant que le cysticerque n'est pas enkysté, et que la transparence des milieux permet de faire l'exploration du fond de l'œil. Dans ce cas, il est facilement reconnu.

La *marche* de cette affection, lorsqu'elle est abandonnée à elle-même, étant toujours désastreuse, le *pronostic* est très grave, à cause des complications sympathiques qui peuvent survenir.

Le *traitement* consiste dans l'extraction du cysticerque. Soit qu'on agisse par la cornée, soit qu'on pénètre par la sclérotique, on se conduira suivant la position occupée par l'entozoaire. L'extraction par la sclérotique est plus difficile que par la cornée après iridectomie et enlèvement du cristallin.

Les résultats sont presque toujours mauvais. En cas d'insuccès opératoire et d'inflammation consécutive, il faut sans tarder avoir recours à l'énucléation.

Inflammation du corps vitré. — Hyalitis.

Depuis que l'ophtalmoscope a permis d'observer les changements produits dans le corps vitré par la présence d'un corps étranger, on ne conteste plus son inflammation. En effet, le corps vitré contient des éléments cellulaires, présente une structure déterminée, qui le rend susceptible de s'enflammer. On observe cette lésion après les traumatismes accidentels ou chirurgicaux.

Mais les symptômes ne sont pas toujours faciles à reconnaître, parce qu'ils sont en général plus ou moins confondus avec ceux qui se manifestent du côté des membranes voisines et du tractus uvéal.

Lorsqu'un corps étranger pénètre dans le corps vitré, on voit se former autour de lui une légère opacité, qui s'épaissit et finit par le soustraire complètement à l'examen. On voit aussi des opacités diffuses sur le trajet qu'il a suivi. Quand l'inflammation causée par la présence de cet agent irritant n'est pas forte, le corps vitré s'éclaircit lentement et permet d'apercevoir le kyste. Pagenstecher a reconnu que le trouble du corps vitré est d'abord produit par des leucocytes provenant des points lésés et enflammés des membranes, que ces cellules lymphatiques, arrivées par migration, se transforment à la longue, deviennent fusiformes, et finissent par constituer un véritable tissu cellulaire membraneux. Ce tissu se rétracte ensuite et peut produire un décollement du corps vitré ou de la rétine, et l'atrophie du globe oculaire.

Cette forme de l'hyalitis qui n'aboutit pas à la suppuration du globe est rare. Le malade accuse de la photophobie, une douleur sourde, une diminution notable de la vision, des mouches volantes, des scotomes, etc.

Les progrès du mal sont lents, mais continuels ; la vision s'éteint à mesure que les fausses membranes se développent, se vascularisent et tapissent la cristalloïde postérieure.

L'inflammation suppurative du corps vitré est beaucoup plus rapide. Elle résulte soit d'un traumatisme, soit d'une irido-choroïdite. Le corps vitré devient trouble, prend une teinte jaune très apparente, derrière la pupille ; le pus s'infiltre, la suppuration se généralise, la choroïde s'enflamme à son tour, il y a du chémosis, de l'hypopyon, et l'œil ne tarde pas à se vider à l'extérieur.

Diagnostic. — Lorsque l'hyalitis est circonscrite autour du corps étranger, elle est facile à reconnaître. On s'aidera des renseignements fournis par le malade et de l'ophtalmoscope. Au contraire, lorsqu'elle est diffuse et suppurée, elle se confond avec la choroïdite suppurée et l'ophtalmite.

Il en est de même de son *traitement.*

Opacités du corps vitré.

Il y a lieu de distinguer deux sortes d'opacités du corps vitré, appelées vulgairement mouches

volantes. Les premières sont dites subjectives, en
ce sens qu'elles sont invisibles à l'ophtalmoscope ;
les secondes sont dites objectives, parce qu'elles
sont visibles à l'ophtalmoscope, qui permet d'apprécier leur forme et leur grandeur.

Les *mouches volantes subjectives* n'ont aucune
gravité. Leur cause est encore inconnue ; ce sont
de petits points noirs qui apparaissent subitement
dans le champ visuel ; tantôt ils semblent flotter
dans l'œil et suivre ses mouvements pour continuer à monter ou à descendre lorsque l'œil est
revenu au repos, tantôt ils sont fixes et font les
mêmes mouvements que le globe. On les observe
sur des yeux dont l'acuité visuelle est parfaite et
qui n'ont aucune anomalie de réfraction ; cependant, ils se manifestent plus fréquemment dans
les yeux myopes, surtout lorsqu'on les fatigue par
un travail minutieux et prolongé.

Il n'existe aucun traitement pour les faire disparaître. On se contentera de rassurer les personnes
qui s'en plaignent, et de leur prescrire un régime
hygiénique ou le repos de l'organe.

Les *mouches volantes objectives* sont de véritables opacités qui indiquent des lésions, soit du
corps vitré, soit des membranes profondes (iris,
choroïde et rétine).

Symptômes. — Elles apparaissent à l'ophtalmoscope sous la forme de petits flocons grisâtres ou
noirâtres très mobiles, dans le corps vitré presque
toujours ramolli ou liquéfié.

Leur forme, leur nombre est très variable :

tantôt ce sont des membranes ressemblant à une toile d'araignée, tantôt des grains isolés ou disposés en chapelets, tantôt de fines poussières qui paraissent rouler au fond de l'œil. Pour les amener dans le champ pupillaire, qu'on aura soin d'agrandir par des instillations d'atropine, on invite le malade à regarder alternativement en haut et en bas, pendant qu'on explore à l'image droite.

Les causes multiples des opacités du corps vitré expliquent leur nature variable : cellules étoilées, fusiformes, épithéliales, amas de pigment, pseudo-membranes fibrineuses, cristaux de cholestérine, etc.

Chez les myopes d'un degré élevé, elles sont peu nombreuses et ne gênent presque pas la vision. *Leur augmentation serait un signe précurseur du décollement de la rétine.*

Dans les formes graves de choroïdite, leur nombre et leur volume est si considérable qu'il est impossible, non seulement d'apercevoir le fond de l'œil, mais de l'éclairer. La pupille apparaît absolument noire à l'éclairage direct. Il faut l'éclairage latéral et l'expérience des trois images de de Purkinje pour se persuader qu'il n'y a pas une cataracte.

Ces altérations du corps vitré dépendent presque toujours de troubles nutritifs survenus dans le tractus uvéal. Cependant, certaines maladies de la rétine peuvent leur donner naissance ; elles sont alors plus spécialement localisées au voisinage de la macula et du nerf optique, et s'observent dans **la rétinite spécifique et la rétinite pigmentaire.**

Les hémorrhagies choroïdiennes ou rétiniennes, les blessures, les corps étrangers, produisent aussi des troubles du corps vitré, etc.

Le *diagnostic* est généralement facile lorsqu'on a soin de bien examiner les parties équatoriales en faisant regarder le malade fortement dans tous les sens. Il faudra rechercher autant que possible leur cause, qui permettra d'indiquer le pronostic et de prescrire un traitement convenable.

Traitement. — Les opacités fines, diffuses, qui s'observent dans l'irido-choroïdite, céderont aux transpirations, aux purgatifs, à la teinture de colchique; celles qui accompagnent les chorio-rétinites syphilitiques demandent des préparations mercurielles iodurées; celles qu'on rencontre dans les cas de myopie compliquée de scléro-choroïdite postérieure réclament les soins hygiéniques de la vue, le repos absolu de l'organe, les révulsifs cutanés, les sudorifiques, les purgatifs, etc.

Dans certains cas, des paracentèses répétées de la chambre antérieure et l'application de courants continus ont rendu des services en favorisant la résorption de ces opacités.

Épanchements sanguins du corps vitré.

Ces épanchements sont *traumatiques* ou *spontanés*.

Les **épanchements traumatiques** résultent d'une violente contusion du globe, de rupture de la

28.

choroïde, de la pénétration d'un corps étranger par la sclérotique ou la région ciliaire.

Lorsqu'il est peu abondant, le malade se plaint de mouches volantes et de scotome, les objets sont vus à travers un brouillard plus ou moins intense et rougeâtre.

L'ophtalmoscope permet d'apercevoir dans le corps vitré des corps flottants bruns ou noirâtres compacts, qui se déplacent à chaque mouvement de l'œil.

Lorsque l'épanchement est très abondant, le globe parait augmenter de volume, la vision est abolie, et l'éclairage du fond de l'œil impossible.

Le *pronostic* est bénin lorsqu'il n'y a pas de lésion étendue des membranes profondes ; il devient grave si l'hémorrhagie est considérable. La vision peut être définitivement abolie.

. Le *traitement* consiste au début en révulsifs, ventouses Heurteloup et vésicatoires volants, purgatifs, calomel à doses fractionnées.

Les **hémorrhagies** du corps vitré ou **épanchements spontanés**, appelés aussi **apoplexies** du corps vitré, proviennent soit des artères rétiniennes, soit des vaisseaux ciliaires, soit de l'artère centrale de la rétine.

Symptômes. — Tantôt l'épanchement est abondant, en nappe, et s'étale dans le fond du corps vitré, tantôt il est peu considérable et s'insinue dans son épaisseur.

On l'aperçoit facilement à l'ophtalmoscope, à cause de sa **couleur rouge sombre.**

Leur présence entraine l'abolition plus ou moins complète de la vision, en rapport avec la position de l'épanchement et sa quantité. Quelquefois, on ne peut éclairer le fond de l'œil. Les malades se plaignent de voir un nuage rouge, des mouches volantes; ils éprouvent rarement de vives douleurs, mais une sensation de plénitude dans le globe.

Marche. — Ces épanchements disparaissent à la longue, et dès que l'exploration des membranes profondes est devenue possible, on aperçoit sur la surface de la choroïde ou de la rétine les lésions vasculaires qui ont donné naissance à l'hémorrhagie. A ce moment, on voit dans le corps vitré de nombreux flocons pigmentés qui se déplacent dans le champ pupillaire au moindre mouvement de l'œil malade. Lorsqu'ils résultent d'une adhérence, il est fréquent d'observer des épanchements successifs.

Étiologie. — Les hémorrhagies du corps vitré sont rares, il faut chercher leurs causes du côté du cœur, ou des altérations des vaisseaux de la choroïde ou de la rétine. On les a observées dans l'aménorrhée subite, l'hémophilie, la rétinite syphilitique, diabétique. Le plus souvent, elles s'accompagnent d'hémorrhagies rétiniennes.

Pronostic et traitement. — Il est toujours à craindre que ces épanchements ne déterminent des troubles considérables du corps vitré. On les voit en effet entrainer la perte définitive de la vision, malgré le traitement le mieux ordonné. On **emploiera les mydriatiques, les myosiques, les** révulsifs, les purgatifs, les sudorifiques. Les maladies générales qui peuvent en être la cause seront combattues par les moyens ordinaires.

Ramollissement du corps vitré ou synchysis simple.

Le ramollissement du corps vitré, ou synchysis simple, s'observe surtout chez les vieillards. Il succède quelquefois à certaines affections des membranes profondes telles que la choroïdite, le glaucome, ou provient d'une lésion nutritive, à la suite de traumatismes. Dans les scléro-choroïdites antérieures et postérieures, il se fait un épanchement séreux entre le corps vitré et la paroi, mais le vitréum ne subit pas de ramollissement.

La liquéfaction générale du corps vitré s'observe aussi dans les yeux staphylomateux après des épanchements dans le corps vitré, après l'opération de la cataracte par abaissement, ou la perte d'une notable quantité d'humeur vitrée pendant l'opération de la cataracte par extraction.

Symptômes. — Le tremblement de l'iris était considéré comme un signe pathognomonique, mais il peut tenir uniquement à la présence d'un exsudat séreux qui n'implique pas le ramollissement du corps vitré.

Tantôt la pression intra-oculaire est diminuée, tantôt elle est augmentée. L'ophtalmoscope nous fournit le vrai signe clinique permettant de l'apprécier : c'est le degré de facilité avec lequel les corps flottants se déplacent dans son milieu. Pour faire cet examen, il faut examiner l'œil en image droite, en se rapprochant autant que possible, afin de bien se rendre compte si les opacités dont on étudie les mouvements ne se trouvent pas derrière le corps vitré pendant que ce dernier aurait conservé sa consistance normale.

Le synchysis simple n'est susceptible d'aucun traitement.

Synchysis étincelant.

Le synchysis étincelant s'observe à tout âge, mais surtout chez les personnes âgées. Tantôt il existe seul, tantôt il s'accompagne de lésions des membranes profondes.

Symptômes. — En examinant directement la pupille, on aperçoit un grand nombre de petits points brillants qui se déplacent dans l'œil dans tous les sens, à chaque mouvement du globe, et qui retombent ensuite plus ou moins vite à sa partie inférieure lorsque l'œil cesse de se mouvoir. Il n'est pas nécessaire de dilater la pupille pour les voir. A l'ophtalmoscope, ces petits corps forment une véritable poussière d'or qui tourbillonne dans le corps vitré complètement ramolli.

Cette poussière est constituée par deux sortes de cristaux: les uns, petits et très blancs, sont de la *tyrosine*; les autres, plus gros et plus brillants, sont de la *cholestérine*. Poncet (de Cluny) a signalé la présence de cristaux plus volumineux de *phosphate de chaux*.

L'*étiologie* de cette affection est très obscure,
car elle est souvent monoculaire et survient à des
âges très différents. Est-ce une altération sénile,
provenant de l'athérome artériel? Est-ce le résultat d'une inflammation du tractus uvéal? J'en ai
observé un cas sur une femme âgée de soixante-

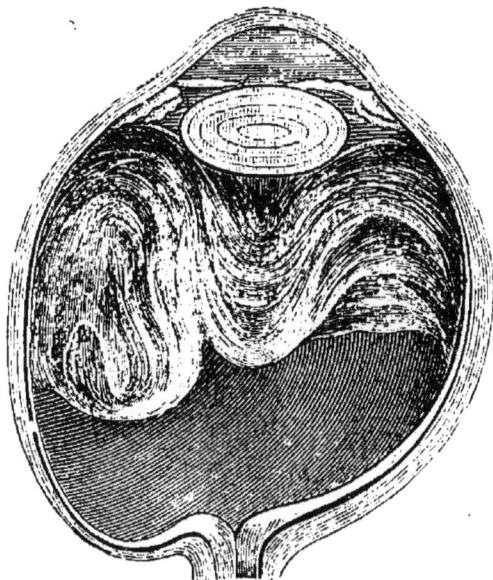

Fig. 100. — Décollement du corps vitré en arrière. (Abadie.)

cinq ans ; il était double, et l'un des yeux était
atteint d'atrophie papillaire complète.

Le synchysis n'est modifié par aucun traitement.

Décollement du corps vitré.

Le décollement du corps vitré s'observe dans
plusieurs circonstances, soit à la suite d'un traumatisme ayant amené une perte plus ou moins

grande du corps vitré, soit dans les affections qui produisent une augmentation partielle ou générale de la loge qui le renferme.

On l'a signalé dans l'hyalitis et dans certains cas de tumeur siégeant à la face interne de la loge hyaloïdienne.

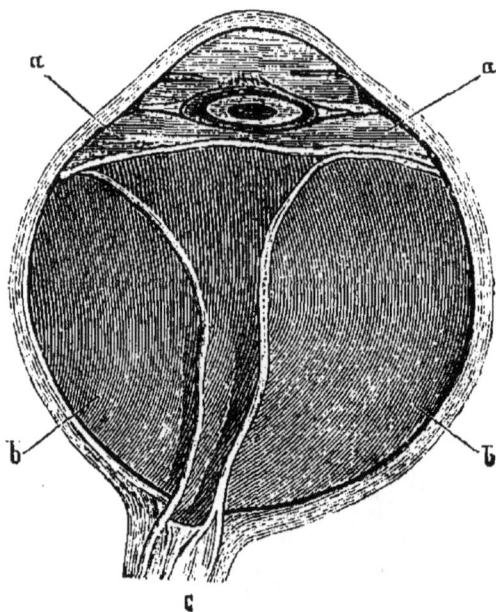

Fig. 101. — Décollement du corps vitré en avant. (Abadie.)

Le décollement peut avoir lieu à la partie antérieure ou postérieure du corps vitré. Le décollement postérieur est plus fréquent; on le rencontrerait surtout sur les yeux myopes staphylomateux atteints de décollement de la rétine. La maladie débuterait par le retrait du corps vitré, qui se détacherait de la rétine; l'espace ainsi formé serait rapidement comblé par un liquide séreux, qui, bientôt, s'infiltrerait sous la rétine, par suite d'éraillures produites dans cette membrane. Cette théorie d'Iwanoff ne repose pas sur des faits positifs, puisque le diagnostic de ce décollement primitif du corps vitré n'a pas été porté sur le vivant, et que l'on voit fréquemment des décollements survenir brusquement sans être précédés d'aucune altération appréciable des milieux transparents (Abadie).

L'extraction de la cataracte, suivie d'une perte notable de l'humeur vitrée, se complique quelquefois de décollement du vitréum, suivi bientôt de décollement de la rétine.

Lorsque le décollement siège à la partie antérieure, le corps vitré est refoulé en arrière et séparé de la cristalloïde et de la zone ciliaire par une certaine quantité de liquide séreux, séro-albumineux, qui contient des hématies et des leucocytes.

Les symptômes du décollement du corps vitré sont peu connus ; ils sont même contestés. Cette affection, dans tous les cas, est très rare. Elle n'a été constatée d'une manière positive que sur des yeux énucléés, jamais sur le vivant.

Presque toujours elle se confond avec le décollement de la rétine, qui, pour certains auteurs, lui succéderait fatalement.

Le *traitement* consiste à combattre les affections qui peuvent lui donner naissance, soit par la perte d'une certaine quantité de vitréum, soit au contraire par augmentation de la capacité postérieure du globe oculaire amenant des tractions sur la membrane hyaloïde.

CHAPITRE XIV

MALADIES DE LA RÉTINE

Aspect physiologique de la rétine.

La rétine, complètement transparente, reste habituellement invisible à l'ophtalmoscope. Cependant, avec un faible éclairage, on peut apercevoir un reflet brillant, chatoyant, qui varie à chaque inclinaison du miroir. Chez les enfants et les sujets dont la choroïde est fortement pigmentée, ce reflet est quelquefois plus apparent et plus marqué. On l'observe tantôt d'un côté, tantôt de l'autre des vaisseaux. Il ne faut pas le confondre avec une exsudation périvasculaire.

L'exploration de la rétine exige qu'on examine le fond de l'œil successivement dans toutes ses directions, en prenant pour point de départ la papille optique. On suivra la direction des vaisseaux jusqu'à l'équateur et l'*ora serrata*.

L'examen de la *macula* est particulièrement important, parce que cette région est le siège de la vision distincte ; mais il est très difficile, car la fosse centrale occupe l'extrémité postérieure de l'axe optique, qui passe par le centre de la cornée, où se forme un reflet lumineux qui gêne beaucoup l'observateur.

Il faut dilater au préalable la pupille ou se servir d'un faible éclairage pour faire cet examen avec plus de facilité. Ordinairement, la région maculaire se confond avec le reste du fond de l'œil, et n'offre rien de particulier malgré sa structure spéciale.

Dans d'autre cas, elle se reconnaît à une teinte plus foncée, au centre de laquelle on découvre une petite tache rouge, ou bien à une ligne brillante, de forme ovalaire, à grand axe horizontal. La forme de cette ligne est modifiée par l'inclinaison et la force de la lentille qu'on emploie pour l'examen à l'image renversée ; elle disparait quand on fait l'examen à l'image droite, ce qui prouve bien qu'elle tient à la dépression de la rétine à ce niveau.

Chez les individus bruns dont la choroïde est très pigmentée, la macula apparaît comme un point plus clair que les régions environnantes. Chez les blonds, au contraire, elle est rouge foncé. Chez les albinos, elle est invisible ; chez les nègres, complètement noire, etc.

Les variétés nombreuses de coloration qu'offre la macula, suivant les races, les familles, les individus, obligent à faire toujours l'examen comparatif des deux yeux. C'est le seul moyen de ne pas prendre pour des altérations morbides des variétés physiologiques.

Lésions traumatiques de la rétine.

Les lésions traumatiques de la rétine sont des *ruptures* et des hémorrhagies traumatiques. Je ne parle pas des plaies et des corps étrangers, qui se confondent avec ceux du corps vitré, ni du décollement traumatique de la rétine, que j'étudierai avec le décollement spontané, car leurs symptômes sont les mêmes.

Les **ruptures de la rétine** sont fort rares. Elles sont produites par un choc violent dans un point circonscrit du globe oculaire, et se manifestent par une diminution de l'acuité visuelle et des scotomes qui correspondent aux parties lésées.

A l'ophtalmoscope, on aperçoit au pôle postérieur des trainées cicatricielles bornées de pigment. Sur leur bord, les vaisseaux rétiniens disparaissent ; leur bout périphérique est atrophié et ressemble à de petits filets blanchâtres.

L'épanchement sanguin qui en résulte rend le diagnostic impossible au début. On ne les différencie plus tard des ruptures choroïdiennes que par l'aspect des vaisseaux interrompus au niveau des trainées cicatricielles.

Les **hémorrhagies traumatiques** de la rétine sont aussi très rares. Elles offrent les mêmes symptômes que les hémorrhagies spontanées, mais disparaissent le plus souvent sous l'influence du repos et d'un traitement rationnel qui consiste en

révulsifs cutanés, en applications froides, en instillations d'atropine et de pilocarpine.

Troubles circulatoires de la rétine. — Hyperhémie et ischémie rétiniennes.

Ces troubles circulatoires ne sont pas des maladies propres, mais simplement des symptômes
d'affections différentes.

L'hyperhémie, ou congestion de la rétine, est
difficile à définir, car la circulation intra-oculaire
offre des variétés physiologiques considérables,
et peut dépendre, en outre, de troubles circulatoires locaux et généraux.

Symptômes. — Lorsqu'elle est *artérielle* ou *active*, l'ophtalmoscope permet de constater une
rougeur anormale de la papille, dont les contours
sont moins nets. Les artères et les veines sont dilatées.

Lorsqu'elle est *veineuse* ou *passive*, les veines
sont dilatées, flexueuses, d'une couleur rouge
foncée. Elles deviennent facilement le siège de pulsations spontanées. On observe même, dans les
cas les plus sérieux, une légère transsudation séreuse, qui produit un reflet grisâtre le long des
veines et masque un peu le fond de l'œil.

Les *troubles fonctionnels* sont : une sensibilité
de l'œil à la lumière, l'impossibilité de travailler,
de la photophobie, des éblouissements, une notable diminution de l'acuité visuelle.

Étiologie. — La trop vive lumière, le travail

assidu, les vices de réfraction, une forte congestion de la conjonctive, de l'iris ou de la choroïde,
peuvent donner naissance à l'hyperhémie active.
L'hyperhémie passive accompagne les maladies de
la rétine, ou provient de troubles de la circulation
générale (maladies du cœur, tumeurs de l'orbite, etc.). On l'observe à la suite de l'usage immo-
déré du tabac et de l'alcool, dans la dysménorrhée
et l'hystérie.

Traitement. — Il faut prescrire le repos de l'œil,
corriger les vices de réfraction, donner des verres
coquilles fumés, employer au besoin les antiphlogistiques.

L'ischémie ou **anémie** de la rétine est presque
toujours symptomatique d'un trouble circulatoire
par compression des vaisseaux dans le nerf
optique ou dans l'orbite (névrite rétro-bulbaire, —
embolie de l'artère centrale, — tumeur orbitaire).
Elle est caractérisée par la décoloration de la
papille optique, un rétrécissement des vaisseaux,
de l'œdème péripapillaire, de petites hémorrhagies
rétiniennes.

Son *traitement* se confond avec celui de l'affection dont elle n'est qu'un symptôme, il en est de
même des troubles fonctionnels qui l'accompagnent.

Embolie de l'artère centrale.

L'embolie de l'artère centrale est constituée par
la pénétration d'un caillot dans le tronc de l'artère
ou dans l'une de ses branches.

Symptômes. — A l'ophtalmoscope, on constate au début tous les signes de l'ischémie rétinienne : la papille est pâle, décolorée, les artères sont vides et ressemblent à de minces filets blanchâtres. Les veines sont rétrécies au centre, dilatées dans la partie équatoriale ; elles renferment plus ou moins de sang. La pression sur le globe ne peut faire naître ni pouls veineux ni pouls artériel.

En quelques jours se manifestent les troubles nutritifs de la rétine. Les contours de la papille sont diffus, le fond de l'œil est plus pâle, la région maculaire prend une teinte rouge foncée, entre elle et la papille on aperçoit de fines hémorrhagies.

Il s'établit à la longue une circulation collatérale, la coloration de la macula diminue, l'infiltration rétinienne cesse, le sang réapparaît dans les vaisseaux, dont le calibre reste ordinairement plus étroit.

Cette embolie s'annonce par un brouillard épais qui couvre la vue subitement, et se transforme en cécité complète en l'espace de quelques minutes.

Cette perte de la vue est presque toujours définitive malgré le rétablissement toujours tardif de la circulation.

On a observé des cas où l'embolie siégeait seulement dans une des branches de l'artère centrale, avec infiltration de la rétine dans la partie correspondante. Lorsque l'embolie est partielle, le trouble est localisé à cette région et peut même disparaître complètement.

Étiologie. — Les causes les plus fréquentes de

l'embolie de l'artère centrale sont une maladie organique du cœur, ou la dégénérescence athéromateuse du système artériel. Elle pourrait aussi provenir d'une thrombose de la veine centrale, ou d'une apoplexie dans la gaine du nerf optique. On

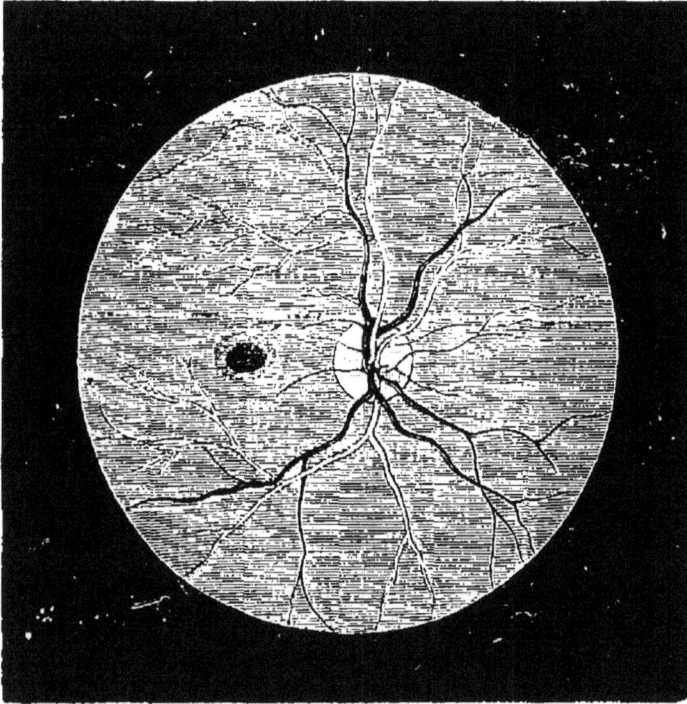

Fig. 102. — Embolie de l'artère centrale de la rétine. (Abadie.)

l'a observée, paraît-il, pendant la grossesse et l'albuminurie.

Diagnostic. — La perte subite de la vue, la diminution de volume des vaisseaux, l'infiltration séreuse étendue survenant sur un seul œil, chez un individu atteint d'affection du cœur, feront sans peine diagnostiquer l'embolie de l'artère centrale dans les premiers jours qui suivront l'accident.

Plus tard, il ne faudra pas la confondre avec l'atrophie papillaire, qui se présente sous le même aspect à l'ophtalmoscope, mais atteint presque toujours les deux yeux, et dont la marche est fatalement progressive, à l'inverse de l'atrophie papillaire monoculaire, qui détermine subitement la cécité complète.

Traitement. — L'embolie de l'artère centrale est incurable. Toutes les tentatives faites pour rétablir la circulation ont échoué. Contre la tension glaucomateuse on a employé la sclérotomie, les paracentèses de la chambre antérieure et l'iridectomie.

Apoplexie de la rétine. — Rétinite hémorrhagique.

Symptômes. — Dans les inflammations de la rétine et du nerf optique, on observe fréquemment des hémorrhagies rétiniennes qui en sont un des symptômes caractéristiques. On rencontre aussi des cas où ces hémorrhagies sont idiopathiques et sont les seules altérations que présente la rétine à l'ophtalmoscope.

Ces petits foyers ont la forme de *taches rougeâtres*, d'étendue et de nombre variables. On les voit le long des vaisseaux, vers la macula ou l'équateur, isolés ou groupés, tantôt presque imperceptibles, tantôt plus larges que le disque papillaire. Près du nerf optique, ils sont allongés dans la direction des fibres nerveuses, et ressemblent à des flammèches effilées. Leur couleur est d'autant plus foncée que l'hémorrhagie est plus épaisse et la choroïde plus pigmentée. Les vaisseaux sanguins disparaissent dans leur épaisseur, tandis qu'ils passent au-dessus dans les hémorrhagies de la choroïde. Quelquefois ces taches sont diffuses et produisent une infiltration séreuse de la rétine. Si l'épanchement sanguin est très abondant, il peut occuper toute l'épaisseur de la rétine, pénétrer jusqu'à la choroïde, s'étendre entre les deux membranes, ou même entre la rétine et le corps vitré.

Les *troubles fonctionnels* dépendent du siège et de l'étendue des foyers hémorrhagiques. Tant que la macula est intacte, la vision centrale est conservée. Le malade se plaint de scotomes, de taches noires, de brouillards. Si la macula est atteinte, la vision centrale est plus ou moins abolie, mais la vision périphérique persiste. Il est rare que la cécité soit complète.

Étiologie. — Outre les hémorrhagies traumatiques de la rétine et celles que l'on rencontre dans différentes formes de rétinite, on en observe de spontanées chez les individus atteints de maladies organiques du cœur (athérome ou sclérose, hypertrophie du ventricule gauche). Elles co-existent, le plus souvent, avec d'autres altérations générales du sang, et sont précédées ou suivies d'hémorrhagies cérébrales.

Le diabète, l'albuminurie, le scorbut, l'anémie pernicieuse, l'ictère, le purpura hémorrhagique, etc., leur donnent quelquefois naissance.

29.

Marche. — La résorption de ces épanchements sanguins est lente, sa durée varie de trois à six mois. Les taches pâlissent progressivement et finissent par disparaître sans laisser de traces. Cette terminaison est la plus rare : ordinairement une tache grise, blanche ou pigmentée, persiste. Elle est le résultat d'altérations consécutives de la choroïde ou de la rétine. Une hémorrhagie très étendue est suivie de l'atrophie de la rétine.

Diagnostic. — Il est facile de reconnaître les hémorrhagies de la rétine, leur fixité empêchera de les confondre avec les hémorrhagies ou les flocons du corps vitré ; leur forme et leur direction les différencient des altérations de même nature siégeant dans l'épaisseur de la choroïde, sur lesquelles on voit, en outre, ramper les vaisseaux rétiniens.

Le *pronostic* dépend du nombre des foyers, de leur situation et de leurs causes. Il s'aggrave par suite des altérations secondaires qui se produisent dans le tissu propre de la rétine dont les éléments subissent, la plupart du temps, la dégénérescence graisseuse.

Le *traitement* est subordonné à l'état général du malade. En face d'une affection cardiaque, on prescrira l'hygiène la plus rigoureuse, le repos, l'iodure de sodium, la digitale, l'ergotine, la caféine, etc., suivant les circonstances. En face d'une affection générale s'accompagnant d'altérations du sang ou des membranes vasculaires, on emploiera le traitement rationnel de ces divers états, les toniques, l'hydrothérapie, en faisant éviter au malade tout ce qui peut favoriser la congestion encéphalique.

Décollement de la rétine.

Symptômes. — Le décollement de la rétine se produit lorsqu'elle se détache de la choroïde dans une étendue plus ou moins grande. Un épanchement séreux ou sanguin sépare les deux membranes.

La *maladie* débute ordinairement d'une manière brusque, instantanée, sans prodromes. Le malade s'en aperçoit au réveil, après un repos, après un effort quelconque. Il n'éprouve aucune douleur et son œil ne change pas d'aspect. Quelquefois, cependant, le malade voit apparaître, dans les jours qui précèdent, des mouches volantes, des *lueurs*, des éclairs, des ombres momentanées. Ces symptômes, lorsqu'ils se manifestent sur un œil fortement myope, doivent faire redouter le décollement de la rétine et prescrire un traitement préventif.

Dès que la maladie éclate, la vision est très obscurcie ; le malade ne peut plus déchiffrer que les gros caractères. L'examen du champ visuel révèle une lacune correspondant à la partie décollée. Si le décollement est très léger, périphérique, la vision diminue peu et le malade la conserve pendant un certain temps.

Toutefois, les objets sont vus défigurés, tordus ; les lignes droites semblent courbes et ondulées.

Lorsque la macula est tiraillée, les objets sont coupés, interrompus. Dans la partie opposée au décollement, la vision est abolie; cette lacune du champ visuel est proportionnée à l'étendue de la lésion ; elle siège presque toujours en haut et en dedans, puisque le décollement s'observe au bas et en dehors. Ce signe est précieux pour le diagnostic. Des taches noires flottent devant l'œil; elles proviennent des opacités du corps vitré dont l'apparition précède ou suit le décollement. Le phosphène correspondant au siège du décollement fait défaut. Le malade éprouve des sensations lumineuses, de la vision colorée, de la dyschromatopsie. Pour distinguer les objets, il a besoin d'une grande lumière. Il n'aperçoit plus rien dans le demi-jour. Notons encore qu'au bout de quelque temps, la tonicité du globe est le plus souvent diminuée, et que cette affection est monoculaire.

Ophtalmoscopie. — Il faut examiner l'œil à l'image droite et à l'image renversée.

A l'image droite, la rétine apparaît rougeâtre dans les parties où elle est saine, mais terne, grisâtre, nuageuse, dans les endroits soulevés par l'exsudat, qui sont vus dans tous leurs détails, comme dans les cas de forte hypermétropie. La rétine décollée devient bleuâtre; elle flotte, elle ondule à chaque mouvement du globe ; on observe à sa surface des raies blanchâtres et brillantes, fortement accusées qui paraissent la segmenter.

Les vaisseaux rétiniens rampent sur les parties **ondulées dont ils suivent tous les mouvements ; ils** paraissent plus gros qu'à l'ordinaire, plus foncés, et disparaissent brusquement comme derrière un monticule.

A l'image renversée, le fond de l'œil présente un trouble diffus, résultat des altérations du corps

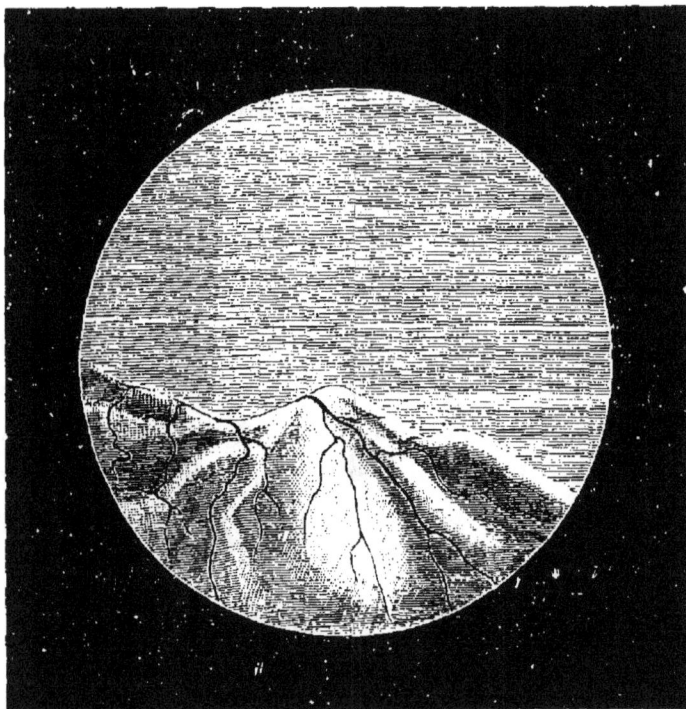

Fig. 103. — Décollement de la rétine. (Abadie.)

vitré et de la déviation des rayons lumineux. En suivant les vaisseaux, on les voit brusquement faire un coude, un crochet, disparaître derrière le décollement, pour reparaître dans une direction opposée. En imprimant à la lentille des mouvements de latéralité (déplacement parallactique), ils semblent se mouvoir d'un mouvement plus rapide que ceux qui sont situés en arrière sur la rétine non décollée. Ce signe est très important, il permet d'apprécier des décollements très légers et mal délimités. Dans certains cas, la rétine proémine tellement qu'elle masque en totalité ou en partie le disque pupillaire ; on a de même observé le déchirement de la rétine et son décollement total en forme d'entonnoir, au fond duquel la papille est à peine visible.

Étiologie et pathogénie. — Les décollements de la rétine se rencontrent dans la proportion de 1 sur 200 malades atteints d'affections oculaires pour les décollements simples, et de 1 sur 1,500 pour les décollements doubles. Il y én a donc un double pour neuf simples (Poncet de Cluny). Les causes en sont multiples. La myopie compliquée de scléro-choroïdite postérieure vient en première ligne ; puis les traumatismes du globe, les choroïdites, les rétinites, les tumeurs intra-orbitaires, intra-oculaires, les plaies scléroticales au moment où la rétraction cicatricielle diminue la surface adhérente à la rétine.

Le *mécanisme* du décollement rétinien est encore très obscur. De nombreuses théories sont en présence. Pour de Graefe, dans la myopie progressive, l'ectasie du globe augmente par suite de l'élasticité de la sclérotique et de la choroïde, qui se laissent distendre, mais la rétine, moins élastique, ne peut suivre leur mouvement et finit par se décoller. **(Décollement par distension.)**

Iwanoff soutient que le décollement est le résultat d'un retrait du corps vitré. Ce retrait produit d'abord un vide comblé par un liquide séreux, qui ne tarde pas à provoquer une éraillure de la rétine et son décollement, lorsqu'il augmente en volume et passe derrière cette membrane en la soulevant.

Leber affirme que la cause immédiate est toujours une déchirure de la rétine par rétraction du corps vitré. Poncet (de Cluny) admet la sécrétion d'un liquide en avant de la tunique fibreuse choroïdienne, et en arrière de la limitante interne de la rétine, puis la dégénérescence de la membrane nerveuse, l'inflammation du corps vitré altéré qui se liquifie, diminue de volume et provoque, par attraction, le décollement de la rétine, facilité par l'augmentation du liquide épanché entre elle et la choroïde.

Quoi qu'il en soit, on constate toujours deux lésions dans le décollement de la rétine : une altération choroïdienne et la liquéfaction du corps vitré.

Diagnostic. — Le plus souvent le diagnostic est facile ; il découle des symptômes généraux ophtalmoscopiques résumés plus haut. Tout œil myope qui perd subitement la vision centrale en plus ou moins grande partie, le champ visuel supérieur, le phosphène inférieur, est presque sûrement atteint de décollement.

On ne le confondra pas avec des membranes exsudatives du corps vitré, qui n'offrent pas le même mouvement d'oscillation et sur lesquelles on ne voit pas de vaisseaux. De même, le cysticerque du corps vitré est dépourvu de vaisseaux.

Dans les cas difficiles, c'est toujours le crochet que forment les vaisseaux qui précisera le diagnostic ; quels que soient l'étendue et le siège du décollement, ce signe ne fait jamais défaut, tandis qu'il manque dans toutes les affections qu'on pourrait confondre avec lui.

Quand il s'agit d'un décollement ancien, l'examen du fond de l'œil est souvent impossible par suite de troubles du corps vitré ou de cataracte. C'est à l'aide des commémoratifs et des troubles fonctionnels qu'on établira le diagnostic. L'absence d'un phosphène, une lacune du champ visuel, une diminution considérable de l'acuité visuelle et de la tonicité du globe, seront autant de présomptions en faveur du décollement.

Une fois la certitude établie, il ne faudra pas manquer de rechercher la cause déterminante de la maladie, ce qui est en général facile.

Complications. — Les complications les plus fréquentes sont : les *flocons du corps vitré*, résultats d'altérations choroïdiennes ; l'*iritis* et l'*iridochoroïdite* avec synéchies postérieures ; la cataracte qui se développe lentement, reste molle, et provient d'un défaut de nutrition du cristallin ; enfin, l'*atrophie du globe*.

La *marche* de cette maladie est généralement progressive. Le décollement latéral ne tarde pas à gagner les parties déclives, où s'accumule le liquide sous-rétinien. On voit apparaître plus tard des opacités capsulaires, une cataracte molle, une iritis chronique avec occlusion de la pupille, ramollissement et phtisie du globe.

Cependant il n'est pas rare de voir le décollement rester stationnaire sous l'influence d'un traitement convenable et du repos. On a même observé des cas de guérison par rupture spontanée de la rétine et recollement de cette membrane avec la choroïde.

Le *pronostic* est des plus graves. Dans les cas les plus heureux, la vision reste défectueuse, et les malades toujours menacés de la perdre complètement. Du reste, le décollement de la rétine survenant dans les cas de myopie progressive, l'autre œil se trouve exposé aux mêmes accidents, à moins qu'il ne soit de cause traumatique; par conséquent il laisse le malade dans une cruelle perplexité.

Traitement. — En cas de myopie progressive s'accompagnant d'hypotonie, de troubles passagers de la vision, d'éclairs, d'étincelles, de mouches volantes, il sera prudent de conseiller au malade la plus grande prudence et le repos presque absolu des yeux. Toutes les fois que cela sera possible, on conseillera de changer de profession, si elle nécessite des efforts prolongés et fatigants de la vision. Chez les écoliers, on examinera le fond de l'œil avec soin, pour prescrire les verres convenables et défendre la lecture trop rapprochée, les livres imprimés en petits caractères, etc. Ces précautions préviendront quelquefois, ou retarderont souvent, l'apparition du décollement rétinien.

Une fois produit, il faut le combattre par le repos au lit, les révulsifs cutanés et intestinaux, les sudorifiques, les mercuriaux, les ventouses Heurteloup et la compression méthodique du globe.

Depuis Sichel, on a tenté d'une foule de manières d'aspirer le liquide épanché, ou de favoriser sa résorption par un traitement chirurgical : l'iridectomie, la sclérotomie, le drainage de l'œil, même l'injection iodée dans la poche sous-rétinienne, ont leurs partisans. Cependant les cas d'améliorations et de guérisons sont très rares, et malgré toutes les tentatives, nous sommes encore aujourd'ui presque impuissants contre cette redoutable maladie. Aussi ne faut-il jamais négliger de mettre en œuvre tous les moyens prophylactiques.

Lésions inflammatoires de la rétine. — Rétinites simple ou idiopathique, séreuse, parenchymateuse.

On désigne sous le nom de rétinites simples ou idiopathiques celles qui ne dépendent pas d'une maladie générale.

La rétinite séreuse est caractérisée par une accumulation de sérosité dans l'épaisseur de la rétine, surtout aux environs de la papille et de la macula. La rétine paraît épaisse, les contours de la papille perdent de leur netteté ou sont complètement marqués par un nuage qui diminue vers l'équateur. Les veines sont dilatées et tortueuses. Les artères conservent leur volume ; cependant, lorsque la transsudation séreuse péripapillaire est considérable, le tissu du nerf optique est gonflé; il comprime les vaisseaux centraux, et l'ophtalmoscope révèle une hyperhémie veineuse et une anémie artérielle plus ou moins marquée.

L'œil, à l'extérieur, ne présente aucun symptôme anormal.

Troubles fonctionnels. — Les malades se plaignent d'abord d'un nuage qui s'épaissit progressivement et diminue de même, leur acuité visuelle, centrale et périphérique. On observe en même temps une forte diminution du champ visuel.

On a décrit sous le nom de rétinite séreuse la **dégénérescence cystoïde de la rétine,** qui est caractérisée par une accumulation de sérosité dans de petites cavités kystiques formées aux dépens de la couche granuleuse externe et interne de la rétine (Ivanoff). Ces petits kystes forment de véritables amas cystoïdes, des excroissances condylomateuses, qui proéminent dans le corps vitré et s'y vascularisent.

Quand les cavités kystiques siègent vers l'*ora serrata,* les troubles fonctionnels sont nuls, et l'ophtalmoscope permet rarement de les apercevoir. Près de la papille et de la macula, ils donnent lieu à des troubles visuels variables. Cette dégénérescence cystoïde de la rétine est rare chez les enfants et les adultes, très fréquente au contraire chez les vieillards. Il n'y a pas de traitement à lui opposer.

Étiologie. — La rétinite séreuse est souvent la première phase d'autres inflammations rétiniennes.

Lorsqu'elle est véritablement idiopathique, ce qui est rare, elle parait résulter de l'action d'une lumière trop vive ou des fatigues de l'accommodation chez les sujets amétropes, par suite de travail oculaire trop prolongé. Le plus souvent, on ne peut en déterminer la cause.

Marche et terminaison. — Cette inflammation peut rester longtemps stationnaire. Elle se termine ordinairement par résolution, laissant après elle des troubles visuels, résultat des altérations survenues dans le tissu rétinien.

Traitement. — Repos absolu de l'organe, dérivatifs locaux, ventouses Heurteloup, purgatifs légers, séjour dans une chambre obscure, etc.

La **rétinite parenchymateuse** est considérée comme une variété de la rétinite séreuse, dans laquelle, outre l'hyperhémie et la transsudation séreuse, on observe une altération du tissu rétinien. Cette altération peut être circonscrite, diffuse ou périvasculaire. Elle résulte d'une hyperplasie du tissu conjonctif de la rétine, qui comprime les éléments nerveux et finit par les détruire, pour subir ensuite lui-même la dégénérescence graisseuse et s'atrophier.

Rétinite parenchymateuse circonscrite. — Elle est rare et s'observe autour de la *papille* ou dans la région maculaire. A l'*ophtalmoscope*, on observe des opacités blanchâtres ou jaunâtres, irrégulières ou striées, qui forment *près de la macula* des lignes très fines qui rayonnent vers la *fovea-centralis.*

Autour de la papille, on observe de l'œdème, une hyperplasie conjonctive, avec gonflement de la papille et turgescence des vaisseaux.

Rétinite périvasculaire. — Dans cette variété, les artères sont transformées en cordons blanchâtres, au centre desquels on voit un petit filet rouge qui indique leur perméabilité. Les veines sont amincies, irrégulières dans leur calibre ; la rétine est opaque par place ou recouverte de petites ecchymoses. On observe en même temps des lésions d'irido-choroïdite.

Rétinite diffuse. — Dans la rétinite parenchymateuse diffuse, outre les altérations des vaisseaux, qui consistent dans l'épaississement de leur tunique *adventice*, on observe une hyperplasie cellulaire, qui porte sur les couches internes des fibres nerveuses et des cellules ganglionnaires. Les lésions siègent du côté de la limitante interne ou du côté de la limitante externe, et s'accompagnent, soit de troubles du corps vitré, soit d'altérations choroïdiennes. Cette rétinite s'observe dans l'irido-choroïdite, l'irido-cyclite, la chorio-rétinite.

L'examen ophtalmoscopique n'est pas toujours possible ; il permet d'apercevoir des plaques jaunâtres, saillantes, irrégulières, striées ou rayonnées. Les vaisseaux sont en partie recouverts par ces plaques jaunâtres dans lesquelles ils plongent, ou sur lesquelles ils passent suivant leur situation. La papille est œdématiée, ses bords confus.

Étiologie. — Les causes des rétinites parenchymateuses sont très obscures. Elles paraissent

cependant le résultat d'altérations primitives de
l'iris, du corps ciliaire ou de la choroïde. Les
affections cardio-vasculaires et la syphilis ont été
mises en avant par différents auteurs.

Pronostic. — Il varie suivant l'intensité et l'ex-
tension du processus, suivant le siège des lésions,
les altérations vasculaires, les lacunes du champ
visuel. La maladie se termine assez souvent par
l'abolition presque complète de la vision.

La *marche* de cette rétinite est ordinairement
lente, avec des alternatives de rémission et d'aggravation. La vision est plus ou moins atteinte, suivant que les lésions occupent le voisinage de la
macula ou sont disséminées dans les parties périphériques. Les cas les plus favorables sont ceux
qui se terminent rapidement et dont les altérations
restent localisées.

Traitement. — Repos complet des yeux ; chambre
obscure, lunettes fumées très foncées, ventouses
scarifiées aux tempes, dérivatifs intestinaux, révulsifs cutanés ; préparations mercurielles et iodurées si la syphilis peut être mise en cause.

Rétinite syphilitique.

La **rétinite syphilitique** est beaucoup plus rare
que l'iritis syphilitique ; elle survient ordinairement à la fin des accidents secondaires. Elle peut
exister seule, mais s'accompagner fréquemment
de lésions du côté de l'iris et de la choroïde.

Symptômes ophtalmoscopiques. — Ils sont variables, souvent peu accentués et peu caractéristiques. Le fond de l'œil prend une couleur grisâtre ou gris-jaunâtre ; la papille est infiltrée, ainsi que la région de la macula et les parties voisines. Cette suffusion nuageuse cache en partie les vaisseaux à leur émergence du nerf optique, et se prolonge dans leurs directions. Vers la périphérie, la rétine s'éclaircit et reprend sa transparence.

Les taches hémorrhagiques et les exsudats font presque toujours défaut. On peut même dire que leur absence est un signe caractéristique de la lésion qui nous occupe.

Les artères et les veines paraissent moins distinctes, plus pâles et plus grêles, parfois hyperhémiées et tortueuses.

La maladie est souvent compliquée d'opacités du corps vitré qui rendent difficile la constatation de tous ces symptômes. Lorsque la choroïde participe à l'inflammation, ses lésions se manifestent par des plaques exsudatives ou atrophiques qui ne deviennent visibles qu'après la disparition des troubles rétiniens. De Graefe a décrit sous le nom de rétinite centrale à récidive une lésion constituée par la présence de petites taches siégeant vers la fossette centrale, qui diminuent en s'éloignant de la macula.

La papille est saine ; la maladie dure quelques jours, puis disparaît pour récidiver au bout de quelque temps et s'accompagne toujours d'une diminution profonde de la vision.

Symptômes fonctionnels. — Ils se résument

dans une diminution plus ou moins considérable
et rapide de l'acuité visuelle. Les malades se
plaignent de scotomes, de mouches volantes ; il y
a de la *photopsie*, de la *chromopsie* (apparitions
lumineuses colorées). Le champ visuel n'est pas
diminué, la perception des couleurs n'est pas
altérée, excepté dans les périodes ultimes, lorsque
la maladie n'a pas été convenablement traitée.
C'est la vision centrale qui est particulièrement
atteinte ; mais il faut noter que l'affection reste
ordinairement *monoculaire*.

La *marche* est très variable ; un traitement énergique peut amener la guérison en deux mois ;
mais souvent elle est rebelle, affecte une marche
chronique ou récidive.

Elle peut se terminer par névro-rétinite, atrophie
papillaire, atrophie choroïdienne. Dans tous les
cas, l'acuité visuelle reste diminuée.

Diagnostic. — On trouverait de grandes difficultés à établir le diagnostic si on ne s'appuyait
sur les antécédents des malades et les traces d'autres affections oculaires. Si, en même temps
qu'une rétinite, on trouve une iritis, une choroïdite,
des manifestations cutanées de la syphilis, surtout
si le mal n'affecte au début qu'un seul œil, on sera
presque certainement en présence d'une affection
spécifique.

Il n'y a guère que la rétinite diabétique qui
puisse être une cause d'erreur. Dans le doute,
l'analyse des urines enlèvera toute incertitude.

Le *pronostic* est toujours sérieux, parce que les

récidives sont à craindre, et que les cas les plus heureux laissent subsister une notable diminution de l'acuité visuelle.

Traitement. — Il faut employer au plus tôt la médication antisyphilitique, frictions mercurielles, onctions mercurielles sous la plante des pieds, injections de sublimé, de peptonate de mercure, de cyanure de mercure. L'iodure de potassium ne sera donné que plus tardivement.

Contre les symptômes inflammatoires ou les complications du côté des autres membranes, on prescrira l'atropine, la pilocarpine, les vésicatoires volants, les ventouses aux tempes, etc.

Rétinite albuminurique.

Étiologie. — C'est la rétinite albuminurique qui présente les altérations les plus caractéristiques, les plus nombreuses et les plus variées. Elle se montre dans toutes les formes de l'albuminurie (néphrétique, gravidique, scarlatineuse, traumatique, à frigore). D'après les uns, il faut l'attribuer à une nutrition défectueuse du tissu rétinien par le sang altéré, d'après les autres, à la tension artérielle, résultat des troubles de la circulation générale.

Symptômes ophtalmoscopiques. — La papille est toujours infiltrée, ainsi que la rétine avoisinante. Cette infiltration est caractérisée par un trouble gris-rougeâtre, constitué par de petites stries très fines. Autour de la papille, on observe une multitude de plaques blanches et de taches hémorrha-

giques, suivant le trajet des vaisseaux. Les plaques blanches sont brillantes, tantôt petites et
très nombreuses, tantôt plus grandes que la papille elle-même, par suite de la réunion de plusieurs en une seule.

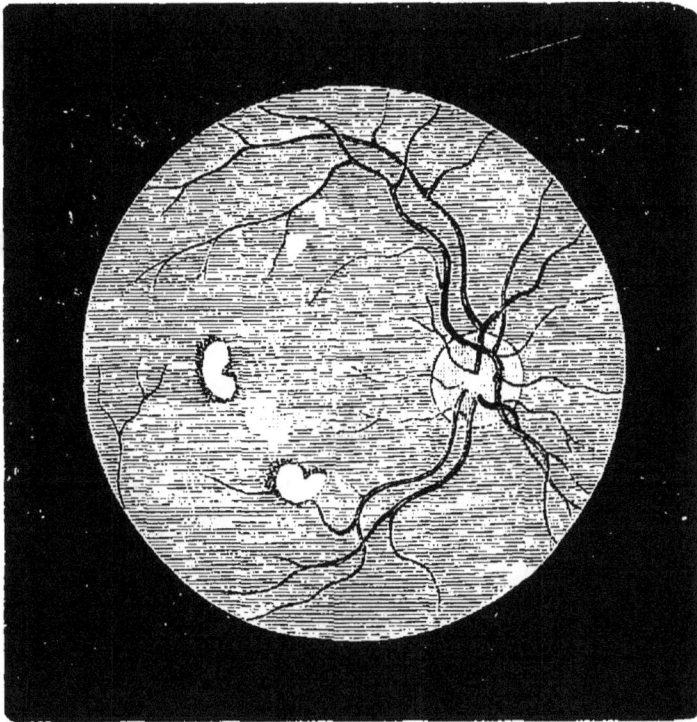

Fig. 104. — Rétinite albuminurique. (Forme bénigne.) (Abadie.)

Ces taches proviennent soit de foyers de dégénérescence graisseuse analogues à ceux du rein et
du cœur, soit d'une altération des fibres nerveuses
sclérosées.

Les taches hémorrhagiques sont nombreuses,
linéaires, en flammèches ; elles peuvent être très

petites, offrir un aspect sablé. On les observe le
long des veines, entre les plaques blanches.

L'aspect de la *macula* est caractéristique. On y
voit des amas de petits points blancs, gros comme
des têtes d'épingle, réunis en groupe, comme des

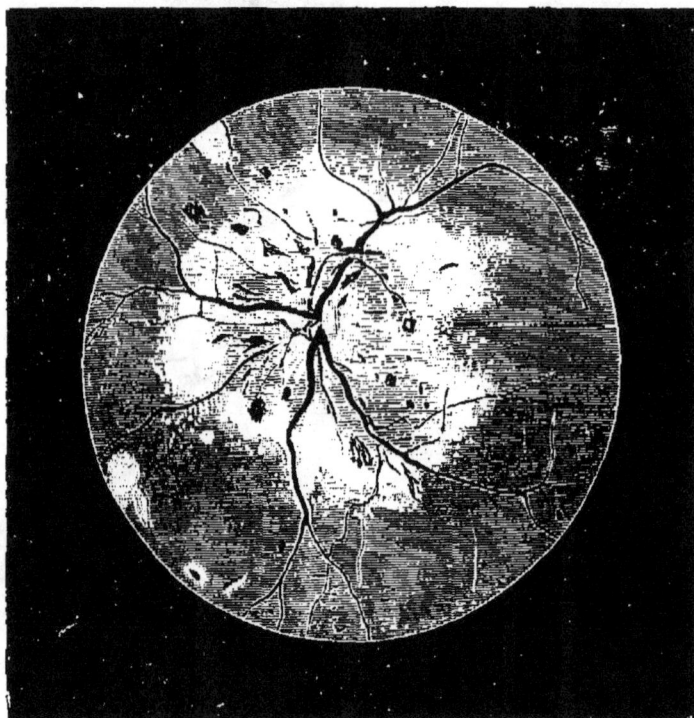

Fig. 105. — Rétinite albuminurique. (Forme grave.) (Abadie.)

constellations d'étoiles, ou disposés en forme d'é-
ventail. Ce symptôme est vraiment pathognomonique.

La rétinite albuminurique est presque toujours
binoculaire.

Symptômes fonctionnels. — Dans l'immense majorité des cas, la vision est peu troublée ; il existe un contraste étonnant entre les altérations de la rétine et celles de la vision. Cependant l'acuité visuelle est diminuée lorsque la macula est atteinte. On a même cité des cas de cécité complète, à la suite d'accidents urémiques, agissant sur le nerf optique et le cerveau. La vision périphérique est conservée, et la dyschromatopsie n'apparaît que dans les périodes avancées de la maladie.

Marche et complications. — On a constaté des hémorrhagies dans le corps vitré et sous la conjonctive, des épistaxis, du purpura. Ces complications indiquent une gravité particulière de la maladie qui prend une marche lente. Si elle n'est pas enrayée, elle se termine par atrophie de la rétine et du nerf optique. Dans le cas contraire, on a observé des guérisons complètes, surtout lorsque l'albuminurie s'est déclarée dans le cours d'une grossesse ou d'une fièvre scarlatine.

Diagnostic. — Il repose sur l'infiltration considérable de la papille et de la rétine, sur les plaques blanches, les hémorrhagies qui accompagnent les vaisseaux, et particulièrement sur les altérations maculaires et leur présence dans les deux yeux. Inutile de dire qu'on devra toujours s'éclairer par l'analyse de l'urine.

De plus, il ne faudra pas confondre cette rétinite avec une névro-rétinite de cause cérébrale, avec une rétinite diabétique, et ne pas se fier absolument à la présence de l'albumine dans les urines, car ce caractère peut faire défaut au moment de l'examen, suivant qu'on se trouve en présence d'altérations récentes en voie d'évolution ou de taches blanchâtres, résultats d'une affection ancienne actuellement guérie.

Traitement. — Le traitement local consiste dans les révulsifs locaux et intestinaux, le repos des yeux. Le traitement général comprend le régime lacté, l'iodure de potassium, les préparations ferrugineuses, le tannin, les sudorifiques, les injections de pilocarpine, etc. Il doit varier avec chaque forme d'albuminurie.

Rétinite diabétique.

Symptômes ophtalmoscopiques. — La rétinite diabétique est assez rare. Elle est caractérisée par la présence d'hémorrhagies n'ayant aucune situation fixe et qui se produisent dans toutes les régions, de préférence cependant dans le voisinage de la papille et de la macula. Ces épanchements sanguins siègent dans les couches internes de la rétine et pénètrent dans le corps vitré, où elles forment des caillots plus ou moins volumineux. En même temps que ces hémorrhagies, on voit souvent des plaques ou des taches blanches, dues à des foyers de dégénérescence graisseuse. Ces plaques ne sont jamais disposées en étoile ou en éventail dans le voisinage de la macula, comme dans la rétinite albuminurique.

Outre ces altérations, on observe l'iritis, l'atrophie papillaire et le glaucome : mais il n'y a pas de relation de fréquence entre la cataracte et la rétinite diabétique.

Symptômes fonctionnels. — Ils dépendent surtout du siège des lésions. Tant que la macula n'est pas atteinte, la vision est peu compromise : elle est gravement altérée dans le cas contraire. Des hémorrhagies considérables du corps vitré, fréquentes dans la période ultime de la maladie, peuvent déterminer la cécité complète.

Étiologie. — C'est le diabète parvenu à une période avancée qui est la cause de cette rétinite ; elle résulte de la viciation du sang et de l'altération des vaisseaux. Quelquefois, l'albuminurie, qui souvent complique le diabète, paraît au contraire en être la cause déterminante.

Diagnostic. — Comme cette affection n'a pas de caractères bien déterminés et qu'on la confond souvent avec la rétinite albuminurique ou apoplectique, il faudra toujours faire l'analyse des urines, et se renseigner sur l'état général antérieur du malade.

Pronostic. — Cette rétinite est tantôt monoculaire, tantôt binoculaire. Sa gravité est liée à celle de l'affection générale dont elle découle.

Son *traitement* se confond avec celui du diabète.

Rétinite leucocythémique.

Cette rétinite, signalée et décrite pour la première fois par Liebreich, est une affection rare, caractérisée par les symptômes suivants :

A l'*ophtalmoscope*, le fond de l'œil revêt une teinte jaune orangé, due à la coloration des vaisseaux choroïdiens, par suite de l'énorme quantité de globules blancs qui se trouvent dans le sang.

La papille est pâle, infiltrée, ses bords sont confus. Les vaisseaux disparaissent en partie dans cette infiltration ; les artères sont ténues, les veines dilatées et flexueuses vers la macula ; on observe de petites taches d'un blanc grisâtre et de petits foyers hémorrhagiques constitués surtout par des amas de globules blancs.

Les *troubles fonctionnels* ne sont appréciables que lorsque les altérations siègent au voisinage de la macula. On observe alors un scotome central et de l'amblyopie.

Cette affection n'exige d'autre traitement que celui de la maladie générale.

Rétinite pigmentaire.

Étiologie. — La rétinite pigmentaire est *congénitale* ou *acquise*. La seconde, beaucoup plus rare que la première, moins bien connue, souvent confondue avec la chorio-rétinite syphilitique, reconnaîtrait pour cause exclusivement la syphilis.

La rétinite pigmentaire congénitale est héréditaire, et peut se manifester dès les premières années par une amblyopie légèrement progressive, et surtout par de l'héméralopie. Les mariages entre consanguins, la syphilis héréditaire, les climats chauds, ont été mis en avant comme causes prédisposantes. L'hérédité seule joue un rôle incontestable. Il n'est pas rare de voir plusieurs membres d'une même famille en être atteints. Les premières manifestations se montrent de six à huit ans, quelquefois de douze à quinze ans.

Symptômes fonctionnels. — Un des premiers symptômes de la rétinite pigmentaire congénitale est l'amblyopie nocturne, c'est-à-dire l'impossibilité de se conduire, le soir, après le coucher du soleil. Cette héméralopie est manifeste dès le bas âge. Mise d'abord sur le compte de la maladresse, cette gêne, cette indécision dans les mouvements, ne tarde pas à faire des progrès, au point de rendre l'héméralopie évidente.

Il suffit que l'enfant se trouve dans un endroit sombre pour que le phénomène se reproduise, car la rétine est atteinte d'une véritable torpeur. Pour qu'elle perçoive les impressions lumineuses, il faut que les objets soient vivement éclairés.

Outre l'héméralopie, le champ visuel se rétrécit concentriquement, à mesure que le pigment, qui se dépose d'abord dans les parties périphériques, progresse lentement vers le centre. La vision centrale peut rester longtemps intacte, mais le champ visuel devient si restreint que les malades voient comme s'ils regardaient au travers d'un tube étroit. Ils sont incapables de se conduire, d'apercevoir à la fois la surface de toute la figure d'une personne, et cependant lisent encore les plus fins caractères. Aussi leurs yeux sont-ils fréquemment animés de **mouvements rapides qui leur permettent de voir**

successivement les différents objets qui les entourent. La maladie finit par atteindre la macula,
et la cécité devient complète. Comme elle est toujours *binoculaire*, sa terminaison est fatale.

Symptômes ophtalmoscopiques. — Avant la dé-

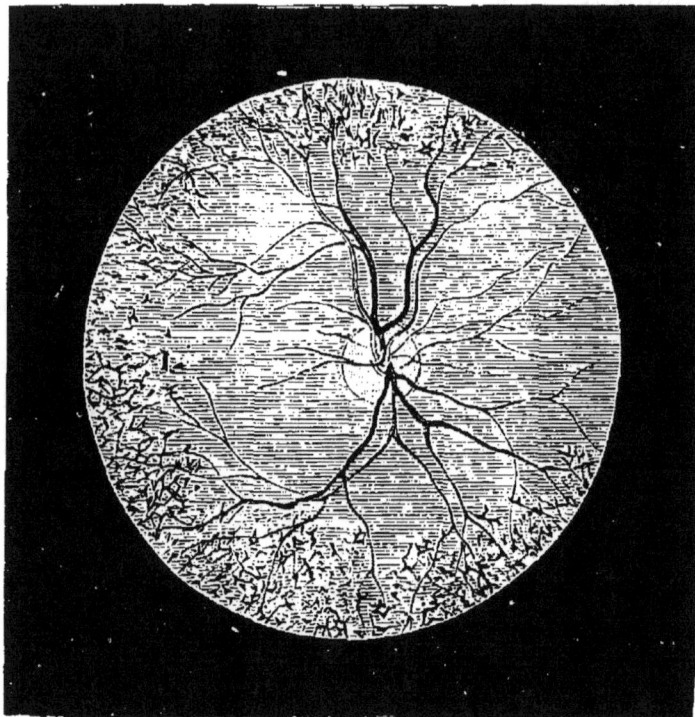

Fig. 106. — Rétinite pigmentaire. (Abadie.)

couverte de l'ophtalmoscope, cette affection était
décrite sous le nom d'héméralopie. Depuis elle a
reçu le nom de rétinite pigmentaire, parce qu'elle
est caractérisée par des amas de pigment loca-
lisés d'abord dans les régions équatoriales et
finissant par envahir toute la surface rétinienne.

Au début, ces amas de pigment sont difficiles à apercevoir ; il faut que le malade regarde fortement en haut, en bas, en dedans et en dehors. En suivant les vaisseaux jusqu'à leurs plus fines ramifications, on ne tardera pas à voir de petites taches noirâtres, irrégulières, déchiquetées, envoyant çà et là des prolongements qui les font ressembler aux corpuscules des os, ou ostéoplastes. Ils forment le long des vaisseaux des trainées noirâtres. D'abord disséminés en petit nombre dans les régions périphériques, ils deviennent bientôt plus nombreux, leurs mailles se resserrent, ils avancent de tous côtés vers la macula, envahissant plus rapidement la partie interne de la rétine.

Les *vaisseaux* ne tardent pas eux-mêmes à subir des altérations, les artères épaissies diminuent de calibre.

La *papille* optique prend une teinte terne, grise, opaque et s'atrophie lentement à mesure que sa nutrition souffre des altérations vasculaires.

La *choroïde* perd sa couche épithéliale pigmentaire, aussi les *vasa vorticosa* deviennent-ils plus apparents.

Les *milieux réfringents* restent longtemps intacts et transparents. On voit ensuite apparaître une cataracte polaire postérieure qui affecte presque toujours la forme étoilée à trois ou cinq branches. Parfois, le *corps vitré* se trouble et contient des flocons et des filaments grisâtres.

La *marche* de la rétinite pigmentaire est toujours lente, la cécité survient rarement avant trente ans, souvent après cinquante.

La *terminaison* est toujours la cécité. Cependant certains auteurs prétendent que la rétinite pigmentaire acquise peut être arrêtée par un traitement syphilitique.

Diagnostic. — Il découle des trois symptômes principaux que je viens de décrire : *accumulation de pigment, rétrécissement du champ visuel, héméralopie.* Cependant on a décrit des formes anormales dans lesquelles le pigment pourrait faire défaut, la maladie conservant la forme progressive. La présence du pigment, d'ailleurs, n'implique pas toujours l'existence d'une rétinite, puisque la choroïdite atrophique est souvent accompagnée de pigmentation considérable. Elle se distingue de la rétinite pigmentaire par l'aspect de la papille, qui est normale, et par la conservation du champ visuel périphérique.

Traitement. — Que la rétinite pigmentaire soit congénitale, acquise, ou syphilitique, le traitement reste presque toujours inefficace. Il faut avoir recours aux moyens hygiéniques, toniques, arsenicaux, bains de mer, séjour à la campagne. On emploie avec plus ou moins de succès les préparations iodurées, mercurielles, ferrugineuses, les injections sous-cutanées de strychnine et les courants constants.

En cas d'hyperesthésie rétinienne, on prescrira des verres fumés pour le grand jour.

Affections de la macula.

Les altérations de la macula sont de même nature que les autres affections de la rétine et de la choroïde que je viens de passer en revue. On y observe des *hémorrhagies*, des *exsudats*, des *plaques d'atrophie*.

Ces différentes lésions revêtent une gravité exceptionnelle, en raison de l'importance de la région atteinte et des troubles considérables de la vision qui en sont toujours le résultat.

A l'ophtalmoscope, les *hémorrhagies*, qui sont souvent sous la dépendance d'une altération des vaisseaux, apparaissent tantôt dans un point très limité de la *fovea centralis*, et sont très petites, tantôt dans une plus grande étendue, s'infiltrent dans les couches de la rétine et s'étalent en foyer entre la rétine et la membrane hyaloïdienne. Ces épanchements se résorbent plus ou moins et laissent subsister un trouble visuel, résultat des altérations des éléments nerveux.

Les *exsudats* de la macula occupent une étendue variable. Ils se développent à la suite de la syphilis, ou sont le signe précurseur de chorio-rétinite grave.

Les troubles visuels qui en résultent sont proportionnels à leur nombre et à leur étendue.

Quant aux atrophies choroïdiennes, tantôt elles se déclarent d'emblée dans la région, tantôt elles proviennent d'une choroïdite généralisée.

Les **symptômes fonctionnels** sont constitués en premier lieu par un scotome plus ou moins sombre et plus ou moins étendu, qui cache aux malades une partie des objets, et toujours leur centre ; en second lieu, par un changement de forme et de grosseur des objets. Les lignes droites, par exemple, sont tordues, interrompues, les lettres plus petites, irrégulières.

La vision périphérique est conservée intacte tant que les lésions sont bornées à la macula, de sorte que les malades ne sont pas obligés d'interrompre leurs occupations.

Diagnostic. — Le caractère distinctif des affections de la macula est l'existence des phénomènes de métamorphosie qu'on remarque, aussi, quelquefois dans le décollement partiel de la rétine. L'examen ophtalmoscopique révèlera la nature de l'altération.

Pronostic. — Il est toujours très sérieux, car les maladies de la macula existent rarement seules. Lorsqu'elles guérissent, elles laissent toujours subsister une diminution marquée de l'acuité visuelle.

Traitement. — Il ne diffère pas de celui des altérations de même nature observées sur la rétine.

Tumeurs de la rétine.

Les **tumeurs** de la rétine sont les *cysticerques* et les *gliomes*.

L'étude des cysticerques de la rétine se confond avec celle des cysticerques du corps vitré, dont le

pronostic et le traitement sont les mêmes ; je ne
m'y arrêterai pas.

Les **gliomes** ont été divisés en *gliomes* et *gliosarcomes*. On les a désignés longtemps sous les
noms de fougue médullaire, encéphaloïde, cancer
de l'œil, etc.

Le gliome de la rétine a donné lieu à de nombreux travaux ; d'après Poncet (de Cluny), ce néoplasme prend naissance dans les éléments con-
jonctifs de la rétine, et les cellules qui le forment
ont une origine épithéliale, car elles se développent
aux dépens de la névroglie rétinienne, qui est elle-
même d'origine épithéliale.

D'après Virchow, le gliome et le gliosarcome
différeraient par le volume des cellules néoplasiques. Dans le gliome, les cellules morbides et
leurs noyaux ne doivent pas dépasser les dimensions des éléments normaux de la rétine. Les
cellules du gliosarcome, au contraire, sont plus
volumineuses et fusiformes. L'une et l'autre de
ces tumeurs se ramollissent avec le temps ; leur
récidive est la règle après l'énucléation.

Symptômes. — *L'évolution* du gliome de la
rétine est divisée en *trois périodes*.

1° Dans la première, la lésion reste le plus
souvent ignorée ; la maladie débute sans réaction,
sans changement d'aspect du globe. Comme elle
ne s'observe que sur des enfants en bas âge, les
troubles visuels passent inaperçus, et la vue se
perd le plus souvent sans douleur.

Si pendant cette période on fait l'examen ophtalmoscopique, on aperçoit, disséminées sur la rétine, de petites taches blanchâtres différentes des exsudations rétiniennes par leur forme arrondie. Ces foyers s'étendent petit à petit et forment une tumeur mal délimitée, à reflets blanchâtres. Les parties voisines de la rétine peuvent être décollées et tremblantes. Bientôt la tumeur se rapproche du cristallin, l'œil présente un reflet chatoyant caractéristique (œil de chat amaurotique), et la tumeur devient apparente à l'œil nu.

2° Dans la deuxième période, un véritable glaucome se manifeste, la pupille s'élargit, la chambre antérieure disparaît, le cristallin devient opaque, la cornée se trouble, on observe de l'hydrophtalmie, un staphylôme scléro-cornéen ordinairement plus développé d'un côté que de l'autre. En même temps, les petits malades sont pris de fièvre, de vomissements, de douleurs violentes.

3° Dans la troisième période, le néoplasme se généralise, la cornée se perfore, la tumeur fait saillie au dehors et forme une masse fongeuse et saignante entre les paupières fortement écartées ; elle se développe dans l'orbite, dans le crâne, etc. Un état cachectique apparaît, accompagné de troubles cérébraux graves. La perte de l'odorat, du goût, de l'ouïe, l'affaiblissement causé par les hémorrhagies, amènent bientôt la mort des petits malades, qui souffrent en moyenne quinze à dix-huit mois.

Étiologie. — Le gliome se montre presque exclusivement chez les enfants âgés de moins de cinq ans. Il est très rare après vingt ans. L'influence de l'hérédité ne peut être niée, car on rencontre cette cruelle maladie chez plusieurs enfants de la même famille.

Pronostic. — Le gliome est une tumeur maligne dont le pronostic est des plus graves. Souvent les deux yeux sont atteints successivement; la récidive du mal est la règle. Cependant on a vu des cas dans lesquels l'énucléation du globe faite de très bonne heure, alors que le nerf optique n'était pas envahi par les proliférations néoplasiques, a été suivie de guérison.

Diagnostic. — Au début, on pourrait confondre le gliome avec des exsudats ou des taches hémorrhagiques ; mais leurs contours nets et le développement des artères feront éviter cette erreur. Plus tard, il faudra le distinguer d'un simple décollement de la rétine. On se rappellera que le décollement survient sans douleurs, et que l'œil est atteint d'une hypotonie manifeste au lieu de tension glaucomateuse. A mesure que le néoplasme proémine dans le corps vitré, l'œil présente le reflet particulier qui lui a fait donner le nom d'œil de chat amaurotique. La vision est complètement éteinte, et l'ensemble des symptômes que j'ai décrits plus haut ne permettra pas de la confondre avec une irido-choroïdite ou toute autre affection du fond de l'œil.

Traitement. — Il consiste uniquement dans l'énucléation du globe, qu'on devra pratiquer dès que la maladie est reconnue, en ayant soin de faire la section du nerf optique aussi loin que possible, et d'enlever avec le globe tout le tissu cellulaire environnant, si le volume de la tumeur fait craindre qu'il ne soit envahi. Voici la manière dont se pratique l'énucléation.

Énucléation du globe.

Procédé de Bonnet, de Lyon. — *Instruments nécessaires :* Blépharostat ou deux écarteurs. — Pince à fixation. — Crochet à strabisme. — Ciseaux courbes sur le plat à pointes mousses (ciseaux à strabisme). — Petites éponges. — Ouate antiseptique.

Manuel opératoire. — Le malade couché sur un lit et anesthésié, on saisit de la main gauche, tout près de la cornée, un pli de conjonctive au-dessus de l'insertion du muscle droit interne, puis on prolonge cette incision circulairement tout autour de la cornée en débridant largement le tissu cellulaire sous-jacent. On introduit ensuite le crochet à strabisme sous le tendon du muscle droit interne, que l'on coupe comme dans l'opération du strabisme. On fait de même pour les autres muscles droits, puis on décolle la capsule tout autour du globe avec les ciseaux courbes fermés ou le crochet à strabisme. En dernier lieu, on luxe le globe de l'œil le plus possible, en avant et en dedans, ou en avant et en dehors, suivant qu'on veut faire d'un côté ou de l'autre la section du nerf optique. Cette section est faite d'un coup de ciseau aussi loin que possible du globe. On achève ensuite la luxation du globe, que l'on détache facilement des muscles obliques.

L'hémorrhagie consécutive est ordinairement peu abondante et cède toujours à la compression. Après avoir débarrassé la cavité orbitaire des caillots, on fait, soit une suture en bourse, comme dans l'opération du staphylôme, soit un simple pansement antiseptique, que l'on recouvre d'un bandeau compressif.

Les suites de cette grave intervention sont le plus souvent très simples. En huit jours, la cicatrisation est complète. Les muscles et la capsule de Ténon se rétractent et forment un moignon mobile parfaitement apte à recevoir un œil artificiel.

Tillaux a modifié le procédé de Bonnet.

Il pratique en premier lieu la ténotomie du droit externe, attire fortement l'œil en dedans, pénètre dans le fond de l'orbite en arrière du globe, et sectionne avec les ciseaux le nerf optique. Saisissant ensuite le segment postérieur du globe, il l'attire fortement en dehors en le faisant basculer d'arrière en avant, à travers la plaie conjonctivale. Rien n'est plus simple que de sectionner ensuite les muscles droits et obliques au ras de leur insertion.

Extirpation du globe, des muscles et du tissu cellulaire de l'orbite. — Lorsque la tumeur a franchi les limites du globe, il faut avoir recours à l'*évidement* de la cavité orbitaire. Cette opération exige l'emploi du chloroforme. Après avoir fixé le globe oculaire avec une érigne, un ténaculum, un fil passé au travers, on écarte fortement les paupières, que l'on dissèque et renverse en dehors, laissant adhérente la conjonctive oculaire. Tirant ensuite le globe en avant ou en haut, le chirurgien plonge un bistouri droit dans l'angle orbitaire interne jusqu'au voisinage du trou optique et prolonge son incision en dedans, en bas et en dehors, jusqu'à l'angle externe. L'œil est alors attiré en bas et en avant pour permettre de reprendre l'incision au point de départ. Il faut la diriger cette fois en haut et en dehors en suivant l'autre partie de la cavité orbitaire.

Les deux incisions se réunissent à l'angle externe. A mesure que ces incisions avancent, l'œil est attiré fortement en avant et bientôt ne tient plus à l'orbite que par les muscles et le nerf optique. Ce pédicule est sectionné le plus loin possible avec des ciseaux courbes ou le bistouri.

L'œil énucléé, on explore soigneusement avec le doigt la cavité orbitaire pour enlever les moindres parties malades et ruginer le périoste et l'os, si cela est nécessaire. L'hémorrhagie qui succède à l'opération est abondante ; on lui oppose les lotions glacées et le tamponnement (éviter de se servir de perchlorure de fer).

Le pansement se fait au moyen de boulettes de gaze ou d'ouàte antiseptique que l'on introduit une à une et dont on remplit la cavité. Le bandeau compressif maintient le pansement, qui ne doit être renouvelé que deux ou trois jours après, lorsque les craintes d'hémorrhagies consécutives ont disparu. A chaque pansement, on fait avec soin le nettoyage complet de l'orbite, qui ne tarde pas à se remplir de granulation.

Inutile d'ajouter que la fièvre et les complications doivent être combattues par les moyens ordinaires.

CHAPITRE XV

MALADIES DU NERF OPTIQUE

Aspect physiologique de la papille.

La **papille** est le siège de lésions qui compromettent le plus souvent la vue, et il est très important de connaître son aspect physiologique, qui offre des variétés de coloration très nombreuses.

La papille se présente à l'ophtalmoscope sous la forme d'un disque arrondi ou d'un ovale à grand axe vertical, d'une coloration blanc-rosé qui tranche fortement sur le fond rouge de l'œil, et dont le centre est le point d'émergence des vaisseaux rétiniens. Elle est située un peu en dedans et en dessous de l'axe antéro-postérieur de l'œil, qui aboutit à la *fovea centralis*. L'aspect ovalaire de la papille est tantôt physiologique, tantôt déterminé par l'astigmatisme. La teinte rosée dépend de la richesse du nerf en vaisseaux capillaires, et nous renseigne sur son degré d'hyperhémie ou d'ischémie. La teinte blanche est donnée par la *lame criblée*. En effet, la moitié externe de la papille est plus blanche que la moitié interne, car la couche des fibres nerveuses est plus mince en dehors qu'en dedans.

Les *vaisseaux* qui émergent de la papille sont destinés à la rétine ; ils se divisent à la périphérie du disque optique et se subdivisent en s'en éloignant sans jamais s'anastomoser entre eux ni avec les vaisseaux de la choroïde. Les *artères* sont faciles à connaître : elles sont petites, plus superficielles, d'une coloration rouge clair. Les *veines* sont grosses, sinueuses, d'un reflet plus sombre que les artères, et sont souvent animées de pulsations spontanées.

Les artères apparaissent avec un reflet blanchâtre, une raie brillante, qui n'existe pas dans les veines. Elles ne sont animées de pulsations que lorsque la tension oculaire est exagérée.

La papille présente une légère dépression en cupule à son centre. Cette excavation est plus ou moins étendue, elle a reçu le nom d'excavation physiologique. La partie excavée est blanche, décolorée, et se distingue nettement du reste de la papille. Les vaisseaux subissent à son niveau une légère incurvation.

Cette excavation est toujours partielle, l'excavation glaucomateuse est toujours totale.

Inflammation du nerf optique. — Névrite optique. Névro-rétinite.

Étiologie et *pathogénie*. — L'inflammation du nerf optique est limitée à la papille et à la région rétinienne voisine. Elle est le plus souvent symptomatique de certaines lésions de l'encéphale (névrite par étranglement), d'un processus inflammatoire qui se propage de la base du crâne ou de la substance cérébrale dans les nerfs optiques jusqu'à leur extrémité intra-oculaire (névrite descendante); on l'a attribuée à des contusions des parois orbitaires ou du globe, à des causes constitutionnelles (la syphilis), à des troubles circulatoires, à la fièvre typhoïde grave, à l'intoxication saturnine, etc. Les affections cérébrales lui donnent fréquemment naissance. Les tumeurs cérébrales déterminent la névrite par étranglement.

La méningite aiguë, la méningite tuberculeuse, l'embolie cérébrale, la thrombose des sinus caverneux, etc., ont été mises en avant comme des causes certaines.

Les abcès du cerveau, le ramollissement, la méningite cérébro-spinale, au contraire, se compliquent rarement de névrite ou de névro-rétinite.

En un mot, toutes les causes organiques, traumatiques ou circulatoires qui agissent sur le nerf optique, soit dans sa partie intra-crânienne, soit dans sa partie intra-oculaire, peuvent être le point de départ de son inflammation. La névrite optique est donc le plus souvent symptomatique d'une affection des centres nerveux.

Plusieurs théories ont été soutenues, les unes admettant la compression des sinus caverneux, et une stase sanguine donnant lieu à l'œdème papillaire, favorisée par l'étranglement du nerf au niveau de l'anneau sclérotical; les autres, admettant l'existence d'une accumulation de liquide séreux ou séro-sanguinolent dans la gaine du nerf optique; d'autres, enfin, accusant l'hydrocéphalie aiguë, qui détermine un obstacle à la circulation de la lymphe, d'où résulte l'œdème cérébral, celui du nerf optique et de la papille.

En résumé, la pathogénie de la névrite, qui n'est pas due à une tumeur cérébrale ou à l'hydrocéphalie aiguë, est encore très obscure, bien qu'on ait fait intervenir la névrite descendante, la névrite rétro-bulbaire, l'apoplexie du nerf optique, l'ischémie cérébrale.

Symptômes. — Au début, on constate un certain degré d'hyperhémie et d'œdème, qui peut n'envahir qu'une partie de la rétine. Mais bientôt elle présente, tout entière, une coloration rouge grisâtre, qui voile la membrane fenêtrée, les contours de la papille et la naissance des vaisseaux.

Le nerf optique et la rétine avoisinante sont plus ou moins tuméfiés, la papille est proéminente. Des lignes grises-blanchâtres affectent à sa surface une disposition radiée: on aperçoit des plaques jaunâtres qui dépassent les limites du nerf optique, quelquefois de petites hémorrhagies.

Dans la **névrite par étranglement**, la papille est plus proéminente et remarquable par sa coloration rouge, l'aspect flexueux des veines, et la présence de petites ecchymoses. Ces altérations sont limitées à la papille seule.

Dans la **névro-rétinite descendante**, qui a son

origine dans les centres nerveux et progresse le long du nerf optique, la papille est moins gonflée, moins rouge. L'infiltration se propage plus loin dans la rétine et le long des vaisseaux, il y a même des hémorrhagies rétiniennes.

Plus tard, la papille grisàtre ou blanchàtre conserve les contours diffus, les vaisseaux s'atrophient, mais les veines restent dilatées.

Symptômes fonctionnels. — Ils sont quelquefois nuls, malgré les signes bien nets d'une névrite. Le plus souvent, l'amblyopie est considérable, et le champ visuel rétréci. La perception des couleurs s'altère, dès qu'on voit apparaitre les premiers symptômes d'atrophie. Dans la névrite optique, résultat d'une tumeur cérébrale, on a observé des attaques répétées et brusques de cécité, et des accidents paralytiques du côté des muscles de l'œil.

La névrite optique est ordinairement binoculaire, elle se termine presque toujours par l'atrophie de la papille.

Diagnostic. — Le diagnostic découle des symptômes énumérés plus haut; il est surtout important de différencier la névrite causée par la présence d'une tumeur de celle qui résulte d'une méningite. Le signe distinctif est la saillie de la papille, qui existe dans la première et fait défaut dans la seconde.

Une fois la variété de névrite reconnue, il faut encore chercher à déterminer sa cause, la nature de la tumeur ou celle de la méningite, ce qui est le plus souvent très difficile.

Pronostic. — Il est très sérieux, non pas seulement au point de vue de la vision, qui est compromise, mais au point de vue de l'existence du malade, menacée par l'affection, cause de la névrite. On doit, avant de se prononcer, étudier à fond le malade, pour savoir si le mal ne provient pas d'une tumeur syphilitique, qui cède ordinairement au traitement spécifique.

Traitement. — Dans les méningites aiguës, chroniques, tuberculeuses, dans les tumeurs cérébrales autres que celles dont l'origine est syphilitique, aucune intervention n'est utile. Dans les lésions syphilitiques, il faut agir vite et énergiquement. On fera soir et matin des frictions mercurielles sous la plante des pieds ou sur la partie interne des cuisses et sous les bras. On se servira au besoin des injections de peptonate ou de biiodure de mercure.

L'administration de l'iodure sera réservée pour plus tard. Les bains sulfureux, les arsenicaux, les toniques de toutes sortes, une hygiène sévère, une alimentation réparatrice, seront mis tour à tour en usage pour arrêter les lésions du nerf optique et prévenir des altérations définitives de la papille.

Dans la névrite optique qui succède aux maladies graves de l'anémie, il faut avoir recours aux révulsifs locaux, aux toniques, aux reconstituants, aux injections de strychnine aux tempes.

Atrophie du nerf optique.

Il y a deux formes d'atrophie du nerf optique, l'atrophie blanche et l'atrophie grise. L'**atrophie blanche** consiste surtout en une hyperplasie du tissu conjonctif. Il y a une véritable névrite intersticielle (atrophie intersticielle d'Abadie). Les tubes nerveux comprimés perdent leur miéline et finissent par s'atrophier.

L'**atrophie grise** (atrophie parenchymateuse d'Abadie) est caractérisée par la transformation du nerf en un cordon grisâtre qui présente çà et là des plaques cendrées. Il n'y a pas de cellules lymphatiques autour des éléments nerveux, mais des cellules granulo-graisseuses, etc.

Étiologie. — L'atrophie des nerfs optiques a des causes nombreuses qui l'ont fait diviser en plusieurs variétés ; voici les principales : atrophie progressive, atrophie consécutive à la névrite optique, atrophie par ischémie de l'artère centrale (embolie, thrombose), atrophie consécutive à la rétinite pigmentaire, atrophie glaucomateuse. On observe encore l'atrophie dans les tumeurs cérébrales, l'hydrocéphalie, la méningite, l'alcoolisme, la syphilis, l'intoxication saturnine, certaines fièvres graves, et des traumatismes violents du globe, de l'orbite ou du crâne.

On a décrit une forme *idiopathique* qui, d'après Charcot, n'est que le phénomène primitif d'une affection générale : le *tabes dorsalis.*

Symptômes ophtalmoscopiques. — Quelles que soient la nature de l'atrophie et sa cause, les symptômes sont à peu près identiques. L'atrophie simple progressive est la plus commune et peut servir de type. Elle est caractérisée par l'aspect blanc, nacré, tendineux de la papille, qui conserve la même forme et la même étendue qu'à l'état physiologique. Sa décoloration tient à l'atrophie de ses vaisseaux capillaires, elle est plus accusée au centre et dans sa moitié externe. Elle perd en même temps sa transparence, et son tissu, devenu moins résistant, cède légèrement sous la pression intra-oculaire. Cette excavation se reconnait à l'incurvation des vaisseaux au niveau de l'anneau sclérotical.

Dans l'atrophie consécutive à la névrite optique, la papille est d'un blanc sale ; son contour, moins net, est en partie voilé par des exsudats. Les veines rétiniennes restent grosses et tortueuses ; le long des vaisseaux, on constate fréquemment des trainées blanchâtres ; d'autres fois, ces vaisseaux sont complètement atrophiés.

Dans l'atrophie consécutive à la rétinite pigmentaire, l'aspect de la papille est gris-jaunâtre ; le caractère pathognomonique de cette forme consiste dans l'atrophie des gros vaisseaux, qui sont considérablement rétrécis, quelquefois transformés en filets blanchâtres. L'atrophie par embolie de l'artère centrale se reconnait parce qu'elle est toujours monoculaire, débute par la perte subite de la vision.

Quant à l'atrophie glaucomateuse, elle est facilement reconnaissable à l'excavation papillaire, à l'hypertonie du globe, et à l'ensemble des symptômes que j'ai passés en revue en parlant du glaucome.

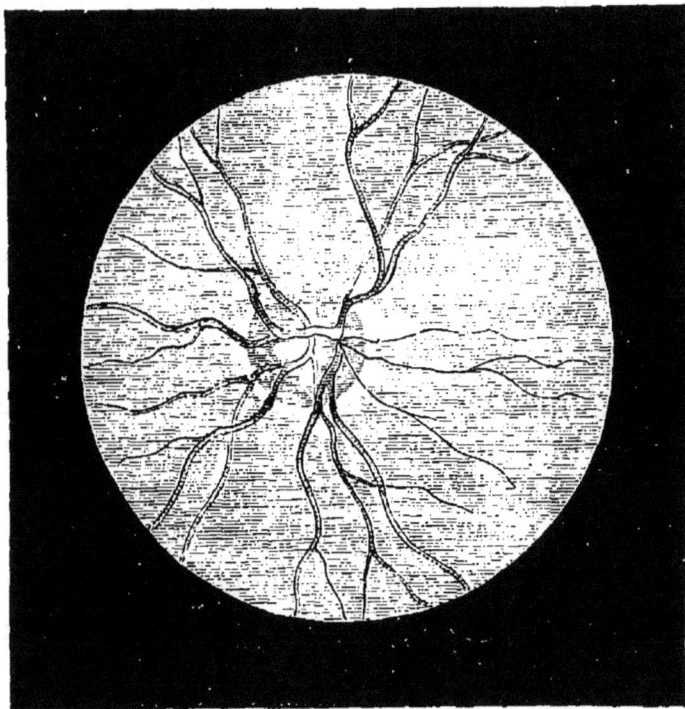

Fig. 106. — Excavation atrophique du nerf optique. (Abadie.)

Symptômes fonctionnels. — Ils offrent un intérêt considérable au point de vue clinique.

Le mal débute par une diminution lente de l'acuité visuelle. C'est d'abord un léger brouillard qui voile les objets. On constate ensuite un rétrécissement concentrique du champ visuel, qui débute ordinairement par le côté nasal. L'acuité visuelle baisse rapidement ; les objets éloignés deviennent d'abord complètement confus, puis la lecture des caractères moyens disparaît. Enfin, la vue va sans cesse en s'affaiblissant jusqu'à ce que le malade perde toute perception lumineuse. On a noté des scotomes, des phosphènes, des lueurs, des étincelles. La dyschromatopsie est très fréquente ; la vision du *vert* disparaît la première, puis celle du *rouge ;* le *jaune* et le *bleu* sont les couleurs les plus persistantes.

D'après Abadie, la dyschromatopsie se manifeste surtout dans les atrophies parenchymateuses ; elle pourrait manquer ou survenir tardivement dans l'atrophie intersticielle.

Voici d'autres symptômes qui ne sont pas sans importance. Le malade voit mieux le soir, la grande lumière l'éblouit, le fatigue. L'affection est binoculaire, les deux yeux sont atteints presque en même temps, mais toujours inégalement. Ce signe permet de différencier l'atrophie des nerfs optiques d'une amblyopie toxique.

A l'inverse des personnes atteintes de cataracte, le malade marche la tête haute, les pupilles plus ou moins contractées et presque toujours inégalement.

A cela viennent se joindre une foule de symptômes du domaine de la pathologie cérébrale : douleurs fulgurantes, absence ou diminution du reflexe rotulien, diplopie, vertige, plaque d'anesthésie et d'hyperesthésie, etc., etc.

Diagnostic. — Il ne faut pas se contenter de reconnaître l'atrophie de la papille, mais il est nécessaire de déterminer la variété d'atrophie (intersticielle ou parenchymateuse) et par conséquent sa cause. En outre, il faut éviter de la confondre avec une amblyopie toxique.

L'amblyopie toxique se caractérise par un début insidieux, une marche plus rapide avec scotome central et conservation de la vision périphérique. Les deux yeux sont également atteints, la maladie a des alternatives d'amélioration et d'aggravation, et s'accompagne de symptômes généraux, tels que le tremblement des extrémités, les cauchemars, les hallucinations, etc. Voici maintenant les principaux caractères des différentes variétés.

L'atrophie tabétique se manifeste au début de l'ataxie locomotrice ; elle s'accompagne de douleurs fulgurantes dans la sphère du trijumeau ou les membres inférieurs. Il y a de la diplopie, du myosis inégal, une perte du réflexe rotulien. Cette forme d'atrophie a une marche très lente, l'acuité visuelle centrale est longtemps conservée, mais la dyschromatopsie survient rapidement.

L'atrophie résultat de la *sclérose en plaques* s'accompagne de tremblement des mains, de la conservation de la perception des couleurs, et produit rarement la cécité absolue.

L'atrophie consécutive à la névrite optique se reconnaît à l'aspect particulier de la papille, aux vaisseaux tortueux, à la mydriase. Elle est quelquefois curable et peut rester stationnaire au lieu

d'aboutir fatalement à la cécité, chose importante
à connaître pour le pronostic ; de plus, elle est
compatible avec une bonne santé générale.

L'atrophie par *ischémie de l'artère centrale* est
précédée par une perte soudaine de la vision, elle
est toujours monoculaire.

L'atrophie consécutive à la rétinite pigmentaire
se reconnaît facilement aux signes ophtalmoscopiques et fonctionnels ; il en est de même de celle
qui résulte d'un glaucôme ; quant à celles qui
accompagnent la syphilis, l'intoxication saturnine,
la fièvre typhoïde, etc., les commémoratifs permettront de les reconnaître facilement.

Pronostic. — Il est toujours très grave et découle de celui des maladies qui ont déterminé
l'atrophie papillaire. Quoi qu'il en soit, la vue est
toujours profondément altérée, même si l'on parvient à arrêter les progrès du mal.

Traitement. — On a essayé toutes les médications contre cette cruelle maladie, en s'inspirant,
bien entendu, de sa cause présumée.

Presque toutes ne donnent aucun résultat.
Les toniques, les révulsifs, les injections de
strychnine aux tempes, les courants continus, les
changements de climats, l'hydrothérapie, enfin
le traitement syphilitique sous toutes ses formes,
les injections de sublimé, de biiodure, de cyanure
d'or et de potassium, etc., ont été employés par
les spécialistes les plus habiles. Malheureusement,
les guérisons sont aussi rares que les médications
sont **nombreuses.**

Apoplexies du nerf optique.

Les apoplexies du nerf optique sont rares; elles s'observent après des lésions traumatiques ou des hémorrhagies cérébrales. On les divise en apoplexies vaginales et apoplexies intersticielles.

Symptômes. — Au début, la papille ne présente pas à l'ophtalmoscope de lésions apparentes. On voit un léger trouble péripapillaire, quelquefois une petite ecchymose. Les artères sont minces, les veines dilatées. En comprimant légèrement le globe oculaire, on voit apparaître le pouls artériel. Bientôt la papille se décolore et s'atrophie plus ou moins complètement. La rétine est le siège d'opacités diffuses qui disparaissent lentement à mesure que ces fibres s'atrophient.

Symptômes fonctionnels. — Les malades se plaignent d'une cécité partielle ou complète survenue subitement. Ils éprouvent auparavant des sensations lumineuses, des lueurs, des étincelles, des éclairs. Presque toujours, la vision centrale est atteinte en premier lieu; d'autres fois, ce sont les parties périphériques. Dans certains cas, la vue est conservée dans une moitié du champ visuel.

Étiologie. — Les traumatismes, les blessures du crâne et de l'orbite, donnent naissance aux hémorrhagies vaginales, qui peuvent provenir aussi de la rupture d'un anévrisme ou d'une forte apoplexie cérébrale.

Les apoplexies intersticielles proviendraient des altérations des petits vaisseaux.

Le *pronostic* est toujours grave, car la sensibilité rétinienne est définitivement abolie dans le plus grand nombre des cas.

Le *traitement* est impuissant bien qu'on ait recours aux révulsifs cutanés et intestinaux, aux émissions sanguines, etc.

Tumeurs du nerf optique.

Ces tumeurs sont rares. On a observé des myxomes, des gliomes et des gliosarcomes.

Leurs principaux symptômes sont une exophtalmie progressive du globe en avant et légèrement en dehors. L'œil conserve ses mouvements, qui sont à la longue plus ou moins gênés. La tumeur offre une consistance molle. Au début il n'y a ni douleurs, ni photopsies.

L'accroissement de la tumeur amène la paralysie de l'iris et des troubles trophiques du côté de la cornée.

L'ophtalmoscope révèle les altérations de la névro-rétinite.

La perte de la vue est rapide.

Ces tumeurs suivent une *marche* lente et réclament toujours un *traitement* chirurgical, qui consiste dans l'énucléation de l'œil et de la tumeur aussi profondément que possible. Cette opération doit être faite dès que le diagnostic est établi. Lorsque la tumeur atteint exclusivement le nerf, on peut, à l'exemple de Knapp, enlever le nerf optique et conserver le globe oculaire.

Anomalies du nerf optique.

Je mentionne seulement certaines anomalies du nerf optique qu'il est important de connaitre pour ne pas faire d'erreurs de diagnostic.

1° *Fibres opaques et fibres à double contour.* — Elles apparaissent à l'ophtalmoscope sous forme de plaques blanches qui s'épanouissent en rayonnant autour de la papille, en affectant la forme de flammèches. Elles s'étendent le long des gros vaisseaux, qui paraissent dans certains cas les traverser. On n'en trouve jamais au voisinage de la macula.

2° *Décoloration congénitale de la papille.* — En présence d'une décoloration de la papille simulant une atrophie, on examinera soigneusement le champ visuel, dont l'intégrité permettra d'éviter une erreur.

3° *Pigmentation papillaire.* — A l'inverse de la décoloration, on observe aussi des amas de pigments qui siègent sur la papille et qui atteignent rarement une dimension plus grande que la tête d'une épingle. C'est encore l'intégrité de la vision qui dissipera les doutes.

AMBLYOPIES ET AMAUROSES.

L'amblyopie est une diminution de l'acuité visuelle, sans altération de l'œil, visible à l'exté-

rieur ou à l'ophtalmoscope, mais qui peut encore
être mesurée au moyen d'une échelle typographique. L'amaurose est un degré plus élevé du
même symptôme. Elle devient *absolue* lorsque le
malade n'a plus aucune perception lumineuse.

Les amblyopies et amauroses qui résultent d'altérations de milieux, de lésions des membranes
profondes, d'anomalies de la réfraction, ne rentrent
pas dans le cas des amauroses proprement dites,
que je vais rapidement passer en revue.

Amblyopies toxiques.

Les amblyopies toxiques les plus fréquentes
sont celles produites par les boissons alcooliques
et le tabac.

L'amblyopie alcoolique est caractérisée au début
par un trouble de la vue, une sorte de brouillard
sur les objets éloignés de quelques mètres ; la vue
est meilleure le matin que le soir.

On observe en même temps un scotome central
plus ou moins étendu, l'acuité visuelle est sensiblement diminuée. Le malade ne déchiffre que les
gros caractères, mais la vision périphérique est
intacte et permet toujours de se conduire. Dans la
région avoisinant le scotome, le malade est atteint
de dyschromatopsie. Souvent les objets qu'il fixe
lui paraissent changer de forme et vaciller, il voit
double par instant. Les pupilles sont irrégulièrement larges, surtout si l'abus du tabac se mêle
chez lui à l'abus de l'alcool. L'amblyopie alcoolique

est toujours *binoculaire* et s'accompagne de tous les symptômes qui relèvent de l'alcoolisme chronique.

L'examen ophtalmoscopique, dans le plus grand nombre de cas, donne des résultats négatifs. Cependant, on peut observer une légère infiltration péripapillaire, une décoloration prononcée de la moitié externe de la papille.

Diagnostic. — Il est facile en présence des symptômes que je viens de décrire ; mais il faut se rappeler qu'ils ont beaucoup d'analogie avec les troubles qui signalent le début de l'atrophie de la papille, avec ceux de l'amblyopie nicotinique, glycosurique, ou sur des hémorrhagies de la rétine.

Si l'affection est monoculaire, il faut écarter l'idée d'alcoolisme pour admettre la nicotine ou le sucre ; si elle est binoculaire, l'analyse des urines est nécessaire et fixera le diagnostic.

Les pupilles sont régulièrement dilatées dans l'alcoolisme et le diabète, rétrécies dans le nicotinisme, irrégulières dans les cas où ces deux dernières causes coexistent.

Traitement. — L'amblyopie alcoolique guérit facilement si le malade s'astreint à un régime sévère ; autrement, les récidives sont fréquentes et aboutissent à l'atrophie des nerfs optiques. Il faut supprimer absolument l'usage de l'alcool et calmer l'excitation du système nerveux par le bromure. Les troubles gastriques sont justiciables de l'hydrothérapie, des amers, des toniques sous toutes les

formes. Localement, on use des instillations d'ésérine ou de pilocarpine pour venir en aide à l'accommodation, des vésicatoires volants, des injections
de strychnine.

Amblyopie nicotinique.

L'amblyopie nicotinique se présente sous la forme
d'un scotome central, quelquefois monoculaire,
mais le plus souvent binoculaire. L'examen des
antécédents et des habitudes du malade, celui des
pupilles, qui sont contractées, permettront d'établir le diagnostic.

Ordinairement, les grands buveurs sont grands
fumeurs, ce qui fait qu'on assiste à une lésion qui
tient des deux causes, d'où inégalité des pupilles,
scotomes, dyschromatopsie, etc.

Le *traitement* consiste dans la suppression du
tabac et les mêmes moyens que pour l'alcoolisme.

Amblyopie saturnine.

L'intoxication saturnine occasionne une amblyopie binoculaire à marche ordinairement rapide.
En quelques jours, l'amaurose est presque complète, les pupilles sont largement dilatées. Lorsque
sa marche est lente, on observe un scotome central sans rétrécissement du champ visuel.

Elle ressemble tantôt à une névrite optique,
tantôt à l'atropie papillaire, tantôt à une rétinite
albuminurique, résultat de l'intoxication plom-

bique. Quelquefois, l'ophtalmoscope ne révèle aucune altération.

Dans cette amblyopie, on aura recours au traitement de l'intoxication saturnine (régime lacté, injections de morphine, iodure de potassium, etc.).

Amblyopie quinique.

Elle est très rare et produite par l'administration de fortes doses de ce médicament (3 à 5 grammes pendant plusieurs jours de suite); son début est rapide, le champ visuel est rétréci, la vision des couleurs anéantie, l'amaurose peut être complète. Elle s'accompagne d'une surdité prononcée et de mydriase.

Le *pronostic* est favorable.

Le *traitement* consiste dans la cessation de la quinine, les courants électriques et de légers purgatifs.

Amblyopie urémique.

Elle s'accompagne toujours d'autres troubles urémiques : abattement, dyspepsie, vomissements, syncopes, convulsions, etc. La perte de la vue est rapide, son retour de même. Inutile d'insister sur le pronostic et le traitement, qui se confondent avec ceux de l'*urémie*.

Amblyopie provoquée par la morphine, l'atropine, la santonine.

L'atropine et la morphine prises en grande quantité à l'intérieur provoquent des symptômes d'intoxication différents.

Avec l'*atropine*, on observe une mydriase très forte, la paralysie de l'accommodation, la sécheresse, l'amertume de la gorge, la fréquence et la dureté du pouls.

La *morphine*, au contraire, amène un rétrécissement de la pupille, un spasme du muscle ciliaire, etc.

La *santonine* modifie la perception des couleurs, la rétine devient insensible aux rayons violets, le malade voit tout en jaune.

Amblyopie suite d'anémie grave ou d'hémorrhagies abondantes.

Une débilité générale, suite de pertes sanguines abondantes (hématémèse, melœna, métrorrhagie, suppurations prolongées, lactations trop longues), produit quelquefois une amblyopie amaurotique grave, parce que le plus souvent elle devient définitive si l'on ne peut relever les forces du malade avant que les lésions nerveuses n'aient pris naissance.

Amblyopies réflexes.

Sous cette dénomination, je range un certain nombre de troubles visuels plus ou moins graves, qui proviennent de causes diverses : amblyopie hystérique, amblyopie suite de vers intestinaux, amblyopie suite d'irritation des branches de la cinquième paire, de caries dentaires, amblyopies fonctionnelles résultant de fatigues excessives imposées à un œil atteint de vice de réfractions, etc.

Les antécédents du malade, l'étude de son état général, l'examen raisonné des différents symptômes qu'il présente, rendront le diagnostic et le traitement faciles. .

Hémiopie. — Hémianopsie.

L'hémiopie est une altération persistante du champ visuel réduit à la moitié de son étendue normale. Elle est dite *latérale, homonyme*, quand l'anesthésie occupe les deux moitiés droites ou gauches des deux rétines. Elle est dite *croisée* quand l'anesthésie existe sur les deux moitiés temporales ou nasales des deux rétines.

Étiologie. — Les altérations qui causent l'hémiopie sont variables. Charcot la considère comme la conséquence forcée d'une lésion intéressant l'une des bandelettes optiques : tumeur, sclérose, hémorrhagie, ramollissement, etc. Mais l'hémiopie peut

résulter aussi de lésions avoisinant l'écorce cérébrale, surtout du côté du lobe occipital, ou d'un
état général particulier : l'hystérie.

L'*hémiopie homonyme ou latérale* est en rapport
avec la théorie de la *semi-décussation* des nerfs
optiques, qui admet que l'entrecroisement de ces
nerfs dans le chiasma n'est pas complet, la ban-

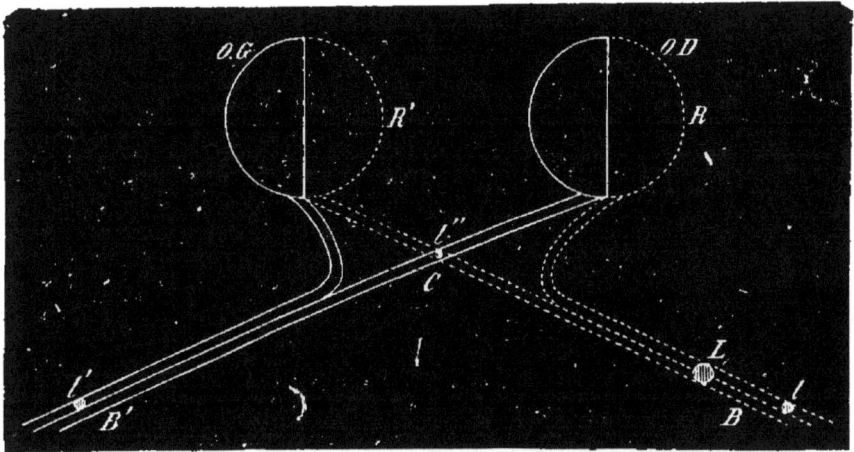

Fig. 108. — Théorie de la semi-décussation, ou entrecroisement
partiel des nerfs optiques. (Abadie.)

La lésion en *I.* produit l'hémiopie latérale ; les lésions en *l, l'*, produisent l'hémiopie croisée.

delette optique droite permettant la vision à
gauche, et la bandelette optique gauche la vision
à droite.

Les moitiés internes de chaque rétine sont
formées par les fibres optiques entrecroisées. Une
lésion produite à la partie antérieure du chiasma
produit une hémiopie croisée dans laquelle l'œil
droit ne voit plus à droite et l'œil gauche ne voit

plus à gauche. C'est l'*hémiopie temporale* ou *croisée*, qui est un signe précis de localisation cérébrale.

L'hémiopie croisée nasale serait constituée par de l'anesthésie des moitiés externes de chaque rétine et proviendrait de lésions symétriques de la base du crâne venant embrasser les fibres externes de chaque bandelette optique. Cette hémiopie est

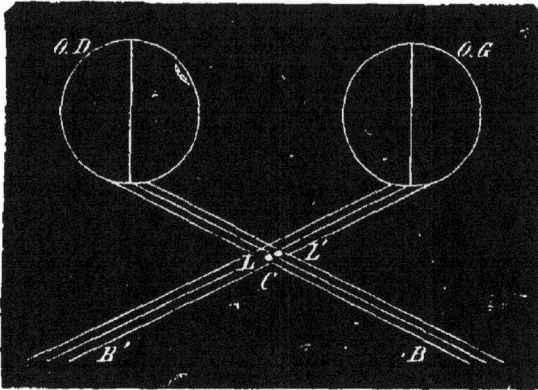

Fig. 109. — Hypothèse de l'entrecroisement complet. (Abadie.)

La lésion *L*, qui occupe l'angle postérieur du chiasma *C*, abolirait la sensibilité dans les régions temporales des deux rétines, et produirait l'hémiopie croisée.

excessivement rare, et son existence même fortement discutée.

Symptômes. — Cette affection débute brusquement, elle est toujours binoculaire ; son caractère essentiel est la perte du champ visuel dans une moitié latérale de chaque rétine. Le malade ne voit plus la moitié droite ou la moitié gauche des objets qu'il regarde, suivant que la lésion siège sur la moitié gauche ou la moitié droite de ses rétines.

Il faut examiner chaque œil séparément. On arrive facilement à s'apercevoir que toute une moitié du champ visuel fait défaut.

La ligne d'anesthésie passe ordinairement en dehors de celle de la vision centrale, de sorte que l'acuité visuelle est à peu près normale. La vision périphérique persiste dans toute l'étendue du champ visuel restée intacte, mais il peut y avoir de l'achromatopsie.

Pour obvier aux inconvénients de la disparition de la moitié de son champ visuel, le malade tourne la tête du côté qui est perdu pour amener en face de lui la partie restée normale.

Symptômes concomitants. — Parmi les symptômes concomitants qui sont d'origine cérébrale, et qui varient suivant la cause productrice de l'hémiopie, il faut noter l'hémiplégie, les paralysies faciales, celles des muscles, la déviation conjuguée, la céphalalgie, les vertiges, etc.

Au début, l'*ophtalmoscope* ne révèle aucune altération ; plus tard on observe, mais rarement, l'atrophie papillaire partielle, l'excavation de la papille ou sa décoloration du côté paralysé.

L'*hémianopsie temporale* se développe lentement ou brusquement ; quelquefois même, après une brusque disparition de la vision, on la voit renaître, mais seulement dans la moitié du champ visuel.

Dans ce cas, la délimitation des portions sensibles n'est pas régulière ; le champ visuel, par conséquent, est irrégulièrement rétréci, ainsi que le champ des couleurs.

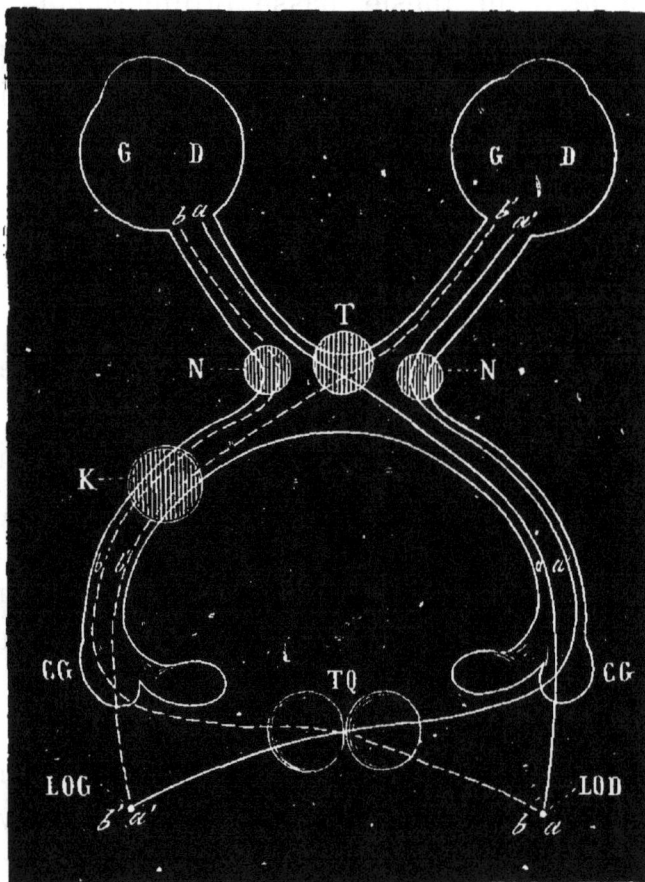

Fig. 110. — Schéma représentant le second entrecroisement partiel des bandelettes au niveau des tubercules quadrijumeaux. (Dessin du professeur Charcot.)

TQ, T, chiasma; CG, corps genouillé; LOG, lobe cérébral gauche; LOD, lobe cérébral droit.

A l'*ophtalmoscope*, on reconnaît le début d'une névrite optique suite de lésions de la base : méningite, syphilis, exostoses, traumatismes.

L'*hémiopie nasale* est rare, mal délimitée, attribuée à des scotomes latéraux provenant de névrite optique. Elle s'accompagne d'une diminution notable de la vision centrale et périphérique. Les auteurs qui l'ont constatée ont toujours observé à l'ophtalmoscope les signes de la névro-rétinite.

Le *diagnostic* comprend la recherche des parties lésées de chaque champ visuel. Il faut, pour qu'il soit complet, reconnaître la nature de l'affection cérébrale dont l'hémiopie dépend. L'examen ophtalmoscopique permet de constater l'état de la rétine et du nerf optique. L'examen du champ des couleurs a beaucoup d'importance, car, presque toujours normal dans les parties sensibles de la rétine, en cas d'hémianopsie, il présente toujours des altérations en cas d'atrophie papillaire.

Pour déterminer la nature de la lésion cérébrale, il faut rechercher avec soin les antécédents. La goutte, la syphilis, l'alcoolisme, la glycosurie, les tumeurs malignes, les paralysies, l'aphasie, les troubles intellectuels, sont autant de causes d'hémiopie.

Pronostic et *traitement*. — Ils varient suivant la nature de l'affection cérébrale qui a causé l'hémiopie, et sont absolument sous sa dépendance.

Amblyopie hystérique.

Les troubles visuels qui accompagnent l'hystérie sont variables. On a observé tantôt du myosis, tantôt des spasmes d'accommodation, parfois de l'hémiopie passagère, un stocome central fugace, ou de l'amaurose d'une durée plus ou moins longue.

L'amblyopie hystérique est rare ; elle est monoculaire ou binoculaire ; la forme monoculaire est plus fréquente. Elle s'accompagne d'hémianesthésie de toute une moitié latérale du corps, avec rétrécissement concentrique du champ visuel, dyschromatopsie et même achromatopsie. Le champ visuel du violet disparaît le premier, puis c'est le vert, le rouge, le jaune et enfin le bleu.

C'est la couleur disparue la dernière qui reparaît la première. Cette perversion du sens chromatique est influencée par les applications métalliques et l'électricité. On remarque aussi que l'œil sain devient le siège de perversion semblable, à mesure que l'autre revient à l'état normal.

Diagnostic. — Le phénomène de passage de l'amblyopie d'un œil à l'autre constitue un caractère de la plus haute importance. On devra, cependant, se défier des réponses des malades, tellement leur sincérité est sujette à caution. La présence des autres phénomènes hystériques complètera le diagnostic.

Traitement. — Outre le traitement de l'hystérie, qui comprend le bromure de potassium, les toniques, l'hydrothérapie, le séjour à la campagne, etc., etc., on fera *localement* des applications métallothérapiques, les aimants et l'électricité donnant aussi de bons résultats. (Consulter les traités sur l'hystérie.)

Migraine ophtalmique. — Scotome scintillant.

Fréquemment, la migraine et la gastralgie s'accompagnent d'un phénomène qui consiste dans la disparition subite et passagère de la moitié des objets (hémiopie temporaire). Cette altération du champ visuel persiste quelquefois plusieurs heures et s'accompagne souvent d'apparitions lumineuses, qui frappent le malade plus que son hémiopie. Ces attaques sont plus ou moins fréquentes, mais diminuent généralement avec l'âge.

Symptômes. — Ils sont variables suivant l'âge, le sexe et la forme de migraine des malades. La fatigue oculaire et les amétropies sont des causes prédisposantes. On observe un scotome central monoculaire ou binoculaire. Ce scotome est voisin du point de fixation; il s'accompagne de scintillement en zig-zag, qui dure un temps variable, et disparaît avant le scotome. Le plus souvent, l'attaque de migraine succède aux troubles visuels; elle peut aussi faire complètement défaut ou les précéder.

La nature hémianopsique et passagère de cette affection l'a fait regarder comme un trouble vaso-moteur produisant une ischémie centrale circonscrite.

Ce trouble résulterait d'une action réflexe produite par des troubles digestifs, une névralgie du trijumeau. On l'a vue quelquefois se compliquer de troubles de la parole, de faiblesse

hémiplégique, d'aphasie, de phénomènes épilepti-
formes.

Le *diagnostic* est toujours facile et découle des
symptômes que je viens d'énumérer rapidement ;
le *pronostic* serait bénin, bien que l'affection récidive pendant longtemps et très souvent. Malheureusement, il n'est pas rare d'observer la persistance des phénomènes aphasiques et des troubles
visuels.

Le *traitement* consiste à donner pendant l'accès
des boissons aromatiques, alcoolisées s'il existe
des troubles digestifs. On utilisera de même tous
les médicaments utiles contre la migraine, l'anti-
pyrine, le bromure de potassium, les sels de quinine, l'hydrothérapie, une hygiène sévère, la correction des anomalies de la réfraction, le repos
des yeux, etc.

Amblyopie et amauroses congénitales.

L'amblyopie congénitale est très fréquente, mais
sa cause est souvent fort difficile à déterminer.

Cette affection est monoculaire ou binoculaire.
La forme monoculaire est celle qu'on observe le
plus souvent. L'ophtalmoscope ne révèle aucune
altération des milieux et des membranes de l'œil,
mais on trouve presque toujours de l'hypermétropie, de l'astigmatisme, du strabisme.

D'après Abadie, ce ne seraient pas ces divers
états qui produiraient l'amblyopie, car, après correction des anomalies et redressement des axes

optiques, la diminution de l'acuité visuelle persiste.
Il pense que les fibres nerveuses sont plus abondantes dans la moitié temporale de la papille qu'à
l'état normal, où le nombre des fibres situées du
côté temporal est de beaucoup inférieur au nombre
des fibres du côté nasal. Ces fibres passeraient,
selon lui, au-devant de la macula, qui en est dépourvue, et diminueraient, par leur présence, la
vision centrale.

L'amblyopie congénitale est parfois simulée, il
est donc nécessaire d'apporter le plus grand soin à
l'examen des yeux accusés d'amblyopie.

Traitement. — Le seul traitement consiste à corriger les vices de réfraction, à faire l'opération du
strabisme, et à forcer les petits malades à se servir
alternativement de chaque œil. Cependant, il faut
avouer que ces moyens rationnels ne donnent pas
toujours de résultats aussi satisfaisants que ceux
qu'on serait en droit d'en attendre. Commencés de
bonne heure, ils ont l'avantage de faire cesser un
strabisme au début, par suite de la gymnastique
qu'ils imposent aux muscles droits.

L'amaurose congénitale est assez rare ; pour en
faire le diagnostic, il faut placer le petit enfant
que l'on croit aveugle dans une chambre noire, et
promener devant ses yeux une bougie allumée.
Si l'enfant possède la moindre perception lumineuse, ses yeux suivront le mouvement de la
flamme.

On doit faire ensuite l'examen ophtalmoscopique, pour se rendre compte des lésions internes

qui ont pu se produire pendant la vie intra-utérine.

Le *pronostic* n'est pas absolument mauvais : la vue, qui paraissait totalement abolie, reparait quelquefois plus ou moins.

Il n'y a pas de traitement qui puisse modifier cet état congénital.

Amaurose simulée.

Il n'est pas rare de rencontrer des individus qui simulent une amaurose, soit pour se soustraire aux obligations du service militaire, soit pour être admis dans des établissements de bienfaisance, soit pour obtenir des dommages et intérêts à la suite de traumatisme du globe ou du crâne. Je ne parle pas des femmes hystériques et des enfants chez qui le même fait se rencontre souvent et provient de caprices, de fantaisie ou de paresse.

L'amaurose simulée des deux yeux est très rare à cause de la difficulté qu'éprouve le simulateur à jouer son rôle. Pour découvrir la supercherie, il suffit de le placer en face d'une fenêtre bien éclairée, et de fermer, puis d'ouvrir simultanément ses deux paupières. S'il y a perception lumineuse, les prunelles, qui se sont dilatées pendant que les yeux étaient fermés, se rétrécissent aussitôt, à moins qu'elles n'aient été paralysées par l'instillation d'un mydriatique (belladone, atropine, homatropine, etc.). En cas d'amaurose complète, elles restent dilatées et immobiles.

L'amaurose simulée d'un seul œil est fréquente.
Ordinairement, le malade n'accuse qu'une dimi-

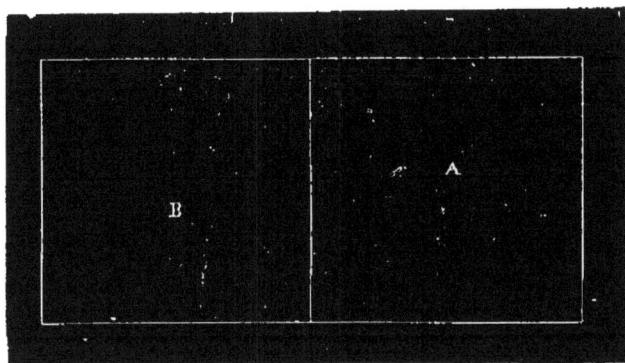

Fig. 111. — Image stéréoscopique, que la vision binoculaire fait apercevoir disposée comme dans la figure 112. (Abadie.)

nution notable de l'acuité visuelle. S'il prétendait avoir une amaurose complète, on commencerait

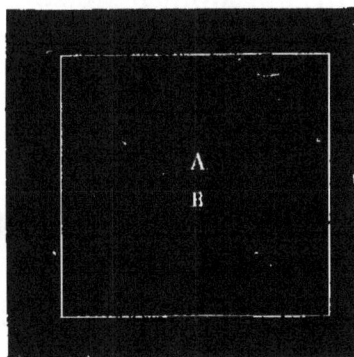

Fig. 112. (Abadie.)

par couvrir son œil sain, puis on procéderait comme je viens de le dire pour l'amaurose simulée binoculaire. Le même phénomène de dilatation, puis de contraction de l'iris, accompagnerait le retrait ou la projection de rayons lumineux sur l'œil jouissant encore de la perception lumineuse; la pupille resterait immobile dans l'amaurose complète. Cette fois encore, l'usage d'un mydriatique est facile à divulguer.

Il faut projeter de la lumière sur l'œil sain; la pupille de l'autre œil restera immobile, si on a fait usage d'un mydriatique, tandis qu'elle se contractera si la mydriase est le résultat d'une amaurose véritable.

Plusieurs autres procédés fort ingénieux permettent de déjouer facilement l'habileté des simulateurs, qui sont quelquefois très bien renseignés, et se sont habitués à reconnaître les différents procédés qu'on met habituellement en usage.

Prisme, de 10 à 15 degrés. — On place devant l'œil sain un prisme dont la base est tournée, soit en haut, soit en bas. Si l'autre œil est amaurotique, le patient ne voit qu'une image des objets qu'on lui fait fixer; dans le cas contraire il aperçoit deux images superposées.

Procédé de Cuignet. — Il consiste à interposer une règle, un crayon, entre les yeux, et une page d'impression. Si le malade est amblyope, certaines lettres lui échappent. Lorsque le sujet ne sait pas lire, on remplace les lettres par un certain nombre de points qu'il doit compter; il ne donnera exactement leur nombre que si les deux yeux concourent à la vision.

Le stéréoscope ordinaire *à verres prismatiques,*

ou celui à miroir de Flées, servent très utilement (fig. 113).

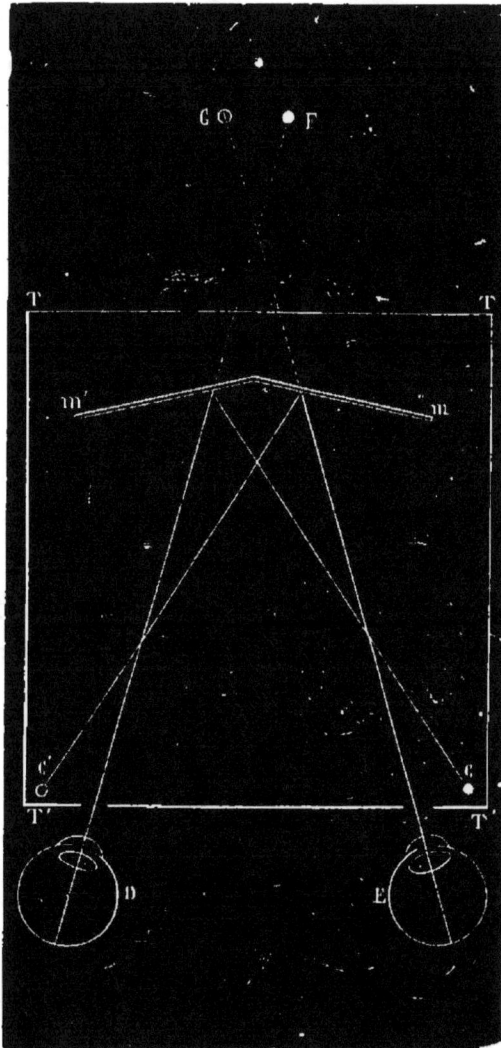

Fig. 113. — Boîte de Flées.

Je signale encore les échelles coloriées de Snellen. Le procédé de la *diplopie monoculaire* obtenue au

moyen d'un prisme dont la base traverse horizontalement la pupille est très sûr. Il consiste à
cacher momentanément l'œil prétendu amaurotique, à placer devant l'autre un prisme, de manière
à ce que sa base passe horizontalement par le
milieu de la pupille. Quand l'individu s'est ainsi
convaincu qu'il voit double avec son bon œil, on
découvre l'autre œil en même temps qu'on déplace
légèrement le prisme, de manière à ce qu'il couvre
toute la pupille. Si l'individu déclare voir encore
double, la simulation est certaine, car la diplopie
vient alors de la vision avec les deux yeux.

Tels sont les principaux moyens de diagnostiquer une amblyopie vraie d'une amaurose simulée. Il est bien entendu qu'avant de s'en servir,
l'examen *ophtalmoscopique* et l'examen *dioptro-
métrique* auront rendu compte des altérations des
membranes ou des anomalies de la réfraction.

Héméralopie.

L'héméralopie consiste dans l'impossibilité de
distinguer les objets en dehors d'un fort éclairage.
On l'observe surtout après le coucher du soleil, et
lorsque, même en plein jour, le malade est plongé
dans une chambre obscure. A la lumière artificielle, cette cécité nocturne diminue; elle cesse à la
lumière électrique ou à celle du magnésium.

Étiologie. — On l'a divisée en héméralopie symptomatique et héméralopie idiopathique.

L'héméralopie est un symptôme de la rétinite

pigmentaire, congénitale ou acquise, de l'atrophie des nerfs optiques.

L'héméralopie idiopathique est dite sthénique ou asthénique. Dans le premier cas, elle provient d'une trop forte impression de la lumière sur la rétine.

Elle prend naissance lorsqu'on fixe une lumière trop vive : le soleil, un foyer électrique, un métal en fusion. Elle se produit aussi par la reverbération de la neige, qui amène un épuisement rétinien.

Dans le second cas, elle est le résultat d'un mauvais état général, d'une nourriture insuffisante, de l'encombrement. On l'observe dans les casernes, les prisons, sur les navires, etc.

On rattache cette affection à des troubles vasomoteurs et à la production, plus ou moins difficile, du pourpre rétinien.

Symptômes. — La diminution de l'acuité visuelle a lieu proportionnellement à celle de la lumière. Le champ visuel diminue d'étendue, la perception des couleurs devient confuse au fur et à mesure de la vision centrale. On produit ces phénomènes à volonté, en faisant entrer le malade dans un lieu sombre. La pupille est dilatée, l'accommodation diminuée.

Pronostic. — Il est bénin pour l'héméralopie idiopathique ; il est particulièrement grave lorsqu'elle est symptomatique d'une lésion du nerf optique ou de la rétine.

Traitement. — Il faut en premier lieu éloigner les causes du mal, et prescrire un régime hygiénique et réparateur. En second lieu, on soumettra le malade au séjour prolongé dans une pièce sombre, aux injections sous-cutanées de strychnine, de pilocarpine ou d'ésérine.

. L'usage de lunettes coquilles fumées foncées sera prescrit pendant longtemps dès que la guérison sera suffisante pour permettre aux convalescents de séjourner à la grande lumière.

Nyctalopie.

La **nyctalopie** est une véritable hyperesthésie rétinienne, qui s'accompagne quelquefois d'hyperhémie de cette membrane.

Quelques auteurs n'acceptent pas comme cause l'hyperesthésie rétinienne, mais l'attribuent à une rétinite spéciale qu'ils ont nommée nyctalopique ; d'autres la croient plutôt le résultat de l'excitation anormale de la rétine, sous l'influence d'une trop vive lumière ; d'autres encore nient l'existence de toute espèce de lésion du fond de l'œil, et l'attribuent à des troubles de réfraction et d'accommodation.

Symptômes. — Elle est caractérisée par de l'amblyopie prononcée à la grande lumière, et s'observe chez les personnes qui sont longtemps plongées dans l'obscurite (mineurs, prisonniers). La nyctalopie s'accompagne de photophobie et de diminution de l'acuité visuelle ou même du champ visuel. Dès que le malade rentre dans une demi-obscurité, ces différents phénomènes disparaissent.

33.

Le *traitement* consiste dans le séjour prolongé dans le demi-jour. On habituera graduellement les malades à un éclairage plus fort en leur faisant porter des verres fumés. Leur état général sera surveillé avec soin. Aux hystériques, il faut prescrire les bromures alcalins et l'hydrothérapie.

Dans certains cas, les dérivatifs locaux, les sangsues aux tempes, ont produit rapidement une grande amélioration.

CHAPITRE XVI

MALADIES DES MUSCLES DE L'ŒIL

Anatomie et physiologie des muscles de l'œil.

Tous les mouvements de l'œil sont sous la dépendance de six muscles, quatre droits et deux obliques, qui lui impriment des mouvements de rotation autour d'un point fixe appelé centre de rotation.

Les quatre muscles droits, désignés sous les noms de supérieur, inférieur, interne et externe, naissent du sommet de l'orbite, où ils s'attachent : le premier ou supérieur, à la gaine du nerf optique, les trois autres au cordon fibreux appelé tendon de Zinn. Ces muscles sont d'abord situés dans la loge postérieure de l'orbite. Arrivés au tiers antérieur environ de la sclérotique, ils s'engagent dans la loge antérieure, pour aller prendre insertion au voisinage de la cornée ; ils doivent donc traverser la cloison fibreuse qui sépare ces deux loges. L'aponévrose de Ténon, qui n'a pas de trous pour leur livrer passage, se laisse déprimer en doigt de gant et les accompagne jusqu'à leur insertion scléroticale. De plus, des bords de la dépression qu'a

subie l'aponévrose, se détache une gaine fibreuse
qui enveloppe complètement le corps du muscle
et l'accompagne presque vers le milieu de l'orbite.
Cette gaine adhère fortement au corps du muscle
(Tillaux). Des quatre gaines musculaires naissent

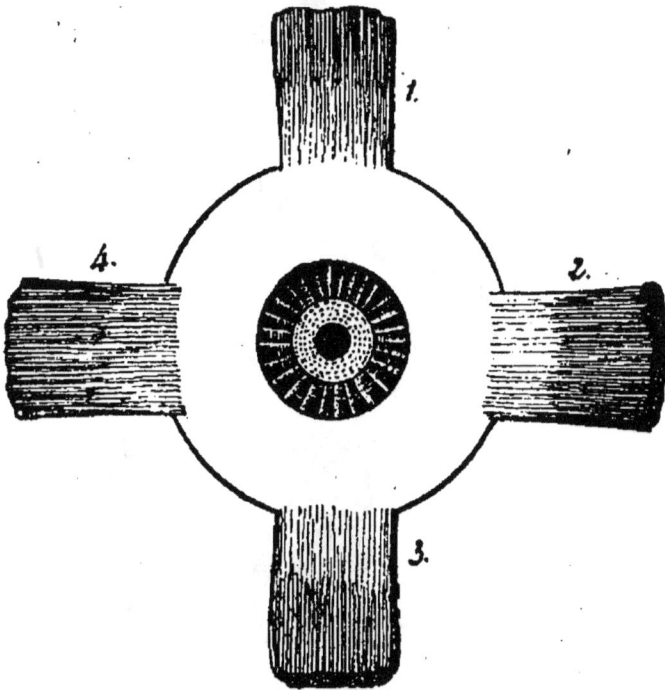

Fig. 114. (Sous.)

1, Muscle droit supérieur. — 2, Muscle droit interne. — 3, Muscle droit
inférieur. — 4, Muscle droit externe.

autant d'ailerons ligamenteux, qui sont très importants, car ils vont s'insérer aux parois correspondantes de l'orbite, et jouent le rôle de véritables
tendons d'arrêts, qui empêchent le globe d'être
comprimé et d'être attiré en arrière par la contraction de ces muscles.

Les quatre muscles droits viennent s'insérer à la sclérotique à une distance variable de la cornée.

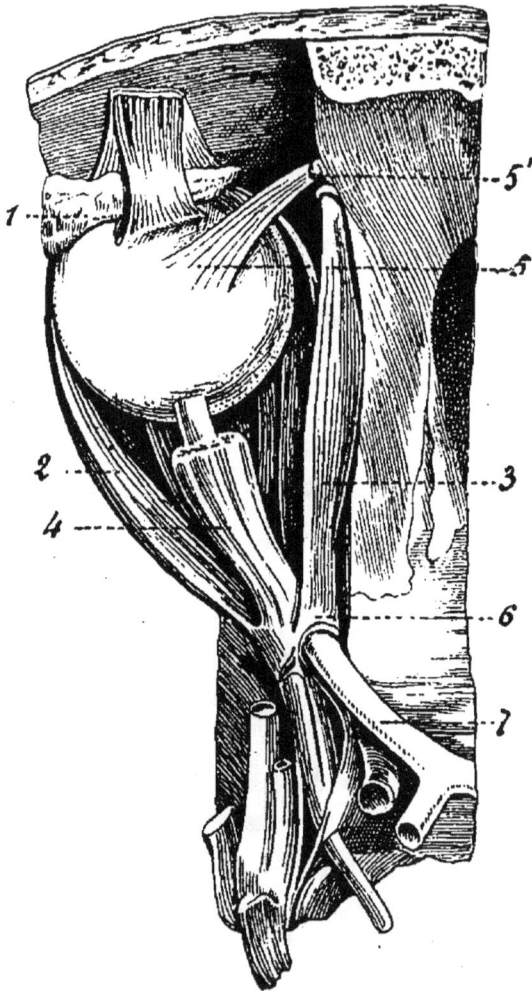

Fig. 115. (Sous.)

1, Glande lacrymale. — 2, Muscle droit externe. — 3, 5, 5', Muscle grand oblique. — 4, Droit supérieur. — 6, Gaine fibreuse autour du nerf optique, point de départ des muscles. — 7, Nerf optique.

Cette distance est successivement de 5, 6, 7, 8 millimètres, en partant du droit interne pour aboutir au droit supérieur, en sorte que la ligne d'insertion des muscles représente une spirale et non une circonférence. (Tillaux.)

Les muscles obliques sont au nombre de deux.

L'oblique supérieur, ou grand oblique, qui s'insère, d'une part, au sommet de l'orbite, sur la gaine du nerf optique, de là se porte à la partie supérieure et interne de la base de l'orbite au niveau de la poulie, sur laquelle il se réfléchit ; de là, il se porte en bas, en arrière et en dehors, s'enroule sur le globe, passe sous le muscle droit supérieur et va s'insérer au côté temporal de l'hémisphère postérieur du globe.

Le petit oblique naît aussi à la partie interne de la base de l'orbite, passe entre le globe et le droit inférieur, s'enroule sur le globe pour aller se fixer en arrière de l'équateur, sur le quart supérieur et externe de l'œil, près de l'oblique supérieur, de manière à former avec lui une véritable sangle musculaire, obliquement enroulée en arrière et en dehors autour du globe.

L'œil se meut autour de trois axes : 1° un axe antéro-postérieur, autour duquel il exécute des mouvements de rotation ; 2° un axe vertical, autour duquel il exécute des mouvements d'adduction ou d'abduction (*convergence* ou *divergence*) ; 3° un axe horizontal, autour duquel il exécute des mouvements d'élévation ou d'abaissement. A chacun de ces axes correspond un méridien qui lui est perpendiculaire : le méridien vertical, le méridien horizontal et le méridien équatorial ou équateur.

Les mouvements de rotation du globe autour de son axe antéro-postérieur sont toujours combinés avec ceux qu'il exécute dans les méridiens verticaux et horizontaux; ils portent le nom de mouvements obliques.

Voyons maintenant le rôle des muscles de l'œil dans leur action isolée et dans leur action combinée.

Par le fait de leur insertion, qui a lieu exactement dans le plan du méridien horizontal du globe, *les droits interne et externe* attirent la pupille directement en dedans (convergence), ou directement en dehors (divergence).

Aux deux extrémités du diamètre vertical de la cornée s'insèrent *le droit supérieur et le droit inférieur ;* mais, de là, ces muscles, au lieu de se porter directement en arrière, se portent en arrière et légèrement en dedans pour gagner l'anneau de Zinn; il en résulte : 1° que le droit supérieur élève la pupille et l'attire légèrement en dedans, en inclinant aussi en dedans l'extrémité supérieure du méridien vertical : il est donc élévateur, adducteur et légèrement rotateur en dedans; 2° que le droit inférieur abaisse la pupille, l'attire en dedans, ainsi que l'extrémité inférieure du diamètre vertical, par conséquent attire en dehors l'extrémité supérieure du même méridien, qu'on prend toujours pour point de repère; il est donc abaisseur, adducteur et rotateur en dehors.

Les *deux obliques,* par leurs contractions simultanées, sont abducteurs, c'est-à-dire que tous les deux portent la pupille en dehors. Mais *le grand oblique*, par suite de son insertion, dirige la pupille en dehors et en bas ; il est abducteur et abaisseur. Le *petit oblique*, au contraire, dirige la

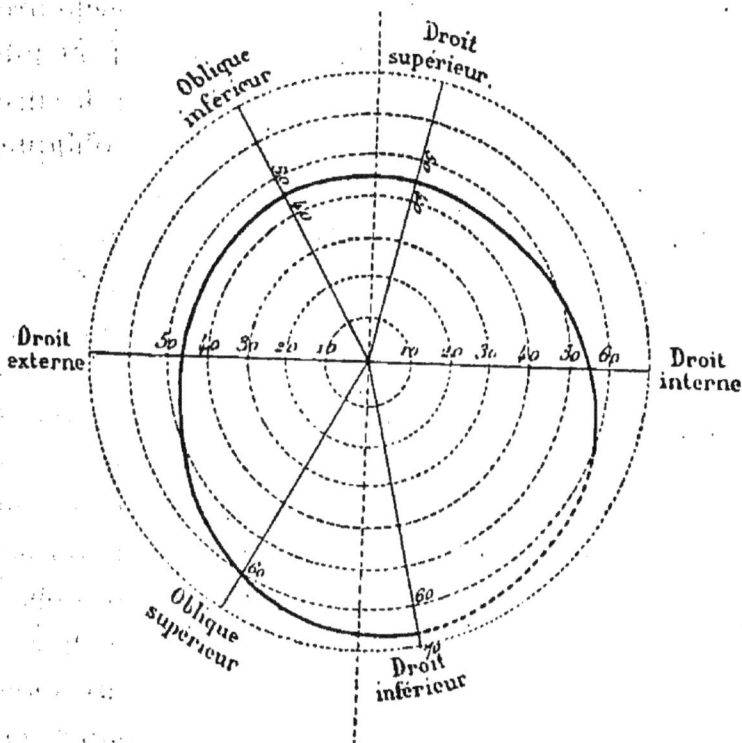

Fig. 116. — Champ du regard, et méridien d'action de chaque muscle. (Charpentier.)

pupille en dehors et en haut ; il est abducteur et élévateur.

Les mouvements du globe sont toujours les résultats de l'action combinée des différents muscles. Nous avons vu qu'ils étaient de trois sortes : les mouvements d'abaissement et d'élévation, les mouvements de convergence et de divergence, et les mouvements obliques intermédiaires.

1° *Mouvements de convergence et de divergence.* — Bien qu'ils n'exigent qu'un seul muscle, ils résultent d'actions musculaires complexes destinées à se faire contre-poids. Ainsi, le muscle droit interne est aidé par les droits supérieur et inférieur, qui sont légèrement adducteurs ; le droit externe trouve des auxiliaires dans les obliques, qui sont abducteurs.

2° *Mouvements d'élévation et d'abaissement.* — Les muscles droits supérieurs et droits inférieurs seraient impuissants à produire seuls l'élévation et l'abaissement directs de la pupille, car nous avons vu qu'ils étaient légèrement adducteurs. Ils porteraient la pupille en haut et en dedans, ou en bas et en dedans. Leur action est corrigée par celle des obliques ; en effet, l'oblique inférieur, ou petit oblique, porte la pupille en haut et en dehors, l'oblique supérieur la porte en bas et en dehors.

3° *Mouvements obliques.* — Les mouvements obliques ou diagonaux sont les plus compliqués, ils exigent l'action simultanée de trois muscles.

Le mouvement en haut et en dedans résulte de la combinaison de l'adduction avec l'élévation. Le premier réclame l'action du droit interne, le second celles du droit supérieur et du petit oblique.

Le mouvement en haut et en dehors demande aussi trois muscles, le droit supérieur et le petit oblique pour élever l'œil, le droit externe pour le porter en dehors.

Le mouvement en bas et en dedans se fait au moyen des contractions du droit inférieur, du grand oblique et du droit interne.

Enfin, pour tourner l'œil en bas et en dehors, il faut encore trois muscles, le droit inférieur, le grand oblique et le droit externe.

Excepté le droit interne, qui est uniquement adducteur, et le droit externe, qui est uniquement abducteur, les autres muscles de l'œil ont donc trois actions.

Le droit supérieur est. . . $\begin{cases} \text{élévateur.} \\ \text{adducteur.} \\ \text{rotateur en dedans.} \end{cases}$

Le droit inférieur est. . . $\begin{cases} \text{abaisseur.} \\ \text{adducteur.} \\ \text{rotateur en dehors.} \end{cases}$

L'oblique supérieur ou grand oblique est. . . . $\begin{cases} \text{abducteur.} \\ \text{abaisseur.} \\ \text{rotateur en dedans.} \end{cases}$

Le petit oblique est. . . . $\begin{cases} \text{abducteur.} \\ \text{élévateur.} \\ \text{rotateur en dehors.} \end{cases}$

Paralysie des muscles de l'œil.

Avant d'entrer dans la description des symptômes particuliers à la paralysie de chaque muscle, je vais résumer ceux qui leur sont communs. On les divise en objectifs et subjectifs.

Symptômes objectifs. — 1° Le premier symptôme est la diminution des mouvements du globe du côté du muscle paralysé. On le constate en faisant regarder au malade un objet quelconque, promené devant son œil dans toutes les directions. Lorsque l'objet est promené dans le plan d'action du muscle paralysé, l'œil cesse de le suivre. L'étude de ce symptôme permet d'arriver à un diagnostic approximatif.

2° En second lieu, dès qu'un de ses muscles est paralysé, l'œil devient strabique par suite de l'action des muscles antagonistes. Le strabisme paralytique diffère du strabisme vrai par de nombreux caractères (voir strabisme).

3° La déviation de l'œil paralysé qui veut fixer un objet pendant que l'œil sain est recouvert s'appelle *déviation primitive*. Celle de l'œil sain, pendant le même effort, se nomme *déviation secondaire*. La déviation secondaire est toujours plus grande que la déviation primitive.

Je suppose, pour mieux me faire comprendre, la paralysie du droit externe gauche, et que cet œil veut regarder un objet situé à gauche, pendant qu'on cache l'œil droit avec un écran.

L'œil gauche fera de grands efforts pour se diriger vers l'objet indiqué. Mais, par suite de l'association des mouvements des yeux, l'œil droit fera le même effort et se tournera beaucoup plus en dedans que son congénère, puisque sa force n'est pas affaiblie. Dans le strabisme vrai, au contraire, les deux déviations sont toujours égales.

4° Le strabisme paralytique entraîne le vertige

oculaire, une certaine difficulté dans la marche, une inclinaison particulière de la tête.

Comme le malade ne peut imprimer les mêmes mouvements à ses yeux, et qu'il est très gêné par une diplopie qui nait toutes les fois qu'il dirige son regard du côté où siège la parésie musculaire, il prend l'habitude de détourner la tête de ce même côté, au lieu de détourner les yeux; de cette manière, il amène les objets dans la direction où les mouvements des deux yeux sont encore symétriques, dans la partie de son champ visuel binoculaire, où n'existe pas de diplopie. Cette attitude se rencontre aussi dans l'hémiopie; elle permet de reconnaître quel est le muscle atteint, car le malade tourne toujours la tête et l'incline du côté où siège la lésion.

Symptômes subjectifs. — Le principal symptôme subjectif est la diplopie binoculaire. Quand les deux yeux sont ouverts, ils voient les objets doubles. Car l'image de l'objet ne vient pas se peindre au même point sur chaque rétine. L'image de l'œil sain se fait sur la macula, celle de l'œil paralysé sur un point plus ou moins éloigné de la macula suivant la *déviation de l'œil*. Il y a donc production de deux images, l'une nette, provenant de l'œil sain, l'autre pâle, provenant de l'œil malade. Ces deux images sont dites *homonymes* quand celle située à droite appartient à l'œil droit, et celle située à gauche à l'œil gauche; elles sont *croisées* dans le cas contraire, c'est-à-dire quand celle située à droite provient de l'œil gauche, et réciproquement.

La situation de ces images est très importante à connaître ; elle renseigne de suite sur la nature du strabisme : lorsqu'elles sont homonymes, c'est à un strabisme convergent qu'on a affaire ; lorsqu'elles sont croisées, elles résultent d'un strabisme divergent. En effet, nous savons, par la marche des rayons lumineux au sortir des yeux, que lorsque les images sont croisées, les axes optiques divergent ; qu'inversement, lorsque les images ne se croisent pas, les axes optiques se croisent.

Supposons, maintenant, un malade qui présente de la diplopie légère, quand il regarde à droite. La lésion siège certainement sur le droit externe droit ou le droit interne gauche. Voici le procédé suivi généralement pour trouver lequel des deux est atteint : on place un verre coloré en rouge ou en bleu devant l'un des deux yeux, de préférence devant celui qui a la meilleure acuité visuelle. Puis, se plaçant dans une chambre obscure à 3 ou 4 mètres du malade, on l'invite à suivre des yeux la lumière d'une bougie qu'on promène devant lui, dans toutes les directions, pendant qu'il a soin de tenir la tête complètement immobile. Dès que la lumière est portée dans une direction que l'œil malade ne peut suivre, il y a formation d'une seconde image, puisque les deux yeux ne convergent plus vers le même point, et l'une des deux images est colorée.

Dans l'exemple que nous avons choisi, mettons le verre coloré sur l'œil droit : l'image rouge se trouvera à gauche ou à droite de l'image blanche ;

si elle est à gauche, les images sont croisées, cela
prouve que l'œil gauche n'a pu suivre l'œil droit,
et que la paralysie porte sur le droit interne de
l'œil gauche ; — si elle est à droite, c'est-à-dire non
croisée, les axes optiques se croisent, parce que
l'œil droit n'a pu se porter suffisamment en dehors ;
donc c'est le muscle droit externe de l'œil droit
qui est parésié. Pour généraliser cet exemple, il
suffit de se rappeler que dans la paralysie d'un
des droits internes les images sont croisées (strabisme divergent), tandis que dans la paralysie
d'un des droits externes, les images sont homonymes (strabisme convergent). Par le même moyen
on arrive facilement à déterminer le muscle lésé
dans la diplopie qui accompagne le regard en haut
et celle qui se produit le regard dirigé en bas.
Dans la diplopie inférieure, *l'image située le plus
bas est celle que voit l'œil paralysé ;* elle résulte de
la parésie du droit inférieur ou du grand oblique ;
dans la diplopie supérieure, *l'image située le plus
haut* est celle que voit l'œil malade ; elle provient
de la parésie du droit supérieur ou du petit
oblique. Il est très rare que dans ces deux derniers
cas les deux muscles soient atteints simultanément.

5° *Fausse projection, erreur de localisation des
objets.* — Nous jugeons de la situation des objets
qui nous entourent et de leur distance par l'effort
de contraction musculaire nécessaire pour porter
notre œil dans leur direction.

Nous avons conscience de ce déplacement et de

l'effort exact qu'il nécessite. Si l'un des muscles de notre œil est parésié, pour regarder un objet dans la direction de ce muscle nous serons obligé de développer un effort beaucoup plus considérable qu'à l'état normal. Il nous semblera, par conséquent, que notre œil s'est porté beaucoup plus loin, et si nous voulons brusquement saisir cet objet, sans nous rendre compte de cette fausse sensation, nous porterons toujours la main au-delà de l'endroit où il se trouve. Cette erreur nous fait comprendre comment la parésie d'un muscle nous empêche de reconnaître la véritable position du sol et des obstacles qu'il faut éviter ou franchir.

De là, les difficultés pour monter ou descendre un escalier, un trottoir, etc., qui ne cessent que lorsque l'œil malade est caché, et qui ont reçu le nom de vertige monoculaire.

6° *Vertige binoculaire.* — Le vertige binoculaire est causé par la diplopie ; souvent le malade ne sait pas distinguer quelle est l'image vraie ; il éprouve un trouble particulier, qui peut produire des vomissements et même la syncope.

Enfin, il faut noter que les yeux divergent dans le regard en haut et convergent dans le regard en bas. Par conséquent, si la paralysie amène de la divergence, celle-ci augmentera lorsque le malade regardera en haut, et inversement une convergence pathologique augmentera lorsque le malade regardera en bas (Meyer).

Symptômes des paralysies en particulier. — Paralysie du moteur oculaire commun. (Troisième paire.)

Ce nerf anime cinq muscles : droit interne, droit inférieur, droit supérieur, petit oblique, releveur de la paupière supérieure. Il innerve en outre le sphincter de l'iris et le muscle accommodateur. Sa paralysie peut être totale ou partielle.

Paralysie totale. — On observera une chute plus ou moins complète de la paupière supérieure, une diminution ou une suppression des mouvements du globe en haut, en bas et en dedans, une déviation de l'œil en dehors et légèrement en bas, de la diplopie croisée, qui accompagne toujours le strabisme divergent, la dilatation de la pupille, une diminution notable de l'accommodation, qui peut faire totalement défaut, et une certaine exophtalmie.

Ces symptômes s'accompagnent plus ou moins de vertige et du phénomène de fausse projection. Il est rare qu'ils se trouvent tous réunis ; ordinairement, cette paralysie est partielle.

Paralysie du droit interne. — Ses principaux caractères sont : diminution de la mobilité du globe en dedans, strabisme divergent par suite de la prédominance du droit externe, diplopie croisée, qui augmente lorsque le regard est porté du côté de l'œil sain, déviation secondaire de l'œil sain en dehors.

Pour éviter la diplopie, le malade tourne fortement la tête du côté du muscle paralysé à droite, si c'est le droit interne droit, à gauche, si c'est le droit interne gauche. Notons aussi que les deux images restent dans le même plan quand l'œil regarde exactement dans la direction verticale et horizontale, et qu'elles sont légèrement plus hautes ou plus basses l'une que l'autre dans les regards obliques.

Paralysie du droit supérieur. — Caractères principaux : rappelons-nous que ce muscle est élévateur et adducteur de la pupille, rotateur du méridien vertical en dedans, et qu'il combine son action avec celle du petit oblique dans le mouvement d'élévation. De sa paralysie il résulte que l'œil ne se porte pas en haut et en dedans, et que dans le regard en haut, il est dévié en bas et en dehors.

Dans la moitié supérieure du champ visuel, il existe de la diplopie croisée, et les deux images sont superposées. Celle qui appartient à l'œil malade est située plus haut que celle qui vient de l'œil sain ; de plus, l'image fausse est inclinée sur l'image vraie par son extrémité supérieure, ce qui résulte de ce que le méridien vertical de l'œil n'obéit plus qu'à l'action du petit oblique et s'incline en dehors. La distance verticale qui sépare les deux objets augmente par la fixation du regard en haut et en dehors, et leur inclinaison augmente si le regard est dirigé en haut et en dedans.

Autre remarque : comme les malades ont la vision nette dans toute la partie inférieure du

champ visuel, ils renversent toujours la tête en
arrière.

Paralysie du droit inférieur. — L'action de ce
muscle est pour ainsi dire symétrique de celle du
droit supérieur: il est abaisseur et adducteur de la
pupille, rotateur en dehors du méridien vertical, et
combine son action avec celle du grand oblique.
S'il est paralysé, il y a du strabisme supérieur et
divergent, de la diplopie, qui n'existe que dans
le champ visuel inférieur.

Les images sont croisées et superposées, leurs
extrémités supérieures convergent, la fausse image
est plus basse que la vraie. Plus l'objet s'abaisse,
plus l'écartement des images augmente, surtout
si l'œil se porte en abduction. Contrairement à ce
qui se passe dans la paralysie du droit supérieur,
le malade baisse la tête et tourne les yeux en haut
afin de voir par la moitié supérieure de son champ
visuel, qui est normale.

Paralysie du petit oblique. — Sachant que le
petit oblique est élévateur et abducteur de la pupille, rotateur en dehors du méridien vertical, et
qu'il combine son action avec celle du droit supérieur, il est facile de se rendre compte que sa
paralysie entraîne un strabisme inférieur légèrement en dedans ou convergent.

La diplopie qui en résulte ne se manifeste que
lorsque le regard est dirigé en haut. Elle est
homonyme, puisque le strabisme est convergent.
L'image mauvaise est plus élevée que la bonne.

L'écartement en hauteur de ces images est d'autant plus prononcé, que l'objet fixé est plus haut, surtout si le regard se porte en haut et en dedans. Les images s'écartent par le haut et se rapprochent par le bas, et le malade, pour corriger son état, incline la tête du côté sain en la relevant autant que possible.

Paralysie du nerf pathétique (quatrième paire).

La quatrième paire inerve le grand oblique, qui, nous le savons, est abaisseur et abducteur de la pupille, en même temps que rotateur en dedans du méridien vertical. Dans le mouvement direct d'abaissement, il combine aussi son action avec celle du droit inférieur. Mais comme il n'agit jamais isolément, sa paralysie n'entraine pas des désordres aussi considérables. Si la fixation se fait dans la partie inférieure du champ visuel, l'œil malade reste dévié en haut et en dedans. La déviation secondaire de l'œil sain a lieu en bas et en dedans. La diplopie fait défaut dans la moitié supérieure du champ visuel ; elle apparait dès que le malade regarde en bas, aussi parait-elle fort gênante, car elle entrave la marche et les occupations. Les images sont homonymes et superposées. L'image qui vient de l'œil malade est plus basse que celle de l'œil sain. Leur écartement en hauteur s'accentue à mesure que les yeux s'abaissent. Les extrémités supérieures des images convergent, et l'image du côté malade parait plus rapprochée que celle du côté sain.

Le malade porte sa tête en bas et vers le côté sain. Cette paralysie peut se compliquer, à la longue, de rétraction du petit oblique, qui aménerait un strabisme divergent dans la moitié supérieure du champ visuel.

Paralysie du moteur oculaire externe (sixième paire).

Le muscle droit externe est uniquement abducteur. Sa paralysie présente des caractères bien nets : diminution de la mobilité du globe en dehors ; strabisme convergent, par suite de la prédominance du droit interne.

La déviation secondaire de l'œil sain a lieu en dedans. La diplopie est homonyme et les images sont sur le même plan horizontal. Leur écartement augmente à mesure que l'œil regarde plus fortement en dehors. Le malade, pour éviter cette diplopie, tourne la tête du côté du muscle paralysé. Le champ de la diplopie est plus étendu en bas qu'en haut, à cause de la tendance des yeux à diverger dans la moitié supérieure du champ visuel et à converger dans la moitié inférieure.

On observe quelquefois, mais rarement, une forme particulière de cette paralysie, qui s'accompagne de déviation conjuguée de l'autre œil, lorsque la lésion qui en est la cause occupe le noyau d'origine du moteur oculaire externe.

A la longue, par suite de la contraction des muscles antagonistes, on voit survenir du myosis ou de la mydriase, suivant que la troisième paire ou la sixième fournit la racine motrice du ganglion ophtalmique.

Il est bon de noter aussi que le plus souvent la paralysie de la sixième paire est binoculaire, et que la rétraction du muscle antagoniste se produit presque toujours, d'où la nécessité d'interdire tout travail à la personne malade pendant toute la durée de son traitement.

Étiologie et pathogénie.

On divise les causes des paralysies oculaires en quatre groupes :

1° Paralysies essentielles. Leur nombre diminue à mesure que les progrès de l'anatomie pathologique permettent d'en rattacher aux deux autres groupes. On range encore parmi elles : 1° les *paralysies rhumatismales* et *à frigore*, qu'on voit succéder à une attaque de rhumatisme, à un refroidissement brusque ou prolongé, comme cela s'observe quelquefois chez les personnes exposées à un courant d'air venant de côté, ou qui couchent les fenêtres ouvertes ; 2° les *paralysies reflexes*, consécutives aux névralgies du trijumeau, au zona ophtalmique ; 3° les *paralysies hystériques;* 4° celles qui se montrent après une suppression brusque des règles ou du flux hémorrhoïdal, etc.

2° Paralysies diathésiques ou dyscrasiques. On les attribue : 1° aux intoxications par le plomb, l'oxyde de carbone, le tabac, etc.; 2° aux maladies infec-

tieuses, fièvre typhoïde, diphtérie, scarlatine, etc.;
3° à la syphilis ; 4° au diabète.

La *paralysie saturnine* s'observe rarement et
s'accompagne de névrite optique. Elle peut être
limitée à un seul muscle ou les envahir tous.

La paralysie diphtéritique atteint de préférence
le muscle ciliaire. Elle survient à la période de con-
valescence, se manifeste sur les deux yeux et
s'accompagne parfois de paralysie du voile du
palais.

Les paralysies de cause syphilitique sont les plus
fréquentes des paralysies oculaires (75 p. 100, Four-
nier). Elles apparaissent à la période tertiaire, atteignent plus spécialement la troisième paire et la
sixième, et mettent rarement plus de trois jours à
se constituer. De violentes céphalées nocturnes les
accompagnent ou les précèdent. Ce sont plutôt des
parésies qui produisent de la diplopie sans écartement prononcé des images.

Ordinairement elles n'intéressent pas toutes les
branches du même nerf, restent limitées à un seul
nerf, et cèdent facilement au traitement spécifique
appliqué dès leur début.

La paralysie qui *accompagne le diabète* est
assez commune ; elle atteint de préférence la
sixième paire, puis la troisième ou la quatrième.
Elle s'accompagne le plus souvent d'autres altérations, résultats de la maladie générale, qui
rendent facile leur diagnostic.

3° PARALYSIES RÉSULTANT D'AFFECTIONS DES CENTRES
NERVEUX. Ces paralysies sont les plus fréquentes

après celles qui relèvent de la syphilis. Le *tabes*,
la miélite diffuse, la sclérose disséminée, la paralysie générale, la méningite cérébro-spinale, etc.,
ont été invoquées comme causes productrices.

Les paralysies d'origine spinale peuvent apparaître avant tout autre symptôme du *tabes*. Elles
sont monoculaires, partielles, intéressent particulièrement une des branches de la troisième paire,
plutôt que la sixième ou la quatrième. Elles sont
mobiles, car elles dépendent de phénomènes con-
gestifs et disparaissent quelquefois spontanément,
pour reparaître sur l'autre œil, ou sur une autre
branche nerveuse.

Les paralysies de causes cérébrales sont moins
bien connues. Si plusieurs nerfs de l'œil sont para-
lysés en même temps, il y a lieu de supposer qu'un
foyer morbide occupe la base du crâne.

Si, au contraire, la paralysie est partielle, on
songera plutôt à une altération corticale.

Dans la méningite, surtout chez les enfants, elles
apparaissent tantôt au début, tantôt vers la fin.

4° PARALYSIES PAR COMPRESSION NERVEUSE. Elles
apparaissent toutes les fois qu'un nerf moteur
oculaire est lésé dans sa fonction orbitaire ou
crânienne par une tumeur ou un néoplasme quelconque (inflammations, tumeurs de l'orbite, ané-
vrismes, etc.). Elles s'accompagnent fréquemment
de douleurs violentes.

Diagnostic. — Il découle de l'étude des symptômes généraux et particuliers que je viens de
décrire, et consiste non-seulement à reconnaître

l'existence de la paralysie, mais à en déterminer les causes.

Les deux symptômes fondamentaux sont : 1° la diplopie, qui doit être binoculaire et permanente pour une même direction du regard, c'est-à-dire qui doit exister toutes les fois que les deux yeux sont ouverts et regardent dans une direction donnée ; 2° le strabisme, qui doit s'accompagner d'une diminution de l'étendue du mouvement de l'œil dans la direction du muscle paralysé.

Pour reconnaître quels sont l'œil et le muscle atteints, on se sert encore de l'étude de la diplopie, de la situation des deux images et de leur apparition dans une direction donnée.

Avec des *images homonymes*, nous sommes toujours en présence d'un strabisme convergent, d'où paralysie possible du droit externe, du petit ou du grand oblique. L'œil atteint est toujours celui qui se trouve du côté où se manifestent les images. Enfin, si la diplopie croit dans toute l'étendue de cette partie du champ visuel, c'est le droit externe qui est atteint. Si elle se manifeste en bas et en dehors, c'est le grand oblique ; si elle apparait en haut et en dehors, c'est le petit oblique.

Avec des *images croisées*, il y a toujours strabisme divergent, les muscles pris peuvent être : le droit supérieur, le droit inférieur ou le droit interne. L'œil atteint est toujours celui qui ne se trouve pas du côté où se manifeste la diplopie. Si elle apparait dans toute l'étendue de cette partie du champ visuel, c'est-à-dire horizontalement, en haut, en bas, c'est le droit interne qui est atteint. Si elle ne se produit qu'en bas et en dedans, c'est le droit inférieur; en haut et en dedans, c'est le droit supérieur.

Quel que soit le muscle paralysé, on procédera toujours de même, pour arriver au diagnostic, et l'on tiendra compte du temps qui s'est écoulé depuis l'apparition de la paralysie, car lorsqu'elle est ancienne, elle s'accompagne de contraction dans les muscles antagonistes ou dans ceux de l'autre œil.

Marche et terminaison. — Elles dépendent naturellement des lésions productrices et du traitement qu'il est possible de leur opposer. Ordinairement, les paralysies de cause centrale sont plus tenaces que celles de cause périphérique.

Le pronostic est moins grave quand le mal est sous la dépendance d'une cause générale (syphilis, diabète).

Traitement. — Le traitement est médical, orthopédique et chirurgical. Ce dernier ne doit être employé que lorsque les deux premiers ont échoué et que la paralysie est ancienne et définitive.

Le *traitement médical* consiste à combattre d'abord la cause première du mal, d'où la nécessité d'un diagnostic précis avant de commencer aucun traitement.

Contre la syphilis, on emploiera le traitement classique.

Contre le rhumatisme, on prescrira les révulsifs, les sudorifiques, les dérivatifs, l'électricité.

Contre les causes cérébrales, on usera du traitement qui leur convient.

Enfin, contre les diathèses et les dyscrasies, on luttera par tous les moyens qui permettent d'avoir une influence salutaire sur les vices constitutionnels.

Dans tous les cas, on y joindra les révulsifs locaux et des frictions à la strychnine.

Le *traitement orthopédique* réside dans l'emploi des verres prismatiques, qui remplissent un double but, celui de combattre la diplopie, si gênante, et de fortifier le muscle parésié. Le prisme doit être placé devant l'œil malade, son arête dirigée vers la déviation, quelle que soit sa direction. Le degré du prisme est calculé naturellement sur celui de la déviation. Lorsqu'il doit dépasser 10 degrés, on le répartit en deux prismes de 5 degrés, placés chacun devant un œil.

Quand on n'arrive pas à fusionner les images, il faut placer devant l'œil paralysé un verre noir ou dépoli pour éviter la diplopie et les vertiges.

Le *traitement chirurgical* varie : 1º suivant que le muscle a recouvré son intégrité, mais est resté plus faible que son antagoniste contracté ; 2º suivant que le muscle n'a recouvré qu'une partie de sa force et demeure insuffisant, 3º ou que la paralysie est définitive.

Dans le premier cas, la simple ténotomie du muscle antagoniste est suffisante.

Dans le second cas, on emploie encore la ténotomie de l'antagoniste, à laquelle on ajoute fréquemment l'avancement du muscle affaibli.

Lorsque la paralysie est définitive, il est impossible de songer à une guérison complète. Cependant il faut encore recourir à la ténotomie du muscle rétracté, à laquelle on ajoutera l'avancement du muscle paralysé. Cette double opération, dont je parlerai en détail à l'article *strabisme*, a pour avantage de rendre moins visible la difformité, et de faire cesser la diplopie dans la partie du champ visuel qui se trouve en face du malade.

Les déviations verticales doivent être corrigées par l'avancement du muscle atteint ou la ténotomie du muscle de l'*œil sain* de même nom que l'antagoniste du muscle malade. Par exemple, la paralysie du droit supérieur de l'œil gauche sera corrigée par la ténotomie du droit *inférieur droit* pour éviter une diplopie en sens inverse si on s'adressait au droit inférieur gauche. *Dans aucun cas il ne faut toucher aux muscles obliques* (voyez strabisme).

Nystagmus.

On appelle nystagmus un état morbide dans lequel les yeux sont animés de mouvements rhythmiques involontaires, qui peuvent avoir lieu dans tous les sens. Le plus habituellement, ils se produisent de gauche à droite et de droite à gauche, ou dans un diamètre vertical ou oblique. On les voit quelquefois imprimer à l'œil un véritable mouvement de circumduction. Ces oscillations peuvent être étendues ou presque imperceptibles. Elles diminuent à.

la grande lumière, augmentent dans l'obscurité, et cessent ordinairement pendant le sommeil.

Les causes du nystagmus l'ont fait diviser en trois variétés : 1° le nystagmus d'origine oculaire ; 2° le nystagmus d'origine cérébro-spinale ; 3° le nystagmus des mineurs, ou professionnel.

1° Le nystagmus d'origine oculaire provient de toutes les maladies qui affaiblissent l'acuité de la vision ou rétrécissent le champ visuel dans le jeune âge : cataracte polaire et zonulaire, leucome, astigmatisme irrégulier, rétinite pigmentaire, amblyopie congénitale, affections de l'iris, de la choroïde, etc.

Cette variété est presque toujours une maladie congénitale ou une maladie de l'enfance. Elle peut être influencée par la volonté et disparaît presque toujours pendant le sommeil naturel ou provoqué.

2° Le nystagmus d'origine cérébro-spinale se rencontre dans le traumatisme cérébral, les hémorrhagies cérébrales, la méningite tuberculeuse, les tumeurs cérébrales. Il est fréquent dans la sclérose en plaques lorsque la lésion occupe les parties supérieures de la moelle. Par contre, il est très rare dans l'ataxie.

Les lésions de la protubérance ou du bulbe s'accompagnent assez souvent de nystagmus avec déviation de la tête et des yeux. Il fait défaut dans les lésions cérébelleuses.

D'après Legrand du Saulle, les névropathes, les cérébraux, auraient des enfants nystagmiques.

Cette variété n'est, en résumé, qu'un symptôme

dont la constatation permet d'établir certains diagnostics des lésions cérébrales.

3° Le nystagmus des mineurs résulte, d'après Dransart, auquel on doit le meilleur travail sur ce sujet, d'une myopathie des muscles élévateurs et du droit interne qui ne se produit que lorsque la ligne du regard est dirigée en-dessus de l'horizon. Le malade voit vaciller les objets, phénomène qui ne se produit pas dans les deux autres variétés. Ce nystagmus s'accompagne d'héméralopie ; les mouvements rapides, le travail en regardant en haut, l'alcoolisme, l'exaspèrent. La plupart des ouvriers atteints sont anémiques ou dyspeptiques. Ils éprouvent des douleurs frontales, leurs paupières sont rouges, gonflées ; leur acuité visuelle est diminuée, bien que l'examen ophtalmoscopique ne révèle aucune altération du fond de l'œil. Ce nystagmus est curable à la longue, mais laisse toujours après lui subsister une certaine diminution de l'acuité visuelle. Il est souvent lié à des troubles de réfraction exaspérés par le travail à la faible lumière et par l'élévation du regard.

Traitement. — Dans la première variété, on doit s'appliquer par tous les moyens possibles à rendre meilleure l'acuité visuelle : extraction ou discision de la cataracte, iridectomie, correction des vices de réfraction, etc.

Dans le nystagmus des mineurs, il faut combattre l'anémie par un traitement tonique et l'hydrothérapie, les injections de strychnine, l'électricité, etc.

Le travail au grand air, après un repos absolu de quelques semaines, donne les meilleurs résultats.

Strabisme.

Le strabisme est une déviation des axes optiques entraînant la suppression de la vision binoculaire. Cette déviation est produite tantôt par la rétraction d'un des muscles de l'œil, les autres ayant conservé leur fonctionnement (strabisme vrai), tantôt par la paralysie d'un de ces muscles entraînant la déviation du globe oculaire par le muscle antagoniste (strabisme paralytique), tantôt par une adhérence cicatricielle ou une tumeur empêchant le fonctionnement d'un ou de plusieurs muscles (strabisme cicatriciel ou mécanique).

On a décrit aussi le strabisme spasmodique, qui est une variété de nystagmus, et le strabisme faux apparent, dans lequel les centres des cornées sont portés en dedans ou en dehors, les yeux semblent diverger ou converger, sans que pour cela la vision binoculaire cesse de s'accomplir régulièrement. Pour reconnaître le strabisme faux, il suffit de faire regarder un objet placé à cinquante centimètres environ et de cacher alternativement l'un des deux yeux avec un écran ; l'autre ne devra subir aucune déviation. Le diagnostic de ce strabisme est important, car il ne faut jamais essayer de le corriger, sous peine de troubler ou d'abolir la vision binoculaire et de le transformer en strabisme véritable.

J'ai étudié le strabisme paralytique en parlant des paralysies des muscles de l'œil, dont il n'est qu'un symptôme. Je ne m'occuperai ici que du strabisme vrai.

Symptômes et caractères. — Le premier symptôme est la déviation de l'œil; lorsqu'un strabique vrai regarde à 5 mètres de distance avec ses deux yeux, la déviation de l'œil malade est appelée *primitive*. Elle est la même dans toutes les directions et peut se mesurer en millimètres. Vient-on alors à cacher l'œil sain en interposant un écran quelconque, en invitant le sujet à fixer avec son œil strabique, l'œil sain se dévie d'une même distance angulaire que le premier. Cette déviation est appelée *secondaire* et se trouve toujours égale à la première.

Dans le strabisme paralytique, au contraire, nous avons vu que la déviation secondaire est toujours plus considérable que la déviation primitive.

L'œil atteint de strabisme vrai conserve l'étendue de ses mouvements dans toutes les directions, tandis que l'œil frappé de strabisme paralytique éprouve une impossibilité manifeste à exécuter les mouvements sous la dépendance du muscle malade.

On observe rarement le phénomène de la diplopie, parce que la rétine possède la propriété de neutraliser une des images. Tous ceux qui font de la micrographie ou de l'ophtalmoscopie se sont rendus compte de cette particularité. En effet, au bout de peu de temps, on peut regarder dans un microscope ou dans un ophtalmoscope, en conservant les deux yeux ouverts, sans être gêné par l'image fournie par l'autre œil, qui n'a aucun rapport avec la première. Cette propriété s'établit d'autant plus facilement que le strabisme vrai prend naissance dans les premières années de la vie, que la situation des deux images reste toujours la même, puisque les deux déviations sont égales, et que l'œil strabique donne presque toujours une image beaucoup moins nette que l'autre par suite d'une amblyopie congénitale ou acquise.

L'absence de diplopie implique forcément la vision monoculaire, dont il est facile de se rendre compte. Il suffit de faire lire le malade et d'interposer pendant ce temps une règle ou un crayon entre le livre et ses yeux. Immédiatement, certains mots passeront inaperçus en tout ou en partie. Cette expérience est facile à répéter sur soi-même. On se convaincra sans peine que la lecture courante n'est possible qu'avec les deux yeux. Ce moyen, du reste, fait partie de ceux qui servent à découvrir l'amblyopie simulée.

Variétés du strabisme. — Le strabisme est *convergent* lorsqu'il y a entrecroisement des lignes visuelles en avant de l'objet fixé.

Il est *divergent* dans le cas contraire, *supérieur* ou *inférieur*, suivant que l'œil est dévié au-dessus ou au-dessous du plan horizontal passant par le centre pupillaire.

Le strabisme est *monolatéral* quand l'œil dévié

est toujours le même, ce qui indique, le plus souvent, une amblyopie très prononcée, tantôt antérieure, tantôt postérieure au strabisme, et produite par la déviation permanente de l'œil, dont la fonction est annihilée.

Le strabisme est *alternant* lorsque les deux yeux jouissent de la même acuité visuelle et sont employés tour à tour suivant la situation de l'objet fixé.

Le strabisme est *permanent* quand la vision binoculaire est constamment supprimée, quelles que soient les directions du regard.

Il est *périodique* quand la déviation ne se produit qu'à certains moments, et *relatif* quand il n'existe que pour certaines directions du regard.

L'alternance n'exclut pas la périodicité, quoique le strabisme périodique soit le plus souvent monolatéral.

Le strabisme est *latent* lorsqu'il ne se révèle que dans certaines conditions de fatigue de l'accommodation. Dans la myopie, par exemple, pour éviter la diplopie, le strabique fait de grands efforts de convergence ; mais si, par la fatigue ou par une cause quelconque (interposition d'un verre dépoli, d'un écran), la vision binoculaire est supprimée, le strabisme, qui était latent, apparaît aussitôt.

Cette variété de strabisme n'est autre chose que de l'asthénopie musculaire, affection qui s'accompagne de troubles visuels, de céphalalgie, de pesanteur dans le front et les tempes (voir page 41).

Dès que le malade se repose, ces phénomènes cessent, pour apparaître de nouveau si les mêmes efforts se renouvellent.

On peut observer un phénomène inverse à celui du strabisme latent. Une déviation oculaire peut disparaître momentanément sous l'influence de la volonté lorsqu'un muscle de l'œil a une légère prépondérance sur son antagoniste. La fixation attentive d'un objet peut alors faire disparaître cette déviation, qui reparaît lorsque les yeux regardent dans le vague.

Causes du strabisme. — On attribuait naguère une foule de causes au strabisme: position vicieuse du nouveau-né par rapport à la lumière, acuité visuelle différente des deux yeux, taies de la cornée, rétraction musculaire par inflammation sous-conjonctivale, évolution dentaire, photophobie, suite d'affection de la cornée ou des membranes internes, parésie musculaire guérie, mais compliquée de la rétraction du muscle antagoniste, etc. Donders a démontré d'une manière évidente les rapports qui existent entre le strabisme et les anomalies de la réfraction.

En effet, les individus dont l'hypermétropie varie de une à trois dioptries sont obligés de faire un effort d'accommodation tel qu'il réclame l'entre-croisement des lignes visuelles en avant de l'objet fixé, car nous savons que la faculté accommodative et la convergence sont en quelque sorte liées ensemble. Ces hypermétropes abandonnent ainsi la vision binoculaire et donnent à l'œil dévié un surcroît de convergence pour obtenir de l'autre une accommodation suffisante.

Si les hypermétropies de plus de trois dioptries ne s'accompagnent pas de strabisme, c'est qu'un surcroît de convergence est incapable d'amener chez les personnes qui en sont atteintes une accommodation suffisante pour produire la vision distincte des objets rapprochés. Les yeux dont l'hypermétropie est très faible possèdent, au contraire, un muscle ciliaire assez puissant pour ne pas nécessiter un entrecroisement des axes optiques entre l'œil et l'objet fixé ; aussi ne sont-ils pas atteints de strabisme.

Le strabisme divergent, qui est plus rare, est lié à la myopie. Il s'explique par l'insuffisance des muscles droits internes obligés à un effort d'autant plus excessif, pour produire la vision binoculaire, que la myopie est plus forte. A cet effort se lie un effort d'accommodation inutile et nuisible. De là deux conséquences funestes : 1° l'augmentation de la myopie, résultat de l'excès d'accommodation, qui est tout à fait inutile ; 2° le strabisme divergent, parce que le muscle droit interne fatigué ne tarde pas à se relâcher, et l'œil se dévie en dehors sous l'action du droit externe. D'abord momentané, ce strabisme divergent devient bientôt définitif si l'anomalie de réfraction n'est pas judicieusement corrigée. Environ soixante-dix fois sur cent, la théorie de Donders se trouve exacte pour les deux variétés de strabisme que je viens de décrire.

Le strabisme peut encore avoir pour cause la
prépondérance congénitale de tel ou tel muscle.
Tant que la vision binoculaire existe et que les
fatigues imposées aux yeux ne sont pas trop
grandes, cette prépondérance est annihilée ; mais

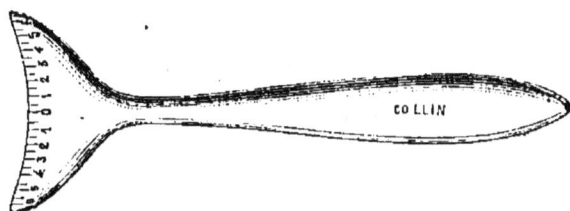

Fig. 117. — Strabomètre.

survient-il une affection oculaire grave, une affection de la cornée, une cataracte, une amblyopie
quelconque, il peut arriver que, cessant de con-
courir à la vision, cet œil soit dévié et presque tou-

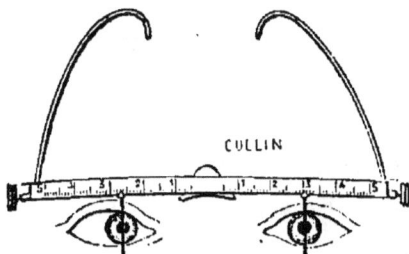

Fig. 118. — Strabomètre de Galezowski.

jours *en dehors*, car l'excès d'innervation employée
pour vaincre la prédominance musculaire cesse, et
l'œil se trouve obéir à son muscle le plus fort.

Le *diagnostic* du strabisme est facile, il découle
des symptômes que je viens de passer en revue.

Nous savons, en outre, que, dans le strabisme apparent ou faux, la vision est binoculaire ; que, dans le strabisme vrai, elle est monoculaire, et que les moyens pour le vérifier sont nombreux. Mais il ne suffit pas de reconnaître l'existence du strabisme, il faut le mesurer.

La mensuration de la déviation de l'œil strabique se fait en degrés ou en millimètres, ce qui est encore plus simple. On se sert pour cela d'un petit instrument nommé strabomètre (fig. 117). Pendant qu'on fait regarder le malade en face de lui, à 5 mètres au moins, on applique sur sa paupière inférieure la partie concave de l'instrument, le zéro passant par le milieu de la fente palpébrale, et l'on voit d'un seul coup d'œil de combien de millimètres le centre de la pupille est dévié en dedans ou en dehors de ce point de repère.

Traitement du strabisme.

Le traitement du strabisme a pour but de redresser les lignes visuelles et de rétablir la vision.

Il se divise : 1° en traitement médical, qui comprend la correction des anomalies de la réfraction et la gymnastique des muscles de l'œil ; 2° en traitement chirurgical, qui comprend l'avancement ou le reculement de l'insertion tendineuse des muscles, et l'avancement capsulaire, que l'on pratique sur l'œil strabique ou sur les deux yeux pour répartir entre eux la correction.

Traitement médical. — *1° Corrections des ano-*

malies de la réfraction. Lorsque, par la dioptroscopie, on a constaté une anomalie de réfraction
sur un œil strabique ou son congénère, il faut
prescrire le verre correcteur de l'amétropie. Dans
le strabisme convergent hypermétropique, la guérison ne se fait pas attendre, si le sujet est jeune,
si le strabisme n'est encore que périodique ou
alternant. On ne doit corriger d'abord que l'hypermétropie manifeste, en donnant des verres qui
permettent la vision distincte au loin, bien ajustés,
de manière à ce que l'enfant regarde par leur
centre. Ces verres devront être portés continuellement, du matin au soir, pendant plus d'une année,
pour obtenir une guérison définitive. Dès que le
strabisme aura cessé pour la vision éloignée, on ne
les prescrira que pour la vision rapprochée, sous
peine de le voir se reproduire. Aux verres correcteurs on ajoute, dans certains cas, une cure
d'atropine pour supprimer toute accommodation ;
pendant qu'elle dure, il faut que l'enfant porte
des verres correcteurs de son hypermétropie totale.

Lorsque le strabisme est permanent et compliqué
d'amblyopie, la guérison ne s'obtient presque
jamais sans la ténotomie. On y joindra l'occlusion
du bon œil pendant quelques heures chaque jour,
afin d'obliger l'autre à s'exercer.

2° *Gymnastique des muscles de l'œil.* On fortifie
les muscles par l'emploi des prismes et les exercices
stéréoscopiques préconisés par Javal. Les prismes
ne sont utiles que dans le strabisme accompagné de

diplopie, c'est-à-dire dans les déviations récentes ou de cause paralytique.

Les exercices stéréoscopiques ont pour but de solliciter de l'œil strabique des efforts musculaires destinés à redresser son axe visuel, afin d'arriver à la vision binoculaire. Cette méthode ne rend des services que si l'œil dévié possède encore une acuité visuelle suffisante pour que la vision avec les deux yeux provoque de la diplopie. C'est par l'occlusion temporaire de l'œil sain qu'on arrive à ne plus faire abstraction de l'image fournie par le mauvais œil. Dès que le malade perçoit deux images dans le stéréoscope, on les dispose convenablement afin qu'il cherche à les fusionner. Les cartons qu'on introduit dans l'instrument sont divisés en deux parties égales, et chaque partie porte un pain à cacheter distant selon les cartons de 2 à 12 centimètres.

On cherche quel est le carton dont les deux points sont fusionnés avec un certain effort. On soumet l'enfant à cet exercice plusieurs fois par jour, puis on change de carton pour prendre celui dans lequel les points sont légèrement plus écartés, ainsi de suite.

Malheureusement, ces exercices exigent beaucoup de temps et de patience. Ils ne donnent de bons résultats qu'au début du strabisme périodique, et ne sont jamais suffisants dans le strabisme permanent. Leur emploi est d'une utilité incontestable pour compléter la correction obtenue par le traitement chirurgical.

TRAITEMENT CHIRURGICAL.

Il se compose de trois opérations différentes :
1° reculement du muscle contracté ou trop court ;
2° avancement du muscle relâché ou trop long ;
3° avancement capsulaire. Le plus souvent une
seule de ces opérations suffit. On n'y a recours
simultanément que dans certains cas particuliers,
que je citerai tout à l'heure.

Reculement musculaire.

C'est à Bonnet, de Lyon, que revient le mérite
d'avoir indiqué le moyen d'exécuter une strabotomie, mais de Graefe, le premier, sut mettre à
profit ses travaux, et montrer qu'il fallait renoncer
aux myotomies, et respecter les insertions que les
muscles prennent à la capsule de Ténon.

Une simple ténotomie, celle du droit interne par
exemple, produit d'abord le redressement de la
cornée dans la direction du muscle antagoniste,
mais il en résulte une diminution de la mobilité de
l'œil, dans le sens du muscle opéré, une véritable
insuffisance musculaire. On doit toujours rendre
cette insuffisance aussi légère que possible, et se
souvenir que si le strabisme atteint 10 millimètres,
il vaut mieux avoir recours à une opération semblable sur l'autre œil que de s'exposer à produire
une insuffisance de l'œil strabique assez forte
pour occasionner un strabisme divergent dans la

vision des objets rapprochés. Il est facile de comprendre qu'en reculant l'insertion des deux muscles droits internes chacun de 5 millimètres, on aura obtenu le même résultat qu'en reculant un seul muscle de 10 millimètres.

En outre, cette répartition de la correction entre les deux yeux amènera celle de l'insuffisance, qui, diminuée de moitié, passera presque inaperçue.

Instruments nécessaires : Blépharostat de mon modèle, pouvant servir pour l'angle externe et l'angle interne. — Pince à griffes. — Grand et petit crochet à strabisme. — Ciseaux courbes à pointes mousses. — Aiguilles, porte-aiguilles, fil de soie antiseptique, boulettes d'ouate antiseptique.

1er **Temps**. — *Section de la conjonctive*. — La toilette de l'œil terminée, on instille quelques gouttes de solution de cocaïne. Au bout de quelques minutes, le chirurgien saisit, de la main gauche armée de la pince à griffes, un pli de conjonctive au voisinage du bord interne de la cornée. D'un coup de ciseaux, il y fait une boutonnière, puis pénètre en dessous et dissèque, par petits coups, le tissu cellulaire sous-conjonctival plus ou moins largement, suivant qu'il veut augmenter ou restreindre le reculement. Il ouvre ensuite la capsule, et détache ses adhérences au muscle en agissant vers le bord supérieur de son tendon, si l'opération a lieu sur l'œil gauche, et vers le bord inférieur, si c'est le contraire, de manière à faciliter l'introduction du crochet sous le tendon du muscle.

2ᵉ Temps. — *Introduction du crochet.* — Les adhérences cellulaires qui entourent le muscle étant bien détachées, le chirurgien saisit le grand crochet, l'introduit avec précaution dans la plaie conjonctivale et capsulaire, en rasant la sclérotique jusqu'à ce que sa pointe ait dépassé le bord le plus éloigné du tendon. Par un mouvement de rotation et de glissement, il le fait ensuite passer sous le muscle jusqu'à ce que toute l'insertion tendineuse se trouve embrassée par sa concavité.

3ᵉ Temps. — *Section du tendon.* — L'opérateur abandonne alors la pince à griffe, fait passer le crochet dans sa main gauche, reprend les ciseaux de la droite, et sectionne tout ce qui se trouve sur le crochet en commençant par dégager sa pointe. Cette section se fait au ras de la sclérotique. Dès qu'elle est terminée, on introduit de la même manière le petit crochet en haut, puis en bas, afin de vérifier si toutes les fibres tendineuses ont été coupées. On sectionne celles qui auraient échappé, sans aller trop loin cependant.

Il faut aussitôt contrôler l'effet obtenu. Si le tendon est exactement détaché, il en résulte immédiatement une insuffisance musculaire dès que l'opéré dirige ses yeux du côté où siégeait le strabisme. Si l'œil continue à exécuter les mêmes mouvements, c'est que les adhérences ou quelques fibres ont échappé aux ciseaux; il faut immédiatement s'en assurer et les sectionner.

La plaie est ensuite refermée par des points de suture, pour s'opposer à l'enfoncement disgracieux de la caroncule. Il ne faut pas oublier que cette suture tend toujours à *diminuer l'effet de la ténotomie*, et qu'on peut en tirer les plus grands avantages pour doser exactement l'effet qu'on veut obtenir.

En effet, cette suture, placée verticalement et très près du bord cornéen, n'a pour ainsi dire pas d'action sur la capsule et ses adhérences au tendon du muscle ; mais, placée horizontalement, et surtout si l'on prend sur l'aiguille une large portion de conjonctive, elle ramène en avant la capsule et l'insertion tendineuse, et fait disparaître un excès de correction.

On peut avoir besoin, au contraire, d'augmenter les effets de la ténotomie. On y arrive : 1° en débridant plus largement la capsule et les adhérences musculaires ; 2° en faisant regarder le malade du côté opposé à la section tendineuse, afin d'éloigner le plus possible le muscle de son point d'attache ; 3° en agissant sur la conjonctive du côté du muscle antagoniste. On commence par détacher un lambeau de conjonctive ovalaire, puis on place deux points de suture l'un au-dessus, l'autre au-dessous du diamètre horizontal. Ces deux sutures comprennent la conjonctive et le tissu aponévrotique sous-jacent. Leur action se traduit par un avancement léger de la capsule et du muscle droit externe ; cet avancement, en produisant une rotation du globe en dehors, augmente l'effet de la ténotomie du droit interne.

Dans le strabisme convergent hypermétropique,

on ne cherchera pas, si le sujet est très jeune, à
corriger d'emblée tout le strabisme. Une déviation
de quelques degrés sera conservée ; car, d'ordi-
dinaire, elle disparaît avec le temps, si on a soin de
faire porter des lunettes corrigeant toute l'hypermétropie, et d'y joindre des exercices stéréoscopiques.

La **ténotomie du droit externe** se fait de la
même manière, mais comme l'insertion de ce
muscle est un peu plus éloignée du bord de la
cornée, il faut inciser la conjonctive à 3 ou 4 millimètres du limbe scléro-cornéen, pour se trouver à
la distance voulue. On restreint ou on augmente
l'effet de cette ténotomie en ne dégageant la conjonctive que dans la mesure nécessaire pour permettre le passage du crochet, et en sectionnant
plus ou moins les adhérences capsulaires. Ce débridement se fait en plusieurs fois, en ayant soin de
vérifier l'effet obtenu pour ne pas dépasser la correction que l'on recherche et produire du strabisme
interne. Si le fait se produisait, il faudrait immédiatement appliquer une suture horizontale plus ou
moins étendue et plus ou moins serrée.

Si, dans le strabisme interne ou le strabisme
externe, on n'obtient pas la correction désirée par
le reculement musculaire d'un seul œil, soit que le
degré de la déviation soit trop considérable, soit
qu'on ait à craindre une insuffisance musculaire
trop grande, il faut répartir la correction entre les
deux yeux en faisant la ténotomie des deux droits
internes ou des deux droits externes. On commen-

cera par faire la ténotomie d'un seul muscle. La seconde opération n'aura lieu qu'après guérison de la première et constatation exacte de son résultat.

AVANCEMENT MUSCULAIRE ET CAPSULAIRE.

Dans certains cas, la déviation est si considérable, qu'on est obligé d'avoir recours à une troisième opération : l'avancement du muscle antagoniste. Cet avancement porte sur le tendon ou sur la capsule. On y a recours : 1° lorsque le muscle est trop affaibli pour profiter du reculement de l'autre ; 2° dans certains cas de strabisme paralytique ; 3° lorsque pour une raison quelconque on ne peut répartir la correction sur les deux yeux.

Avancement musculaire.

On commence par détacher, au voisinage de la cornée, un lambeau de conjonctive ovalaire, comme l'indique la figure 120. On débride ensuite le tissu capsulaire et sous-conjonctival, jusqu'à ce que l'insertion tendineuse et les bords du muscle soient bien mis à découvert. Quand le muscle est dégagé, on le soulève avec le crochet à strabisme, et on le sectionne de bas en haut et de haut en bas avec les ciseaux, en ayant soin de ménager quelques fibres centrales, pour s'opposer à son reculement, comme pour faire une ténotomie incomplète, d'après le procédé d'Abadie. De Wecker saisit l'extrémité du muscle dans un double cro-

chet qui permet de le fixer solidement et de ne pas
redouter son enfoncement dans le fond
de la plaie, si on venait à le lâcher pendant l'opération.

On referme ensuite la plaie conjonctivale par deux points de suture qui
embrassent : 1" la conjonctive près de
la cornée ; 2° le tendon du muscle soulevé par une pince ou le double crochet
de de Wecker ; 3° la conjonctive du côté
de la commissure.

La manière dont l'aiguille est placée
est très importante, car plus elle en-
globe de conjonctive du côté commis-
sural, plus l'ouverture du muscle se
trouve avancée.

Dès que les fils sont mis en place, on
achève la section des fibres médianes,
puis on noue les fils en ayant soin de
porter le globe oculaire du côté des
ligatures, afin de ne pas tirer sur les
lambeaux et de serrer les fils plus facilement. On se sert pour cela de ma pince
à double fixation ou de deux pinces à
griffes ordinaires.

Fig. 119.
Double
crochet de
de Wecker

Les fils noués, la correction doit toujours dépasser l'effet recherché, car les
jours suivants, cette hypercorrection
cesse lentement.

Chaque jour, on vérifie la déviation obtenue, et si
l'on craint qu'elle soit trop forte, on enlève les

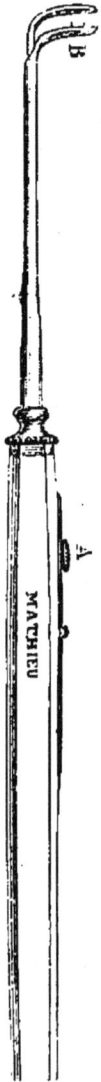

ligatures le troisième ou quatrième jour, au lieu de les conserver jusqu'au sixième, temps nécessaire pour obtenir une greffe complète et solide. Si, malgré l'enlèvement des ligatures, l'avancement était encore trop considérable, on n'aurait qu'à rompre avec précaution les adhérences encore peu résistantes au moyen du petit crochet introduit

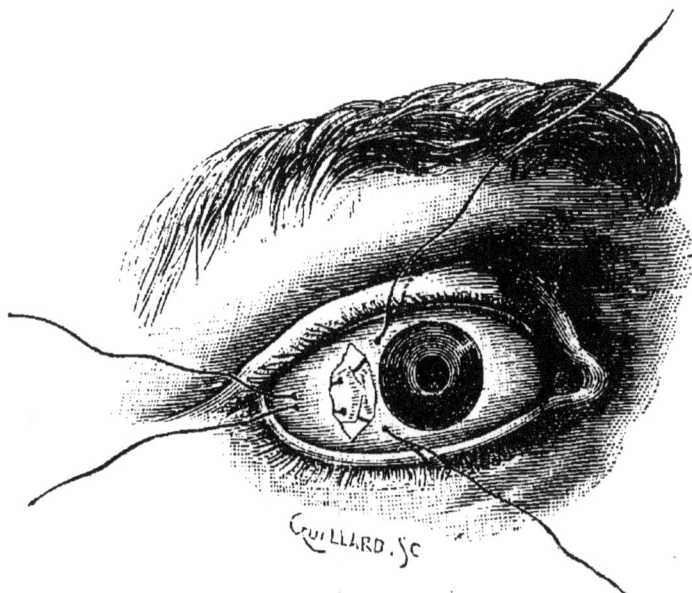

Fig. 120. — Avancement musculaire. (Abadie.)

dans la plaie conjonctivale. On arrive ainsi à doser l'avancement musculaire avec autant de précision que le reculement.

Avancement capsulaire.

De Wecker a imaginé une opération à laquelle il a donné le nom d'avancement capsulaire, et qui

consiste à accroître la force d'un muscle en rapprochant de la cornée son insertion capsulaire. Voici
en quels termes il expose son procédé : « J'excise,
au-devant du tendon du muscle que je veux renforcer, un croissant de conjonctive large de 5 millimètres et haut de 10 millimètres, en plaçant l'excision de telle façon que l'insertion tendineuse du
muscle coupe exactement le milieu du croissant
dont la cavité contourne la cornée. Après cette
excision, la conjonctive se retire fortement de
manière à mettre largement à jour, sur les côtés
du muscle, la capsule de Ténon. On incise alors
cette capsule près de l'insertion tendineuse du
muscle, et on la dégage au-dessous du muscle et
latéralement. Ce dégagement opéré, on suture la
capsule, en la tirant en avant, par deux sutures
placées près des bords inférieur et supérieur de la
cornée. La capsule, glissant en avant, se greffe
alors plus près du centre de la cornée. Aussi, pour
obtenir l'effet voulu, l'ouverture et le dégagement
de la capsule sont-ils indispensables. C'est le degré
de dégagement, et la plus ou moins grande quantité de capsule prise dans les sutures, qui nous
permettent le réglage de l'effet qu'on veut obtenir. »

L'avancement capsulaire, en effet, combiné à la
ténotomie, permet d'obtenir des résultats excellents au point de vue de la direction des axes
visuels et des mouvements des yeux. Il a l'avantage
de remédier à l'enfoncement de la caroncule qui
succède à la ténotomie du droit interne, et d'éviter
les opérations complémentaires d'agrandissement

ou de diminution de la fente palpébrale auxquelles on a recours pour cacher les difformités qui résultent quelquefois de l'opération du strabisme.

En **résumé**, *dans le strabisme convergent*, lorsque la déviation mesure moins de 3 millimètres, on doit pratiquer la ténotomie du droit interne par une incision conjonctivale très étroite, et débrider dans une petite étendue seulement les adhérences du muscle à la capsule, en suturant au besoin la conjonctive pour restreindre l'effet de la section tendineuse.

Si la déviation est de 3 à 4 millimètres, on agit de la même manière, mais en libérant davantage les adhérences. On fait ensuite diriger le regard du malade, pendant le jour suivant, du côté interne, si on craint un effet trop grand ; du côté externe, si l'on veut l'augmenter.

Entre 4 et 6 millimètres de déviation, on fait une large incision de la conjonctive ainsi qu'un débridement étendu, auquel on ajoute l'enlèvement d'un lambeau de conjonctive sur le côté externe, et deux points de suture qui englobent la capsule, afin de renforcer le droit externe.

Au-dessus de 6 millimètres de déviation, il est nécessaire de répartir la correction entre les deux yeux avec ou sans avancement capsulaire des antagonistes.

Dans tous les cas, l'opération terminée, on doit s'assurer que les mouvements de convergence sont possibles à 12 ou 15 centimètres, et sont continués sans fatigue à la distance moyenne de la vision distincte, qui est de 25 centimètres. *Il ne faut pas craindre une légère hypercorrection dans le strabisme divergent, et la redouter, au contraire, dans le strabisme convergent.*

Soins consécutifs. — L'opération terminée, on fait la toilette antiseptique de l'œil, puis on applique un pansement et le bandeau. Pendant quatre ou cinq jours, les pansements sont renouvelés soir et matin. Chaque fois on se rend compte de l'effet obtenu pour le modifier si cela est nécessaire, comme je l'ai indiqué plus haut. Il faut se rappeler que les effets immédiats de la strabotomie ne sont pas identiques aux résultats définitifs. Au bout de trois ou quatre jours la correction diminue légèrement par suite des nouvelles adhérences que le muscle a contractées, mais ce n'est que deux ou trois mois après qu'on peut juger des résultats définitifs. Ils se traduisent par une augmentation légère de l'effet opératoire due à l'action du muscle antagoniste, dont la puissance s'est accrue.

Pour obtenir la vision binoculaire et la conserver, on ne négligera pas les exercices stéréoscopiques, les prismes, les verres correcteurs des amétropies, en un mot, tous les moyens employés pour fortifier l'œil et prévenir le retour du strabisme.

DE L'ACUITÉ VISUELLE NÉCESSAIRE DANS L'ARMÉE, LA MARINE, LES CHEMINS DE FER.

1º Armée.

Outre les qualités physiques qu'on exige du soldat, il est nécessaire qu'il possède une vue suffisante pour remplir toutes les obligations de son état.

Comme il arrive très fréquemment aux médecins d'être consultés sur ce sujet, il m'a paru nécessaire de résumer ici les conditions exigées pour le service actif. On trouvera de plus amples renseignements dans l'instruction ministérielle du 17 février 1877 « sur les maladies, infirmités ou vices de conformation qui rendent impropre au service militaire », ainsi que dans le *Précis de l'examen de l'œil et de la vision* du professeur Chauvel.

« Quelles que soient les maladies des yeux, lorsqu'elles réduisent l'acuité visuelle au-dessous de *un quart* des deux côtés ou de l'œil droit, ou de *un douzième* de l'œil gauche, ou qu'elles occasionnent une diminution *de la moitié* environ de l'angle temporal du champ visuel, elles rendent impropre au service militaire, à moins que l'amblyopie, dépendant d'un vice de réfraction, ne puisse être corrigée par des verres. »

On doit examiner l'état de la vision de chaque œil, et, pour cela, placer le sujet à 5 mètres de distance d'une échelle typographique graduée à cet effet pour mesurer l'acuité visuelle.

Si ce premier examen révèle une amblyopie, on en mesure le degré, puis on recherche, à l'aide de la *dioptroscopie*, si elle provient d'un vice de réfraction. Dans le cas où il n'existe ni myopie, ni hypermétropie, ni astigmatisme, on recherche, à l'éclairage oblique d'abord, ensuite à l'ophtalmoscope, s'il n'existe pas de défaut de transparence des milieux, des opacités de la cornée ou du cristallin, des opacités dans le champ pupillaire, ou, plus profondément, des altérations de la rétine de la choroïde ou du nerf optique.

Certains sujets, au lieu de simuler une affection oculaire pour être dispensés du service, font tous leurs efforts pour cacher leur mauvaise vue, afin d'être incorporés dans l'armée active.

On ne parviendra à les reconnaître que si l'on fait un examen rigoureux et méthodique.

L'officier, qui commande et guide le soldat, doit avoir une meilleure vue que lui. Il est donc du devoir du médecin de détourner de la carrière militaire ou des écoles ceux dont la vue est insuffisante ou pourrait rapidement le devenir.

Une décision ministérielle de 1879 autorise, dans l'armée, le port des lunettes biconcaves de une à six dioptries.

Ces verres sont fournis aux soldats par l'État. Un jeune homme est donc apte au service militaire lorsqu'il est atteint d'une myopie simple ne dépassant pas six dioptries, donnant au minimum une acuité visuelle de *un quart* à droite et de *un douzième* à gauche avec des verres concaves de 6 dioptries.

Le chiffre de 6 dioptries me paraît trop élevé. Le maximum devrait être entre 4 et 5 dioptries. Au delà, il est rare de ne pas trouver un commencement de staphylôme. Je crois, en outre, qu'au moment du conseil de révision, on devrait diviser les hommes en catégories suivant leur acuité visuelle, car le soldat en campagne est très exposé à perdre ses lunettes, et, par ce fait, devient inutile ou dangereux, s'il est employé à un service de première ligne (sentinelle, cavalerie, éclaireur, etc.).

J'ajouterai que le minimum d'acuité visuelle de 1/4 à droite et de 1/12 à gauche pourrait être heureusement modifié. En effet, avec 1/1, 1/2, 1/3 à gauche et 1/5, 1/6 à droite, un homme me paraît plus apte au service militaire qu'avec 1/3 à droite et 1/10 à gauche, circonstance dans laquelle il est incorporé. Je pourrais multiplier les exemples.

Il me semble donc utile que le ministre modifie cette instruction, et que l'acuité visuelle *sans verres correcteurs* entre en ligne de compte pour la répartition des conscrits dans les différentes armes.

Les lunettes qui corrigent l'hypermétropie et l'astigmatisme ne sont pas fournies par l'État, et l'instruction du 27 février 1877 porte, n° 151 :

L'hypermétropie doit être considérée comme une cause d'amblyopie permanente irrémédiable; elle motive l'*exemption* et la *réforme* toutes les fois que l'acuité visuelle est inférieure à un quart à droite ou à un douzième à gauche.

La constatation de l'hypermétropie suffit, sans qu'il soit besoin d'en préciser le degré, etc.

No 152. — L'astigmatisme, qui complique habituellement la myopie et l'hypermétropie, confère l'exemption et la réforme lorsque, comme cette dernière affection, il ramène l'acuité visuelle au-dessous de un quart à droite et de un douzième à gauche.

Il semble résulter de cette instruction que les anomalies de réfraction autres que la myopie simple entraînent l'exemption du service militaire chez les jeunes gens qui en sont atteints, lorsqu'ils n'ont pas, sans le secours de verres correcteurs, une acuité visuelle supérieure à un quart des deux yeux ou de un quart à droite et de un douzième à gauche.

Selon moi, on devrait admettre dans l'armée tous les jeunes gens qui ne sont pas atteints d'affection grave ou progressive du fond de l'œil, lorsqu'ils ont l'acuité visuelle requise après correction de l'amétropie, quelle que soit la courbure du verre employé (sphérique, cylindrique ou sphéro-cylindrique), et je dirai avec M. le professeur Chauvel, du Val-de-Grâce : « Pour les engagés volontaires, pour les candidats aux Écoles militaires qui se présentent à l'examen pourvus de verres sphériques, cylindriques ou sphéro-cylindriques, corrigeant une amétropie légère, simple et sans lésion grave de l'organe visuel, la question me paraît devoir être résolue en leur faveur, car le port et la conservation de ces verres n'offrent pas **plus de difficultés, n'occasionnent pas plus de** gêne dans le service que l'usage des lunettes de myope. »

Certainement on doit exiger des officiers une bonne vue, surtout pour les officiers d'arme spéciale et d'état-major, et la circulaire ministérielle prescrivant l'examen annuel de la vue des officiers de tous grades, avec consignation du résultat de cet examen sur leurs notes, a une importance qui ne peut échapper à personne, puisqu'elle a pour but de permettre d'éliminer de l'armée ceux dont la vue ne répond plus aux exigences de l'état militaire.

Mais ce n'est pas à dire pour cela qu'on doive fermer la carrière des armes à ceux qui peuvent s'y distinguer, lorsqu'ils sont atteints d'un autre vice de réfraction que la myopie.

Je dois ajouter, cependant, que le fait est moins fréquent qu'on ne serait tenté de le croire à cause du pouvoir accommodateur qui permet à un jeune homme, âgé de vingt à vingt-cinq ans, de corriger facilement une hypermétropie de quatre à cinq dioptries, par conséquent, d'avoir une acuité visuelle sans verre supérieure à un quart.

2° Marine.

Pour les inscrits maritimes, ainsi que pour les élèves de l'École navale, l'acuité visuelle *minimum* a été fixée à un demi.

Le port des lunettes n'étant pas autorisé, cette

condition élimine tous les *amétropes* dont la puissance visuelle est inférieure à ce degré. Les troubles
de la faculté *chromatique*, pour peu qu'ils soient
développés, sont également un motif d'exclusion
du service de la marine, en raison de l'emploi fréquent des signaux colorés. (Chauvel.)

Voici un extrait de l'instruction spéciale qui détermine la nature des épreuves à faire subir aux
candidats à l'École navale :

ART. 3. — Les affections de la vue constituent *un des
cas les plus absolus d'exclusion;* la visite médicale des
candidats se fera de la manière suivante : dans une
chambre dont les volets sont hermétiquement fermés et
soigneusement calfeutrés, on déposera verticalement un
tableau blanc opaque mesurant 50 centimètres de côté, et
dont le centre sera à 1ᵐ 25 du sol; le centre de ce tableau
sera percé d'une ouverture carrée de 12 millimètres de
côté. Derrière ce tableau on fera mouvoir une tablette
rigide qui présentera successivement à l'ouverture centrale
les lettres capitales du n° 12 de Snellen ou des signes équivalents à ces lettres. (Ces lettres et ces signes seront variés
et diversement coloriés.) En avant du tableau, portée par
une tige horizontale longue de 50 centimètres, brûlera une
bougie stéarique française, dite de l'Étoile, de dix au kilo-
gramme, dont la flamme sera à environ 1ᵐ 24 au-dessus du
sol ; à l'aide d'un écran vertical de 10 centimètres de côté,
fixé à la bougie, on masquera la flamme aux yeux du can-
didat. Il ne devra pas y avoir d'autre lumière dans la salle
d'examen. Une tige verticale de fer, fixée au sol à 2 mètres
du tableau, portera une traverse horizontale pouvant s'élever
ou s'abaisser à volonté, et servira d'appui au front du can-
didat, qui, assis derrière elle, ne pourra ainsi diminuer la
distance qui le sépare du tableau.

ART. 4. — **Nul ne sera admis à subir *les épreuves***

orales du concours s'il ne peut lire couramment, à une distance de 2 mètres, les lettres capitales n° 12 de l'échelle typographique de Snellen éclairées par une bougie placée à 50 centimètres de ces lettres, et distinguer les signes équivalents.

Relativement au *daltonisme*, les candidats subissent une épreuve de nuit avec l'appareil spécial et une épreuve de jour avec les écheveaux de laine. La commission médicale signale au ministre, qui statue, les candidats dont la constitution physique ou les facultés visuelles laisseraient à désirer.

3° Chemins de fer.

Tous les employés des chemins de fer qui sont appelés à surveiller la voie ou à distinguer les signaux (aiguilleurs, conducteurs, chefs de train, machinistes, chauffeurs, etc.) doivent avoir :

Le sens chromatique parfait ;

Le champ visuel intact ;

L'acuité visuelle normale.

Contrairement à ce qui a lieu dans la marine, on peut les autoriser à porter des verres correcteurs en cas d'amétropie légère, lorsqu'ils possèdent une intégrité parfaite de l'œil et de ses annexes.

Tous les autres employés, excepté les ouvriers dans les ateliers, les commis de bureau, doivent être soumis aux mêmes épreuves que les marins, et posséder un sens chromatique intact, une acuité visuelle de 1/2 au moins.

Comme les amblyopies toxiques sont fréquentes,

et que, dans les chemins de fer, une foule de circonstances peuvent modifier l'acuité visuelle, je crois qu'il serait bon de faire subir, presque chaque année, un examen du sens de la vue à tous les employés qui sont appelés à se servir des signaux colorés. Cet examen aurait lieu dans un local qu'on pourrait facilement transformer en chambre obscure afin de faire subir une double épreuve : de jour et de nuit.

Pour l'examen du sens chromatique, en effet, il ne faut pas se borner à faire reconnaître les couleurs, mais employer la méthode d'Holmgren (écheveaux de laines colorées), dans une double épreuve de jour et de nuit, à laquelle on joindra celle des verres colorés passant au-devant d'une flamme de bougie ou d'une lampe ordinaire placées à une certaine distance.

Il sera nécessaire de varier l'intensité de l'éclairage, car elle influe beaucoup sur les résultats que donne l'examen d'un œil atteint de dyschromatopsie.

FORMULAIRE

ANTISEPTIQUES.

Employer toujours des liquides antiseptiques non irritants.

Acide borique.

Eau distillée.	500 grammes.
Acide borique	15 gr.

Préparer à chaud et filtrer.

Acide phénique.

Eau distillée.	500 grammes.
Glycérine	5 gr.
Acide phénique cristallisable .	5 gr.

Préparer à chaud et filtrer.

Acide salicylique.

Eau distillée.	500 grammes.
Acide salicylique.	2 gr. 50.

Préparer à chaud et filtrer.

Biiodure de mercure (solution Panas).

Eau distillée.	1.000 grammes.
Alcool à 90°.	20 gr.
Biiodure d'Hg	5 centigr.

Iodure double de mercure et de sodium
(solution Vacher).

Bïiodure de mercure.	5 centigr.
Iodure de sodium	5 centigr.
Eau distillée	750 gr.

Cette formule donne un des liquides antiseptiques les plus parfaits. On peut même ne mettre que 5 centigrammes pour 1.000 grammes.

En ajoutant 5 grammes de la solution suivante à un litre d'eau pure, récemment bouillie, on se procure un liquide suffisamment antiseptique, qu'on peut préparer soi-même au moment nécessaire.

Biiodure.	1 gramme.
Iodure de sodium.	1 gr.
Eau distillée	100 gr.

Chaque centimètre cube de cette solution contient un centigramme de biiodure. On l'emploie avantageusement en injection hypodermique pour remplacer le peptonate de mercure, qu'on se procure plus difficilement.

Borate de soude.

Eau distillée	200 grammes.
Borate de soude	1 gr.

En général, il faut toujours faire bouillir l'eau distillée avant d'y mêler la substance antiseptique, et filtrer pendant que le liquide est encore chaud.

Usages. — Dans toutes les inflammations des paupières, des conjonctives, des conduits lacrymaux et même de la cornée, il faut prescrire des lotions journalières fréquentes avec un liquide antiseptique. On se servira, au lieu d'éponges, dont on ne peut garantir la continuelle propreté, d'une petite quantité d'ouate hydrophile ou antiseptique, qui sera renouvelée, ainsi que le liquide, à chaque lotion.

Lorsque l'œil devra rester fermé et recouvert par un bandeau, il faut proscrire absolument les petits linges ou les mouchoirs, et recommander de couvrir l'œil avec une couche d'ouate trempée légèrement dans le liquide antiseptique.

Liquide pour le lavage de la chambre antérieure.

Solution d'iodure double de mercure de sodium à $\frac{1}{20000}$ porté à la température de 20 à 25 degrés, ou simplement eau distillée récemment bouillie.

Liquide antiseptique pour collyre.

Eau distillée.	30 grammes.
Acide borique	1 gr.
Substance active	

Préparer à chaud et filtrer.

Autre.

Eau distillée.	16 grammes.
Liqueur de Van Swielten. . .	4 gr.
Substance active.	

Autre.

Eau distillée.	18 grammes.
Eau laurier cerise	2 gr.
Substance active.	

Règle générale : ne jamais prescrire de collyre sans ajouter : préparer à chaud et filtrer.

ANESTHÉSIQUES.

Presque toutes les opérations que l'on pratique sur la conjonctive et le globe de l'œil s'exécutent sans le secours de l'anesthésie complète, grâce à la cocaïne. (Ptérygion, paracentèse, iridectomie, extraction du cristallin, sclérotomie antérieure, sclérotomie équatoriale, strabisme.) Seules, les opérations qui se pratiquent sur les paupières et l'énucléation, l'exentération, l'évidement de la cavité orbitaire, nécessitent l'emploi du chloroforme.

Cependant la cocaïne n'insensibilise pas les parties profondes de l'œil et même les superficielles, s'il existe une vive inflammation. L'iridectomie est toujours douloureuse si on n'instille pas une très petite quantité de cocaïne dans la chambre antérieure.

Cocaïne.

On emploie le chlorhydrate ou le salicylate de cocaïne.

Chlorhydrate ou salicylate de cocaïne	20 centigr.
Eau distillée.	4 ou 5 gr.
Eau de laurier cerise.	5 à 10 gouttes.

Instiller 2 ou 3 gouttes, dix minutes et cinq minutes avant d'opérer, après avoir fait la toilette antiseptique de l'œil, de la manière la plus complète (paupières, conjonctives, culs-de-sac, points et conduits lacrymaux).

La cocaïne instillée en excès ou trop longtemps avant d'opérer occasionne une hypotonie gênante, sans produire une anesthésie plus complète et plus durable.

ANTIPHLOGISTIQUES LOCAUX.

Lotions avec de l'ouate antiseptique, trempée dans des infusions très chaudes de houblon, camomille, thé, etc.

Vésicatoires volants.

Ventouses Heurteloup. — Sangsues.

Onguent mercuriel simple.

Onguent mercuriel belladoné.

ANTIPHLOGISTIQUES GÉNÉRAUX.

Dérivatifs sur le tube intestinal. — Synapismes. — Pédilures. — Grands bains. — Hydrothérapie, etc.

ANTISCROFULEUX.

MÉDICATION LOCALE.

Bioxyde jaune de mercure.

Vaseline.	10 grammes.
Bioxyde jaune d'Hg	10 à 50 cent.

Gros comme un grain de blé soir et matin dans l'œil malade au moyen d'un petit pinceau ou d'une plume.

Cette pommade est excellente contre les blépharites ulcérées, les kérato-conjonctivites, les kératites scrofuleuses, les taies de la cornée.

Bioxyde rouge de mercure.

Vaseline.	10 grammes.
Bioxyde rouge	10 à 30 cent.

En onction sur le bord libre des paupières contre la blépharite non ulcérée, les orgeolets, les petits kystes, etc.

Iodol, iodoforme, salol.

Vaseline.	10 grammes.
Iodol, iodoforme, salol	50 cent. à 1 gr.

Gros comme un petit pois sous les paupières, contre les ulcères cornéens.

Calomel.

En insufflation avec une plume d'oie, contre les taies récentes de la cornée.

MÉDICATION GÉNÉRALE.

Sirop iodo-tannique phosphaté (formule Vacher).

Iode	1 gramme.
Iodure de sodium.	1 gr.
Extrait de ratanhia	4 gr.
Lactophosphate de chaux . . .	10 gr.
Sirop de cerises	300 gr.
Eau	200 gr.

Préparer à chaud, laisser reposer vingt-quatre heures, et filtrer.

2 cuillerées par jour. Ce sirop, que les enfants supportent bien et prennent avec plaisir, est un bon succédané de l'huile de foie de morue.

Sirop iodo-tannique (Vacher).

Teinture d'iode.	12 grammes.
Extrait de ratanhia.	4 gr.
Sirop de cerises	300 gr.
Eau.	200 gr.

Préparer à chaud, laisser déposer vingt-quatre heures, et filtrer ; même usage que le précédent, même dose.

Sirop iodure de fer.	aa
Sirop raifort iodé.	200 grammes.

Huile de foie de morue.

2 à 4 cuillerées par jour, excepté pendant les chaleurs.

Vin de quinquina au malaga..	500 grammes.
Arséniate de soude.	3 à 5 centig.

2 petits verres à liqueur par jour.

Bichlorure de mercure en injections hypoder-miques.

Eau distillée.	100 grammes.
Chlorure de sodium	1 gr.
Sublimé.	1 gr.

Peptonate de mercure.

Eau distillée.	100 grammes.
Peptonate de mercure	1 gr.

Iodure double de mercure et de sodium (Vacher).

Biiodure de mercure	1 gramme.
Iodure de sodium.	1 gr.
Eau distillée	100 gr.

Ces diverses injections sont utiles dans les kératites intersticielles, dans les affections oculaires syphilitiques.

Dose. — 4 à 10 gouttes pour les enfants, 50 centigr. à un gramme pour les adultes. Faire 12 à 15 injections, une par jour. Interrompre une semaine et reprendre une nouvelle série pareille. Ne pas recommencer une troisième série d'injections avant un intervalle de trois ou quatre semaines.

ASTRINGENTS.

Alun.

Eau distillée.	30 grammes.
Alun	1 décigr.

En instillation contre la conjonctivite chronique.

Borate de soude.

Eau distillée. . . . .   20 grammes.
Borate de soude . . . .   5 à 10 centig.

En instillation 2 ou 3 fois par jour contre la conjonctivite herpétique.

Nitrate d'argent.

Eau distillée. . . . .   20 grammes.
Nitrate d'argent . . . .   5 centigr.

En instillation 2 fois par jour, contre la conjonctivite catarrhale aiguë.

Sulfate de zinc, de cuivre.

Eau distillée. . . . .   25 grammes.
Sulfate de zinc ou de cuivre. .   1 décigr.
Eau laurier-cerise . . . . . .   5 gr.

En instillation 2 ou 3 fois par jour, même usage.

Sous-acétate de plomb.

Eau distillée. . . . .   30 grammes.

Sous-acétate de plomb liquide 4 à 6 gouttes, même usage.

Oxyde de zinc.

Vaseline. . . . .   10 grammes.
Oxyde de zinc . . . .   50 cent. à 1 gr.

En onction légère soir et matin, sur le bord des paupières, contre l'eczéma des paupières et les blépharites (Valude).

CAUSTIQUES.

Azotate d'argent.

Eau distillée.	20 grammes.
Azotate d'argent.	10 à 20 cent.

Soir et matin, retourner les paupières et les laver avec un pinceau trempé dans la solution. Enlever ensuite l'excédent avec de l'eau salée. Contre les conjonctivites intenses :

Eau distillée.	10 grammes.
Azotate d'argent	20 à 30 cent.

Employer de même que le précédent contre la conjonctivite purulente des nouveau-nés et des adultes, en ayant soin de bien neutraliser ensuite à l'eau salée.

Sulfate de cuivre et de zinc.

Eau distillée.	20 grammes.
Sulfate de cuivre ou de zinc .	20 à 50 cent.

En lavage avec un pinceau, les paupières retournées, contre les conjonctivites granuleuses.

Traitement des granulations.

Faire aux surfaces granuleuses une multitude de piqûres avec le faisceau d'aiguilles qui sert pour le tatouage de la cornée. Lotion ensuite au pinceau, avec nitrate d'argent $\frac{1}{100}$; sulfate de cuivre ou de zinc $\frac{1}{50}$; sous-acétate de plomb liquide et eau distillée parties égales. Enlever l'excédent du caustique (Vacher).

Autre.

Glycérine neutre.	9 grammes.
Sulfate de cuivre.	1 gr.

Badigeonner les granulations une fois par jour.

Autre.

Toucher les surfaces granuleuses chaque jour avec un cristal de sulfate de cuivre ou d'alun.

MYDRIATIQUES.

Atropine.

Eau distillée.	18 grammes.
Eau laurier-cerise.	2 gr.
Sulfate neutre d'atropine . . .	5 gr.

Homatropine.

Eau distillée.	20 grammes.
Homatropine.	10 à 20 cent.

Ne jamais prescrire de mydriatiques sans s'être assuré que l'œil n'est pas exposé aux attaques glaucomateuses. Dans ce cas, lorsqu'il est nécessaire de dilater la pupille, prescrire des instillations de cocaïne.

Eau distillée.	5 grammes.
Salicylate de cocaïne.	10 à 20 cent.

MYOTIQUES.

Morphine.

Eau distillée.	5 grammes.
Chlorhydrate de morphine . .	5 centigr.

Myotique léger, calme les douleurs péri-orbitaires.

Ésérine.

Eau distillée.	10 grammes.
Salicylate d'ésérine.	2 à 5 cent.

En instillation, soir et matin, contre la paralysie de

l'accommodation, les hernies de l'iris, la tension glaucomateuse ; après les opérations d'iridectomie et de cataracte.

Pilocarpine.

Eau distillée.	10 grammes.
Chlorhydrate ou azotate de pi-locarpine	5 à 10 cent.

En instillation, comme l'ésérine, dans le glaucome, les
hémorrhagies intra-oculaires, le décollement de la rétine, etc.

Strychnine.

Baume de Fioraventi.	20 grammes.
Sulfate de strychnine.	5 à 10 cent.

En frictions journalières sur le front et les tempes.

Eau distillée.	10 grammes.
Sulfate de strychnine	5 à 10 cent.

5 à 10 gouttes en injections hypodermiques à la tempe
dans l'atrophie du nerf optique, les amblyopies toxiques,
la torpeur rétinienne.

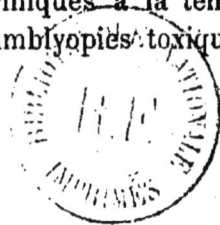

FIN.

TABLE

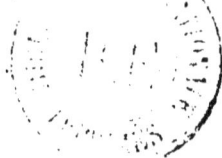

IMP. GEORGES JACOB, — ORLÉANS.

OCTAVE DOIN

ÉDITEUR

8, PLACE DE L'ODÉON, PARIS

EXTRAIT DU CATALOGUE GÉNÉRAL

DÉCEMBRE 1888

TOUS LES OUVRAGES PORTÉS SUR CE CATALOGUE SERONT EXPÉDIÉS FRANCS DE PORT EN N'IMPORTE QUEL PAYS, AUX PRIX MARQUÉS, A TOUTE PERSONNE QUI EN FERA LA DEMANDE. — LES DEMANDES DEVRONT TOUJOURS ÊTRE ACCOMPAGNÉES D'UN MANDAT POSTAL OU D'UNE VALEUR A VUE SUR PARIS.

DICTIONNAIRES

DICTIONNAIRE ABRÉGÉ DE MÉDECINE, de chirurgie, de pharmacie et des sciences physiques, chimiques et naturelles, par Ch. ROBIN, membre de l'Institut et de l'Académie de médecine, professeur à la Faculté de médecine de Paris. 1 vol. gr. in-8 jésus de 1,050 pages imprimées à deux colonnes:
Broché, 16 fr. — Relié en maroquin, plats toile, 20 fr.

DICTIONNAIRE DE THÉRAPEUTIQUE, de matière médicale, de pharmacologie, de toxicologie et des eaux minérales, par DUJARDIN-BEAUMETZ, membre de l'Académie de médecine et du Conseil d'hygiène et de salubrité de la Seine, médecin de l'hôpital Cochin, avec de nombreuses figures dans le texte. 4 forts vol. in-4 de 900 pages chacun, imprimé à deux colonnes, avec 800 figures. *Ouvrage complètement paru.*
Prix : 100 fr.

DICTIONNAIRE DES SCIENCES ANTHROPOLOGIQUES, *Anatomie, Craniologie, Archéologie préhistorique, Ethnographie (Mœurs, Lois, Arts, Industrie), Démographie, Langues, Religions.* Publié sous la direction de MM. **A. Bertillon, Coudereau, A. Hovelacque, Issaurat, André Lefèvre, Ch. Letourneau, de Mortillet, Thulié et E. Véron.**

Avec la collaboration de MM. BELLUCI, J. BERTILLON, BORDIER, L. BUCHNER, A. DE LA CALLE, CARTHAILLAC, CHANTRE, CHERVIN, CHUDZINSKI, COLLINEAU, Mathias DUVAL, KELLER, KUHFF, LABORDE, J.-L. DE LANESSAN, MANOUVRIER, P. MANTEGAZZA, MONDIÈRE, PICOT, POZZI, GIRARD DE RIALLE, Mme Clémence ROYER, DE QUATREFAGES, SALMON, SCHAAFHAUSEN, TOPINARD, VARAMBEY, Julien VINSON, Carl VOGT, ZABOROWOSKI, etc. etc.

Un fort vol. in-4 de 1120 pages imprimé à deux colonnes, avec de nombreuses figures dans le texte. Prix : broché............ 30 fr.
Relié maroquin, tranches peigne...................... 36 fr.

ANATOMIE, PHYSIOLOGIE, EMBRYOLOGIE, HISTOLOGIE

ATLAS D'ANATOMIE TOPOGRAPHIQUE DU CERVEAU ET DES LOCA-
LISATIONS CÉRÉBRALES, par E. Gavoy, médecin principal à l'hôpital militaire de Versailles. 1 magnifique volume in-4 en carton
contenant 18 planches chromolithographiques (8 couleurs), exécutées d'après nature, représentant de grandeur naturelle toutes les
coupes du cerveau, avec 200 pages de texte.

En carton, 36 fr. — Relié sur onglets en maroquin rouge tête dorée, 42 fr.

AUFFRET (Ch.), professeur d'anatomie et de physiologie à l'école de
médecine navale de Brest, ancien chef des travaux anatomiques. —
Manuel de dissection des régions et des nerfs. 1 vol. in-18,
cart. diamant, de 471 pages, avec 60 figures originales dans le texte
exécutées, pour la plupart, d'après les préparations de l'auteur. 7 fr.

BALBIANI, professeur au Collège de France. — **Cours d'embryo-
génie comparée du Collège de France** De la génération des
vertébrés. Recueilli et publié par F. Henneguy, préparateur du cours.
Revu par le professeur. 1 beau vol. grand in-8 avec 150 figures
dans le texte et 6 planches chromolithographiques hors texte. 15 fr.

BRIEGER, professeur assistant à l'Université de Berlin. — **Microbes,
Ptomaïnes et Maladies,** trad. par MM. Roussy et Winter, avec
une préface de M. le prof. Hayem. 1 vol in-18 de 250 pages. 3 fr. 50

CADIAT (O.), professeur agrégé à la Faculté de médecine de Paris.
— **Cours de Physiologie professé à la Faculté.** 1882-1883.
Petit in-4 de 250 pages. Avec des dessins autographiés ...   9 fr.

CARNOY (le chanoine J.-B.). docteur ès sciences naturelles, professeur à l'Université de Louvain. — **La Biologie cellulaire,**
étude comparée de la cellule dans les deux règnes, 1er fascicule :
1 vol. de 300 pages avec 141 figures dans le texte........ 12 fr.

*L'ouvrage sera publié en trois fascicules, payables séparément. — On peut
dès maintenant souscrire à l'ouvrage complet pour 25 fr.*

DEBIERRE, professeur chargé de cours à la Faculté de médecine de
Lille — **Manuel d'Embryologie humaine et comparée.**
1 vol. in-18, cartonné diamant, de 800 pages, avec 321 figures dans le
texte et 8 planches en couleur hors texte................   8 fr.

DEBIERRE (Ch.). — **Les Maladies infectieuses, Microbes,
Ptomaïnes et Leucomaïnes.** 1 vol. in-18 de 300 pages.   3 fr. 50

DUBIEF (Dr), ancien interne des hôpitaux de Paris. — **Manuel de
Microbiologie** comprenant : les fermentations, la physiologie,
la technique histologique, et la culture des bactéries et l'étude des
principales maladies d'origine bactérienne. 1 vol. in-18, cartonné
diamant, de 600 pages, avec 160 figures dans le texte et 8 planches
en couleur hors texte ....   8 fr.

DUVAL (Mathias), membre de l'Académie de médecine, professeur à
la Faculté de Paris, professeur à l'École des Beaux-Arts. — **Leçons
sur la Physiologie du Système nerveux (Sensibilité),**

recueillies par P. DASSY, revues par le professeur. In-8 de 130 pages, avec 30 figures dans le texte .... 3 fr.

FOSTER et LANGLEY. — **Cours élémentaire et pratique de physiologie générale.** Traduit sur la 5ᵉ édition anglaise par F. PRIEUR. 1 vol. in-18 jésus de 450 pages avec 115 figures. 5 fr.

JULIEN (Alexis), répétiteur d'anatomie. — **Aide-mémoire d'anatomie** (muscles, ligaments, vaisseaux, nerfs), avec figures, cartonnage toile.. 3 fr. 50

KLEIN (E.), professeur adjoint d'anatomie générale et de physiologie à l'École médicale de Saint-Bartholomew's Hospital, Londres. — **Nouveaux éléments d'histologie,** traduits sur la 5ᵉ édition anglaise, et annotés par G. VARIOT, préparateur des travaux pratiques d'Histologie à la Faculté de médecine de Paris, chef de clinique à l'hôpital des Enfants-Malades, et précédés d'une préface de M. le professeur Ch. ROBIN. 1 vol. in-18 jésus cartonné diamant de 540 pages avec 185 figures dans le texte. 2ᵉ édition française corrigée et augmentée........................... .. ... 8 fr.

LEE et HENNEGUY. — **Traité des méthodes techniques de l'anatomie microscopique,** avec une préface de M. le professeur RANVIER. 1 vol. in-8, de 500 pages .... 12 fr.

PATHOLOGIE INTERNE, HYGIÈNE ET MATIÈRE MÉDICALE

BARDET et EGASSE. — **Formulaire annuel des nouveaux remèdes,** 1888. 1 vol. in-18, cartonné de 350 pages... 4 fr.

BLONDEL (R.), préparateur à la Faculté de médecine de Paris. — **Manuel de matière médicale,** comprenant la description, l'origine, la composition chimique, l'action physiologique et l'emploi thérapeutique des substances animales ou végétales employées en médecine, précédé d'une préface de M. DUJARDIN-BEAUMETZ, membre de l'Académie de médecine. 1 gros vol. in-18, cartonné, percaline verte, tr. rouges, de 980 pages, avec 358 figures dans le texte .... 9 fr.

CAMPARDON (Ch). — **Guide de thérapeutique aux eaux minérales et aux bains de mer,** avec une préface du docteur DUJARDIN-BEAUMETZ, membre de l'Académie de médecine, etc. 1 vol. in-18, cartonné diamant............................. 5 fr.

CANDELLÉ (Dʳ Henri), ancien interne des hôpitaux de Paris, membre de la Société d'hydrologie médicale. — **Manuel pratique de médecine thermale.** 1 vol. in-18 jésus de 460 pages, cartonné diamant .... 6 fr.

DANION (L.), docteur. — **Traitement des affections articulaires par l'électricité,** leur pathogénie. 1 vol. grand in-8 de 240 pages .... 5 fr.

DELMAS (Paul). — **Manuel d'hydrothérapie**. 1 vol. in-18, cartonné diamant de 600 pages, avec *39 figures dans le texte, 9 tableaux graphiques* et 60 tracés sphygmographiques hors texte. . . .   6 fr.

DUCHESNE (L.), ancien interne des hôpitaux de Paris, membre de la Société de thérapeutique, *de la Société de médecine pratique de* Paris, etc., etc. — **Aide-mémoire et formulaire du médecin-praticien**. 1 vol. petit in-18, cartonné, de 380 pages. .   3 fr. 50

DUJARDIN-BEAUMETZ, membre de l'Académie de médecine, médecin de l'hôpital Cochin, membre du Conseil d'hygiène et de salubrité de la Seine. — **Leçons de clinique thérapeutique**, contenant le traitement des maladies du cœur et de l'aorte, de l'estomac et de l'intestin, du foie et des reins, du *poumon et de la plèvre*, du larynx et du pharynx, des maladies du système nerveux, le traitement des fièvres et des maladies générales. 3 vol. grand in-8, de 800 pages chacun, avec figures dans le texte et planches chromolithographiques hors texte, 5ᵉ *édition* entièrement remaniée. . . . . 48 fr.

DUJARDIN-BEAUMETZ. — *Conférences thérapeutiques de l'hôpital Cochin*. 1884-1885. **Les nouvelles médications.** 1 vol. in-8, de 216 pages avec figures, 3ᵉ édition, broché. . . . . 6 fr.
cart. . . . . 7 fr.

DUJARDIN-BEAUMETZ. — *Conférences thérapeutiques de l'hôpital Cochin*. 1885-1886. **L'Hygiène alimentaire.** 1 vol. de 240 pages avec figures, et une planche en chromo hors texte, br. . . . . 6 fr.
cart. . . . . 7 fr.

DUJARDIN-BEAUMETZ. — *Conférences thérapeutiques de l'hôpital Cochin*, 1886-1887. **L'hygiène thérapeutique.** 1 vol. de 250 pages avec planche en chromo hors texte, br. . . . . 6 fr.
cartonné. . . . . ·7 fr.

DUJARDIN-BEAUMETZ. — *Conférences thérapeutiques de l'hôpital Cochin*, 1887-1888. **L'hygiène prophylactique.** 1 vol. de 250 pages avec une planche en chromo hors texte. . . . . 6 fr.
cartonné (*Paraîtra en janvier* 1889). . . . . 7 fr.

DUJARDIN-BEAUMETZ et P. YVON. — **Formulaire pratique de thérapeutique et de pharmacologie.** 1 vol. in-18, cartonné de 600 pages. . . . . 4 fr'.

DUJARDIN-BEAUMETZ et EGASSE. — **Les Plantes médicinales indigènes et exotiques**, leurs usages thérapeutiques, pharmaceutiques et industriels. 1 beau vol. gr. in-8, imprimé à deux colonnes, avec 1200 figures dans le texte et 40 magnifiques planches en chromo hors texte, dessinées d'après nature et tirées en 15 couleurs. Cart. percal. verte, tête dor. (*paraîtra en janvier* 1889). 25 fr.

DUJARDIN-BEAUMETZ. — (Voyez *Dictionnaire de thérapeutique*.)

FRANCK (François), membre de l'Académie de médecine, professeur remplaçant au Collège de France. — **Leçons sur les fonctions motrices du cerveau** (*réactions volontaires et organiques*) et sur l'épilepsie cérébrale, précédées d'une préface du professeur CHARCOT. 1 vol. gr. in-8 de 570 pages, avec 83 figures. . . 12 fr.

HUGUET (R.), ancien interne lauréat des hôpitaux de Paris, professeur de chimie à l'École de médecine et de pharmacie de Clermont-Ferrand, pharmacien en chef des hospices. — **Traité de Pharmacie théorique et pratique.** 1 vol. grand in-8, cartonné, de 1230 pages, avec 430 figures dans le texte............ **18 fr.**

HUNTER-MACKENZIE, médecin de l'hôpital pour les maladies de la gorge à Edimbourg. — **Le crachat.** Dans ses rapports avec le diagnostic, le pronostic et le traitement des maladies de la gorge et du poumon ; traduit de l'anglais par le Dr Léon PETIT, avec une préface du professeur GRANCHER. 1 vol. in-8 de 200 pages, avec 24 planches tirées, pour la plupart, en couleurs......... **5 fr.**

LAVERAN (A.), médecin principal, professeur à l'École de médecine militaire du Val-de-Grâce. — **Traité des fièvres palustres** avec la description des microbes du paludisme. Un beau vol. in-8, de 558 pages avec figures dans le texte................. **10 fr.**

LECORCHÉ (E.), professeur agrégé à la Faculté de médecine de Paris, et Ch. TALAMON, médecin des hôpitaux. — **Traité de l'Albuminurie et du Mal de Bright.** 1 fort vol. grand in-8 de 800 pages... **14 fr.**

LEWIS (Richard). — **Les microphytes du sang** et leurs relations avec les maladies. 1 vol. in-18, avec 39 figures dans le texte. 1 fr. 50

PARANT (Dr V.), directeur de la Maison de santé de Toulouse. — **La raison dans la folie.** Étude pratique et médico-légale sur la persistance de la raison chez les aliénés et sur leurs actes raisonnables. 1 vol. in-8 de 500 pages.................... **8 fr.**

PAULIER (A.-B.), ancien interne des hôpitaux de Paris. — **Manuel de thérapeutique et de matière médicale,** 3e édition, revue, corrigée et très augmentée. 1 beau vol. in-18, de 1400 pages, avec 150 figures intercalées dans le texte..................... **12 fr.**

PAULIER (A.-B.). — **Manuel d'hygiène publique privée et ses applications thérapeutiques.** 1 fort volume in-18 de 800 pages... **8 fr.**

PAULIER (A.-B.) et F. HÉTET, professeur de chimie légale à l'École navale de Brest, pharmacien en chef de la Marine. — **Traité élémentaire de médecine légale, de toxicologie et de chimie légale.** 2 vol. in-18, formant 1,350 pages, avec 150 figures dans le texte et 24 planches en couleur hors texte....... **18 fr.**

RÉGIS (E.), ancien chef de clinique des maladies mentales à la Faculté de médecine de Paris. — **Manuel pratique de médecine mentale,** avec une préface de M. BALL, professeur de clinique des maladies mentales à la Faculté de médecine de Paris. 1 vol. in-18 jésus, cartonné diamant de 640 pages................. **7 fr. 50**

RENOU (Dr). — **La Diphtérie,** son traitement antiseptique. Études cliniques précédées d'une préface du professeur GRANCHER. 1 vol. in-8 de 300 pages avec une carte en couleur............. **6 fr.**

RITTI (Ant.), médecin de la maison nationale de Charenton. — **Traité clinique de la Folie à double forme (Folie circulaire, délire à formes alternes).** Ouvrage couronné par l'Académie de médecine. 1 vol. in-8, de 400 pages............... 8 fr.

ROBSON-ROOSE, membre du Collège royal de médecine d'Édimbourg. — **La Goutte et ses rapports avec les maladies du foie et des reins.** Ouvrage traduit d'après la 3ᵉ édition anglaise par le Dr Lucien DENIAU. 1 vol. in-18................ 3 fr. 50

VULPIAN (A.), ancien doyen de la Faculté de médecine, membre de l'Institut et de l'Académie de médecine, médecin de l'hôpital de la Charité, etc. — **Maladies du système nerveux.** Leçons professées à la Faculté de médecine de Paris. 2 volumes grand in-8, formant 1300 pages....................... 32 fr.
Le tome II se vend séparément....................... 16 fr.

VULPIAN (A.). — **Leçons sur l'action physiologique des substances toxiques et médicamenteuses.** 1 volume in-8 de 700 pages........................ 13 fr.

VULPIAN (A.). — **Clinique médicale de l'hôpital de la Charité.** Considérations cliniques et observations, par le Dr F. RAYMOND, médecin des hôpitaux Revues par le professeur. — RHUMATISME, MALADIES CUTANÉES, SCROFULES, MALADIES DU CŒUR, DE L'AORTE ET DES ARTÈRES, DE L'APPAREIL DIGESTIF, DU FOIE, DE L'APPAREIL GÉNITO-URINAIRE, DE L'APPAREIL RESPIRATOIRE, MALADIES GÉNÉRALES, EMPOISONNEMENTS CHRONIQUES, SYPHILIS, MALADIES DU SYSTÈME NERVEUX. 1 fort vol. in-8, de 958 pages........................ 14 fr.

PATHOLOGIE DES PAYS CHAUDS

ARCHIVES DE MÉDECINE NAVALE. — Recueil fondé par le Cᵗᵉ DE CHASSELOUP-LAUBAT, ministre de la marine et des colonies, publié sous la surveillance de l'inspection générale du service de santé. Directeur de la rédaction : M. TREILLE, médecin en chef. Les *Archives de médecine navale* paraissent le 15 de chaque mois par cahier de 80 pages, avec figures dans le texte et planches hors texte.
France et Algérie....... 14 fr. | Etranger........ 17 fr.
Les abonnements partent du 1ᵉʳ janvier de chaque année et ne sont reçus que pour un an.

BÉRENGER-FÉRAUD (L.-J.-B.), directeur du service de santé de la Marine, membre correspondant de l'Académie de médecine. — **Traité théorique et clinique de la Dysenterie,** Diarrhée et Dysenterie aiguës et chroniques, 1 fort vol. in-8, de 800 pages........................ 12 fr.

BÉRENGER-FÉRAUD (L.-J.-B.). — **Traité clinique des mala-**

dies des Européens aux Antilles (Martinique). 2 vol. in-8 de 1193 pages .... 16 fr.

BÉRENGER-FÉRAUD (L.-J.-B.). — **Leçons cliniques sur les tœnias de l'homme.** 1 vol. in-8, de 370 pages avec 50 figures dans le texte................................. 8 fr.

BERTRAND (L.-E), professeur d'hygiène à l'école de Brest, et J. FONTAN. professeur d'anatomie à l'École de Toulon. — **De l'entérocolite endémique des pays chauds,** diarrhée de Cochinchine, diarrhée chronique des pays chauds, etc. etc. 1 volume in-8 de 450 pages avec figures dans le texte et planches en couleurs hors texte .... 9 fr.

BUROT (P.), médecin de 1re classe de la Marine. — **De la Fièvre dite bilieuse inflammatoire à la Guyane.** Application des découvertes de M. PASTEUR à la pathologie des pays chauds, 1 vol. in-8, de 535 pages, avec 5 planches hors texte, dont une coloriée .... 10 fr.

CORRE (A.), médecin de 1re classe de la marine, professeur agrégé à l'école de Brest. — **Traité clinique des maladies des pays chauds.** 1 vol. grand in-8, de 870 pages, avec 50 figures dans le texte.................................... 15 fr.

CORRE (A.). — **Traité des Fièvres bilieuses et typhiques des pays chauds.** 1 beau vol. in-8, de près de 600 pages. avec 35 tracés de température dans le texte .... 10 fr.

CORRE (A.). — **De l'étiologie et de la prophylaxie de la fièvre jaune.** In-8, avec une planche en couleur.... 3 fr. 50

CORRE (A.) et LEJANNE. — **Résumé de la matière médicale et toxicologie coloniale.** 1 vol. in-18, de 200 pages, avec figures dans le texte.................................... 3 fr. 50

JOUSSET (A.), ancien médecin de la marine. — **Traité de l'acclimatement et de l'acclimatation.** 1 beau volume in-8, de 450 pages avec 16 planches hors texte .... 10 fr.

MAUREL (E.), médecin de 1re classe de la Marine. Contribution à la pathologie des pays chauds. **Traité des maladies paludéennes à la Guyane.** In-8, de 212 pages..................... 6 fr.

MAUREL (E.). — **Recherches microscopiques sur l'étiologie du paludisme.** 1 vol. in-8, de 210 pages, avec 200 figures dans le texte. .... 6 fr.

MOURSOU (J.), médecin de 1re classe de la Marine. — **De la fièvre typhoïde dans la Marine et dans les pays chauds.** 1 vol. in-8, de 310 pages.................................... 6 fr.

ORGEAS, médecin de la Marine. — **Pathologie des races humaines et le problème de la colonisation.** Études anthropologiques et économiques, 1 vol. in-8, de 420 pages... 9 fr.

TREILLE (G.), médecin principal de la marine, directeur des archives de médecine navale. — **De l'acclimatation des Européens dans les pays chauds.** 1 vol. in-18................. 2 fr.

PATHOLOGIE EXTERNE ET MÉDECINE OPÉRATOIRE

BRISSAY (A.), de Rio-de-Janeiro, docteur. — **Fragments de chirurgie et de Gynécologie opératoire contemporaines,** complétés par des notes recueillies au cours d'une mission scientifique du Gouvernement français en Autriche et en Allemagne, précédés d'une introduction par J.-A. DOLÉRIS, accoucheur des hôpitaux de Paris, 1 vol. gr. in-8 de 210 pages avec 43 figures dans le texte . . . . 7 fr. 50

CHALOT, professeur à la Faculté de médecine de Montpellier. — **Nouveaux éléments de chirurgie opératoire.** 1 vol. in-18, cartonné diamant de 750 pages avec 498 figures dans le texte.   8 fr.

CHAVASSE, professeur agrégé au Val-de-Gràce. — **Nouveaux éléments de petite chirurgie.** *Pansements, Bandages* et *Appareils.* 1 vol. in-18, cartonné diamant, de 900 pages avec 540 figures. 2e édition, revue, corrigée et augmentée . . . . .   9 fr.

GANGOLPHE (Michel), chirurgien de l'hôtel Dieu de Lyon. — **Guide pratique de petite chirurgie** à l'usage des infirmiers et infirmières des hôpitaux et hospices civils. 1 vol. in-12, de 140 pages, avec 4 planches . . . .   2 fr.

POULET (A.), médecin major, professeur agrégé au Val-de-Gràce, lauréat de l'Académie de médecine, membre correspondant de la Société de chirurgie, et H. BOUSQUET, médecin-major, professeur agrégé au Val-de-Gràce, lauréat de la Société de chirurgie. — **Traité de pathologie externe.** 3 vol. grand in-8, formant 3,114 pages avec 716 figures intercalées dans le texte.
Prix broché, 50 fr. » — Relié en maroquin, 57 fr. 50

POULET (A.). — **Traité des corps étrangers en chirurgie.** *Voies naturelles: tube digestif, voies respiratoires, organes génito-urinaires de l'homme et de la femme, conduit auditif, fosses nasales, canaux glandulaires.* 1 vol. in-8 de 800 pages, avec 200 gravures intercalées dans le texte . . . . 14 fr.

SCHREIBER (J.), ancien professeur libre à l'Université de Vienne, etc. — **Traité pratique de massage et de gymnastique médicale.** 1 vol. in-18, cartonné diamant, de 360 pages, avec 117 figures dans le texte . . . .   7 fr.

TERRILLON (O.), professeur agrégé à la Faculté de médecine de Paris, chirurgien de la Salpêtrière. — **Leçons de clinique chirurgicale.** Nouvelles applications de la chirurgie aux affections de l'abdomen et des organes génitaux de la femme. 1 beau vol. in-8, de 520 pages, avec figures dans le texte . . . . 10 fr.

VAILLARD (L.), professeur agrégé au Val-de-Gràce. — **Manuel pratique de vaccination animale.** Technique, procédés de conservation du vaccin. 1 vol. in-18 cartonné toile, avec figures dans le texte et 2 pl. en couleur hors texte . . . . 2 fr. 50

VOIES URINAIRES, MALADIES VÉNÉRIENNES & DE LA PEAU

Atlas des maladies des voies urinaires, par F. Guyon, professeur de pathologie externe à la Faculté de médecine de Paris, membre de l'Académie de médecine, chirurgien de l'hôpital Necker, et P. Bazy, chirurgien des hôpitaux de Paris, membre de la Société anatomique et de la Société clinique. 2 vol. in-4 contenant 700 pages de texte et 100 planches chromolithographiques dessinées *d'après nature* et représentant les différentes affections des voies urinaires, la plupart de *grandeur naturelle.*

*L'ouvrage paraît par livraison de 10 planches avec le texte correspondant.
— Il sera complet en 10 livraisons.*
Prix de chaque livraison.............. 12 fr. 50
Le Tome 1er (livraisons 1 à 5) est en vente. Un magnifique volume de 400 pages avec 50 planches et table des matières.

En carton, 62 fr. 50. Relié sur onglets en maroquin rouge, tête dorée 70 fr.

BERLIOZ (F.), professeur à l'école de médecine de Grenoble. — **Manuel pratique des maladies de la peau.** 1 vol. in-18, cartonné de 500 pages. 2e édition, revue, corrigée et augmentée.   6 fr.

DELFAU (Gérard), ancien interne des hôpitaux de Paris. — **Manuel complet des maladies des voies urinaires et des organes génitaux.** 1 fort vol. in-18, de 1000 pages, avec 150 figures dans le texte....................................... 11 fr.

HILLAIRET (J.-B.), médecin honoraire de l'hôpital Saint-Louis, membre de l'Académie de médecine, du Conseil d'hygiène et de salubrité de la Seine, etc., et Gaucher (E.), médecin des hôpitaux de Paris, ancien interne de l'hôpital Saint-Louis. — **Traité théorique et pratique des maladies de la peau.**

Tome Ier : *Anatomie et physiologie de la peau ; Pathologie générale ; Dermatoses inflammatoires communes,* 1 beau vol. gr. in-8 de 670 pages, avec figures dans le texte et 8 planches chromolithographiques hors texte exécutées d'après nature...... 17 fr.

L'ouvrage sera complet en deux volumes : le tome II, qui contiendra 12 planches hors texte, est actuellement sous presse.

LANGLEBERT, ancien interne des hôpitaux de Paris. — **Traité pratique des maladies des organes sexuels.** 1 vol. in-18 jésus, cartonné diamant, de 600 pages, avec figures dans le texte.   7 fr.

LANGLEBERT. — **Traité pratique de la Syphilis.** 1 vol. in-18 de 610 pages, cartonné diamant...................... 7 fr.

RIZAT (A.). — **Manuel pratique et complet des maladies vénériennes.** 1 vol. in-18, cartonné de 600 pages, avec 24 planches en couleurs, dessinées et coloriées d'après nature, représentant les différentes affections syphilitiques chez l'homme et chez la femme .... 11 fr.

YVON (P.), ancien interne des hôpitaux de Paris. — **Manuel clinique de l'analyse des urines.** 3ᵉ édition, revue et augmentée. 1 vol. in-18, cartonné diamant, de 400 pages, avec figures dans le texte et 8 planches hors texte ....   7 fr.

ACCOUCHEMENTS, MALADIES DES FEMMES ET DES ENFANTS

BUDIN (P.), professeur agrégé à la Faculté de médecine de Paris. — **Obstétrique et gynécologie.** Recherches expérimentales et cliniques. 1 beau vol. gr. in-8, de 720 p., avec 101 fig. dans le texte et 31 planches lithographiques et en couleur hors texte. 15 fr.

BUDIN (P.). — **Mécanisme de accouchement normal et pathologique** et recherches sur l'insertion vicieuse du placenta, les déchirures du périnée, etc., par J. Mattews DUNCAN, président de la Société obstétricale d'Edimbourg. Traduit de l'anglais. In-8 de 520 pages, avec figures intercalées dans le texte.
Broché, 12 fr. — Cartonné, 13 fr.

CADET DE GASSICOURT, médecin de l'hôpital Sainte-Eugénie. — **Traité clinique des maladies de l'enfance.** Leçons professées à l'hôpital Sainte-Eugénie. 2ᵉ édition, revue et corrigée. 3 vol. grand in-8, formant 1800 pages, avec 220 figures... 36 fr.

CORRE (A.). — **Manuel d'accouchement et de pathologie puerpérale.** 1 vol. in-18, de 650 pages, avec 80 figures dans le texte et 4 planches en couleur hors texte.
Broché, 5 fr. — Cartonnage diamant, tranches rouges, 6 fr.

ELLIS (Edward), médecin en chef honoraire de l'hôpital Victoria pour les enfants malades, de l'hôpital de la Samaritaine pour les femmes et les enfants, ancien assistant de la chaire d'obstétrique au collège de l'Université de Londres. — **Manuel pratique des maladies de l'enfance,** suivi d'un formulaire complet de thérapeutique infantile. Traduit de la quatrième édition anglaise par le Dʳ WAQUET, et précédé d'une préface de M le Dʳ CADET DE GASSICOURT, médecin de l'hôpital Sainte-Eugénie. 1 fort vol. in-18 de 600 pages. 2ᵉ édition française, corrigée et augmentée.....   5 fr.
Cartonné diamant...................   6 fr.

LA TORRE (Dʳ F.). — **Du développement du fœtus chez les femmes à bassin vicié.** Recherches cliniques au point de vue de l'accouchement prématuré artificiel. 1 vol. grand in-8, avec tableaux........ ....   12 fr.

LA TORRE (Dʳ Félice). — **Des conditions qui favorisent ou entravent le développement du fœtus. Influence du Père.** Recherches cliniques. 1 vol. gr. in-8, de 236 pages.   5 fr.

LAWSON TAIT, président de la Société de gynécologie de Londres chirurgien de l'hôpital des femmes de Birmingham — **Traité des maladies des ovaires** suivi d'une étude sur quelques progrès récents de la chirurgie abdominale et pelvienne, (enlèvement des annexes de l'utérus. Cholécystotomie, hépatotomie, etc.) Traduit de l'anglais avec l'autorisation de l'auteur, par le Dr Adolphe OLIVIER, ancien interne des hôpitaux de la Maternité de Paris, membre de la Société obstétricale et gynécologique de Paris, etc. Précédé d'une préface de M. O. TERRILLON. professeur agrégé à la Faculté de médecine de Paris, chirurgien des hôpitaux. 1 beau vol. grand in-8 de 500 pages, avec 58 figures dans le texte.............   12 fr.

PLAYFAIR (W.-S.), professeur d'obstétrique et de gynécologie à King's College, président de la Société obstétricale de Londres. — **Traité théorique et pratique de l'art des accouchements,** traduit de l'anglais et annoté par le Dr VERMEIL. 1 beau vol. grand in-8, de 900 pages, avec 203 figures dans le texte.........   15 fr.

RODRIGUES DOS SANTOS, directeur de la Maternité de Rio-Janeiro. — **Clinique obstétricale,** précédée d'une préface de M. A. PINARD, professeur agrégé à la Faculté de médecine de Paris. Tome I. Un vol. in-8, de 400 pages, avec 57 figures................   10 fr.

SCHULTZE (B.-S.), professeur de gynécologie à l'Université d'Iéna. — **Traité des déviations utérines,** traduit de l'allemand et annoté par le Dr F.-J. HERRGOTT, professeur de clinique obstétricale à la Faculté de médecine de Nancy. 1 beau vol. in-8 de 470 pages, avec 120 figures dans le texte......................   10 fr.

SECHEYRON (L.). ancien interne des Hôpitaux et Maternités de Paris. — **Traité d'Hystérotomie et d'Hystérectomie,** par la voie vaginale, précédé d'une préface de M. PÉAN, chirurgien de l'hôpital Saint-Louis. 1 beau vol. gr. in-8, de 825 pages, avec tableaux.   14 fr.

SINÉTY (L. de). — **Traité pratique de gynécologie et des maladies des femmes.** 2e édition, revue, corrigée et augmentée de près de 200 pages. 1 beau volume in-8 de 1,000 pages, avec 181 figures dans le texte.............................   15 fr.

TRIPIER (A.). — **Leçons cliniques sur les maladies des femmes. Thérapeutique générale et applications de l'électricité à ces maladies.** 1 vol. in-8, de 600 pages, avec figures dans le texte.............................   10 fr.

MALADIES DES YEUX, DES OREILLES, DU LARYNX DU NEZ ET DES DENTS

ABADIE (Ch.), ancien interne des Hôpitaux, professeur liber d'Ophtalmologie. — **Traité des maladies des yeux.** 2° édition, revue et augmentée. 2 vol. in-8 de 500 pages chacun, avec 150 fig...   20 fr.

ABADIE (Ch.). — **Leçons de clinique ophtalmologique,** recueillies par le Dᵣ PARENTEAU, revues par l'auteur, contenant les découvertes récentes. 1 vol. in-8 de 280 pages............   7 fr.

ANDRIEU (E.), docteur en médecine de la Faculté de Paris, président de l'Institut odontotechnique de France; président honoraire de la Société odontologique ; professeur de clinique à l'Ecole dentaire de France ; dentiste de l'hospice des Enfants assistés et de la Maternité. — **Traité de prothèse buccale et de mécanique dentaire.** 1 vol. grand in-8 de 600 pages avec 358 figures intercalées dans le texte ....   18 fr.

ANDRIEU (E.). — **Leçons sur les maladies des dents.** 1 vol. grand in-8, de 235 pages.........................   7 fr.

ATLAS D'ANATOMIE PATHOLOGIQUE DE L'ŒIL par les professeurs H. PAGENSTECHER et G. GENTH, traduit de l'allemand par le Dᵣ PARENT, chef de clinique du Dᵣ GALEZOWSKI, avec une préface de M. GALEZOWSKI. 1 fort vol. grand in-4, contenant 34 planches sur cuivre d'une splendide exécution, représentant en 267 dessins tous les différents cas d'anatomie pathologique des affections de l'œil.

En regard de chaque planche se trouve le texte explicatif des dessins représentés.

En cart., 90 fr.—Relié sur onglets en maroq. rouge, tête dorée, 100 f.

CHARPENTIER (Aug.), professeur à la Faculté de médecine de Nancy. — **L'examen de la vision au point de vue de la médecine générale.** In-8 de 137 pages, avec 15 figures dans le texte ....   2 fr.

GAILLARD (Dᵣ Georges), lauréat de la Faculté de médecine de Paris, membre de la Société d'anthropologie, secrétaire de la Société odontologique, etc. etc. — **Des déviations des arcades dentaires et de leur traitement rationnel.** 1 vol. in-8, de 200 pages, avec 80 figures dans le texte, dessinées d'après nature...   8 fr.

GUERDER (P.). — **Manuel pratique des maladies de l'oreille.** 1 joli vol. cartonné diamant, de 300 pages.............   5 fr.

LANDOLT, directeur adjoint au laboratoire d'ophtalmologie à la Sorbonne. — **Manuel d'ophtalmoscopie.** 1 vol. in-18. cartonné diamant avec figures dans le texte.................   3 fr. 50.

MASSELON (J.). premier chef de clinique du professeur de Wecker. — **Examen fonctionnel de l'œil,** comprenant : *La Léfraction;*

Le Choix des Lunettes ; La Perception des couleurs ; Le Champ visuel et le Mouvement des Yeux. 1 joli vol. in-18 cartonné avec figures dans le texte et 15 planches en couleur et hors texte.   8 fr.

MASSELON (J.). — **Mémoires d'ophtalmoscopie.**

I. Chorio-rétinite spécifique. — Grand in-8 avec 12 dessins photographiques d'après nature .... 4 fr.

II. Infiltration vitreuse de la rétine et de la papille, avec 12 dessins photographiques...................... 4 fr.

III. Des prolongements anormaux de la lame criblée, avec 12 dessins photographiques...................... 4 fr.

MORELL-MACKENZIE, médecin à l'hôpital des maladies de la gorge et de la poitrine, à Londres, etc. etc. **Traité pratique des maladies du larynx, du pharynx et de la trachée,** traduit de l'anglais et annoté par MM. les Drs E.-J. Moure et F. Berthier. 1 fort vol. in-8 de 800 pages, avec 150 figures ...   13 fr.

MORELL-MACKENZIE. — **Traité pratique des maladies du nez et de la cavité naso-pharyngienne.** Traduit de l'anglais et annoté par les Drs E.-J. Moure et J. Charazac (de Toulouse). 1 vol. grand in-8 de 450 pages, avec 82 fig. dans le texte.   10 fr.

MOURE (E.-J.). — **Manuel pratique des maladies des fosses nasales.** 1 vol. cartonné diamant, de 300 pages, avec 50 figures et 4 planches hors texte ....   5 fr.

POLITZER (A.), professeur d'otologie à l'Université de Vienne. — **Traité des maladies de l'oreille,** traduit par le Dr Joly (de Lyon). 1 beau vol. grand in-8° de 800 pages, avec 258 fig.   20 fr.

POYET (G.), ancien interne des Hôpitaux de Paris. — **Manuel clinique de laryngoscopie et de laryngologie.** 1 vol. in-18 cartonné diamant de 400 pages, avec 50 figures dans le texte et 24 dessins chromolithographiques hors texte...... ....   7 fr. 50

Société française d'ophtalmologie (*Bulletins* et *Mémoires*), publiés par MM. Abadie, Armaignac, Chibret, Coppez, Gayet, Meyer, Panas, et Poncet.

3e année. — 1885. Un beau vol. grand in-8 de 380 pages, avec figures et 8 planches en chromo et en héliogravure hors texte..   10 fr.

4e année. — 1886. Un beau volume grand in-8 de 420 pages avec 5 planches en couleur................................   10 fr.

5e année. — 1887. Un vol. gr. in-8 de 325 pages..........   8 fr.

SOUS (G.). — **Traité d'optique,** considérée dans ses rapports avec l'examen de l'œil. 2e édition 1 vol. in-8 de 400 pages, avec 90 figures dans le texte................................   10 fr.

TOMES, professeur à l'hôpital dentaire, membre de l'Institut royal de Londres. — **Traité d'anatomie dentaire humaine et comparée,** traduit de l'anglais et annoté par le Dr Cruet, ancien interne en chirurgie des hôpitaux de Paris. 1 vol. in-8 de 450 pages, avec 175 figures dans le texte..................   10 fr.

WECKER (L. de). — **Thérapeutique oculaire.** Leçons cliniques recueillies et rédigées par le Dʳ MASSELON. Revues par le professeur. 1 vol. in-8 de 800 pages, avec figures dans le texte....   13 fr.

WECKER (L. de). — **Chirurgie oculaire.** Leçons cliniques recueillies et rédigées par le Dʳ MASSELON. Revues par le professeur. 1 vol. in-8 de 420 pages, avec 88 figures dans le texte ....   8 fr.

WECKER (L. de) et J. MASSELON. — **Échelle métrique pour mesurer l'acuité visuelle, le sens chromatique et le sens lumineux.** 2ᵉ édition augmentée de planches en couleur. 1 vol. in-8 et atlas séparé, contenant les planches murales. Le tout cartonné à l'anglaise..................................   8 fr.

WECKER (L. de) et J. MASSELON. — **Ophtalmoscopie clinique.** 1 beau vol. in-18 cartonné de 280 pages, avec 40 photographies hors texte représentant, d'après nature, les différentes modifications pathologiques de l'œil ....   11 fr.

WECKER (L. de) et J. MASSELON. — Oftalmoscopia clinica. Traducedo por REAL gefe de clinica, en el gabeneto oftalmico del professor DE WECKER, 40 *fotographias fuero de texto.*   13 fr.

HYGIÈNE GÉNÉRALE, MÉDECINE POPULAIRE ET PHILOSOPHIE SCIENTIFIQUE

BINET (A.). — **Études de psychologie expérimentale,** le fétichisme dans l'amour, la vie psychique des micro-organismes, l'intensité des images mentales, le problème hypnotique, note sur l'écriture hystérique. 1 vol. in-12, de 310 pages, avec figures dans le texte.................................   3 fr. 50

BOURGEOIS (A.), médecin de la garde républicaine. — **Manuel d'hygiène et d'éducation de la première enfance.** 1 vol. in-18 de 180 pages.................................   2 fr.

CORRE (A.). — **Les Criminels,** caractères physiques et psychologiques. 1 vol. in-12, de 412 p., avec 43 fig. dans le texte.   5 fr.

DUCHESNE (L.) et Ed. MICHEL. — **Traité élémentaire d'hygiène** à l'usage des lycées, collèges, écoles normales primaires, etc. 3ᵉ édition. 1 vol. in-18 de 225 pages, cartonné toile..........   3 fr.

GIBIER (P.). — **Le Spiritisme** (Fakirisme occidental). 1 vol. in-18, de 400 pages, avec figures.............................   4 fr.

GODLESKI (A.). — **La Santé de l'enfant.** Guide pratique de la mère de famille. 1 joli vol. in-12, de 210 pages.......   2 fr. 50

HOVELACQUE (Abel). — Les débuts de l'humanité. L'homme primitif contemporain. In-18 de 336 pages, avec 40 figures dans le texte.................................... 3 fr. 50

MONIN (E.), secrétaire de la Société d'hygiène. — L'Hygiène de la Beauté. Formulaire cosmétique, 4ᵉ mille. 1 vol. in-18, cartonné diamant, de 250 pages.................... 3 fr. 50

MONIN (E.). — L'Hygiène de l'estomac, guide pratique de l'alimentation. 1 joli vol. in-18, de 400 pages, cartonné diamant, impression de luxe.................................... 4 fr.

MONIN (E). — L'Alcoolisme. Étude médico-sociale. Ouvrage couronné par la Société de Tempérance, et précédé d'une préface de M. Dujardin-Beaumetz. 1 vol. in-12, de 308 pages..... 3 fr. 50

PICHON (Dʳ G.), chef de clinique à la Faculté de médecine de Paris, médecin de l'Asile Ste-Anne. — **Les maladies de l'esprit.** Délire des persécutions, délire des grandeurs, délires alcooliques et toxiques ; morphiomanie, éthérisme, absinthisme, chloralisme. Études cliniques et médico-légales. 1 vol. in-8 carré de 400 p.   7 fr.

RÉZARD DE VOUVES (Dʳ). — La Génération étudiée sur les végétaux, les oiseaux et les animaux, pour la connaître chez la femme. 1 vol. in-12, de 150 pages.......................... 3 fr.

SOUS (G.), de Bordeaux. — **Hygiène de la vue.** 1 joli vol. in-18 cartonné diamant de 360 pages avec 67 figures intercalées dans le texte.................................... 6 fr.

TELLIER (Louis). — L'instinct sexuel chez l'homme et chez les animaux. avec une préface de J.-L. de Lanessan. 1 vol. in-18, de 300 pages.................................... 3 fr. 50

TISSIÉ (Dʳ P.). — L'Hygiène du vélocipédiste. 1 joli vol. in-18, de 300 pages, avec 40 figures dans le texte, cartonnage avec fers spéciaux.................................... 3 fr. 50

TOUSSAINT (E.), docteur, inspecteur du service de protection des enfants du premier âge, etc. etc. — **Hygiène de l'enfant en nourrice et au sevrage,** guide pratique de la femme qui nourrit. 1 vol. in-18 jésus, de 150 pages.................... 1 fr. 50

VÉRON (Eugène). — Histoire naturelle des Religions. Animisme. — Religions mères. — Religions secondaires. — Christianisme. — 2 vol. in-18, formant 700 pages.............. 7 fr.

HISTOIRE DE LA MÉDECINE & OUVRAGES ADMINISTRATIFS

AUDET, médecin major à l'Ecole spéciale militaire de Saint-Cyr. —
Manuel pratique de Médecine militaire. 1 joli vol. in-18,
cartonné diamant avec planches hors texte.............   5 fr.

BARNIER, médecin de 1ʳᵉ classe de la marine. **Aide-mémoire du
du Médecin de la Marine.** In-8 de.............   2 fr. 50

GUARDIA (J.-M.). — **Histoire de la médecine** d'Hippocrate à
Broussais et ses successeurs. 1 vol. in-18 de 600 pages cartonné
diamant...   7 fr.

PETIT (A.), médecin-major de l'armée. — **Guide du Médecin et
du Pharmacien auxiliaires de l'armée,** programme de
l'examen d'aptitude prescrit par le dernier règlement ministériel en
date du 25 mai 1886, pour les docteurs en médecine, les pharma-
ciens, les officiers de santé et les étudiants à douze inscriptions
(deuxième édition, revue et corrigée), 1 vol. in-18 de 200 pages
avec figures.....................................   3 fr. 50

ROBERT (A.), médecin principal, professeur agrégé au Val-de-Grâce,
membre correspondant de la Société de chirurgie. — **Traité des
manœuvres d'ambulances et des connaissances militaires pratiques,** à l'usage des médecins de l'armée active, de
la réserve et de l'armée territoriale. 1 beau vol. grand in-8 de
640 pages avec 253 figures dans le texte.............   13 fr.

RODET (Dʳ Paul), médecin inspecteur des écoles de Paris. — **Guide
de l'étudiant en médecine et du médecin praticien,**
contenant les règlements administratifs, concernant les aspirants
au doctorat et à l'officiat, les étudiants étrangers et les étudiants
des écoles secondaires, les concours des facultés, des écoles et des
hôpitaux, les services d'aliénation mentale, le service militaire des
étudiants, les écoles de médecine militaire et navale, les services
médicaux dépendant des administrations publiques et privées.
1 vol. in-18 cartonné de 500 pages.................   3 fr. 50

BOTANIQUE

Annuaire de l'Administration des forêts. Tableau complet
au 1ᵉʳ février 1888 du personnel de l'Administration des forêts de
France et d'Algérie, 1 vol. grand in-8 de 165 pages...   3 fr. 50

**Atlas des champignons comestibles et vénéneux de la
France et des pays circonvoisins,** contenant 72 planches en
couleur où sont représentées les figures de 229 types des princi-

pales espèces de champignons recherchés pour l'alimentation et des espèces similaires suspectes ou dangereuses avec lesquelles elles peuvent être confondues, dessinées d'après nature avec leurs organes reproducteurs amplifiés par Charles RICHON, docteur en médecine, membre de la Société botanique de France. Accompagné d'une monographie de ces 229 espèces et d'une histoire générale des champignons comestibles et vénéneux, par Ernest ROZE, lauréat de l'Institut, membre de la Société botanique de France, etc. Texte illustré de 62 photogravures des dessins primitifs des anciens auteurs, d'après des reproductions exécutées par Charles ROLLET.

L'ouvrage est maintenant complet.

Prix des 2 vol. in-4 en carton.................... 90 fr.
Avec reliure spéciale........................... 100 fr.

BAILLON (H.), professeur d'histoire naturelle médicale à la Faculté de médecine. — Le jardin botanique de la Faculté de médecine de Paris. — Guide des élèves en médecine et des personnes qui étudient la botanique élémentaire et les familles naturelles des plantes. Contenant un résumé de leurs affinités et de leurs propriétés. 1 vol. in-18, cartonné diamant avec un plan du jardin collé sur toile.. 5 fr.

BAILLON (H.). — Iconographie de la Flore Française, paraissant par séries de 10 planches chromolithographiées (10 couleurs), d'après les aquarelles faites d'après nature sous les yeux de l'auteur. — Le texte explicatif, très complet, est imprimé au verso même des planches. Chaque planche porte un numéro qui n'indique que l'ordre de publication. Un index méthodique et des clefs dichotomiques établissant les séries naturelles suivant lesquelles les espèces doivent être disposées, seront publiées ultérieurement. Le nom des plantes qui appartiennent à la Flore parisienne est accompagné d'un signe particulier (*). Les principales localités des environs de Paris sont indiquées à la fin du paragraphe relatif à l'habitat.

Prix de chaque série de 10 planches avec couverture.   1 fr. 25
L'ouvrage sera publié en 40 ou 50 séries. Les 26 premières séries sont en vente (novembre 1888). Il paraît en moyenne une série par mois.

Les 200 premières planches de l'Iconographie ont été réunies en deux volumes, cartonnage toile, lettres dorées. M. BAILLON, pour ces premières centuries, a fait un résumé des plantes qu'elles contiennent ainsi qu'un titre et une courte introduction à l'ouvrage (en tout 24 pages de texte). — On peut se procurer à la librairie le texte en question ainsi que le cartonnage, moyennant 2 francs. — Pour chaque centurie suivante, un texte analogue sera établi par l'auteur et sera vendu avec un cartonnage semblable, au prix de un franc.

BAILLON (H.). — Guide élémentaire d'herborisation et de botanique pratique. petit vol. avec figures dans le texte.   1 fr.

BLONDEL (R.), préparateur à la Faculté de médecine de Paris. — Manuel de matière médicale, comprenant la description, l'origine, la composition chimique, l'action physiologique et l'emploi thérapeutique des substances animales et végétales employées en médecine, précédé d'une préface de M. DUJARDIN-BEAUMETZ, membre de l'Académie de médecine. 1 gros vol. in-18, cartonné, percaline verte, tr. rouges, de 980 pages, avec 338 figures dans le texte .... 9 fr.

CRIÉ (Louis), professeur à la Faculté des sciences de Rennes, Dr ès sciences, pharmacien de 1re classe. — **Nouveaux éléments de botanique**, pour les candidats au baccalauréat ès sciences, et les élèves en médecine et en pharmacie, contenant l'organographie, la morphologie, la physiologie, la botanique rurale et des notions de géographie botanique et de botanique fossile. 1 gros vol. in-18, de 1160 pages avec 1332 figures dans le texte .... 10 fr.

CRIÉ (L.). — **Cours de Botanique** (organographie, familles naturelles), pour la classe de quatrième, et à l'usage des Écoles d'agriculture et forestières et des Écoles normales primaires. 3e *édition*. 1 beau vol. in-18, cartonné, de 500 p., avec 863 fig. dans le texte. 4 f. 50

CRIÉ (L.). — **Anatomie et Physiologie végétales** (cours rédigé conformément aux nouveaux programmes), pour la classe de philosophie et les candidats au baccalauréat ès lettres. 2e édition. 1 vol. in-18, cart., de 250 p., avec 230 fig. dans le texte... 3 fr.

CRIÉ (L.). — **Premières notions de Botanique**, pour la classe de huitième et les écoles primaires, 1 vol. in-18, cartonné, de 150 pages avec 132 figures .... 2 fr.

CRIÉ (L.). — **Essai sur la Flore primordiale** : ORGANISATION. — DÉVELOPPEMENT. — AFFINITÉS. — DISTRIBUTION GÉOLOGIQUE ET GÉOGRAPHIQUE. Grand in-8, avec nombreuses figures dans le texte. 3 fr.

FLUCKIGER, professeur à l'Université de Strasbourg, et HANBURY, membre des Sociétés royale et linnéenne de Londres. — **Histoire des drogues d'origine végétale**, traduite de l'anglais, augmentée de très nombreuses notes par le Dr J.-L. DE LANESSAN, professeur agrégé d'histoire naturelle à la Faculté de médecine de Paris. 2 vol. in-8 d'environ 700 pages chacun, avec 350 figures dessinées pour cette traduction .... 25 fr.

FORQUIGNON (L.), professeur à la Faculté des sciences de Dijon. — **Les Champignons supérieurs.** PHYSIOLOGIE. — ORGANOGRAPHIE. — CLASSIFICATION. — Avec un vocabulaire des termes techniques. 1 vol. in-18, cartonné diamant, avec 100 figures.. 5 fr.

GÉRARD (R.), professeur agrégé à l'école supérieure de pharmacie de Paris. — **Traité pratique de micrographie** appliquée à l'étude de la Botanique, de la Zoologie, des Recherches cliniques et des Falsifications. 1 vol. gr. in-8°, cartonné en toile, de 550 pages de texte, avec 300 figures dans le texte et 40 planches sur cuivre hors texte, contenant plus de 1200 dessins, 1 vol. grand in-8, cartonné toile .... 18 fr.

GRIGNON (E), pharmacien de 1re classe, ancien interne des hôpitaux de Paris. — **Le Cidre.** Propriétés hygiéniques et médicales, composition chimique et analyse du cidre. 1 vol. in-18, av. fig. 3 fr. 50

LANESSAN, (J.-L. de), professeur agrégé d'histoire naturelle à la Faculté de médecine de Paris. — **Manuel d'histoire naturelle**

médicale (botanique, zoologie). 2ᵉ édition, corrigée et augmentée. 2 forts volumes in-18 formant 2,200 pages avec 2,050
figures dans le texte, 20 fr. — Cartonné en toile........   22 fr.

LANESSAN (J.-L. de). — **Flore de Paris** (phanérogames et crypto-
games), contenant la description de toutes les espèces utiles ou nuisibles, avec l'indication de leurs propriétés médicinales, indus-
trielles et économiques, et des tableaux dichotomiques très détail-
lés, permettant d'arriver facilement à la détermination des familles,
des tribus, des genres et des espèces de toutes les phanérogames et
criptogames de la région parisienne, augmentée d'un tableau donnant les synonymes latins, les noms vulgaires, l'époque de florai-
son, l'habitat et les localités de toutes les espèces, d'un vocabulaire
des termes techniques et d'un memento des principales herborisa-
tions. 1 beau vol. in-18 jés. de 950 pag. avec 702 fig. dans le texte.
Prix broché, 8 fr. — Cartonné diamant, 9 fr.

LANESSAN (J.-L. de). — **Les plantes utiles des Colonies
françaises.** Ouvrage imprimé par l'Imprimerie nationale. 1 beau
vol. grand in-8 de 1000 pages......................   9 fr.

LANESSAN (J.-L. de). — **Histoire des drogues simples d'origine végétale.** 2 vol. in-8 (Voir *Fluckiger et Hanbury*). 25 fr.

LANESSAN (J.-L. de). — **Flore générale des Champignons.**
(Voir *Wunsche*).

LORENTZ et PARADE. — **Cours élémentaire de Culture des
Bois.** 6ᵉ édition, publiée par MM. A. LORENTZ, directeur des forêts
au ministère de l'Agriculture, et L. TASSY. 1 beau vol. in-8, de
750 pages, avec une planche hors texte..................   9 fr.

MARCHAND (Léon), professeur à l'école supérieure de pharmacie de
Paris. — **Botanique Cryptogamique pharmaceutico-mé-
dicale.** 2 vol. grand in-8, de 500 pages, avec de nombreuses figures
dans le texte et des planches hors texte dessinées par FAGUET.
*Le tome 1, qui comprend la 1ʳᵉ et la 2ᵉ partie est en vente. Il
forme 1 vol. de 500 pages, avec 130 figures dans le texte et une
planche en taille-douce, hors texte, prix........... ....* 12 fr.

PORTES (L.), chimiste expert de l'Entrepôt, pharmacien en chef de
Lourcine et F. RUYSSEN. — **Traité de la Vigne et de ses
produits,** précédé d'une préface de M. A. CHATIN, membre de
l'Institut, directeur de l'École supérieure de pharmacie de Paris.
3 forts volumes formant 2000 pages environ, avec 400 figures dans
le texte.................,.........................   30 fr.

POULSEN (V.-A.). — **Microchimie végétale,** guide pour les
recherches phytohistologiques à l'usage des étudiants, traduit d'après
le texte allemand par J. Paul LACHMANN, licencié ès sciences naturelles. 1 vol. in-18................. ....   2 fr.

QUÉLET (Lucien). — **Enchiridion Fungorum in Europa Me-
dia** et præsertim in Gallia vigentium. 1 vol. in-18, cartonnage percaline verte, toile rouge...........................   10 fr.
Exemplaire interfolié de papier blanc quadrillé.........   14 fr.

QUÉLET (L.). — **Flore mycologique de la France et des pays limitrophes.** 1 fort vol. in-12, de 520 pages......   8 fr.

TASSY (L.), conservateur des forêts. — **Aménagement des forêts.** 1 vol. in-8, de 700 pages. 3ᵉ édition très augmentée, 1887.   8 fr.

TASSY (L.). — **État des forêts en France,** travaux à faire et mesures à prendre pour les rétablir dans les conditions normales. Une brochure de 120 pages.........................   2 fr.

Ce travail est extrait de la 3ᵉ édition de « l'Aménagement des Forêts ».

WUNSCHE (Otto), professeur au Gymnasium de Zwickau. — **Flore générale des Champignons.** Organisation, propriétés et caractères des familles, des genres et des espèces, traduit de l'allemand et annoté par J.-L. de LANESSAN, professeur agrégé à la Faculté de médecine de Paris. 1 vol. in-18 de plus de 550 pages.   8 fr.
Cartonné diamant... ....   9 fr.

ZOOLOGIE ET ANTHROPOLOGIE

BÉRENGER-FÉRAUD (L.-J.-B.), médecin en chef de la marine. — **La Race provençale.** Caractères anthropologiques, mœurs coutumes, aptitudes, etc. et ses peuplades d'origine. 1 vol. in-8 de 400 pages........ ....   8 fr.

CORRE (A.), professeur agrégé à l'École de Brest. — **La Mère et l'Enfant dans les races humaines.** In-18 de 300 pages. avec figures dans le texte........................   3 fr. 50

DICTIONNAIRE DES SCIENCES ANTHROPOLOGIQUES. (Voir aux *Dictionnaires.*)

DUBOIS (E.), professeur à l'École professionnelle de Reims. — **Les Produits naturels commerçables :** *Produits animaux.* 1 vol. in-12, de 360 pages....................   4 fr.

HUXLEY (Th.), secrétaire de la Société royale de Londres et MARTIN (H.-N.). — **Cours élémentaire et pratique de Biologie,** traduit de l'anglais par F. PRIEUR. 1 vol. in-18 de 400 pages.   4 fr.

LANESSAN (J.-L. de), professeur agrégé d'histoire naturelle à la Faculté de médecine de Paris. — **Traité de Zoologie. Protozoaires.** 1 beau vol. gr. in-8 de 350 pages, avec une table alphabétique, et 300 figures dans le texte....................   10 fr.

Le traité de zoologie paraît par volumes ou parties à 300 ou 400 pages, ornés de très nombreuses figures, contenant chacune l'histoire complète d'un ou plusieurs groupe d'animaux, et terminés par une table analytique.

1ʳᵉ partie. — *Les Protozoaires* (parue).

2ᵉ partie. — *Les Œufs et les Spermatozoïdes des Métazoaires. Les Cœlentérés* (sous presse).

3°, 4° et 5° partie. — *Les Vers et les Mollusques.*
6° et 7° partie. — *Les Arthropodes.*
8° 9° 10° partie. — *Les Proto-Vertébrés et les Vertébrés.*

LANESSAN (J.-L. de). — **Manuel de Zootomie,** guide pratique pour la dissection des animaux vertébrés et invertébrés à l'usage des étudiants en médecine, des écoles vétérinaires et des élèves qui préparent la licence ès sciences naturelles, par AUGUST MOJSISOVICS ELDEN VON MOSJVAR, privat-docent de zoologie et d'anatomie comparée à l'Université de Gratz. Traduit de l'allemand et annoté par J.-L. DE LANESSAN. 1 vol. in-8 d'environ 400 pages avec 128 figures dans le texte... . ... 9 fr.

LANESSAN (J.-L. de). — **Le Transformisme. Évolution de la matière et des êtres vivants.** 1 fort vol. in-18 de 600 pages avec figures dans le texte.......................... 6 fr.

PHILIPPON (Gustave), ex-professeur d'Histoire naturelle au Lycée Henri IV. — **Cours de zoologie, l'homme et les animaux,** rédigé suivant les nouveaux program., pour les lycées et collèges, et à l'usage des Écoles normales primaires. Un joli vol. in-18 cart. toile, de 500 pages, avec 300 figures dans le texte..... 4 fr. 50

RAY-LANKESTER (E.), professeur de zoologie et d'anatomie comparée à l' « University college » de Londres. — **De l'embryologie et de la classification des animaux.** 1 vol. in-18 de 107 pages, avec 37 figures hors texte.......................... 1 fr. 50

ROCHEBRUNE (A.-T. de), aide naturaliste au Museum d'histoire naturelle de Paris. — **Iconographie élémentaire du règne animal,** comprenant la figure et la description des types fondamentaux, représentant chacune des grandes classes zoologiques et de ceux des races domestiques.

Cette publication est en zoologie, ce que la *Flore française* du professeur Baillon est en botanique. Toutefois la complexité de la zoologie a conduit l'auteur à des modifications dont l'importance capitale ne peut échapper et se traduit dès l'apparition même des premières séries. Chaque planche porte un numéro indiquant la place qu'elle doit occuper dans l'ordre méthodique commençant aux vertébrés pour finir aux protozoaires.

Les races domestiques classées suivant cet ordre paraîtront au rang que chacune d'elles doit occuper dans la série animale.

Le texte explicatif imprimé au verso même de chaque planche, comprend la description, l'habitat, les mœurs et l'emploi de chaque animal.

Des généralités relatives aux notions de zoologie pure, d'anatomie, de classification, de distribution géographique, etc., seront données assurément pour être rangées en tête de chacune des classes établies.

Prix de chaque série de dix planches en huit et dix couleurs. **1 fr. 25**
Les séries 1 à 8 sont en vente (novembre 1888). L'ouvrage sera publié en 60 séries au moins.

VAYSSIÈRE (A.), maître de conférences à la Faculté des sciences de Marseille. — **Atlas d'anatomie comparée des invertébrés,** avec une préface de M. F. Marion, professeur à la Faculté des sciences, directeur de la Station zoologique et du Musée d'histoire naturelle de Marseille. 1, 2 et 3ᵉ fascicules. Petit in-4 en carton, contenant chacun 15 planches noires et coloriées, avec le texte correspondant.

L'atlas sera complet en 4 fascicules de 15 planches. Le 4ᵉ fascicule paraîtra en février 1889.

Prix de l'ouvrage complet, se payant d'avance.....   36 fr.

WAGNER (Moritz). — **De la formation des espèces par la ségrégation,** traduit de l'allemand. 1 vol. in-18.....   1 fr. 50

MINÉRALOGIE ET PALÉONTOLOGIE

JAGNAUX (R.), membre de la Société Minéralogique de France et de la Société des Ingénieurs. — **Traité de Minéralogie appliquée** aux arts, à l'industrie, au commerce et à l'agriculture, comprenant les principes de cette science, la description des minéraux, des roches utiles et celle des procédés industriels et métallurgiques auxquels ils donnent naissance, à l'usage des candidats à la licence, des ingénieurs, des chimistes, des métallurgistes, des industriels, etc. etc. Un très fort volume gr. in-8 de 900 pages, avec 468 figures dans le texte.........................   20 fr.

PORTES (L.), pharmacien en chef de l'hôpital de Lourcine. — **Manuel de minéralogie.** 1 vol. in-18 jésus, cartonné diamant, de 366 pages, avec 66 figures intercalées dans le texte.......   5 fr.

ZITTEL (Karl), professeur à l'Université de Munich, et SCHIMPER (Ch.), professeur à l'Université de Strasbourg. — **Traité de Paléontologie.** Traduit de l'allemand par Ch. Barrois, maître de conférences à la Faculté des sciences de Lille 3 vol. grand in-8 de 700 à 800 pages chacun avec 1,800 figures dans le texte.

Le tome I — *Paléozoologie.* 1 vol. in-8 de 770 pages, avec 563 figures dans le texte, est en vente....................   37 fr. 50

Le Tome II — *Paléozoologie* (fin). — Comprenant les mollusques et les articulés, 900 pages, avec 1.109 fig. dans le texte...   45 fr.

Le Tome III — *Paléobotanique.* (Sous presse.)

CHIMIE, ÉLECTRICITÉ ET MAGNÉTISME

BARDET (G.). — **Traité élémentaire et pratique d'électricité médicale** avec une préface de M. le prof. C. M. GARIEL, 1 beau vol. in-8 de 640 pages, avec 250 figures dans le texte. 10 fr.

BARÉTY (A.), ancien interne des hôpitaux de Paris. — **Le Magnétisme animal,** étudié sous le nom de force neurique rayonnante et circulante, dans ses propriétés physiques, physiologiques et thérapeutiques. Un vol. gr. in-8 de 640 pages avec 82 figures... 14 fr.

BERNHEIM, professeur à la Faculté de médecine de Nancy. — **De la suggestion et de ses applications à la thérapeutique.** 2e édition, 1 vol. in-18 de 600 pages avec figures dans le texte. Broché, 6 fr., cartonné diamant............................ 7 fr.

BOUDET DE PARIS, ancien interne des hôpitaux de Paris. — **Électricité médicale.** Études électrophysiologiques et cliniques. 1 vol. gr. in-8 de 800 pages, avec de nombreuses figures dans le texte. Cet ouvrage paraîtra en 3 fascicules. Les 1er et 2e fascicules sont en vente, ils forment 500 pages avec 140 fig........ 10 fr.
Le 3e fascicule paraîtra en 1889.

BOUDET DE PARIS. — **La Photographie sans appareils** pour la reproduction des dessins, gravures, photographies et objets plans quelconque. In-8 avec 10 planches hors texte en héliogravure... 3 fr 50

CHASSAING (E). — **Étude pratique de la Pepsine.** 1 vol. in-12 de 170 pages cartonné.............................. 3 fr.

CHASTAING (P.), professeur agrégé à l'Ecole supérieure de pharmacie de Paris, et E. BARILLOT. — **Chimie organique.** Essai analytique sur la détermination des fonctions. Un vol. in-18 de 290 pages.. 4 fr.

DUTER (E.), agrégé de l'Université, docteur ès sciences physiques, professeur de physique au lycée Louis-le-Grand. — **Cours d'électricité** rédigé conformément aux nouveaux programmes. 1 vol. in-18, cartonné toile, de 280 pages, avec 200 figures dans le texte... 3 fr. 50

EGASSE (E.). — **Manuel de photographie** au gélatino-bromure d'argent. 1 vol. in-18, cartonné toile.................. 3 fr.

GARIEL (C.-M.), professeur à la Faculté de médecine de Paris, membre de l'Académie de médecine, ingénieur en chef des Ponts et chaussées. — **Traité pratique d'électricité,** comprenant les applications aux *Sciences* et à l'*Industrie* et notamment à la *Télégraphie,* à l'*Éclairage électrique,* à la *Galvanoplastie,* à la *Physiologie,* à la *Médecine,* à la *Météorologie,* etc., etc. Deux beaux volumes grand in-8 formant 1,000 pages avec 600 figures dans le texte. Ouvrage **complet.....:...................** 24 fr.

FONTAN (J.), professeur à l'École de Toulon, et Ch. SEGARD, chef de clinique à la même école. — **Éléments de médecine suggestive.** *Hypnotisme et suggestion*. 1 vol. in-18 de 320 p.   4 fr.

GRAHAM (professeur). — **La chimie de la panification,** traduit de l'anglais, 1 vol. in-18..... ....   2 fr.

HÉTET, pharmacien en chef de la marine, professeur de chimie à l'École de médecine navale de Brest. — **Manuel de chimie organique** avec ses applications à la médecine, à l'hygiène et à la toxicologie. 1 vol. in-18, de 880 pages, avec 50 figures dans le texte. Broché, 8 fr. — Cartonné....................   9 fr.

HUGUET (R.), ancien interne, lauréat des hôpitaux de Paris, professeur de chimie à l'École de médecine et de pharmacie de Clermont-Ferrand, pharmacien en chef des hospices. — **Traité de Pharmacie théorique et pratique.** 1 vol. gr. in-8 cartonné de 1,230 pages, avec 430 figures dans le texte.............   18 fr.

JAGNAUX (R.), professeur de chimie à l'Association philotechniques membre de la Société Minéralogique de France, et de la Société de, ingénieurs civils, etc. — **Traité de chimie générale analytique et appliquée,** 4 vol. gr. in-8 formant 2,200 pages avec 800 fig. dans le texte, et 2 planches en couleur, hors texte.   48 fr.

JAGNAUX (R.). — **Traité pratique d'analyses chimiques et d'essais industriels,** méthodes nouvelles pour le dosage des substances minérales, minerais, métaux, alliages et produits d'art à l'usage des ingénieurs, des chimistes, des métallurgistes, etc., 1 vol. in-18 de 500 pages avec figures.................   6 fr.

LIEGEOIS (Jules), professeur à la Faculté de droit de Nancy. — **De la Suggestion et du Somnambulisme** dans leurs rapports avec la Jurisprudence et la médecine légale. 1 beau vol. in-12 de 760 pages....................................   7 fr. 50

MONANGE, préparateur à la Faculté de médecine de Paris. — **Les Drogues chimiques,** d'après le droguier de la Faculté. 1 vol. in-18 de 280 pages....... ....   3 fr.

PATEIN, pharmacien en chef de Lariboisière, docteur ès sciences. — **Manuel de Physique médicale et pharmaceutique.** 1 fort vol. in-18 de 800 pages, avec 400 figures.
Prix : Broché......   7 fr. | Cartonné diamant..   8 fr.

OCHOROWICZ (J.), ancien professeur agrégé à l'Université de Lemberg. — **La Suggestion mentale.** 2° édition, 1 vol. in-18 jésus de 500 pages...   5 fr.

SKEPTO. — **L'Hypnotisme et les Religions.** La fin du merveilleux, 2° édition. 1 vol. in-18 de 300 pages........   2 fr. 50

YUNG (Émile), Privat-Docent à l'Université de Genève. — **Le Sommeil normal et le Sommeil pathologique,** magnétisme animal, hypnotisme, névrose hystérique. 1 vol. in-18......   2 fr. 50

Tours Imp. DESLIS FRÈRES.

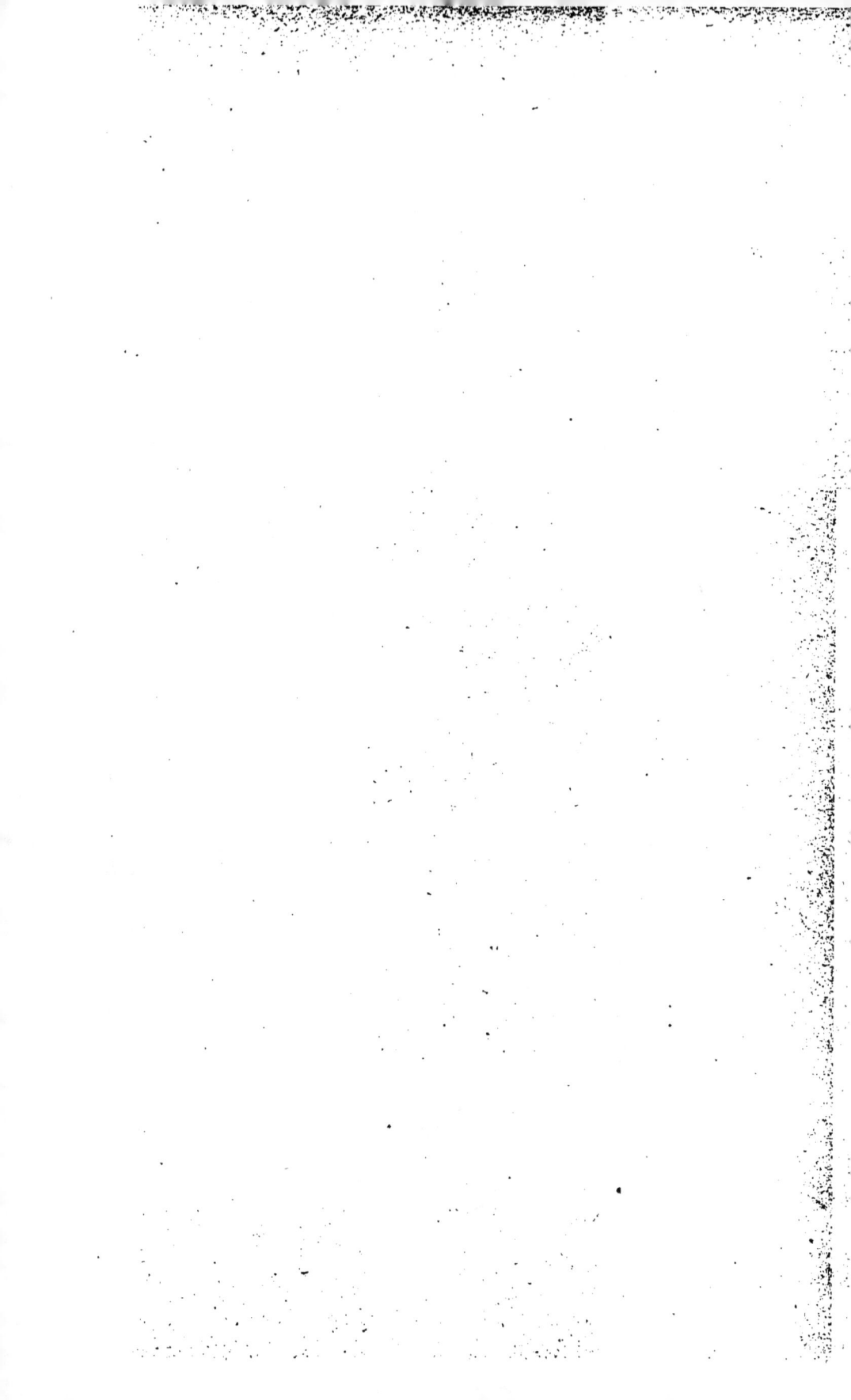